U0359228

国家出版基金项目
NATIONAL PUBLICATION FOUNDATION

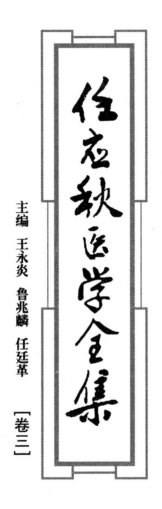

任应秋医学全集

主编 王永炎 鲁兆麟 任廷革 [卷三]

中国中医药出版社
·北京·

图书在版编目（CIP）数据

任应秋医学全集/王永炎，鲁兆麟，任廷革主编．—北京：中国中医药出版社，2015.1
ISBN 978 – 7 – 5132 – 2115 – 3

Ⅰ.①任… Ⅱ.①王… ②鲁… ③任… Ⅲ.①中国医药学 – 文集 Ⅳ.①R2 – 53

中国版本图书馆 CIP 数据核字（2014）第 253130 号

中 国 中 医 药 出 版 社 出 版
北京市朝阳区北三环东路 28 号易亨大厦 16 层
邮政编码 100013
传真 010 64405750
北京天宇万达印刷有限公司印刷
各地新华书店经销

*

开本 710×1000 1/16 印张 456.75 字数 7600 千字
2015 年 1 月第 1 版 2015 年 1 月第 1 次印刷
书号 ISBN 978 – 7 – 5132 – 2115 – 3

*

定价 1980.00 元（全 12 册）
网址 www.cptcm.com

总目录

仲景学说研究

伤寒论语译

金匮要略语译

仲景学说研究

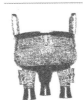

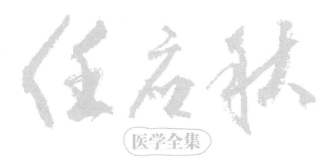

医学全集

伤寒论语译

1956 年

序　言

　　学习中医学,尤其是系统地学习中医学,《伤寒论》是必读的典籍,大多数人都有此主张。理由:一是,《伤寒论》最有系统, 便于学习;二是,《伤寒论》最实用,有理论,有实践经验;三是,学通了《伤寒论》,溯由而上,进一步可以再读《内经》,如要旁窥博览,亦易于理解唐宋以后的各家学说。因此,学好《伤寒论》,是为学习中医学打下基础,无论做研究整理工作,或者做临床工作,胸中有一部《伤寒论》,便绰绰然有余裕了。

　　但是,学习《伤寒论》究不能说完全没有困难。宋元以后注解《伤寒论》的二百余家,究竟选择谁的注本较好呢? 我的意见是:读林校单论本最好(即宋林亿等校订的,一般称作"白文"本),因为从宋文宪承丹溪绪论起,硬说《伤寒论》已非仲景真本,以后方中行、喻嘉言等便各自删改,程应旄、柯韵伯更是改得厉害,这样东删西改以后,是否就改出了仲景的真面目来呢? 可能是问题更多,距离愈远了,倒不如林校的单论本还可靠些。如第 141 条:"寒实结胸,无热证者,与三物小陷胸汤,白散亦可服。"柯韵伯说:"黄连、巴豆,寒热天渊",便把条文改成"寒实结胸,无热证,与三白小陷胸汤,为散亦可服"。他却没有看到林校单论本有"一云与三物小白散"八字,是《伤寒论》原本如此。《千金翼方》第九卷云:"寒实结胸无热证者,与三物小白散",方药即为桔梗、巴豆、贝母三味。《伤寒论》之所以如此,是由于钞胥者在"三物小"下误写了"陷胸汤"三字,"白散"下又臆增了"亦可服"三字。方治相反,糅在一证,成无己还是因循了这个错误,没有多检异本勘校,也没有参证《千金翼方》,所以便引起柯韵伯的疑窦了。总之,林亿等校雠的《伤寒论》,好比徐鼎臣校雠的《说文解字》,文简质朴,绝非泛泛,遍读诸家本以后,才知道林校的精审。

　　自然,选择几家注本来读,也有助于学习的领会。我认为柯韵伯的《伤寒论翼》十四篇,疏发大义,确可以解决在学习《伤寒论》中所遇到的许多困难,无怪叶桂亦不能不点头说"予深得其味"了。至于他的《论注》,点窜得厉害,可谓功不补过。章炳麟曾说"柯氏之于《伤寒论》,犹近代段氏之于《说文解字》也,聪明特达,于作者真为素臣,而妄改亦滋多矣。"因此,我们选读《来苏集》，应取他的《论翼》，不取他的《论注》。至于张志聪、黄坤载、陈念祖之流，自然是依据旧编，未曾变改。但黄氏偏主辛热，刚戾自用，所造天魂、地魄、黄芽等方，只是怪诞有加，没有什么取义。张氏、陈氏又惯谈标本胜复，满纸空言，不着实际，其文则是，其义多乖。陈氏到了晚年，再作"串解"，虽然有很大的进步，词语也渐臻于精审，但与柯氏的《论翼》较，仍不及多多。我浏览过许多家注本，改编的，固满足不了我们的要求，仍旧的，亦瑕疵很多，求得一种合乎理想的注本，真是曳曳乎其难。不得已，唯有尤在泾的《伤寒贯珠集》，他以为"大论"的条例隐奥，很难寻绎，便自为类次，但他绝不说仲景的原本就是这样。所注的亦义精文洁，很少枝叶浮辞，较喻、柯、张、陈诸注，实过之无不及，虽不尽如理想，却是一种较好的参考读物。近人注解《伤寒论》的也不在少数，唯陆渊雷的《伤寒论今释》，多用现代医学浅显理论来解释论中所举的证治，颇有帮助对内容的理解，引用各家的"注解"和"病案"也较多，在学习中可以进行比较、分析和归纳，而易于深入，所以亦算是学习《伤寒论》较好的一本参考书。

这本书，是我学习《伤寒论》的笔记，基本是以林校本为蓝本，不敢稍加窜改，选用诸家注义，总求其平易通达，而合乎临床实际者用之，文质如何，究竟不是我选择的目标。我学习《伤寒论》的方法，是从基础起步的，所以我极珍重异本。先从事校勘，使大家都能够通过各种异本的比较来阅读条文，解决问题；渐次而音义，而句释，而串解，而用现代语翻译出来，达到对每一条文的初步理解；每篇又略为分段，并加以表解，把各个不同性质的条文都联系起来，更易于对《伤寒论》作全面的体会。存心虽如此，学力究有限，是乎否乎，终不敢必，还是盼望大家对我提出批评吧！

任应秋

1956 年 1 月 8 日

于重庆

时山城大雪未已

张仲景原序

论曰：余每览越人入虢之诊，望齐侯之色，未尝不慨然叹其才秀也。怪当今居世之士，曾不留神医药，精究方术，上以疗君亲之疾，下以救贫贱之厄，中以保身长全，以养其生，但竞逐荣势，企踵权豪，孜孜汲汲，惟名利是务，崇饰其末，忽弃其本，华其外而悴其内，皮之不存，毛将安附焉？卒然遭邪风之气，婴非常之疾，患及祸至，而方震栗，降志屈节，钦望巫祝，告穷归天，束手受败，赍百年之寿命，持至贵之重器，委付凡医，恣其所措。咄嗟呜呼！厥身已毙，神明消灭，变为异物；幽潜重泉，徒为啼泣。痛夫！举世昏迷，莫能觉悟，不惜其命，若是轻生，彼何荣势之云哉！而进不能爱人知人，退不能爱身知己，遇灾值祸，身居厄地；蒙蒙昧昧，蠢若游魂。哀乎！趋世之士，驰竞浮华，不固根本，忘躯徇物，危若冰谷，至于是也。

余宗族素多，向余二百，建安纪年以来，犹未十稔，其死亡者，三分有二，伤寒十居其七。感往昔之沦丧，伤横夭之莫救。乃勤求古训，博采众方，撰用《素问》《九卷》《八十一难》《阴阳大论》《胎胪》《药录》并平脉辨证，为《伤寒杂病论》合十六卷。虽未能尽愈诸病，庶可以见病知源，若能寻余所集，思过半矣。

夫天布五行，以运万类；人禀五常，以有五脏；经络腑俞，阴阳会通；玄冥幽微，变化难极。自非才高识妙，岂能探其理致哉！上古有神农、黄帝、岐伯、伯高、雷公、少俞、少师、仲文，中世有长桑、扁鹊，汉有公乘阳庆及仓公，下此以往，未之闻也。

观今之医，不念思求经旨，以演其所知，各承家技，终始顺旧；省疾问病，务在口给；相对斯须，便处汤药；按寸不及尺，握手不及足，人迎趺阳，三部不参；动数发息，不满五十，短期未知决诊，九候曾无仿佛；明堂阙庭，尽不见察，所谓窥管而已。夫欲视死别生，实为难矣。孔子云，生而知之者上，学则亚之，多闻博识，知之次也。余宿尚方术，请事斯语。

【语译】我每每读《史记·扁鹊仓公列传》，见到秦越人诊疗虢太子和判断齐桓侯疾病的故事，不由我不赞赏他才学的优秀啊！可是现在的士大夫们，都不重视医药卫生这门科学，来解决各界人士的疾苦，保持大众的健康，只是奔走权贵，一心一意地向上爬，贪图名利地位。像这样舍本逐末，讲究虚荣，不重实际的行为，正如虢射所说的话一样，"皮肤都不存在，毛发从哪里生长呢？"直到遭受了疾病，才心里作慌，束手无策，甚至请教巫神，祷告上帝，把人生最可宝贵的生命，和最有希望的前途，断送在庸医手里。唉！一个人没有了生命，就和泥土木石一般；纵然还有灵魂，亦只能在地下感伤哭泣一番就算了。最可痛惜的是，一般争名夺利的人，偏抵死执迷不悟；我不理解的是，连生命都没有了，荣利还有什么用呢！完全没有体会到人生在世，既不能做些有益人类的事，又不能把自己的身体搞得很好，随时都要遭受灾害的威胁，这样蒙蒙昧昧地活着，好比行尸游魂似的，哪里有人生真趣呢？像这样，趋炎附势，讲求虚荣，不重实际，连最宝贵的性命都不加以爱惜的人，真是糊涂极了！

在我们宗族间，向来有两百多户，但从建安元年（196）到现在，不满十年，竟死亡了三分之二，害"伤寒病"死的约占十分之七，死亡率这样高，我内心里感到无限的悲伤，于是才发奋钻研医术，搜集经验良方，学习了《素问》《九卷》《难经》《阴阳大论》《胎胪》《药录》这几部经典著作，并通过我历年来平脉辨证的临床经验，著成《伤寒杂病论》十六卷。读了这部书，虽不能说所有疾病都可以治疗了，但对辨识病原和确定治疗方案，却会有大半的把握了。

自然界的种种现象，总是由五种元素的变化而产生的，人体内脏腑、经络的生理机能，也和这五种元素的变化息息相关。这样，人体与自然界相互关联、相互依存，时时刻刻都在演变和发展着，这其中的道理是很复杂和细微的，没有很好的学养功夫，是很难懂得的。如上古时的神农、黄帝、岐伯、伯高、雷公、少俞、少师、仲文，中世纪的长桑君、扁鹊，汉代的公乘阳庆和仓公等，都有很好的学问，但从仓公以后，便没有听到有很好学问的人了。

我看时下的医生们，都不曾研究典籍，局限于一家之言，而且思想非常保守，诊断时仅凭病人主诉，便马马虎虎地处方下药，不仅头（人迎）、手（寸口）、足（趺阳）三部脉法不讲究，就是诊察寸口的脉搏，也没有候到五十动，这样短暂的时间，不仅三部九候只在依稀仿佛之间，连鼻准（明堂）、眉间（阙）、颜部（庭）等的色诊，又何尝弄清楚了呢？知识这样简陋，诊断又如此荒疏，哪里会有起死回生的疗效来？孔仲尼说：生来就很聪明固然顶好，其次就要靠努力钻研，就是能广见多闻，也算不错。我生性并不聪明，但经过不断地勤苦学习，还是具备了一定的医药知识，请大家在这些方面多留意吧！

体　例

一、本书旨在平易通达，使大家易学易懂，打下学习《伤寒论》的初步基础，便于逐步深入。

二、本书以明赵开美复刻宋林亿等校雠的单论本为蓝本，去掉了"辨脉法""平脉法""伤寒例""辨痓湿暍病脉证""辨不可发汗病脉证并治""辨可发汗病脉证并治""辨发汗后病脉证并治""辨不可吐""辨可吐""辨不可下病脉证并治""辨可下病脉证并治""辨发汗吐下后病脉证并治"等十二篇，因为"辨脉""平脉"两篇，辞句既多不类"太阳"等篇文字，义理亦概为凿空臆说。"痓湿暍"篇，已收入《金匮要略》了，"不可发汗"以下八篇的内容，无非是"太阳"等篇的重复罢了。

三、全书三百九十八条，均按次第编号，前后引用时，亦迳指号码数字，便于检阅。

四、就每篇各条文性质的同异，分做若干段，便于学习时的分类理解，又容易联系，但只是在分段的地方加以一、二、三等番号数字，并不直称作"章"或"节"，以免硬性的割裂，也就是说，这样分段，并不是绝对的。

五、每条都分做"校勘""音义""句释""串解""语译"等各项，分别解释。

六、校勘，系以《金匮玉函经》《金匮要略》《成无己注本》《千金要方》《千金翼方》《外台秘要》《仲景全书》等别本为依据，各家注本概不引用。

七、串解，主要是选择引用各注家的精义，必要时亦把我自己学习的体会作补充说明，没有必要时，便不另作补充语。

八、所引各注家均直指其名，惟省略了他的著作名称，如成无己为《注解伤寒论》，王宇泰为《伤寒准绳》，方有执为《伤寒论条辨》，喻嘉言为《尚论篇》，徐彬为《伤寒原方发明》，程应旄为《伤寒论后条辨》，钱潢为《伤寒溯源集》，柯韵伯为《伤寒论注》，周扬俊为《伤寒论三注》，张璐为《伤寒缵论》，尤在泾为《伤寒贯珠集》，张志聪为《伤寒论集注》，张锡驹为《伤寒论直解》，魏荔彤为《伤寒论本义》，汪琥为《伤寒论辨证广注》，吴仪洛为《伤寒分经》，舒驰远为《伤寒集注》，陆渊雷为《伤寒论今释》，祝味菊为《伤寒新义》，惟《医宗金鉴》是多人编辑的，便径用书名，不用人名。如沈明宗、程知等，则系据《医宗金鉴》所引。

九、用现代语翻译条文，是本书的创作，亦是初步试尝，旨在把条文的意义，用通俗的语言表达出来，借以加速读者对条文的领悟。

十、各段后都有"表解"，把这一段总的内容组织起来，并予以简化，使读者更容易了解和掌握。这样做，可能各表之间有些矛盾、有些重复，或者在一个"表"里面表达某一证治的精神不能具体，这是在所难免的。因此，一个"表"的内容只限于这一段的范围，不能以通盘的内容来衡量。

十一、本书各方的煮服法中"右几味"的"右"字，因限于横排版，均改为"上"字，不是存意改纂古书，附此说明。

辨太阳病脉证并治上

机体开始抵抗疾病的初期，便叫作"太阳"。"太"与"大"同义（见《礼记·文王世子》），作"初"字解。《释名》云："阳，扬也。气在外发扬也。"是"阳"字的本义便有"亢奋"的意思。所以机体亢奋反映出的初期抵抗疾病的证候群，便是"太阳病"。仲景临床最注重辨识每一疾病的病变、脉搏、治疗等这不可分割的整个体系，因而在他的著作里，每篇的开端，都以"辨病脉证并治"作题目。疾病在"太阳期"的变化很大，讨论的内容当然多，所以把它分做上、中、下三篇来叙述。这是上篇。

——从第 1 条至第 30 条。

第一节　第 1 至 11 条

第 1 至 11 条，辨论太阳病的纲领和认识寒热证候的概要。

1

【原文】太阳之为病，脉浮，头项强痛而恶寒。

【音义】强，疆上声。恶，乌去声。以下恶风、恶寒字均同。

【句释】"脉浮"，脉管充血，轻按即觉察到脉搏的波动，便是浮脉。"头项强痛"，头部和项部运动不自然，强直而痛，是由于充血刺激中枢神经的反射性感觉。"恶寒"，一般叫作"作惊寒"，为兴奋性冲动，经血管运动神经，传递给皮肤血管壁，引起血管腔狭窄缺血而造成，常为发热初期的感觉，所以下面第 3 条说："或已发热，或未发热，必恶寒"。

【串解】柯韵伯说："太阳主表，故表症表脉，独太阳得其全，如脉浮为在表……头项主一身之表……恶寒为病在表……后凡言太阳病者，必据此条脉症。"即是说机体在抗病的初期（太阳），首先唤起循环系统兴奋性的冲动（主表），如脉浮，头项强痛等，无一不由血循环的兴奋性（表症表脉）而来，甚且在发热的初期（病在表），常常会发生恶寒的感觉。所以陆渊雷说：

"恶寒既常与发热同时发作，且伤寒以发热为主证，则知经文恶寒二字，即含发热在内。"

【语译】疾病之所以叫作"太阳"，是包括临床时诊察得"浮"性的脉搏，同时患者主诉有头痛、项强、恶寒等症状而言。

2

【原文】太阳病，发热，汗出，恶风，脉缓者，名为中风。

【校勘】《玉函经》《千金翼方》："汗出"下有"而"字；"脉缓者"句作"其脉缓"；"为中风"句上没有"名"字。

【音义】中，读如"仲"，以下中风、中寒等字均同，喻嘉言云："中字与伤字无别。"

【句释】"发热"，是体温调节有障碍，热产生比热放散占优势，所导致的体温升高。"汗出"，即是热升高后，汗腺扩张，不断地排汗。"恶风"的道理与"恶寒"同。"脉缓"，是脉搏浮缓，即脉搏宽缓有神，为血管扩张，体温在持续放散，尚未至于高度充血的现象。"中风"，并不是脑卒中，就是一般所谓的"伤风"。

【串解】太阳病有"中风""伤寒"两大类型，凡太阳病而有发热、汗出、恶风、脉缓等症象的，便叫作"中风"。柯韵伯说："阳浮故热自发，阴弱故汗自出，中风恶风，类相感也。风性散漫，脉应其象，故浮而缓，若太阳初受病，便见如此脉症，即可定其名为中风。"这些症状之所以要叫作"风"，就是古人见到风是流动的（风性散漫），比如附到病人的出汗、脉缓，也正如风的流动一般而来。

【语译】患"太阳病"，而有发热、出汗、恶风等症状，诊察他的脉搏，又呈浮缓表现时，这便是中风（伤风）的证候。

3

【原文】太阳病，或已发热，或未发热，必恶寒、体痛，呕逆，脉阴阳俱紧者，名为伤寒。

【校勘】成无己本："逆"作"噫"；"名为"作"名曰"。《玉函经》："脉"字上有"其"字；"俱紧"下无"者"字；"为伤寒"上无"名"字。

【句释】"体痛"，为汗腺闭止，发热汗不出，末梢神经受到酸刺激的反应。"脉阴阳俱紧"，柯韵伯云："阴阳指浮沉而言，不专指尺寸也。"即是说无论用轻重手法诊察脉搏，脉管壁都有紧张的现象，仍为浅层血管收缩的结果。"伤寒"，犹言感寒，既不同于书名"伤寒论"代表广泛热性病的伤寒，更不是肠热病的伤寒。

【串解】柯韵伯云："发热之迟速，则其人所禀阳气之多寡，所伤寒邪之浅深，因可知矣。然虽有已发未发之不齐，而恶寒、体痛、呕逆之症，阴阳俱紧之脉先见，即可断为太阳之伤寒，而非中风矣……中风因见风而兼恶寒，伤寒则无风而更恶寒矣。寒邪外束故体痛，寒邪内侵故呕逆，寒则令脉紧。"

因为有这一系列的寒象症状，便可认为是感寒的的证。于此可知伤风、感寒两证的分别，只是机体不同的反应症状，并不是致病因子的有所悬殊。为什么把这些症状叫作"伤寒"呢？古人以"寒"属冬，冬主敛藏，发热、恶寒、无汗、皮肤紧缩，好像冬令的寒冷敛藏一样，所以叫作"伤寒"，这名称仍然是对事物的比附得来的。

【语译】所患的太阳病，姑无论已经发热，或者还没有发热，只要是有恶寒、身体疼痛，甚或呕吐等症状，脉搏亦呈现紧张状态时，这便是伤寒（感寒）的主要证候。

4

【原文】伤寒一日，太阳受之，脉若静者，为不传；颇欲吐，若躁烦，脉数急者，为传也。

【校勘】成无己本："躁"作"燥"。《玉函经》："躁烦"上，无"若"字；"为传也"句，作"乃为传"。

【音义】颇，略也。若，作"或"字解。数，读如"硕"，以下脉数、小便数等字均同。

【句释】"伤寒"，这是书名"伤寒论"的伤寒，是广义的。"受之"，犹言受病。"脉若静"，即病变较轻，脉搏安静如常，没有变动。"传"，即传变，就是病理的变化。"颇欲吐"，为胃神经受到刺激的反射现象。"躁烦"，是脑神经受刺激所呈显的不安状态。"脉数急"，即是脉搏的至数加快了。

【串解】方有执云："一日二日三四五六日者，犹言第一第二第三四五六之次序也，大要譬如计程，如此立个前程的期式约摸耳，非计日以限病之谓。"

柯韵伯云："太阳主表，故寒邪伤人，即太阳先受……脉静证亦静，无呕逆烦躁可知……正此不传之谓也。若受寒之日，颇有吐意，呕逆之机见矣。若见烦躁，阳气重可知矣。脉急数，阴阳俱紧之互文，传者，即《内经》'人伤于寒而传为热'之传。"

因此，伤寒一日，即是伤寒初期，初期即太阳期，所以叫作"太阳受之"。这时脉搏安静，可能病变不会演变严重，假设有躁烦欲吐等现象，而脉搏亦加快了，这说明病势不轻，机体抵抗力也会不断地加强而演变下去。

【语译】伤寒病开始的时候，适当太阳初期，这时如脉搏安静，是疾病不会演变严重的征象，假使有欲吐、躁烦等现象，脉搏至数又加快而"数急"了，这说明疾病和机体抵抗力都在不断地演变和发展着。

5

【原文】伤寒二三日，阳明、少阳证不见者，为不传也。

【句释】"伤寒"，同前条。"阳明证"，是指以下 180、186、182、212、224 等条的症状而言。"少阳证"，主要是指以下 96、263、266 几条的症状。"二三日"，是概括之词，《医宗金鉴》云："伤寒二日，阳明受之，三日少阳受之。"最为不通，所以方有执云："要皆以脉证所见为准，若只蒙龙拘拘数日以论经，则去道远矣。"

【串解】方有执云："不传有二：一则不传而遂自愈，一则不传而犹或不解，若阳明少阳虽不见，太阳亦不解，则始终太阳者有之。"

这说明病的变化是极不一致的，既不能以日数限定它，也不可能凭空臆测它未来的传变，所以要是某些"证不见"才能确定它"为不传"，因为见症才是真凭实据。

【语译】患伤寒病已有了两三天以上，既没有出现"阳明"症状，也没有出现"少阳"症状，一直还是在初期的"太阳"阶段停顿着，是这病不会有严重演变的征象。

6

【原文】 太阳病，发热而渴，不恶寒者，为温病。若发汗已，身灼热者，名风温。风温为病，脉阴阳俱浮，自汗出，身重，多眠睡，鼻息必鼾，语言难出。若被下者，小便不利，直视失溲；若被火者，微发黄色，剧则如惊痫，时瘛疭；若火熏之，一逆尚引日，再逆促命期。

【校勘】《玉函经》："恶寒"下无"者"字。成无己本：从"若发汗已"句起，析为另条；"名风温"句，作"名曰风温"；"息"字上无"鼻"字。《玉函经》："被下者"作"下之"；"被火"下无"者"字；"发黄"下无"色"字；"瘛疭"作"掣纵发作"。成无己本："瘛疭"作"瘈疭"。《玉函经》："若火熏之"句，作"后以火熏之"。

【音义】 鼾，音憨，卧息也，鼻声为鼾。溲，音搜，小便也。瘛，音赤。疭，音纵。瘛疭，是小儿惊风病，乍掣乍纵，抽搐不安的状态。引，延长也。促，迫也、近也。

【句释】 "灼热"，方有执云："热转加甚也。""脉阴阳俱浮。"和第3条"脉阴阳俱紧"句同。"身重"，体温升高，肌肉弛缓，脊神经疲乏，便见身重。"多眠睡"，脑神经疲乏，因而多眠睡。"鼻息必鼾"，体温太高了，营养消耗过甚，氧气不够，肺呼吸加强，所以"鼻息必鼾"。"语言难出"，舌咽神经疲乏，患者感觉说话吃力，不想多讲话。"小便不利"，并不是小便不通，而是神经疲乏，不能完全随意的意思。"直视"，是由眼运动神经的失常，仍为高热的刺激所引起。"失溲"，乃因于误下，而使膀胱括约肌麻痹，尿道的知觉消失的缘故。"火"，是古人治病方法之一，如"烧地卧炭"（见第48条句释）、"烧瓦熨背"等类的方法都是。"微发黄色"，持续不断地加以高热，可能使血球破坏，色素溢于肤表，而成为溶血性黄疸。"惊痫""瘛疭"，为脑神经症状，古时小儿称"惊"，大人曰"痫"，"瘛疭"即抽搐，也就是痉挛。"火熏"，亦为发汗法之一，见第48条句释。

【串解】 柯韵伯云："太阳病而渴，是兼少阴矣，然太、少两感者，必恶寒而且烦满，今不烦满，则不涉少阴，反不恶寒，则非伤寒，而为温病矣。温病内外皆热，所以别于中风、伤寒之恶寒发热也。"又云："发热者，病为在表，法当汗解，然不恶寒，则非麻黄桂枝所宜矣，风与温相搏，发汗不如法，风去而热反炽，灼热者，两阳相熏灼，转属阳明之兆也。"

　　温病的主要症状为发热、口渴、不恶寒，再加上出汗，便叫"风温"，与发热、恶风、出汗，叫作"中风"，同一意义，仍以风的流动性比附于"出汗"的现象的缘故，并不是真有"风与温相搏"。无论温病和风温，都为高热病，所以用轻重手法诊察脉搏，都有充血的浮象，由于高热不断的刺激，影响于脊神经则"身重"，影响于脑神经则"多眠睡"，影响于呼吸道则"鼻息必鼾"，影响于舌咽神经则"语言难出"。已经高热出了很多汗，不能再用夺取水分的下法，以致动眼神经失掉营养而"直视"，小便不正常而"失溲"。已经高热，再不能用高热的"火法"刺激它，以致有"发黄"和"惊痫"等的演变。

　　【语译】患太阳病，发高热、口渴、并不恶寒，这是温病的症状。如经过发汗的治疗，出了汗热反而升高了，这是风温坏证。风温的主要症状是：脉搏浮大，出汗，周身有沉重的感觉，没有精神，喜欢睡觉，呼吸迫促，鼻腔时作鼾声，不爱说话等。这时在治疗上假如错用了泻下法，便会引起小便的不正常，甚至遗尿，两眼直视；假如错用了"火法"，轻的可能发现黄疸，严重的还会引起惊痫般的脑症状发作，时而痉挛抽搐；假如更错误地用"熏法"刺激它，即或是偶然用过一次，也会影响机体，延误病程，假如是一而再地错误治疗，患者就会发生性命的危险了。

7

　　【原文】病有发热恶寒者，发于阳也；无热恶寒者，发于阴也。发于阳，七日愈，发于阴，六日愈，以阳数七阴数六故也。

　　【校勘】《玉函经》《千金翼方》："病"字上均有"夫"字；两"热"字下都有"而"字；"无热"作"不热"；"阳""阴"两字下都有"者"字，成无己本同。

　　【句释】"发热恶寒"，多为阳性病，是机体抗力还能抵抗疾病的时期，这叫作"发于阳";"无热恶寒",多为阴性病,是心脏衰弱,体温低落的时期,这叫作"发于阴"。"七日愈""六日愈",成无己、柯韵伯都附会于水火玄说,并非临床事实,不可强从。

【串解】成无己云:"阳为热也,阴为寒也,发热而恶寒,寒伤阳也,无热而恶寒,寒伤阴也。"成氏所谓的"寒伤阳""寒伤阴",即是受病则一,而个别机体反应的病变不同,有的为阳性反应,有的为阴性反应,并不是真有"寒"在"伤阳""伤阴"。

《外台秘要》云:"王叔和曰……夫病发热而恶寒者,发于阳;无热而恶寒者,发于阴,发于阳者,可攻其外,发于阴者,宜温其内,发表以桂枝,温里宜四逆。"庞安时《总病论》亦同,并没有"七日愈、六日愈"等字,是"七日愈""六日愈""阳数七""阴数六"的说法,可能是后来迷信运气之流所涂改的。

【语译】凡对一般病理变化的观察,发热恶寒的,属于阳性,不发热恶寒的,属于阴性。阳性病的愈期,往往在七天左右,阴性病的愈期,往往在六天左右,这是因为七数属阳六数属阴的缘故。

8

【原文】太阳病,头痛至七日以上自愈者,以行其经尽故也。若欲作再经者,针足阳明,使经不传则愈。

【校勘】《玉函经》《千金翼方》:无"以行"两字;"尽"字并作"竟"。

【句释】"头痛",陆渊雷说:"太阳病不传者,至六七日。头痛、项强,恶寒、发热,皆以渐自退,独举头痛者,省文也。""太阳病,头痛至七日以上自愈者",说明病变始终羁留在太阳这一时期,没有恶化,到了一个星期以上,机体抗力战胜了疾病,便自然好转。"其经",即指太阳经。"欲作再经",为病机再作演变的倾向。"针足阳明",从庞安时起,一般注家均指"足三里"穴,《天星秘诀》云:"伤寒过经不出汗,期门三里先后看。"太阳期病不解,如已发现阳明期的症状时,自然可针足三里,如没有阳明症状,便没有选择针刺足三里经穴的指征了。

【串解】柯韵伯云:"曰头痛者,是未离太阳可知,曰行,则与传不同,曰其经，是指本经而非他经矣，发于阳者七日愈，是七日乃太阳一经行尽之期，不是六经传变之日，岐伯曰：'七日太阳病衰，头痛少愈'，有明证也，故不曰传足阳明，而曰欲再作经，是太阳过经不解，复病阳明而为并病也，针足阳明之交，截其传路，使邪气不得再入阳明之经。"柯说颇合理，可以冰释迷信传经的疑团了。

【语译】太阳病的头痛项强等症，到了一周以上，便逐渐好转了，这是在病变过程中，抵抗力战胜了疾病的缘故。假如继续发高热，而有演变成阳明经的症状时，可以针刺"足三里"阳明经穴，协助抵抗力，阻止病机的演变，而归于治愈。

9

【原文】太阳病欲解时，从巳至未上。

【校勘】《玉函经》《千金翼方》："至"字作"尽"，没有"上"字。

【串解】成无己云："六经各以三时为解，而太阳从巳至未，阳明从申至戌，少阳从寅至辰；至于太阴，从亥至丑，少阴从子至寅，厥阴从丑至卯者，以阳行也速，阴行也缓，阳主于昼，阴主于夜。"但这不是临床事实，无所征验，因此，以下各篇的"欲解"条文，都不释不解。

10

【原文】风家表解而不了了者，十二日愈。

【句释】"风家"，即指太阳中风病的患者。"表"，一般指太阳病而言，因太阳病系机体抵抗力亢盛于肌表，有驱除病邪从外表而出的机势，所以称为"表"证，以后所有的表证，都含有这个意义。"了了"，是了然轻快的意思，《诸病源候论·寒食散发候》云："了者，是瑟然病除，神明了然之状也。""十二日"，柯韵伯云："七日表解后，复过一候，而五脏元气始充，故十二日精神慧爽而愈。"是"十二日"系指整个病程，并不是表解后还迁延了十二天。

【串解】方有执云："中风之病，外证俱罢，大热已除，余邪未尽，犹未复初也。十二日，经尽之时也，言至此时，则余邪当悉去，而初当复也。盖晓人当静养以待，勿多事反扰之意。"

方氏之说极允当，惟"十二日"还是不能用机械的看法去解释它，病人体力好，几天就可以复原，如体力差，或许十二天以后还是不能复原，绝不能一律。"十二日"仅是一个概计数字。

【语译】患太阳中风病，经过几天，表证已经解除了，即或还有点感觉不太舒适，也用不着服药，不过再经过几天的休养就会好的。

11

【原文】病人身太（原注："太通大"）热，反欲得衣者，热在皮肤，寒在骨髓也；身大寒，反不欲近衣者，寒在皮肤，热在骨髓也。

【校勘】成无己本："得"字下有"近"字。

【句释】"皮肤"，指外表而言，不一定是指皮肤组织；"骨髓"，指内在而言，不一定是指骨骼里的骨髓。即是说，皮肤为表，骨髓为里。所以成无己说："皮肤言浅，骨髓言深，皮肤言外，骨髓言内。"表热里寒，为虚性兴奋，表寒里热，是循环障碍，热结在里面，而体温不得外达的缘故。

【串解】程应旄说："寒热之在皮肤者，属标属假；寒热之在骨髓者，属本属真。本真不可得见，而标假易惑，故直从欲不欲处断之，情则无假也，不言表里，言皮肤骨髓者，极其浅深，分言之也。"

寒热，是辨证的关键，而寒热的真假尤其是辨证的关键。第317条云："少阴病，下利清谷，里寒外热，手足厥逆，脉微欲绝，身反不恶寒，其人面色赤，或腹痛，或干呕，或咽痛，或利止脉不出者，通脉四逆汤主之。"就是表热里寒，真寒假热，因而要用附子、干姜、炙草等组合的强心剂。第350条云："伤寒脉滑而厥者，里有热，白虎汤主之。"就是表寒里热，真热假寒，所以要用石膏、知母等的清热剂。

【语译】病人虽然发着高热，但他还想多穿几件衣服，这是表面有热，里面为寒的真寒假热证；假如病人虽然相当的畏冷，但他却穿不住多的衣服，这是表面为寒，里面有热的真热假寒证。

表1　第1至11条内容表解

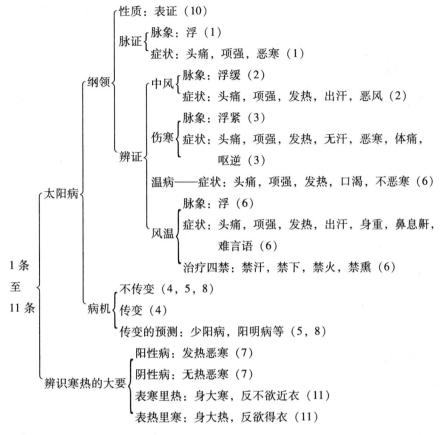

复习题

1. 太阳病包括哪些主要症状？根据这些症状，它应属于哪种性质的证候？

2. 中风、伤寒、温病、风温等有哪些共通症状？有哪些不同症状？

3. "热在皮肤，寒在骨髓；寒在皮肤，热在骨髓"，在临床上究竟应该怎样理解？

第二节　第12至30条

第12至30条等19条，辨识太阳中风证的变化，以及施用桂枝汤随证加减出入的方法。

【原文】太阳中风，阳浮而阴弱，阳浮者，热自发，阴弱者，汗自出，啬啬恶寒，淅淅恶风，翕翕发热，鼻鸣干呕者，桂枝汤主之。

桂枝汤方：

桂枝三两，去皮　芍药三两　甘草二两，炙　生姜三两，切　大枣十二枚，擘

上五味，㕮咀三味，以水七升，微火煮取三升，去滓，适寒温，服一升。服已须臾，歠热稀粥一升余，以助药力。温复令一时许，遍身漐漐微似有汗者益佳，不可令如水流离，病必不除。若一服汗出病差，停后服，不必尽剂；若不汗，更服，依前法；又不汗，后服小促其间。半日许，令三服尽。若病重者，一日一夜服，周时观之。服一剂尽，病证犹在者，更作服，若汗不出，乃服至二三剂。禁生冷、黏滑、肉面、五辛、酒酪、臭恶等物。

【校勘】《玉函经》《脉经》《千金翼方》："阴弱"均作"阴濡弱"。《千金翼方》："啬啬"作"濇濇"；"翕翕"作"噏噏"。

桂枝汤方。《玉函经》："擘"作"劈"。成无己本：无"三味"两字；"离"作"漓"；"小促"下有"役"字；"不出"下有"者"字。《金匮要略·呕吐哕下利病脉证治》："流离"作"淋漓"；《仲景全书》："遍身"作"通身"；"小促"上有"当"字。《玉函经》："小促"上亦有"当"字；"周"作"晬"；没有"禁生冷"以下十五字。"若病重"以下，《千金翼方》为："重病者，一日一夜乃差，当晬时观之，服一剂汤，病证犹在，当复作服之，至有不汗出，当服三剂乃解。"《外台秘要》则为："若病重者，昼夜服，特须避风，若服一剂，晬时不解，病证不变者，当更服之。"王宇泰云："小促，宋版作少从容"，但赵复宋本，并不如此，是王氏所见为另一宋本。

【音义】啬啬，音色，悭吝怯退貌。淅淅，音锡，微风的音响，谢惠连诗："淅淅振条风"。翕翕，音吸，轻附浅合貌。

桂枝汤方。炙，音治，加热炮制也。擘，音簸，分裂也。㕮咀，读如府举，碎药成粗块之意。滓，音子，淀也，浊也。歠，音啜，饮也。温复，即服药后，以衣被覆盖病人全身，使其出汗。漐漐，音直，小雨不辍貌。似，音嗣，续字解，有持续之意，《诗经·周颂》："以似以续。"两、升，章太炎

云:"以汉钱计算,武帝三铢钱最重,一两当今之五钱一厘一毫,王莽货泉最轻,一两当今之三钱四厘八毫,又以王莽的大泉寸法来计算,汉的一斗,当今之一升八合三勺强。"陆渊雷云:"从章先生所考,而折取其中,则汉之一两,当今之四钱二厘九毫半,汉之一斗,当今之一升六合五勺也。又《唐新本草》苏恭曰:古称皆复,今南秤是也,后汉以来,分一斤为二斤,一两为二两,古方惟张仲景而已涉今秤,若用古秤则水为殊少矣。据此,则药秤又当折半计算,然则桂枝汤桂、芍、姜各三两,分为三服,今当每服用各二钱,三服之水七升,今分三次煮,则每服用水三合八勺半也。"

【句释】"阳浮而阴弱",轻诊脉搏,则现浮象,稍重按,则感到脉的搏动不太鼓指。"阳浮者,热自发",应解释为因为充血发热,所以轻诊脉搏则现浮。"阴弱者,汗自出",应解释为因为不断地出汗,所以重按脉搏,则搏动力不足。"啬啬""淅淅",都是病人怕冷的表现。"翕翕",即由恶寒而转变到发热时的形容。"鼻鸣",为鼻黏膜充血发炎,呼吸障碍发生的音响。"干呕",由发热刺激呕吐神经使然,即一般所谓的胃气上逆。

【串解】程应旄云:"阴阳以浮沉言,非以尺寸言,观伤寒条,只曰脉阴阳俱紧(按:第3条),并不着浮字可见。惟阳浮同于伤寒,故发热同于伤寒;惟阴弱异于伤寒,故汗自出异于伤寒,虚实之辨在此。热自表发,故浮以候之;汗自里出,故沉以候之,得其同与异之源头,而历历诸证,自可不爽。"

即是说太阳中风的桂枝证,表现在症方面,为热自发,汗自出;表现在脉方面,为浮而弱,这是与太阳伤寒大不同处。而鼻鸣、干呕,并不是桂枝汤证的主要症状。喻嘉言云:"后人相传,谓伤风恶风,伤寒恶寒,苟简率易,误人多矣。"的确,这里既谈"恶风",又谈"恶寒",可见恶风、恶寒只是主观感觉上的轻重不同而已。

【语译】在太阳期的伤风症状,脉搏往往是浮而弱,因为发热,所以脉浮,又因为不断地出汗,所以浮中见弱。在还没有发热之先,常呈显一番啬啬、淅淅的恶寒状态,一会儿又翕翕然发起热来了,如热高时,亦有出现鼻道的呼吸障碍和干呕症状的,但都可以"桂枝汤"为主方进行治疗。

【释方】"桂枝"是发表解肌的必需药,即是能鼓舞血行,抵抗疾病。"芍药",《本草经》称"芍药"除血痹;《名医别录》谓通顺血脉,散恶血,逐贼血;《本经疏证》说能破阴凝,布阳和。是芍药同样能亢奋血行,协合桂枝，增加抵抗力，排除病毒。甘草和中助液，大枣培中和血，生姜暖胃，这些作用都能够补偿自汗的消耗。

13

【原文】太阳病，头痛，发热，汗出，恶风，桂枝汤主之。

【校勘】《脉经》："风"字下有"若恶寒"三字。成无己本："风"字下有"者"字。

【串解】柯韵伯云："此条是桂枝本证，辨证为主，合此证即用此汤，不必问其为伤寒、中风、杂病也。今人凿分风寒，不知辨证，故仲景佳方，置之疑窟。四证中头痛是太阳本证，头痛、发热、恶风，与麻黄证同，本方重在汗出，汗不出者便非桂枝证。"

柯氏之说，极有见地，这条等于是第12条的重点提出，互相发明，有"是症"用"是药"，最是《伤寒论》本色。

【语译】凡患太阳病，只要有头痛、发热、出汗、恶风这几个症状，便是服"桂枝汤"的主要证候。

14

【原文】太阳病，项背强几几，反汗出恶风者，桂枝加葛根汤主之。

桂枝加葛根汤方：

葛根四两　麻黄三两，去节　芍药二两　生姜三两，切　甘草二两，炙　大枣十二枚，擘　桂枝二两，去皮

上七味，以水一斗，先煮麻黄、葛根，减二升，去上沫，内诸药，煮取三升，去滓，温服一升，覆取微似汗，不须歠粥，余如桂枝法将息及禁忌。

（臣亿等谨案：仲景本论，太阳中风自汗用桂枝，伤寒无汗用麻黄，今证云汗出恶风，而方中有麻黄，恐非本意也。第三卷有葛根汤证，云无汗、恶风，正与此方同，是合用麻黄也。此云桂枝加葛根汤，恐是桂枝中但加葛根耳。）

【校勘】程应旄本："几几"作"兀兀"。《玉函经》："反"字上有"而"字；末句为"桂枝汤主之，论云桂枝加葛根汤主之"十五字。《千金翼方》：同《玉函经》，惟"论云"作"本论云"。

桂枝加葛根汤方。《玉函经》：方中没有麻黄；"一斗"作"九升"；并无"将息及禁忌"五字，成无己本同。"可发汗篇"：芍药作"三两"；《玉函经》《仲景全书》：桂枝作"三两"。

【音义】几几，成无己本音殊殊，并解为"伸颈之貌也"，成氏是据《说文》解释的；陆渊雷说："《说文》之几，所以状短羽之飞，非所以状项背之强，且项背强者，不得伸摇，成氏乃谓伸颈摇身，伸引其头，非也。《豳风》'赤舄几几'，《毛传》云：几几，絇貌。释文不出音，则当读如几案之几，絇者，履头饰。郑注《士冠礼》云：絇之言拘也，以为行戒，状如刀衣鼻，在履头，然则《豳风》之几几，所以状絇之强，《伤寒论》之几几，亦所以状项背之强，其读皆当如几案矣。"陆说似较成说为胜。反，作复字解。

桂枝加葛根汤方。内，读如纳，义同。沫，音末，即凝于水面的泡沫。

【句释】"项背强几几"，是由于肌肉里的末梢神经失掉濡养而发生的拘急现象。"反汗出恶风"，即是说，又有出汗恶风等的症状。这时既要解表，又不宜多出汗，还要维护其体液，所以用"桂枝加葛根汤"。

【串解】成无己云："项背几几者，当无汗，反汗出恶风者，中风表虚也。与桂枝汤以和表，加麻黄葛根以祛风。"成氏加"麻黄"之说不妥。

【语译】患太阳病，已经出现了颈项和背部强直拘急的情况，而又有出汗恶风等症状时，这便是"桂枝加葛根汤"的主症。

【释方】据《本草经》载，葛根能起阴气，张洁古说葛根升阳生津，这说明葛根确能输送津液，对于肌肉神经失掉濡养而强直时，当有效验，其余桂枝汤仍为解表作用，汗出恶风不应有麻黄，当从《玉函经》改正。

15

【原文】太阳病，下之后，其气上冲者，可与桂枝汤，方用前法。若不上冲者，不得与之。

【校勘】《玉函经》《千金翼方》：没有"后"字和"方用前法"四字；"得"作"可"，成无己本同。

【句释】"气上冲者"，这是对病变机转的概括认识，"气"即正气，指机体的调节机能，调节功能不断地和疾病作斗争，有趋上向外排除病毒的机势，便是正气"上冲"，如太阳病的发热脉浮，汗出恶风，头痛项强，鼻鸣干呕等，都是正气上冲的具体表现。

【串解】成无己云："太阳病属表，而反下之，则虚其里，邪欲乘虚传里，若气上冲者，里不受邪，而气逆上，与邪争也。则邪仍在表，故当复与桂枝汤解外，其气不上冲者，里虚不能与邪争，邪气已传里也，故不可更与桂枝汤攻表。"

凡治病，正气上冲时，便不可抑之使下，向外时，也不可遏之使内，这是最基本的原则，表证之所以要解表，就是在这原则上确定的。假使正气向外向上的，不解表而攻里，这无异是给正气以打击，如身体健壮，虽遭到打击而不败，便应抓紧时间，赶快协助正气解表；如身体不健，已经因误治而变坏，便当随机应变，不要还是机械地执著于"解表"这一方面了。

【语译】太阳病本应该用解表的疗法，假如误用了下法，只要观察病变的机势仍还向外向上，欲从表解时，仍当给"桂枝汤"以解表，并照着原方的方法服用。假设病机已经因误下而改变了其他的趋势，没有表证的征候时，便不必一成不变地服用"桂枝汤"了。

16

【原文】太阳病三日，已发汗，若吐、若下、若温针，仍不解者，此为坏病，桂枝不中与之也，观其脉证，知犯何逆，随证治之。桂枝本为解肌，若其人脉浮紧，发热汗不出者，不可与之也。常须识此，勿令误也。

【校勘】《玉函经》《千金翼方》："仍"字作"而"；"不中与"句作"不复中与也"；"桂枝"下有"汤"字；"汗不出"作"无汗"；"不可与"下无"之"字。成无己本："不可与"下无"之"字。"桂枝"以下，《玉函经》、成无己本，分作两条。

【音义】中，读如仲，作合字解。

【句释】"温针"，《明医杂著》云："近有为温针者，乃楚人法，其法，针于穴，以香白芷作圆饼，套针上，以艾蒸温之，多取效。""坏病"，柯韵伯云："坏病者，即变症也"，败坏之义。"解肌"，犹言解散肌表之邪气，即是"发汗"的另一名称，有人说桂枝解肌，麻黄发汗，也不尽然，如《名医别录》称麻黄解肌，《外台秘要》有麻黄解肌汤，而《伤寒论》本身又常常有"可发汗，宜桂枝汤"的记载，均足说明。

【串解】张志聪云："太阳病至三日，而已发汗，则肌表之邪已去，假使里证未除，若吐之而治其中膈，若下之而清其肠胃，若温针而理其经脉，里证仍不解者，此为坏病，夫自败曰坏，言里气自虚，而自败也。"柯韵伯云："坏病者，即变症也。若误汗，则有遂漏不止，心下悸，脐下悸等症；妄吐，则有饥不能食，朝食暮吐，不欲近衣等症；妄下，则有结胸痞硬，协热下利，胀满清谷等症；火逆，则有发黄圊血，亡阳奔豚等症，是桂枝症已罢，故不可更行桂枝汤也。"这说明病有变例，不可执着，"知犯何逆，随证治之"最是要紧。

成无己云："脉浮发热，汗出恶风者，中风也，可与桂枝汤解肌，脉浮紧发热，不汗出者，伤寒也，可与麻黄汤，常须识此，勿妄治也。"

这里主要提出桂枝证和麻黄证的鉴别法，即在于脉缓自汗，与脉紧无汗，假如是脉紧无汗的伤寒证，桂枝汤的力量太和缓了，不能开发汗腺的闭塞，而使其放汗，所以是不中用的。

【语译】患太阳病两三天以上，表证已经发汗解除了，而所余的里证，虽使用了吐、下、温针几种方法，仍没有解决，这可能是变坏了的证候，不仅"桂枝汤"已不合用，还要仔细地平脉辨证，审查其变坏的所在，而随证施治。本来"桂枝汤"是发表剂，但只适应于脉缓、发热、汗出的伤风证，而不适应于脉浮紧、发热、不出汗的冒寒证。治疗时一定要掌握这个原则，才不会犯错误。

17

【原文】若酒客病，不可与桂枝汤，得之则呕，以酒客不喜甘故也。

【校勘】《玉函经》《千金翼方》：没有"若""病""以"三字。成无己本："得之"作"得汤"。

【句释】"酒客"，即是有饮酒嗜好的人。"酒客病"，犹言嗜酒的人患了太阳中风病。

【串解】成无己云："酒客内热，喜辛而恶甘，桂枝汤甘，酒客得之，则中满而呕。"

嗜酒的人，好吃辛辣刺激品，不喜甜食，一部分人有这情形，但不可能一概而论，假如有这情形时，富含甜味的桂枝汤，似不很适合。

柯韵伯说："仲景用方慎重如此，言外当知有葛根连芩以解肌之法矣。"

【语译】平素嗜酒的人患了太阳中风病，不要毫不考虑地便给以"桂枝汤"，"桂枝汤"味很甜，有些嗜酒人不欢喜吃甜的，甚至于有的吃了还要发呕。

18

【原文】喘家作桂枝汤，加厚朴、杏子佳。

【校勘】《玉函经》《千金翼方》："杏子"作"杏仁"。

【音义】佳，音家，美好的意义。

【句释】"喘家"，即指平时有喘息病的人。"喘家作桂枝汤"，犹言有喘息病的人又感受了太阳中风证，应服桂枝汤的时候，要注意他的喘病。"厚朴""杏仁"，都有降气定喘的作用，可以适当地加进汤方里。这说明治病要灵活兼顾。

【串解】钱潢云："气逆喘急之兼症者，皆邪壅上焦也，盖胃为水谷之海，肺乃呼吸之门，其气不利，则不能流通宣布，故必加入浓朴杏仁乃佳。"

【语译】平素有喘息的人，如患桂枝汤证，要服"桂枝汤"的时候，应适当加入厚朴、杏子等降气定喘的药，就比较妥善些。

19

【原文】凡服桂枝汤吐者，其后必吐脓血也。

【校勘】《玉函经》《千金翼方》：没有"凡"字和"也"字。

【句释】"其后必吐脓血"，钱潢云："乃未至而逆料之词也"，吐脓血的症状，多见于肺坏疽、肺脓肿、肺结核等病，假如服桂枝汤后，便吐出脓血，必然先有这一类的疾病存在，桂枝汤绝不是吐脓血的原因，即或桂枝性热，可能遭致吐血，也不会即时便有脓。

【串解】钱潢云："各注家俱言胃家湿热素盛，更服桂枝则两热相搏，中满不行，势必上逆而吐，热愈淫溢，蒸为败浊，必吐脓血，此一大禁也。不知桂枝随已吐出，何曾留着于胸中，岂可云更服桂枝，两热相搏乎。"是吐脓血另有原因，已在钱氏言外了。

【语译】凡患有肺胃出血病的人，虽有太阳中风证，应审慎用辛温性的"桂枝汤"，以免引起出血。

20

【原文】太阳病，发汗，遂漏不止，其人恶风，小便难，四肢微急，难以屈伸者，桂枝加附子汤主之。

桂枝加附子汤方：

桂枝三两，去皮　芍药三两　甘草三两，炙　生姜三两，切　大枣十二枚，擘　附子一枚，炮，去皮破八片

上六味，以水七升，煮取三升，去滓，温服一升。本云，桂枝汤今加附子，将息如前法。

【校勘】《玉函经》《脉经》《千金翼方》："汗"字上有"其"字；"漏"字下有"而"字。

桂枝加附子汤。《玉函经》：甘草作"二两"；"味"字下有"哎咀三物"四字；"本云"作"本方"。成无己本：不载本方，只于第10卷云："于桂枝汤方内，加附子一枚，炮去皮，破八片，余依前法。"

【音义】漏，音陋，渗泄不止的意义。难，不通畅。急，拘急，即屈伸运动不自如。

【句释】"发汗，遂漏不止"，为发表太过，汗腺过分兴奋，不能遏止，而失去平衡的现象。"小便难"，正是水分损失的结果。"四肢微急，难以屈伸"，由于水分损失太多，体液缺乏，运动神经失掉濡养，便使四肢屈伸不自如，而微现强直拘急。

【串解】成无己云："太阳病，因发汗遂汗漏不止而恶风者，为阳气不足，因发汗阳气益虚，而皮腠不固也……小便难者，汗出亡津液，阳气虚弱，不能施化……四肢微急，难以屈伸者，亡阳而脱液也……与桂枝加附子汤以

温经复阳。"

凡发表药分两失当，服不如法，或者药不对证，均能够使水分脱失，体温耗散，而造成阳虚脱水的证候，所以桂枝汤的煮服法云："遍身漐漐，微似有汗者益佳，不可令如水流离，病必不除。"这条的"遂漏不止"，也就是成了如水流离的大汗，以至于有阳虚脱水的演变，所以急用桂枝加附子汤扶阳生津。

【语译】太阳病本应当发汗解表，假如发汗太过，汗出多了，而造成体温耗散，水分脱失的阳虚证候时，病人便越是恶风，小便也不通畅了，四肢运动拘急，屈伸不自如，这时只有急用"桂枝加附子汤"来扶阳生津。

【释方】陆渊雷云："此方以桂枝汤畅血运，敛汗，即所谓调和营卫也，以附子恢复细胞之生活力，即所谓回阳，所谓温经也。附子为兴奋强壮药，能兴奋全身细胞之生活力，起机能之衰弱，救体温之低落……至桂枝加附子汤之证，本不甚剧，不过津液略伤，阳气微损而已。若真正伤津亡阳，又非此汤之所主矣。又，此条药证相对，丝丝入扣，汗漏者，桂枝、芍药、附子所主。恶风者，附子、桂枝、生姜所主。小便难者，桂枝、附子所主，四肢微急，难以屈伸者，附子、芍药、甘草、大枣所主，学者于此等处，最宜体味。"

总之，本方的基本精神，是以桂枝汤调和营卫，加附子的温经回阳。

21

【原文】太阳病，下之后，脉促胸满者，桂枝去芍药汤主之。(原注："促，一作纵"。)

桂枝去芍药汤方：

桂枝三两，去皮　甘草二两，炙　生姜三两，切　大枣十二枚，擘

上四味，以水七升，煮取三升，去滓，温服一升。本云，桂枝汤今去芍药，将息如前法。

【校勘】《玉函经》《脉经》《千金翼方》："后"字均作"其"，并连下句读。

桂枝去芍药汤方。《玉函经》："味"字下有"㕮咀"两字，"本云"作"本方"。成无己本不载本方，仅于第10卷云："于桂枝汤方内去芍药，余依

前法。"

【句释】"脉促"，高阳生《脉诀》云："促者，阳也，指下寻之极数，并居寸口，曰促。"即是脉搏很急促的样子，诊察时手指下感觉脉搏的波动相当躁急，也是机体正气向外向上趋势的表现之一。"胸满"，仍为正气亢奋，可能胸腔里有充血的情况。

【串解】成无己云："太阳病，下之，其脉促，不结胸，此为欲解(按：第140条)。此下后脉促，而复胸满，则不得为欲解，由下后阳虚，表邪渐入，而客于胸中也。"

太阳病之所以禁下，是为了不要抑止正气的趋向，而违反治疗的根本原则，时或有因于误下而愈的，究不能轻率试尝。误下了而脉促胸满，说明正气还没有受到太大的损失，还有向外和亢奋的趋势，这时仍应从表解，惟胸部已因下药的刺激而引起充血，则于桂枝汤内减去能亢奋血行的芍药，以达到解表而不妨碍胸满的目的。

【语译】太阳病误用泻下药以后，病人的脉搏现促急，主诉胸部膨满时，这是病仍有从表解的机势，可以用"桂枝去芍药汤"治疗。

【释方】陆渊雷云："胸之所以满，盖因胸腔内充血之故，芍药阴药，作用于内部，《药徵》谓其主治挛急，可知能扩张内部血管，血管扩张，则愈益充血，此胸满之所以忌芍药欤。"

22

【原文】若微寒者，桂枝去芍药加附子汤主之。

桂枝去芍药加附子汤方：

桂枝三两，去皮　甘草二两，炙　生姜三两，切　大枣十二枚，擘　附子一枚，炮，去皮破八片

上五味，以水七升，煮取三升，去滓，温服一升。本云，桂枝汤今去芍药加附子，将息如前法。

【校勘】《玉函经》、成无己本："微"字下有"恶"字。成无己本：无"桂枝"两字；"去芍药"下有"方中"两字。

桂枝去芍药加附子汤方。《玉函经》："味"字下有"㕮咀"两字；"本云"作"本方"。成无己本：不载本方，仅于第10卷云："于桂枝汤方内去

芍药，加附子一枚，炮去皮，破八片，余依前法。"

【句释】"微寒"，应补成微恶寒，这是因误下而虚其阳，心脏衰弱，体温低降的缘故。

【串解】这是承接第 21 条的变证而言。沈明宗云："若脉促胸满，而微恶寒，乃虚而蹀躇，阳气欲脱，又非阳实之比，所以加附子固护真阳也。"去芍药汤是实证、阳证，去芍药加附子汤是虚证、阴证，所以沈氏说："乃虚而蹀躇，阳气欲脱，非阳实之比。"

【语译】太阳病，经过误下，由脉促胸满等症，又演变而有恶寒症状时，宜用"桂枝去芍药加附子汤"强其心脏。

【释方】附子能强壮心脏，温经扶阳，因此本方的适用标准，是桂枝去芍药证而见体温低落，有恶寒症状者。

23

【原文】太阳病，得之八九日，如疟状，发热恶寒，热多寒少，其人不呕，清便欲自可，一日二三度发，脉微缓者，为欲愈也；脉微而恶寒者，此阴阳俱虚，不可更发汗、更下、更吐也；面色反有热色者，未欲解也，以其不能得小汗出，身必痒，宜桂枝麻黄各半汤。

桂枝麻黄各半汤方：

桂枝一两十六铢，去皮 芍药 生姜切 甘草炙 麻黄各一两，去节 大枣四枚，擘 杏仁二十四枚，汤浸去皮尖及两仁者

上七味，以水五升，先煮麻黄一二沸，去上沫，内诸药，煮取一升八合，去滓，温服六合。本云，桂枝汤三合，麻黄汤三合，并为六合，顿服，将息如上法。（臣亿等谨按：桂枝汤方，桂枝、芍药、生姜各三两，甘草二两，大枣十二枚。麻黄汤方，麻黄三两，桂枝二两，甘草一两，杏仁七十个。今以算法约之，二汤各取三分之一，即得桂枝一两十六铢，芍药、生姜、甘草各一两，大枣四枚，杏仁二十三个零三分枚之一，收之得二十四个，合方。详此方乃三分之一，非各半也，宜云合半汤。）

【校勘】《玉函经》《千金翼方》："发热""热多"下，都有"而"字；"欲自可"作"自调"；"必"字下有"当"字。"不可发汗篇"、《脉经》："欲自可"作"续自可"。《脉经》《千金翼方》："此"字下有"为"字。

桂枝麻黄各半汤方。《千金翼方》："杏仁"下无"汤浸"二字。《玉函

经》："七味"下有"㕮咀"二字；"云"作"方"；"顿服"下有"今裁为一方"五字。

【音义】 沸，音费，流质受热至发气泡时，叫作"沸"。铢，音殊，古衡名，汉、晋制十黍为累，十累为铢，二十四铢为两，唐、宋四分为两，药秤一两，相当于现在的二钱一厘五毫弱，是一铢便等于八厘四毫弱。

【句释】 "如疟状，发热恶寒"，为血管扩张神经与收缩神经交互兴奋的结果，扩张兴奋的时候便发热，收缩兴奋的时候便恶寒，这便形成如疟状的间歇型热，也就是少阳病的往来寒热。"清便欲自可"，《释名》云："圊，清也，至秽之处，宜常修治，使洁清也"，因而《伤寒论》里的清便、清谷、清血等，都是这个"圊"字的假借，"圊"为厕所的旧称，"清便自可"即指正常的大小便而言。"脉微"，是心脏衰弱，脉跃不足的脉搏。"脉微缓"，是脉搏虽弱，而至数很调匀，这说明心弱并不严重。"阴阳俱虚"，指脉微恶寒的症状，体温低落恶寒为阳虚，血少脉微为阴虚。"面色反有热色"，为充血发热的征象。"不能得小汗出，身必痒"，为汗液潴留汗腺末梢，不断地刺激末梢神经的感觉。

【串解】 本条应分作三段：

1. 成无己云："发热恶寒，而热多寒少，为阳气进而邪气少也，里不和者，呕而利，今不呕，清便自调者，里和也。"病到八九天以上，机体抵抗力还能维持，虽然一日二三度发热恶寒，而热多寒少，象征着抗力有余，不呕便调，说明胃肠机能亦很好，脉搏虽微，却调匀舒缓，这是病机快要好转的现象。

2. 假如脉搏微弱而恶寒，是血气两虚，心脏已经相当衰弱了，汗吐下等法都要慎重，所以成无己说："阳，表也，阴，里也。脉微为里虚，恶寒为表虚，以表里俱虚，故不可更发汗更下更吐也。"

3. 颜面潮红，而有热色，热为抗病的现象，同时皮肤开始发痒，说明八九天的太阳病，仍将从汗而解，这时正好用各半汤轻剂发汗，促其好转。

【语译】 太阳病到了八九天以上，一日二三度呈间歇型发热，热发作比冷发作多，不呕不泄，脉搏虽微弱，却很调匀，这是病快要好转的现象。假使脉搏微弱，体温低落而恶寒特甚，这是气血两虚，汗法、下法、吐法都不要轻率使用，避免再损伤气血。如病人面色逐渐潮红，是血行已趋畅旺，同时皮肤发痒，是汗腺已开始排汗，病将从表解，这时正合用"桂枝麻黄各半汤"，协助抗力，轻微发汗。

【释方】本方药味极轻，为轻度的发汗剂，适用于太阳病欲解未解，汗腺排汗微有障碍的时候。

24

【原文】太阳病，初服桂枝汤，反烦不解者，先刺风池、风府，却与桂枝汤则愈。

【校勘】《玉函经》《千金翼方》："先"字上有"当"字。《脉经》："先"字上为"法当"两字。

【音义】却，还也。烦，闷也。

【句释】"风池"，穴位名，在枕骨下际，即枕三角的顶点，分布着枕大小神经。"风府"，穴位名，在项上入发际约一寸，枕骨与第一颈椎之间，分布着第三枕神经和枕大神经，两穴对于头痛、颈项部神经痛、感冒发热和热性病炎症等，刺三四分深，有解热消炎镇痛的作用。

【串解】柯韵伯云："此条治中风之变，桂枝汤煮取三升，初服者，先服一升也，却与者，尽其二升也。热郁于心胸者，谓之烦，发于皮肉者，谓之热，麻黄症发热无汗，热全在表；桂枝症发热汗出，便见内烦，服汤反烦，而外热不解，非桂枝汤不当用也，以外感之风邪重，内之阳气亦重耳。"

其实即病势重，药力轻，杯水不熄车薪之火，因而出现烦闷的瞑眩现象，也就是中枢神经兴奋的结果，刺风池、风府两穴，先抑制神经之亢奋，再给以"桂枝汤"就能受药见效了。

【语译】患太阳中风证，初次服桂枝汤不惟不轻快，反而有烦闷不安的感觉，这是中枢神经高度亢奋的缘故，应先用针刺颈后的风池、风府两穴，使它转向抑制后，再服用"桂枝汤"就好了。

25

【原文】服桂枝汤，大汗出，脉洪大者，与桂枝汤，如前法。若形似疟，一日再发者，汗出必解，宜桂枝二麻黄一汤。

桂枝二麻黄一汤方：

桂枝一两十七铢，去皮　芍药一两六铢　麻黄十六铢，去节　生姜一两六铢，切　杏仁十六个，去皮尖　甘草一两二铢，炙　大枣五枚，擘

上七味，以水五升，先煮麻黄一二沸，去上沫，内诸药，煮取二升，去滓，温服一升，日再服。本云，桂枝汤二分，麻黄汤一分，合为二升，分再服，今合为一方，将息如前法。（臣亿等谨按：桂枝汤方，桂枝、芍药、生姜各三两，甘草二两，大枣十二枚。麻黄汤方，麻黄三两，桂枝二两，甘草一两，杏仁七十个。今以算法约之，桂枝汤取十二分之五，即得桂枝、芍药、生姜各一两六铢，甘草二十铢，大枣五枚。麻黄汤取九分之二，即得麻黄十六铢，桂枝十铢三分铢之二，收之得十一铢，甘草五铢三分铢之一，收之得六铢，杏仁十五个九分枚之四，收之得十六个。二汤所取相合，即共得桂枝一两十七铢，麻黄十六铢，生姜、芍药各一两六铢，甘草一两二铢，大枣五枚，杏仁十六个，合方。）

【校勘】《玉函经》、《脉经》、成无己本："似"字作"如"。成无己本："一日"作"日"。《玉函经》："脉洪大者"作"若脉但洪大者"。《脉经》："再"字下有"三"字。

桂枝二麻黄一汤方。《千金翼方》：杏仁"去皮尖"下有"两仁者"三字。成无己本："日再服"无"服"字；没有"本云"下二十九字。《玉函经》："本云"作"本方"。

【句释】"脉洪大"，是血管扩张，血液充实的脉搏，诊察时常鼓指而有力。"形似疟"，即发热、恶寒的间代发作。

【串解】柯韵伯云："服桂枝汤，取微似有汗者佳，若大汗出，病必不除矣。"陆渊雷云："大汗而脉洪大，疑似阳明白虎汤证，脉但洪大，则无白虎证，而桂枝证未解也。盖汗出是桂枝、白虎共有之证，洪大是白虎独有之脉，惟白虎尚有以烦渴为主要证，今汗出脉洪大而不烦渴，与桂枝则对证不对脉，与白虎则对脉不对证，是二汤者，皆非的当之剂也。仲景竟与桂枝，不从其脉之洪大，而从其证之不烦渴，可知诊治之法，证重于脉矣。"

总之，服桂枝汤后大汗出，脉洪大，是体温升高，循环亢奋，血液充足，虽分泌稍多，不至于损伤津液，因而仍然与"桂枝汤"以解表。至于一日再发间歇型热，势必浅层血管乍张乍缩，当其收缩时，必复闭汗，所以于三分之二的桂枝汤中再配伍以三分之一的麻黄汤，使其汗彻。所以柯韵伯说："服桂枝汤后而恶寒发热如疟者，是本当用麻黄发汗，而用桂枝，则汗出不

彻故也。"

这条说明服桂枝汤后可能有这两种变证的处理方法。

【语译】患太阳中风证，服了"桂枝汤"后，出了大量的汗，同时脉搏亦洪大有力，这样体力强的人，只要表证未解，仍可再用"桂枝汤"以解表。假设服"桂枝汤"后，并没有大量出汗，反而一天再度发作间歇热型，这是汗没有出好的缘故，用"桂枝二麻黄一汤"继续发汗，并调和营卫，病必然就会好转了。

【释方】本方亦由桂枝汤、麻黄汤合组而成，不同之点，就是麻黄、杏仁两味的分量较各半汤轻，于此说明，药的用量是随证而轻重，不可能执泥古方的定量。本方的适用标准，为间歇型热的发作而自汗出者，正是柯韵伯所谓"再解其肌，微开其表，审发汗于不发之中。"

26

【原文】服桂枝汤，大汗出后，大烦渴不解，脉洪大者，白虎加人参汤主之。

白虎加人参汤方：

知母六两　石膏一斤，碎，绵裹　甘草炙，二两　粳米六合　人参三两

上五味，以水一斗，煮米熟，汤成去滓，温服一升，日三服。

【校勘】《玉函经》《脉经》："脉"字上有"若"字。《脉经》《千金翼方》：作"白虎汤"。

白虎加人参汤方。《外台秘要》：煮服法为"右五味切，以水一斗二升，煮米熟，去米，内诸药，煮取六升，去滓，温服一升，日三服。"成无己本云："于白虎汤方内加人参三两，余依白虎汤法。"

【音义】粳，音精，本应作"秔"，米之不黏者为粳，黏者为糯，粳为饭米，糯为酒米。

【串解】成无己云："大汗出，脉洪大，而烦渴不解者，表里有热，不可更与桂枝汤，可与白虎加人参汤，生津止渴，和表散热。"

所谓表里有热，也就是高热和新陈代谢亢进的迭为因果，这时汗腺虽尽量排汗，仍不能抵消热的来源，所以汗出虽多，身反壮热，热高了，心脏舒

缩短而速，浅层动脉扩张，使热血充分输送到肌表，放散体温，因而脉搏洪大，脏器神经受到高热的刺激，故有烦闷的感觉。汗出多了，新陈代谢亢盛，津液的消耗也愈多。热高了，也阻碍胃肠的消化，食纳减少，这又减少了津液的来源，以致唾液腺不能照常分泌，而唇舌干燥口渴。钱潢云："以白虎汤解胃中之烦热，加人参以补其大汗之虚，救其津液之枯竭也。"信然。

【语译】病太阳中风，服了桂枝汤后，汗出得很多，高热仍不止，烦闷口渴，脉搏洪大，这是高热和新陈代谢亢盛的表里皆热证，应该给以"白虎加人参汤"解热生津。

【释方】陆渊雷云："白虎汤之主药，为石膏知母，知母解热生津，治阳明病阳盛津伤，最为适当。石膏系硫酸钙之含水结晶体，有碱性反映，其治效当与西药之诸钙盐类似。约而言之，胃肠内发生过剩之酸液时，用钙盐为制酸剂，或慢性胃肠炎，黏液分泌过多，沉淀而蔽其黏膜，阻碍其消化吸收时，用钙盐类溶解之，此皆作用于胃肠，古人以石膏为清胃药，有以也。新陈代谢疾患，如糖尿病等，血液有酸性反应时，用钙盐类中和之。劳动过度，亚砒酸及磷之中毒，或热性传染病之经过中，体内发生乳酸时，亦为钙盐类之适应证。此外又有止血消炎镇静强心强壮诸作用……中医用石膏，则以唇舌干燥，小便赤浊，烦渴引饮为标准……用粳米者，殆因伤津之故，盖以知母石膏清其热，恢复其胃肠之机能，而以粳米滋养之也，合知母、石膏、粳米、甘草，治大热汗出，脉洪烦渴，是为白虎汤，若因胃机能衰弱，致心下痞硬者，则加人参，人参主胃机能衰弱，其证候为心下痞硬，亦能兴奋新陈代谢机能。"

27

【原文】太阳病，发热恶寒，热多寒少，脉微弱者，此无阳也，不可发汗，宜桂枝二越婢一汤。

桂枝二越婢一汤方：

桂枝去皮　芍药　麻黄　甘草各十八铢，炙　大枣四枚，擘　生姜一两二铢，切

石膏二十四铢，碎绵裹

上七味，以水五升，煮麻黄一二沸，去上沫，内诸药，煮取二升，去滓，

温服一升。本云，当裁为越婢汤、桂枝汤，合之饮一升，今合为一方，桂枝二分，越婢一分。（臣亿等谨按：桂枝汤方，桂枝、芍药、生姜各三两，甘草二两，大枣十二枚。越婢汤方，麻黄二两，生姜三两，甘草二两，石膏半斤，大枣十五枚。今以算法约之，桂枝汤取四分之一，即得桂枝、芍药、生姜各十八铢，甘草十二铢，大枣三枚。越婢汤取八分之一，即得麻黄十八铢，生姜九铢，甘草六铢，石膏二十四铢，大枣一枚八分之七，弃之。二汤所取相合，即共得桂枝、芍药、甘草、麻黄各十八铢，生姜一两二铢，石膏二十四铢，大枣四枚，合方。旧云桂枝三，今取四分之一，即当云桂枝二也，越婢汤方，见仲景杂方中，《外台秘要》一云起脾汤。）

【校勘】《千金翼方》："者"字作"则"。《玉函经》："发汗"上有"复"字。《仲景全书》："发汗"作"更汗"。

桂枝二越婢一汤方。《玉函经》《千金翼方》："煮麻黄"上有"先"字。成无己本："味"字下有"咬咀"两字；"以水五升"作"以五升水"。《玉函经》、成无己本："本云"作"本方"。《玉函经》：煮服法里两个"婢"字都作"脾"。成无己本：煮服法无两个"分"字。

【音义】越婢，成无己云："胃为十二经之主，脾治水谷，为卑脏，若婢，《内经》曰：脾主为胃行其津液，是汤所以谓之越婢者，以发越脾气，通行津液。外台方一名越脾汤，即此义也。"

【句释】"宜桂枝二越婢一汤"句，应移在"热多寒少"句下。不然，正如柯韵伯所说："不烦不躁，何得妄用石膏……言不可发汗，何得妄用麻黄。"

【串解】舒驰远云："热多寒少四字，是条中关键，必其人平素热盛津衰，故方中用石膏，以保其津液也。"

可见舒氏已经见到桂枝二越婢一汤是热多寒少的主方。既言脉微弱，又说无阳，当是用附子的寒多热少证，至少不会是热多寒少，如此阴证，当然不能发汗了。要之，发热恶寒，热多寒少，是阳证、表证、热证，故用"桂枝二越婢一汤"解表清热，脉微弱的无阳证，是阴证、里证、寒证，因而便不可发汗。

【语译】患太阳病，发热的时间多，恶寒的时间少，这是表实证，宜用"桂枝二越婢一汤"发汗解热。假使脉搏微弱，而体温低落，这是阴证，便不应当再用发汗法。

【释方】柯韵伯云："考越婢方，比大青龙无桂枝、杏仁，与麻黄杏子石膏汤同为凉解表里之剂，此不用杏仁之苦，而用姜、枣之辛甘，可以治太阳

任应秋医学全集

阳明合病，热多寒少而无汗者，犹白虎汤证背微恶寒之类，而不可以治脉弱无阳之证也。"

其实本方与桂枝汤比较，只多麻黄、石膏，因此，它除有桂枝汤的解肌作用而外，还能够开表解热，也就是说"桂枝二越婢一汤证"的发热比桂枝汤证高，"汗"没有桂枝汤证多，甚而"无汗"，脉搏也应比桂枝汤证浮大。

28

【原文】服桂枝汤，或下之，仍头项强痛，翕翕发热，无汗，心下满微痛，小便不利者，桂枝去桂加茯苓白术汤主之。

桂枝去桂加茯苓白术汤方：

芍药三两　甘草二两，炙　生姜切　白术　茯苓各三两　大枣十二枚，擘

上六味，以水八升，煮取三升，去滓，温服一升，小便利则愈。本云，桂枝汤今去桂枝，加茯苓、白术。

【校勘】《脉经》《千金翼方》：无"或"字"仍"字。《玉函经》："满"字下有"而"字。《脉经》：无"白"字。

桂枝去桂加茯苓白术汤方。《玉函经》："六味"下有"㕮咀"二字；"八升"作"七升"；"云"作"方"。成无己本：不载本方，仅于第10卷云："于桂枝汤方内，去桂枝加茯苓白术各三两，余依前法煎服，小便利则愈。"

【句释】"心下满"，钱潢云："心下，心之下，胃脘之分也。"陆渊雷云："仲景书凡言心下者皆指胃。"是"心下满"即指胃部的胀满，为有水饮的症状，机体内毛细动脉常滤出许多液状物体，以渗润组织，而供其营养，这就是淋巴，假使这时毛细管滤出过多，淋巴管又不能尽量吸收，势必停潴于组织或体腔里，这些被停潴的液体，就是水饮。

桂枝去桂加茯苓白术汤。《医宗金鉴》云："去桂当是去芍药，此方去桂，将何以治头项强痛，发热无汗之表乎……论中有脉促胸满，汗出恶寒之证，用桂枝去芍药加附子汤主之。去芍药者，为胸满也，此条证虽稍异，而其满则同，为去芍药可知矣。"

【串解】成无己云："头项强痛，翕翕发热，虽经汗下，为邪气仍在表

也。心下满微痛，小便利者，则欲成结胸，今外证未罢，无汗，小便不利，则心下满微痛，为停饮也，与桂枝汤以解外，加茯苓白术利小便行留饮。"

表证不解而遂有水饮，是水饮为患者的宿疾，太阳表证是新感，因新感而引发宿疾，所以用"桂枝汤"治新感的太阳病，加茯苓、白术治引发的水饮，与"喘家作桂枝汤加厚朴杏子"条，同一方法。

【语译】太阳病，经过桂枝汤解表，或经过用下剂，仍然头痛项强，翕翕发热，不出汗，同时胃部胀满作痛，小便不畅利，这不仅是表证不解，而且还引发了水饮证，因而要用"桂枝去芍药加茯苓白术汤"发表利水。

【释方】据以上解释，方名应改称为"桂枝去芍药加茯苓白术汤"，方中的"芍药三两"，应为"桂枝三两"。

陆渊雷云："凡西医所称水肿之病，倘不用手术放水，惟有使组织自吸收之，从小便排出体外，然后其病可愈，此方之所以用苓术也。《别录》云：术消痰水，逐皮间风水结肿，可知术能使组织吸收液体，术以吸收之，茯苓以利其小便，则水饮除，而心下之满痛愈。一面仍用桂枝汤，治头项强痛、翕翕发热之表证，去芍药者，不欲扩张内部之血管也，血管扩张而充血，则水饮之漏出不止矣。"

29

【原文】伤寒脉浮，自汗出，小便数，心烦，微恶寒，脚挛急，反与桂枝，欲攻其表，此误也。得之便厥，咽中干，烦躁吐逆者，作甘草干姜汤与之，以复其阳；若厥愈足温者，更作芍药甘草汤与之，其脚即伸；若胃气不和，谵语者，少与调胃承气汤；若重发汗，复加烧针者，四逆汤主之。

甘草干姜汤方：

甘草四两，炙　干姜二两

上二味，以水三升，煮取一升五合，去滓，分温再服。

芍药甘草汤方：

白芍药　甘草各四两，炙

上二味，以水三升，煮取一升五合，去滓，分温再服。

调胃承气汤方：

大黄四两，去皮，清酒洗　甘草二两，炙　芒硝半升

上三味，以水三升，煮取一升，去滓，内芒硝，更上火微煮令沸，少少温服之。

四逆汤方：

甘草二两，炙　干姜一两半　附子一枚，生用，去皮破八片

上三味，以水三升，煮取一升二合，去滓，分温再服。强人可大附子一枚，干姜三两。

【校勘】《玉函经》："自汗"下无"出"字；"小便数"句下有"颇微恶寒，论曰"六字，下接"心烦"句。《脉经》：作"小便数，颇复"（原注云："仲景颇复字作心烦。"）。成无己本："桂枝"下有"汤"字。《玉函经》："脚挛急"上有"两"字。《脉经》："承气汤"上无"调胃"二字。

甘草干姜汤方。《玉函经》：甘草作"二两"。成无己本：干姜下有"炮"字。《玉函经》、成无己本："味"字下均有"㕮咀"两字。

芍药甘草汤方。《玉函经》："芍药"上无"白"字；"味"字下有"㕮咀"两字，成无己本同。成无己本："五合"作"半"；"服"字下有"之"字。

调胃承气汤方。"阳明篇"、《玉函经》："大黄"下都没有"去皮"二字。《玉函经》、成无己本：大黄"酒洗"作"酒浸"。《外台秘要》：甘草"二两"作"三两"。《千金翼方》：芒硝"半升"作"半两"。"阳明篇"云："右三味切，以水三升，煮二物至一升，去滓，内芒硝，更上微火一二沸，温顿服之，以调胃气。"《玉函经》、成无己本："味"字下有"㕮咀"二字。

四逆汤方。《千金翼方》：甘草作"一两"。《玉函经》：附子作"生去皮破"。成无己本："味"字下有"㕮咀"二字。

【音义】挛，拳曲不能伸也。谵，音詹，神昏妄言也。承，音丞，受也，继也。

【句释】"小便数"，即尿意频数，小便反少。"厥"，为体温低落，手足发冷。"咽中干"，是津液缺乏，唾腺分泌减少。"烦躁吐逆"，为胃机能衰弱的反应。"谵语"，是脑神经紊乱而发的半意识梦呓，在热病经过中，往往发现。"烧针"，见第117条。

"承气汤"，柯韵伯云："名承气者，调胃即所以承气也。《经》曰：'平人胃满则肠虚，肠满则胃虚，更虚更实，故气得上下。'今气之不承，由胃家之热实，必用硝、黄以濡胃家之糟粕，而气得以下；同甘草以生胃家之津液，而气得以上。推陈之中，便寓致新之义，一攻一补，调胃之法备矣。"

"四逆汤"，钱潢云："四逆汤者，所以治四肢厥逆而名之也。"通常为高度心脏衰弱之征，所以四逆汤为强心主剂。

【串解】成无己云："脉浮自汗出，小便数而恶寒者，阳气不足也，心烦脚挛急者，阴气不足也，阴阳血气俱虚，则不可发汗，若与桂枝汤攻表，则又损伤阳气，故为误也。"

其实，脉浮自汗出，小便数，心烦，微恶寒，脚挛急等症，与第 20 条的太阳病，发汗，遂漏不止，其人恶风，小便难，四肢微急，难以屈伸等症，基本是一致的。这是桂枝加附子汤证，所以成无己认为是阴阳气血两虚，当然不能再发表了。假使误表了，阳再受伤，而体温低落，便会四肢厥冷，阴再耗损，而津液缺乏，便会咽干烦躁。这时最低限度要用"甘草干姜汤"强心健胃，复其阳气，俟手足转温以后，再用"芍药甘草汤"弛缓痉挛，益其阴气。

陆渊雷云："凡阴证叠用干姜、附子，阳回之后，往往转为胃燥……故用调胃承气汤。"这时的胃燥，津液缺乏，仍是一大原因，所以调胃承气，宜少不宜多。假使当误汗时，是用烧针等的重汗法，诚恐亡阳太甚，便不能不用"四逆汤"这一类的回阳重剂。

【语译】患急性热病，而呈现脉浮、出汗、烦闷、小便困难、恶寒、两脚痉挛等症时，这是阴阳两虚的现象，万不能用"桂枝汤"去发表。假设误表了，亡了阳，便会四肢厥冷，伤了阴，便会咽干烦躁，甚至呕吐，这时轻则用"甘草干姜汤"，重则用"干姜附子汤"强心回阳，等到阳回足温以后，再以"芍药甘草汤"弛缓其痉挛。假设连服回阳药后，又引起胃燥，呈现谵妄症时，只少少给以"调胃承气汤"就行了。当误汗时，如果使用的是烧针等重发汗的方法，亡阳已甚，这时还是应该以"四逆汤"为主要的回阳方剂。

【释方】甘草干姜汤方。吴遵程方注云："甘草干姜汤，即四逆汤去附子也，辛甘合用，专复胸中之阳气。"据赵燏黄译"甘草成分甘草酸对于心脏之药理作用"一文称："用甘草酸钠盐进行 Clark 氏离体蛙心灌流试验，结果与肾上腺素的强心作用相似。"（《医药学》第五卷九期）证明吴氏所谓专复胸中之阳，也就是本方的强心作用。用"甘草"强心，炙甘草汤、桂枝甘草汤都是例子，本方重用"甘草"四两，其作用可知。"干姜"，甄权《本草》称"宣诸络脉"，李时珍说："能引血药入血分，有阳生阴长之意，故血虚者用之。"可见干姜不仅散胃寒，亦是有效的强心药，所以四逆汤里终究少不了它。

芍药甘草汤方。柯韵伯云："脾不能为胃行其津液，以灌四旁，故足挛急，用甘草以生阳明之津，芍药以和太阴之液，其脚即伸，此亦用阴和阳法也。"甘草强心，芍药扩张血管，血行畅旺，神经得到濡养，便弛缓了痉挛，所谓"行其津液，以灌四旁"，可能就是这个道理。"脾""胃"不过是抽象的形容词。

调胃承气汤方。陆渊雷云："大黄系植物性下剂，其作用为刺激肠黏膜，使肠蠕动亢进，且制止结肠首端之逆蠕动，则肠内容物移运迅速，水分未及吸收，已达直肠，故令粪便中富有液体也。芒硝为硫酸钠之含水结晶体，系盐类下剂，内服之后，绝难吸收，故无刺激作用，不过在消化器内，保有其溶解本药之水分，勿令吸收，故能保持小肠内容物之液状形态直至直肠，粪便即成溏薄，古人谓大黄荡涤，芒硝软坚，信不诬也。由是言之，临诊上之应用，若欲急速排除肠内容物者，宜大黄，若因肠内容干燥而便秘者，宜芒硝，若二者合用，则泻下之力尤大，调胃承气汤是也。又大黄刺激肠管之结果，能引起腹腔内骨盆腔内之充血，为月经过多，子宫出血等症。在孕妇，或致流产早产，故肠及下腹部有充血炎性机转者，大黄亦须慎用，调胃承气汤合大黄、芒硝以攻下，加甘草以治急迫，故能治便秘便难，涤除食毒，其在急慢性肠炎，肠内容物起异常发酵，产生有害物，刺激肠黏膜，使炎症转剧时，用此方以助其排除，则肠炎自止，故又能治下利、大便绿色等证。肠蠕动亢进，使腹腔脏器充血，则以诱导方法，能平远隔脏器之炎症充血，故又能治谵语发狂（脑部充血）、发斑面赤、龈肿出血（患部充血）、疔疮痈疽（患部炎症）等证，此皆古人所实验，证之今日之药理学而符合者也。于此须注意者，硝黄俱属寒药，宜于阳证，切忌误施于虚寒证耳。"

四逆汤方。干姜、附子，为纯阳大热药，能振奋机能的衰减，干姜尚偏重于温运消化器官，而附子竟及于整个机体。凡心脏衰弱，细胞生活力减退时，附子有极大的振奋作用，与甘草、干姜配合，力量更强。据临床经验，四逆汤的效用，实优于毛地黄、樟脑诸剂，因为连续应用，阳回之后，疾病遂愈，没有什么流弊。

30

【原文】问曰：证象阳旦，按法治之而增剧，厥逆，咽中干，两胫拘急而谵语，师曰言夜半手足当温，两脚当伸，后如师言。何以知此？答曰：寸口脉浮而大，浮为风，大为虚，风则生微热，虚则两胫挛，病形象桂枝，因加附子参其间，增桂令汗出，附子温经，亡阳故也，厥逆，咽中干，烦躁，阳明内结，谵语烦乱。更饮甘草干姜汤，夜半阳气还，两足当热，胫尚微拘急，重与芍药甘草汤，尔乃胫伸，以承气汤微溏，则止其谵语，故知病可愈。

【校勘】《玉函经》：无"师曰"的"曰"字；"知此"作"知之"；两"为"字上都有"即"字；"参"字作"于"字；没有"重"字。成无己本：两"为"字上部有"则"字；"病形"作"病证"；"躁"作"燥"。

【音义】胫，音敬，膝以下骨名。象，与像字同义，肖似也。溏，溏泄也，有稀释的意义。

【句释】"阳旦"，成无己云："阳旦，桂枝汤别名也"，《千金要方》《外台秘要》另有"阳旦汤"方，即桂枝汤加黄芩，不知孰是。"寸口"，为两手的桡骨动脉，即一般诊脉处。"亡阳"，为体温高度的脱失，一般叫虚脱，用强壮药物，强心和振奋细胞生命力，统叫作"温经"，或者叫作"回阳"。

【串解】程应旄云："此条即上条注脚，借问答以申明其义也。证象阳旦句，应前条伤寒脉浮自汗出，小便数，心烦微恶寒，脚挛急一段。按法治之句，应前条反与桂枝汤，欲攻其表一段。而增剧至拘急而谵语句，应前条此误也，得之便厥，咽中干，烦躁吐逆者一段。师言夜半手足当温，两胫当伸，后如师言，何以知此句，应前条已用甘草汤，并调胃承气汤一段。答曰，寸口脉浮而大，浮则为风，大则为虚，风则生微热，虚则两胫挛，证象桂枝，因加附子参其间，增桂令汗出，附子温经，亡阳故也数句，发明以补出前证病源，及用桂枝之误。见证象桂枝而实非桂枝证，将成亡阳，虽附子可加于本汤，奈何于本汤加黄芩乎？厥逆，咽中干，烦躁，阳明内结，谵语烦乱，申叙前证，以著亡阳之实，更饮甘草汤，夜半阳气回，两足当温，重应前条甘草干姜汤一段。胫尚微拘急，重与芍药甘草汤，尔乃胫伸，重应前条芍药甘草汤一段。以承气汤微溏，则止其谵语，重应前条调胃承气汤一段。故知其病可愈，亦非泛结，见其愈也，由于救之得法，万一为烦躁谵语等证所惑，而大青龙之见，不无交互于胸中，欲其病之愈也得乎。"

程氏的解释虽不无理由，究不是临床事实，如"大脉"为什么可以代表虚证，本条既在解释前条，前条回阳是用的甘草干姜汤，而这里说"附子温经，亡阳故也"。前条用附子是四逆汤，这里说"证象桂枝，因加附子参其间"，也没有这经过。总之，语无精要，反觉支离。舒驰远、尤在泾疑不是《伤寒论》的本文，柯韵伯删去了这一条，都不无见地。

【语译】问：有个病人患的很像阳旦汤证，医生按照用阳旦汤的方法进行治疗，结果病情变严重了，四肢现厥冷，咽喉干燥，两脚拘挛，时而神昏谵语，这样严重的情况，他认为并无妨害，还说：到了半夜手足自然会转温暖的，两脚的痉挛现象也会消失的，后来果然应验了。他为什么有这样准确的预见呢？答：病人发微热，自汗，脉浮大，恶风，这完全是太阳中风证，不过病人体力本虚，又服阳旦汤后多出了汗，因而体液消失，四肢厥冷拘挛，大有亡阳的征象，便于方中加入附子，温经回阳，并先后给以甘草干姜汤和芍药甘草汤，温中存津，因而厥冷、拘挛、咽干等症状才逐渐得以消退。但阳回以后，燥气又动，大便秘结，时而烦乱谵语，经适当的给以调胃承气汤，润燥通便后，谵语才停止下来，症状逐渐好转，这些随证施治的过程，就是他能够对病人作正确预后的基础。

复习题

1. 桂枝汤究竟应该用于那些症状所构成的何种疾病？使用桂枝汤的关键究竟在什么地方？

2. 桂枝加葛根汤、桂枝加附子汤、桂枝去芍药汤、桂枝去芍药加附子汤、桂枝麻黄各半汤、桂枝二麻黄一汤、桂枝二越婢一汤、桂枝去桂加茯苓白术汤，都是以桂枝汤为主加减出入的，它们都有桂枝汤的共通症吗？它们个别所治不同的主要症状是什么？

3. 使用桂枝汤的禁忌有哪些是值得我们注意的？

表 2　第 12 至 30 条内容表解

太阳中风
- 本证
  - 证候
    - 脉象：浮弱（同浮缓）（12）
    - 主症：头痛，项强，发热，恶风，或恶寒，汗自出（12，13）
    - 副症：鼻鸣干呕（12）
  - 治疗：桂枝汤（12，13）
- 变证
  - 误汗
    - 桂枝加附子汤证：汗漏不止，小便难，四肢微急（20）
    - 桂枝二麻黄一汤证：形似疟，一日再发（25）
    - 白虎加人参汤证：大汗出，大烦渴不解，脉洪大（26）
    - 甘草干姜汤证：咽中干，烦躁，吐逆（29）
    - 芍药甘草汤证：脚挛急（29）
    - 调胃承气汤证：胃气不和，谵语（29，30）
    - 四逆汤证：汗出，亡阳，厥冷（29）
  - 误下
    - 桂枝去芍药汤证：脉促胸满（21）
    - 桂枝去芍药加附子汤证：微寒（22）
    - 桂枝去桂加茯苓白术汤证：头项强痛，发热，无汗，心下满微痛，小便不利（28）
  - 热甚
    - 桂枝麻黄各半汤证：面有热色，不得小汗（23）
    - 刺风池、风府证：反烦不解（24）
    - 桂枝二越婢一汤证：热多寒少（27）
- 转机
  - 脉象：微缓（23）
  - 证候：热多寒少，清便自可，不呕（23）

桂枝汤
- 主要作用：解肌（16）
- 加减用法
  - 加
    - 加葛根（14）
    - 加厚朴、杏子（18）
    - 加附子（20）
  - 减——去芍药（21）
  - 加减
    - 去芍药加附子（22）
    - 去桂加茯苓白术（28）
- 禁忌
  - 不上冲者，不得与之（15）
  - 已发汗，若吐、若下、若温针，仍不解者，此为坏病，桂枝不中与之也（16）
  - 脉浮紧，发热，汗不出者，不可与之也（16）
  - 酒客病，不可与桂枝汤（17）
  - 凡服桂枝汤吐者，其后必吐脓血也（19）
  - 小便数，心烦，微恶寒，脚挛急，反与桂枝，欲攻其表，此误也（29）
  - 脉微而恶寒者，此阴阳俱虚，不可更发汗（23）

12 条至 30 条

——从第 31 条至第 127 条。

第三节　第 31 至 41 条

第 31 至 41 条等 11 条，讨论辨识麻黄汤证一类的证治。

31

【原文】太阳病，项背强几几，无汗恶风，葛根汤主之。

葛根汤方：

葛根四两　麻黄三两，去节　桂枝二两，去皮　生姜三两，切　甘草二两，炙　芍药二两　大枣十二枚，擘

上七味，以水一斗，先煮麻黄、葛根，减二升，去白沫，内诸药，煮取三升，去滓，温服一升，覆取微似汗，余如桂枝法将息及禁忌，诸汤皆仿此。

【校勘】《外台秘要》："无汗"作"反汗不出"。《外台秘要》《玉函经》、"可发汗篇"："风"字下都有"者"字。

葛根汤方。《外台秘要》：麻黄作"四两"；"桂枝"作"桂心"。成无己本："芍药"下有"切"字。《玉函经》、成无己本："味"字下有"㕮咀"两字。《外台秘要》："味"字下有"切"字。《玉函经》《千金翼方》《外台秘要》："白沫"都作"上沫"。成无己本："去白沫"作"去沫"。《玉函经》《千金翼方》、成无己本："似汗"句下有"不须啜粥"四字。《外台秘要》："似汗"句下有"出，不须喫热粥助药发"九字。成无己本：没有"诸汤皆仿此"五字。

【串解】陆渊雷云："葛根汤为发热头痛，脉浮无汗之主方，应用最广，不必见显著之项强也，其异于麻黄汤证者，麻黄证有喘，葛根证无之；麻黄证身疼腰痛，骨节疼痛，葛根证纵有骨楚，亦颇轻微。病有汗者，麻黄汤绝对禁用，若有咳嗽，或胃肠证时，虽有小汗，葛根汤犹为可用，若不咳，汗

较多者，当然属桂枝加葛根汤。"

桂枝加葛根汤证在上篇第 14 条，两证的主要不同点，即在有汗无汗，所以魏荔彤云："其辨风寒，亦重有汗无汗，亦不以畏恶风寒多少为准。"

【语译】患太阳病，颈项连肩背部都有拘急强直的感觉，不出汗，怕风，这是恰好用"葛根汤"的证候。

【释方】柯韵伯云："葛根味甘气凉，能起阴气而生津液，滋筋脉而舒其牵引，故以为君，麻黄、生姜，能开玄府腠理之闭塞，祛风而出汗，故以为臣，寒热俱轻，故少佐桂芍，同甘枣以和里，此于麻桂二汤之间，衡其轻重，而为调和表里之剂也……桂枝、葛根，俱是解肌和里之剂，故有汗无汗，下利不下利皆可用，与麻黄专于治表者不同。"因此使用葛根汤的标准，似比桂枝汤证为重，较麻黄汤证为轻。

32

【原文】太阳与阳明合病者，必自下利，葛根汤主之。（原注："用前第一方，一云用后第四方"。）

【校勘】《玉函经》：无"者"字；无"下"字。《脉经》：作"太阳与阳明合病，而自利不呕者，属葛根汤证。"《千金翼方》：注云"一云用后葛根黄芩黄连汤。"

【句释】"合病"，成无己云："伤寒有合病，有并病，本太阳病不解，并于阳明者，谓之并病，二经俱受邪，相合病者，谓之合病，合病者，邪气甚也"，成氏最后一句话颇中肯，所谓合病，就是比较不单纯而重笃的疾病，即或是某病并发某病，也可以称为合病，不必局限于文字的面貌。论中谈合病的有第 32、33、36、172、219、256、268 条共七条，可以相互参看。"阳明"，为高热里实证，说已见前，并详阳明病篇。"下利"，即是腹泻。

【串解】《医宗金鉴》云："太阳与阳明合病者……表里之气，升降失常……治法解太阳之表，表解而阳明之里自和矣。"

即是说在患太阳表证的同时，胃肠的机能亦发生了障碍，尤其表现在吸收机能的障碍，因而腹泻下利，而成为表里俱病时，给以葛根为主药的"葛根汤"，能输达津液，使消化道中的营养液吸收入血管，灌输于肌表，则项强消失，下利自止。

【语译】太阳病与阳明病合并出现时，而有腹泻症状的，应该以"葛根汤"为主方。

33

【原文】太阳与阳明合病，不下利但呕者，葛根加半夏汤主之。

葛根加半夏汤方：

葛根四两　麻黄三两，去节　甘草二两，炙　芍药二两　桂枝二两，去皮　生姜二两，切　半夏半升，洗　大枣十二枚，擘

上八味，以水一斗，先煮葛根、麻黄，减二升，去白沫，内诸药，煮取三升，去滓，温服一升，覆取微似汗。

【校勘】《玉函经》：无第一句，与第32条合成一条。

葛根加半夏汤方。《玉函经》：麻黄作"二两"。成无己本："麻黄"下有"汤泡去黄汁焙干称"八字。"可发汗篇"、成无己本："生姜"都作"三两"。《玉函经》："白沫"，作"上沫"。

【串解】陆渊雷云："胃肠为津液之策源地，在肠之津液被迫，则下注而为利，在胃之津液被迫，则上逆而为呕，各从其近窍出也，下利者，得麻桂之启表，葛根之升津，而利自止，呕者，犹恐升津之力助其逆势，故加半夏以镇之。"

本条着重在"呕"，表邪不解，热刺激呕吐中枢，势必作呕，"半夏"虽镇呕，只是治标，"葛根汤"解表散邪，才是治本。

【语译】太阳病与阳明病合并出现时，并没有腹泻症状，而仅现呕吐的，只在"葛根汤"这主方里加"半夏"一味就行了。

【释方】《神农本草经》称"半夏"主"胸胀咳逆"，呕，亦属于咳逆一类，《名医别录》以后，都有"半夏"治呕逆的记载，现在药理实验证明，"半夏"确有抑制呕吐中枢，镇静呕吐的作用。

34

【原文】太阳病，桂枝证，医反下之，利遂不止，脉促者，表未解也，喘而汗出者，葛根黄芩黄连汤主之。（原注："促，一作纵"。）

葛根黄芩黄连汤方：

葛根半斤　甘草二两，炙　黄芩三两　黄连三两

上四味，以水八升，先煮葛根，减二升，内诸药，煮取二升，去滓，分温再服。

【校勘】《玉函经》《脉经》《千金翼方》："遂"字在"利"字上；"脉"字上有"其"字。

葛根黄芩黄连汤方。《千金方》《外台秘要》：方名作"葛根黄连汤"。《外台秘要》：葛根"半斤"作"八两"；"黄芩"下有"切"字。成无己本：葛根作"二两"。《外台秘要》："黄连"下有"金色者"三字。《玉函经》："味"字下有"㕮咀"二字。《外台秘要》："味"字下有"切"字；"二升"下，有"掠去沫"三字。

【句释】"桂枝证"，即是用桂枝汤的证候，也就是太阳中风证。医反下之，桂枝证是表证，便应用桂枝汤解表，这是治疗的原则，表证不解表而用下剂，便违反了治疗原则，这不合理的疗法，便称作"反"。

【串解】成无己云："桂枝证者，邪在表也，而反下之，虚其肠胃，为热所乘，遂利不止，邪在表，则见阳脉……促为阳盛，虽下利而脉促，知表未解也。"

要知道体温和血循环是分不开的，太阳病桂枝证，本是肌表充血，血热在表，用发表解肌的方法，便热散而病减，今反用下剂，便引起腹腔里的充血，便由表热一变而为里热的腹泻症。虽如此，脉搏还有促急的现象（参看第21条），是机体的正气仍有趋于体表的机势，这时应该对准证候，适当地选用桂枝汤、葛根汤、桂枝加葛根汤等，仍从表解。假使误下后，脉不促，而有喘息、出汗等情况时，这是热已陷里了，便只有用清里法，而选用"葛根黄芩黄连汤"，所以成无己说："喘而汗出者，为因喘而汗出也，即里热气逆所致。"

【语译】患太阳中风证，应服"桂枝汤"解表，假使不解表而用泻下剂，便会引起严重的腹泻。这时诊察他的脉搏，如有亢奋急促的形象，说明机体抗力仍有从表解的趋势，应及时酌用解表的方剂。假使腹泻而脉搏不促，并有喘息、出汗的情况时，这是已经转变成里热证了，可给以"葛根黄芩黄连汤"方。

【释方】陆渊雷云："凡有里热，而病势仍宜外解者，皆葛根芩连汤所主，利与喘汗，皆非必具之证，黄芩、黄连，俱为苦寒药，寒能泄热，所谓热者，充血及炎性机转是也，黄连之效，自心下而上及于头面，黄芩之效，自心下而下及于骨盆，其证候皆为心下痞，按之濡而热，或从种种方面诊知有充血炎性机转者，是也。"

陆氏之说，系根据诸"泻心汤"而言，因为诸泻心汤，都以"心下痞满"为主症，"心下痞满"是内部脏器有充血的病变，所以都属于里热证，都用芩、连。

35

【原文】太阳病，头痛发热，身疼腰痛，骨节疼痛，恶风无汗而喘者，麻黄汤主之。

麻黄汤方：

麻黄三两，去节　桂枝二两，去皮　甘草一两，炙　杏仁七十个，去皮尖

上四味，以水九升，先煮麻黄，减二升，去上沫，内诸药，煮取二升半，去滓，温服八合，覆取微似汗，不须歠粥，余如桂枝法将息。

【校勘】《玉函经》《脉经》《千金翼方》："身疼"作"身体疼"。《千金方》："恶风"作"恶寒"。《外台秘要》：作"伤寒头疼腰痛，身体骨节疼，发热恶风，汗不出而喘"。

麻黄汤方。《千金翼方》：甘草"一两"作"二两"。《玉函经》《千金翼方》：杏仁"七十个"作"七十枚"。成无己本："去"字上有"汤"字。《千金翼方》："尖"字下有"两仁者"三字。《外台秘要》："杏仁"后作"去皮尖两人碎"六字。《千金方》："杏仁"后云"喘不甚，用五十枚"。《玉函经》："味"字下有"㕮咀"两个字。《外台秘要》："味"字下有"切"字。《玉函经》："复取微似汗"作"温复出汗"。

【句释】"身疼腰痛，骨节疼痛"，为汗腺闭塞，汗液潴留腺口，对末梢神经发生酸刺激的结果。"无汗而喘"，说明"无汗"是致"喘"的原因，因为皮肤汗腺闭塞了，体温的放散和整个新陈代谢作用都大受影响，肺部便要加大加快呼吸的作用，来增加吸氧排碳的工作。

【串解】柯韵伯云："太阳主一身之表，风寒外束，阳气不伸，故一身尽疼……风寒客于人，则皮毛闭，故无汗，太阳为诸阳主气，阳气郁于内，故喘。"

本条即上篇第3条太阳伤寒的证治。太阳伤寒病，是浅层动脉收缩，汗腺闭塞，体温不能照常放散，汗腺收缩，汗液潴留的结果，便导致一身疼痛，体温不得散泄的结果，便导致肺呼吸加强的喘息，柯氏说："阳气郁于内故喘"，可能是指这种病理机转而言。

【语译】患太阳伤寒病，而出现头痛发热，周身骨节疼痛，恶风，不出汗，喘息等症状时，这是表实证，应给以"麻黄汤"方发汗开表。

【释方】陆渊雷云："麻黄之治喘咳，正由发汗之故，盖发汗之目的不一，排除水气，一也；放散体温，二也；有表证而汗闭者，汗出则毒害性物质亦出，三也……然其配伍之药，则视发汗之目的而异，为发表祛毒，则伍桂枝，麻黄汤、葛根汤、大小青龙汤是也；为发越郁阳，则与石膏为伍，麻杏甘石汤、越婢汤是也；为止咳定喘，则与杏仁为伍，麻黄汤、大青龙汤、麻杏甘石汤是也；为排除水气，则不与他药为伍，甘草麻黄汤、麻黄醇酒汤是也，甘草与酒，不足为配药，且汗出则水气无有不泄，不须配药故也。惟放散体温，未见有特配他药以达此目的者。盖麻黄所以发汗，热病宜汗者为太阳，太阳之热，为正气抗毒之表现，而为体力所能堪，不可以抑制或蒸放故也。由是言之，太阳用发汗剂，而体温暂时降低者，特汗剂之副作用，非其主要目的，惟其是副作用，故大青龙汤有汗多亡阳之戒也。"徐大椿说："麻黄治无汗，杏仁治喘，桂枝甘草治太阳诸症，无一味不紧切，所以谓之经方。"

36

【原文】太阳与阳明合病，喘而胸满者，不可下，宜麻黄汤。

【校勘】《玉函经》、成无己本："汤"字下有"主之"两字。

【串解】陆渊雷云："阳明可下，合病则表证未解，故不可下。阳明病，腹满者可下，今合病而胸满，则其满不在肠，故不可下。喘而胸满者，因汗不得出，热毒壅迫于肺脏故也，与麻黄汤发汗，则喘满自除。"

表里证同时出现，先解表，后攻里，亦为治疗原则之一，本条就是在说明这个道理，表解了，里证也会自然消失的。

【语译】太阳病与阳明病合并出现时，见着呼吸喘促而胸部胀满的症状，这是由于表实汗闭的关系，不要错误地去攻里，仍然以"麻黄汤"解表为最适合。

37

【原文】太阳病，十日以去，脉浮细而嗜卧者，外已解也。设胸满胁痛者，与小柴胡汤；脉但浮者，与麻黄汤。

【校勘】《玉函经》《千金翼方》："以去"作"已去"；"脉"字上有"其"字。《玉函经》《脉经》《千金翼方》："外已解也"作"此为外解"。

【句释】"十日以去"，犹言十日以上。"脉浮细"，是虽然轻手可以诊察到脉搏，而脉搏的波动却细小不张，这象征着表证的机势不再亢盛了。"嗜卧"，为正气与疾病作斗争后，精神疲乏的缘故。"外"，指"表"而言。"胸胁"，指两肋骨弓下的部位，胸满胁痛，是少阳病的症状。

【串解】《医宗金鉴》云："太阳病十日以上无他证，脉浮细而嗜卧者，外邪已解，不须药也。设有胸满胁痛等证，则知少阳之外邪未解，故与小柴胡汤和之，若脉但浮不细，而有头痛发热，恶寒无汗等证，则仍是太阳之外邪未解，当以麻黄汤汗之。"

这条主要是说明临床要灵活地随证施治，不可执一。

【语译】患太阳病已经过十天以上，所有症状基本上都消失了，只是脉搏浮而细小，精神不好，时时想睡，这是病已解除，体力还没有复原的关系。假使这时出现了胸满胁痛等症状，这是病机有转向少阳的变化，快给以"小柴胡汤"方。假如脉搏浮而不细，汗不出，热不退，便仍应给以"麻黄汤"发汗退热。

38

【原文】太阳中风，脉浮紧，发热恶寒，身疼痛，不汗出而烦躁者，大青龙汤主之。若脉微弱，汗出恶风者，不可服之，服之则厥逆，筋惕肉瞤，此为逆也。

大青龙汤方：

麻黄六两，去节　桂枝二两，去皮　甘草二两，炙　杏仁四十枚，去皮尖　生姜三两，切　大枣十枚，擘　石膏如鸡子大，碎

上七味，以水九升，先煮麻黄，减二升，去上沫，内诸药，煮取三升，去滓，温服一升，取微似汗。汗出多者，温粉粉之。一服汗者，停后服，若复服，汗多亡阳，遂（原注："一作逆"。）虚，恶风烦躁，不得眠也。

【校勘】《千金方》："太阳中风"句作"中风伤寒"。《玉函经》《脉经》《千金方》："身"字下有"体"字。《千金方》《外台秘要》："不汗出"作"汗不出"。《玉函经》《脉经》："烦躁"下有"头痛"两字；无"厥逆"的"逆"字。成无己本："不可服"下无"之"字；"逆也"下有"大青龙汤主之"六字。

大青龙汤方。成无己本：杏仁下"枚"字作"个"字。《千金翼方》："尖"字下有"两仁者"三字。成无己本、《金匮要略》《玉函经》《千金方》：大枣"十枚"作"十二枚"。《玉函经》《千金翼方》《外台秘要》：石膏"碎"字下有"绵裹"两字。《外台秘要》："味"字下有"切"字。《玉函经》："取微似汗"作"复令汗"。《外台秘要》："取微似汗"作"厚复取微汗"。成无己本："粉之"作"扑之"，并无"若复服"三字。

【音义】惕，音剔，怵惕也。瞤，音顺，掣动也。筋惕肉瞤，即指肌肉的跳动。

【句释】"筋惕肉瞤"，是体温低落，脱失水分，筋肉得不到煦濡所致，多为亡阳而津不继的症状。

"温粉粉之"，相当于用爽身粉，可以吸收汗液，《后汉书·华佗传》云"体有不快，起作一禽之戏，怡而汗出，因以着粉"，与这同一意义。

【串解】柯韵伯云："盖仲景凭脉辨证，只审虚实，故不论中风伤寒，脉之缓紧，但于指下有力者为实，脉弱无力者为虚，不汗出而烦躁者为实，汗出多而烦躁者为虚，证在太阳而烦躁者为实，证在少阴而烦躁者为虚，实者可服大青龙，虚者便不可服，此最易知也，凡先烦不躁而脉浮者，必有汗而自解；烦躁而脉浮紧者，必无汗而不解。大青龙汤为风寒在表而兼热中者设，不是为有表无里而设，故中风无汗烦躁者可用，伤寒而无汗烦躁者亦可用，

盖风寒本是一气，故汤剂可以互投，论中有中风伤寒互称者，如大青龙是也；有中风伤寒兼提者，如小柴胡是也（按：指第101条）。仲景但细辨脉证而施治，何尝拘拘于中风伤寒之别其名乎。"

柯氏之说，最有见地，本条前半段是实证，后半段是虚证，因此前半段证候可以用"大青龙汤"，后半段证候便不可用大青龙。即是说，本条着重在辨识证候的虚实，而不在中风、伤寒名词的争论。"大青龙汤证"是表里俱热，至重至笃的实证，因为出汗发热，是体温过高时的反应，体温愈高，出汗便愈多愈易，而"大青龙证"虽发高热，仍不能出汗，病变的严重性可以想见。用于高热、汗闭、烦躁的方药，假如施之于脉微弱、汗出、恶风的虚证，无可讳言，是有极大的危害性的。

【语译】患太阳病，无论伤寒或中风，只要有脉搏浮紧、发高热、恶寒、周身疼痛、不出汗、烦躁不安等症状时，便是服用"大青龙汤"的主要证候。假若脉搏细微软弱，出汗怕风，这是表虚证，便不是服"大青龙汤"的证候了。万一错误地吃下去，会引起虚脱，而发生四肢厥冷，由于亡阳伤津的关系，甚至筋肉也会呈现出跳动的险象来。

【释方】柯韵伯云："此即加味麻黄汤也，诸症全是麻黄，而有喘与烦躁之不同，喘者是寒郁其气，升降不得自如，故多杏仁之苦以降气，烦躁是热伤其气，无津不能作汗，故特加石膏之甘以生津，然其质沉，其性寒，恐其内热顿除，而外之表邪不解，变为寒中，而协热下利，是引贼破家矣。故必倍麻黄以发汗，又倍甘草以和中，更用姜枣以调营卫，一汗而表里双解，风热两除，此大青龙清内攘外之功，所以佐麻、桂二方之不及也。"

"石膏"对发热中枢有镇静作用，抑制热中枢的兴奋，即所谓清内热，麻黄、桂枝协合振奋汗腺，放散体温，即所谓散发郁阳，所以用之不当，可能使体温低落，心力衰弱，而致厥逆亡阳，不可不慎。

39

【原文】伤寒脉浮缓，身不疼但重，乍有轻时，无少阴证者，大青龙汤发之。

【校勘】《玉函经》《千金翼方》："者"字下有"可与"二字。

【句释】"少阴证"，即指第38条的"脉微弱，汗出恶风"等症而言。

【串解】陆渊雷云："发热恶寒，不汗出而烦躁口渴者，大青龙汤之主证也，身疼非必见之证，因汗不出，热不减所致。与麻黄证同理，麻黄证亦有身不疼者矣，虽不疼而重，且有发热恶寒，不汗出，烦躁口渴，则主证已具，仍是大青龙所主，然身重疑于少阳阳明之一身尽重难转侧（百一十二条、二百二十七条。按：本书第107条、219条），故别之曰，乍有轻时。又疑于少阴之四肢沉重（三百一十九条。按：本书第316条），故别之曰无少阴证，所以示辨析疑似之法也。论中多有但言副证，不言主证者，盖一方必具一方之主证，举方名则主证可知，故可不言，言副证以辨析疑似而已，前贤或不知此理，以谓病不过脉浮缓身重，何必投大青龙险峻之剂，于是徐大椿疑之，程应旄、张璐竟改为小青龙，疑之固非是，改小青龙，亦岂有一证近似哉。"

【语译】伤寒大青龙汤证的主要症状是发热恶寒，汗闭、烦躁、口渴等，纵然脉搏不浮紧而浮缓，身体不疼痛而仅感觉到轻度的沉重，只要没有脉微弱，汗出恶风等少阴症状，仍得用"大青龙汤"的清里发表剂。

40

【原文】伤寒表不解，心下有水气，干呕发热而咳，或渴、或利、或噎、或小便不利，少腹满或喘者，小青龙汤主之。

小青龙汤方：

麻黄去节　芍药　细辛　干姜　甘草炙　桂枝各三两，去皮　五味子半升　半夏半升，洗

上八味，以水一斗，先煮麻黄，减二升，去上沫，内诸药，煮取三升，去滓，温服一升。若渴，去半夏，加栝楼根三两；若微利，去麻黄，加荛花如一鸡子，熬令赤色；若噎者，去麻黄，加附子一枚，炮；若小便不利、少腹满者，去麻黄加茯苓四两；若喘，去麻黄加杏仁半升，去皮尖。且荛花不治利，麻黄主喘，今此语反之，疑非仲景意。（臣亿等谨按：小青龙汤大要治水。又按：《本草》，荛花下十二水，若水去，利则止也。又按：《千金》，形肿者应内麻黄，乃内杏仁者，以麻黄发其阳故也。以此证之，岂非仲景意也。）

【校勘】《千金方》："不解"作"未解"。《玉函经》《千金翼方》："干呕发热而咳"句，作"咳而发热"。《玉函经》《脉经》《千金方》："少腹"作"小腹"；"喘"字上有"微"字。

1206

小青龙汤方。《千金方》："荛花"作"芫花"，《总病论》同。《外台秘要》："若噎者"作"食饮噎者"。《总病论》："噎"作"咽"。《玉函经》：没有"且"字；"主喘"作"定喘"；没有"此语"两字；"反之"下有"者"字，《外台秘要》同。成无己本：没有"且荛花"以下二十字。

【音义】噎，音椰，声败也，义与嗄同。

【句释】"表不解"，即指太阳表证未解，汪昂云："仲景书中，凡有里证兼表证者，则以表不解三字该之"，这里便应该做这样看。"心下有水气"，陆渊雷云："仲景书凡言心下者皆指胃，独此条之水气，不在胃而在呼吸器，以其主证为咳喘故也……小青龙之水气，即上述诸病之炎性渗出物（按：指急性支气管炎，支气管性肺炎、渗出性胸膜炎等），以其浸润而非停潴，故不曰饮而曰气。""干呕"，为呼吸器渗出物刺激呕吐中枢所引起。"发热而咳""或喘"，这是小青龙汤证的主要证候，因而"或喘"两字，可照《千金方》更正为"微喘"。渴、利、噎、小便不利、少腹满等，都不是小青龙汤的必然症，而只是在某些时间的并发症，所以都有"或"字。

"如一鸡子"，鸡子即鸡蛋，犹言用荛花的重量，要像鸡蛋那样大一团。"大小青龙汤"，方有执云："夫龙一也，于其翻江倒海也，而小言之；以其兴云致雨也，乃大言之。"前者指小青龙汤的作用，后者指大青龙汤的作用，所谓"翻江倒海"，就是指小青龙汤的"散水表寒"而言，所谓"兴云致雨"，就是指大青龙汤的"发汗解烦"而言。

【串解】成无己云："伤寒表不解，心下有水饮，则水寒相搏，肺寒气逆，故干呕发热而咳，《针经》曰：形寒饮冷则伤肺。以其两寒相感，中外皆伤，故气逆而上行，此之谓也。与小青龙汤发汗散水，水气内渍，则所传不一，故有或为之证，随证增损，以解化之。"

成氏解释小青龙汤证的心下有水气，为寒水相搏，肺寒气逆，属于呼吸道的病变，完全是正确的。如急性支气管炎的发作，一般都有发热、恶寒、头痛、咳嗽、喘息等症状，也就是所谓表证，但究不是一般的表证，而是心下有水气的呼吸道炎症所引起的，所以用一般的解表药，而表终不能解，必须用有助于呼吸道的小青龙汤。

【语译】有种很像一般伤寒表证的疾病，但服解表药全不中用。因为这是由于呼吸道炎症所引起的病变，不单纯是表证，所以它在发热恶寒、头痛等症中，还有咳嗽、喘息等主症，这时可以用"小青龙汤"解热镇咳，如有干呕、口渴、腹泻、声嘶、小便不利，小腹胀满等症状时，便须斟酌方药加减应用了。

【释方】陆渊雷云："小青龙汤为麻桂合方去杏仁生姜，加细辛干姜五味子半夏，姜杏为麻桂发表之佐使，细辛辛散，五味酸敛，辛味相伍，开阖相济以镇咳，干姜温肺，半夏降逆涤痰，姜夏相伍，温降相藉以逐水，故本方发表之力，低于麻黄，胜于桂枝，而镇咳逐水之力则至优。"

柯韵伯云："两青龙俱两解表里法，大青龙治里热，小青龙治里寒，故发表之药同，而治里之药殊也"。

41

【原文】伤寒心下有水气，咳而微喘，发热不渴，服汤已，渴者，此寒去欲解也，小青龙汤主之。

【校勘】《玉函经》《脉经》《千金翼方》："已"字下有"而"字。《玉函经》《千金翼方》："此"字下有"为"字。

【句释】"伤寒"，陆渊雷云："此不待发表表不解，起病即识为小青龙证，然犹冠有伤寒之名，可知古人所谓伤寒，所包者广"，说明这是广义的"伤寒"，而不是太阳伤寒中风的伤寒。"寒去"，即指呼吸道炎症消失，渗出物减少。

【串解】钱潢云："与上文同义，发热不渴者，因心下有水气，故虽发热，亦不渴也，服汤，谓服小青龙汤也，服汤已而渴，则知心下之水气已消，胃中之寒湿已去，但以发热之后，温解之余，上焦之津液尚少，所以反渴也，前以有水气，故发热不渴，今服汤已而渴，故知寒水去而欲解也。辨误：小青龙主之句，当在发热不渴句下，今作末句者，是补出前所服之汤，非谓寒去欲解之后，更当以小青龙汤主之也。"

【语译】患急性呼吸道炎症，咳嗽、喘息、发热这几个症状比较显著时，便可以处"小青龙汤"方。假如服药后出现口渴，这是呼吸道炎症才消失，唾液腺还没有恢复正常的缘故，而整个病况已经基本好转了。

表3　第31至41条内容表解

麻黄汤证
- 本证
  - 脉象：浮（37）
  - 症状
    - 太阳病，身痛骨节疼，无汗而喘（35）
    - 太阳阳明合病，喘而胸满（36）
  - 禁忌：不可下（36）
- 变证
  - 葛根汤证
    - 太阳病，项背强，无汗恶风（31）
    - 太阳阳明合病，下利（32）
  - 葛根加半夏汤证：太阳与阳明合病，呕吐（33）
  - 葛根黄芩黄连汤证：桂枝汤证，下利，喘而汗出（34）
  - 小柴胡汤证：太阳病已去，胸满胁痛（37）
  - 小青龙汤证：太阳病，心下有水气，干呕咳喘（40，41）
  - 大青龙汤证
    - 脉象：浮紧，浮缓（38，39）
    - 症状：太阳病，身疼痛，身重，不出汗，烦躁（38，39）
    - 禁忌
      - 脉微弱，汗出恶风者（38）
      - 少阴证（39）

复习题

1. 哪些症状是麻黄汤证的主症？麻黄汤证在临床上究属于何种性质？

2. 试述麻黄汤证、葛根汤证、葛根加半夏汤证它们不同的主要症状？

3. 试述小青龙汤与大青龙汤主治不同的关键，并说出两个方剂不同的作用？

第四节　第42至57条

第42至57条等16条，反复说明解表在临床上可能碰到的一些情况。

42

【原文】太阳病，外证未解，脉浮弱者，当以汗解，宜桂枝汤。

【校勘】《玉函经》："浮"字上有"其"字；"汤"字下有"主之"两字。

【句释】"外证未解"，犹言表证未解，这就是"表"能代表"外"的证据。"脉浮弱"，是太阳中风自汗的脉搏，参看上篇第12条。

【串解】方有执云："外证未解，谓头痛项强恶寒等犹在也，浮弱，即阳浮而阴弱，此言太阳中风，凡在未传变者，仍当从于解肌，盖严不得下早之意。"

本条是上篇第 12 条的缩写。表未解的，一定要从表解，不要轻率地被"脉浮弱"症状而动摇了解表的主张，所以仍用"桂枝汤"。

【语译】太阳中风表证一直存在着，并没有发生变化，脉搏虽呈现浮弱，仍应当从汗解，所以还得给以"桂枝汤"。

43

【原文】太阳病，下之微喘者，表未解故也，桂枝加厚朴杏子汤主之。

桂枝加厚朴杏子汤方：

桂枝三两，去皮 甘草二两，炙 生姜三两，切 芍药三两 大枣十二枚，擘 厚朴二两，炙，去皮 杏子五十枚，去皮尖

上七味，以水七升，微火煮取三升，去滓，温服一升，覆取微似汗。

【校勘】《玉函经》《千金方》、成无己本："杏子"作"杏仁"。《千金翼方》：作"桂枝汤"，并有"一云麻黄汤"五字小注。

桂枝加厚朴杏子汤方。成无己本：不载本方，仅于第十卷云"于桂枝汤方内加厚朴二两，杏仁五十个，去皮尖，余依前法。"

【串解】成无己云："下后大喘，则为里气太虚，邪气传里，正气将脱也；下后微喘，则为里气上逆，邪不能传里，犹在表也，与桂枝汤以解外，加厚朴杏仁以下逆气。"

太阳病，本为机体正气抵抗疾病上冲外向的机势，发表，是助其机势，增其抗力，所以一表而病愈，用下剂是逆其机势，削弱它的抗力。本条是体力较好的，虽然吃了下药，正气没有因之动摇，仍然上冲外向，继续和疾病斗争，这种机势表现在症状上为"微喘"，上篇第 15 条"下之后，其气上冲"就是这种机转，所以同样用"桂枝汤"，不过那里喘症不显著，这里喘症显著，因而便加入厚朴、杏子仁镇喘息。

【语译】太阳表证，不应该用下剂，假如误下了而些微现喘，这是正气继续抗病，表证仍然存在的征象，可以在"桂枝汤"方中加入"厚朴""杏仁"两味镇喘药。

【释方】《名医别录》云："厚朴主消痰下气……胸中呕不止。"《神农本草经》云："杏仁主咳逆上气，雷鸣，喉痹，下气。"

上篇第18条云："喘家作桂枝汤，加厚朴、杏子佳。"可见仲景用厚朴、杏子平喘，是有很多经验的。

44

【原文】太阳病，外证未解，不可下也，下之为逆，欲解外者，宜桂枝汤。

【校勘】《玉函经》、成无己本："解"字下有"者"字；"汤"字下有"主之"二字。《玉函经》《千金翼方》：没有"欲"字。

【串解】钱潢云："太阳中风，其头痛项强，发热恶寒自汗等表证未除，理宜汗解，慎不可下，下之于理为不顺，于法为逆，逆则变生……故必先解外邪，欲解外者，宜以桂枝汤主之，无他法也。"

《素问·至真要大论》云："从外之内而盛于内者，先治其外，而后调其内。"从外之内，即外成病，外感病虽然盛于内，还是应当先治其外，所以外未解，不可下，是治疗上的定则。

【语译】太阳表证还存在的时候，只有解表，决不能用泻下法，误下了是违反治疗原则的，解表，还是用"桂枝汤"一类的方剂最好。

45

【原文】太阳病，先发汗不解，而复下之，脉浮者不愈。浮为在外，而反下之，故令不愈。今脉浮，故在外，当须解外则愈，宜桂枝汤。

【校勘】《玉函经》、成无己本："故在外"作"故知在外"。《玉函经》《脉经》《千金翼方》："当"字下没有"须"字；"解外则愈"，作"解其外则愈"。成无己本："汤"字下有"主之"二字。

【串解】钱潢云："表证未解，未可遽用他法也，医见汗后不解，疑其邪已入里，而复下之……下之而不愈者，以药不中病，故令不愈也，今以脉仍浮，故知邪尚在外……当须仍解其外则愈矣，宜以桂枝汤主之。"

太阳表证，用发汗法解表，这是正确的。但有些时候，因为病人体力的不同，经发汗病仍不愈，所以桂枝汤有服至二三剂的，就是因为表证还在的缘故。这条告诉我们，认证要确，治疗才准，毫无主见的，不要轻率临床。

【语译】太阳表证，经过发汗不愈，应观察他的脉症变化情况，来做继续治疗的依据，不要轻率地就用泻下剂。等到泻下后病还是不好时，才诊察到病人的脉搏是浮脉，幸而表证还在，没有变坏，这时便应当立即用"桂枝汤"一类的解表剂进行治疗，使其得到彻底的解表而好转。

46

【原文】太阳病，脉浮紧，无汗发热，身疼痛，八九日不解，表证仍在，此当发其汗，服药已微除，其人发烦目瞑，剧者必衄，衄乃解，所以然者，阳气重故也，麻黄汤主之。

【校勘】《玉函经》《脉经》："证"作"候"。《脉经》："仍"作"续"。

【音义】瞑，音明，寐也。衄，女去声，鼻黏膜出血曰衄。

【句释】"目瞑"，体温上升，头面充血，心烦晕眩，而欲闭目求得暂时安静的状态。"衄"，是头部充血，鼻腔末梢血管破裂所致。

【串解】成无己云："脉浮紧无汗，发热身疼痛，太阳伤寒也，虽至八九日而表证仍在，亦当发其汗。"这正是服用麻黄汤的时机。

据日人广濑天津、久保山、西尾重等的报告，"麻黄"能增高血压，服麻黄后温复，便心机亢进，脉搏增加，全身温暖，颜面及耳边尤甚，次即出汗。可见服汤后发烦、目瞑、鼻衄是可能的。如遇着这种现象时，知道这是一时血循环加快，头部充血的关系，所以叫作"阳气重"，等到出汗以后，就会逐渐轻快的。但不一定都有这种现象发生。

【语译】患太阳伤寒证，脉搏浮紧，不出汗、发热，周身疼痛，尽管是已经八九天了，而伤寒表证是完全具备的，正合用"麻黄汤"发汗解表。假如服了"麻黄汤"，病势稍为顿挫以后，便发生烦闷不安，连眼睛都懒得睁开，甚至有流鼻血等现象时，这是"麻黄汤"唤起了全身充血的关系，毫不要惊慌，一会儿汗出了就会轻松的。

【原文】太阳病，脉浮紧，发热，身无汗，自衄者愈。

【串解】发热不出汗，体温无从放散，以致不断地上升，充血越发加剧，鼻黏膜微血管同时充血，复因呼吸的冲动，以致破裂而出血。成无己云："衄则热随血散"，头部充血可以因此减轻，而体温亦得以逐渐的调节，所以说"自衄者愈"。

【语译】患太阳病，脉搏现浮紧，发热，不出汗，可能使体温不断地上升，甚至引起鼻腔的出血，但鼻血以后，体温竟因此而降低，这是机体得到天然调节的征象。

【原文】二阳并病，太阳初得病时发其汗，汗先出不彻，因转属阳明，续自微汗出，不恶寒。若太阳病证不罢者，不可下，下之为逆，如此可小发汗。设面色缘缘正赤者，阳气怫郁在表，当解之熏之，若发汗不彻，不足言阳气怫郁不得越，当汗不汗，其人躁烦，不知痛处，乍在腹中，乍在四肢，按之不可得，其人短气，但坐，以汗出不彻故也，更发汗则愈。何以知汗出不彻，以脉涩故知也。

【校勘】《玉函经》："在表"两字作"不得越"；没有"若发汗不彻，不足言阳气怫郁不得越"两句，《脉经》作"若发汗不大彻"。《玉函经》《脉经》："涩"作"涩"；"故知也"作"故知之"。

【音义】缘，音圆。缘缘，联绵貌，作"不断"意义解。怫，音福，郁也，《魏乐府苦寒行》有"我心何怫郁"句，作愤懑意义解。越，音粤，发也，散也。

【句释】"二阳"，指阳明。"并病"，太阳的表证归并于阳明，这叫作"并病"。"面色缘缘正赤"，即是面部不断地充血发红。"阳气怫郁不得越"，犹言已经高度充血，汗腺仍然闭塞着，不扩张发汗，以致体温仍得不到发泄。"熏"，是古人发汗解表方法之一，《外台秘要·伤寒门》引《崔氏方》云：

"疗伤寒，阮河南蒸法，薪火烧地良久，扫除去火，可以水小洒，取蚕砂若桃叶、桑柏叶、诸禾糠及麦麸，皆可取用，易得者，牛马粪亦可用，但臭耳，桃叶欲落时，可益收取干之，以此等物著火处，令厚二三寸，布席卧上，温覆，用此发汗，汗皆出，若过热，当细审消息，火热者可重席，汗出周身，辄使止，当以温粉粉身，勿令遇风。"又《外台秘要·天行病发汗门》引张文仲方云："支太医桃叶汤熏身法，水一石，煮桃叶，取七斗，以荐席自围，衣被盖上，安桃汤于床簀下，取热自熏，停少时，当雨汗，汗遍去汤，待歇，速粉之，并灸大椎则愈。"从此便可见到当时熏法的一般。"短气"，即呼吸浅表的喘促，仍为高热的结果。"涩脉"，《内经》谓参伍不调为涩，指下触觉脉搏的波动涩滞不流利，为血行障碍的脉象，汗闭或汗出不彻，虽可能见到这种脉象，究不常见，更不可能根据脉搏的涩滞，而预知其汗不彻的情况。这段文字可能有错简。

【串解】成无己云："太阳病未解，传并入阳明，而太阳证未罢者，名曰并病。续自微汗出……小发其汗，先解表也。阳明之经循面，色缘缘正赤者，阳气怫郁在表也，当解之熏之，以取其汗，若发汗不彻者，不足言阳气怫郁，止是当汗不汗，阳气不得越散，邪无从出，拥甚于经，故躁烦也。邪循经行，则痛无常处，或在腹中，或在四肢，按之不可得而短气，但责以汗出不彻，更发汗则愈。《内经》曰：诸过者切之，涩者阳气有余，为身热无汗，是以脉涩知阳气拥郁而汗出不彻。"

本条着重之点有五：①太阳病，高热不解，可能由表热演变为阳明里热证；②里热证当用下剂，但必须要在完全没有表证的时候；③已演变为里证，但表证还存在时，仍当解表发汗；④头面发热发红的现象有两种可能性，一种是生理机转的充血，一种是没有及时发汗的结果；⑤高热的结果，可能引起烦躁、喘息等症状。

【语译】什么叫作"二阳并病"呢？就是在太阳病期，虽经发汗，并没有减退，竟演变而成为阳明里热证，如高热、出汗、不恶寒，这就是阳明里热证的主要证候，可以用清里的方法来治疗。假使太阳表证还存在，便不可用清里的下法，而必须用发汗解表法，如病人脸色不断地发热发红，这是头面末梢血管的充血，还可以用熏法等解表发汗，但要知道汗出得不透的时候，面部仍然可能有继续充血的情况。高热充血的结果，不仅是面部发红，甚而还要出现全身说不出的痛楚和烦躁，呼吸喘促，连睡都不行，只有坐着，这时仍然只有用发汗法来治疗它。如果诊断得病人脉搏有涩滞的形象，这是血循环有障碍，与汗出不透的关系是分不开的。

49

【原文】脉浮数者，法当汗出而愈，若下之，身重心悸者，不可发汗，当自汗出乃解。所以然者，尺中脉微，此里虚，须表里实，津液自和，便自汗出愈。

【校勘】《玉函经》："乃"字作"而"字。

【音义】须，待也。悸，心动也。

【句释】"脉浮数"，为血循环加快，而末梢脉管充血的脉搏，也就是正气抗病有向外向上趋势的表证脉搏。"身重"，为运动神经机能障碍，四肢有脱力的感觉，这是属于"真武汤证"的阳虚（按：参看第316条）。"心悸"，即心脏的悸动，又叫作心悸亢进，是血液缺乏，血压低落的征象，这是属于"炙甘草汤证"的阴虚（按：参看第177条）。"尺中脉微"，脉法以尺中主里，这就是里虚的脉搏，成无己把"尺中脉微"和"身重""心悸"句连接来讲是正确的。"表里实"，犹言机体的机能已恢复正常，外在和内在的关系都很协调了。"津液自和"，是古人指汗出病退而言。

【串解】程应旄云："经曰，诸脉浮数，当发热而洒淅恶寒，言邪气在表也，法当汗出而解无疑矣。若下之而身重心悸者，不唯损其胃气，虚其津液，而营血亏乏可知，其人尺中之脉必微。夫寸主表，尺主里，今脉虽浮数而尺中则微，是为表实里虚。麻黄汤之伐营，为表里俱实者设，岂可更用之以虚其里乎。须用和表实里之法治之，使表里两实，则津液自和，而邪无所容，不须发汗，而自汗出愈矣。"

表证表脉，即应解表不应攻里，攻里而弄得身重、心悸、脉微，阴阳两虚，这时纵然有表证，发汗亦应当慎重了，只有用建中汤、新加汤之类，使其机能逐渐地恢复以后，才会自然汗出而表解。

【语译】凡是太阳表证，脉搏又现浮数，这时发汗解表，病况无有不好转的。假使不解表而攻里，施用下法，弄出了身重、心悸、脉微等阴阳两虚的症状，便不要再发汗了，纵然还有表证存在，亦应当俟其机体好转，正气复原以后，些微出点汗就好了。

50

【原文】脉浮紧者，法当身疼痛，宜以汗解之，假令尺中迟者，不可发汗，何以知然，以荣气不足，血少故也。

【校勘】《玉函经》："身疼"下有"头"字。《脉经》："身"字下有"体"字。成无己本："知"字下有"之"字。《玉函经》："何以知然"作"何以故"；"荣气不足"上有"此为"二字；"血少"作"血气微少"。《脉经》亦有"此为"和"微"字。

【句释】"尺中迟者"，即尺部的脉搏现迟，《脉经》说："呼吸三至，去来极迟"，就是脉搏的至数减少，心动弛缓，血压降低，便可能见到这种脉搏。

【串解】钱潢云："浮紧，伤寒之脉也，法当身疼腰痛，骨节疼痛，宜以麻黄汤汗解之为是。假若按其脉而尺中迟者，不可发汗，何以知之……以尺中脉迟，则知肾脏真元衰少，营气不足，血少之故，未可以汗夺血。"伤寒身疼痛，脉浮紧，发汗解表，这是正治。脉迟，主要是心脏衰弱，血循环不良的关系，所以称为"营气不足，血少。"钱潢以为是肾脏真元衰少，反而说支离了，这是为了要迁就"尺中"的说法而附会的。

【语译】脉搏浮紧，身体疼痛，这是太阳伤寒证，应当发汗解表，假使脉搏不浮紧而至数不足，是这人有心脏衰弱和贫血的可能，便不应该发汗了。

51

【原文】脉浮者，病在表，可发汗，宜麻黄汤。（原注："法用桂枝汤"。）

【校勘】《玉函经》注："一云桂枝汤"。《脉经》："宜麻黄汤"作"属桂枝汤证"。

【串解】程应旄云："脉浮无紧，似不在发汗之列，然视其证——皆寒伤营之表病，则不妨略脉而详证，无汗可发汗，宜麻黄汤。"

脉浮，是机体抗病欲从表解的机势，因其势而发汗解表，这是一般的治疗原则，究用"麻黄汤"或"桂枝汤"，应决定于主要的证候，不可能仅凭"脉浮"而用麻黄汤。

【语译】凡属浮象的脉搏，是象征着机体抵抗疾病将从表解的机势，可以酌用"麻黄汤"一类的方剂，因势利导而发汗解表。

52

【原文】脉浮而数者，可发汗，宜麻黄汤。

【串解】成无己云："浮则伤卫，数则伤荣，荣卫受邪，为病在表，故当汗散。"脉见浮数，仍然代表有抗病向外解的机势，但是否用麻黄汤，亦必决定于有无可汗的证候。

【语译】浮数的脉象，仍然象征着正气抵抗疾病的亢奋，原则上还是可用"麻黄汤"一类的发汗剂。

53

【原文】病常自汗出者，此为荣气和，荣气和者，外不谐，以卫气不共荣气谐和故尔，以荣行脉中，卫行脉外，复发其汗，荣卫和则愈，宜桂枝汤。

【校勘】《玉函经》：作"病常自汗出者，此为荣气和，卫气不和故也。荣行脉中，为阴主内；卫行脉外，为阳主外，复发其汗，卫和则愈，宜桂枝汤"，《千金翼方》同。《脉经》《千金方》："荣气和者"以下十八字，作"荣气和而外不解，此卫不和也"十二字。

【句释】"荣（同营）卫"，《灵枢·营卫生会》云："营在脉中，卫在脉外。"《灵枢·卫气》云："其浮气之不循经者为卫气，其精气之行于经者为营气。"陆渊雷云："《灵枢》所谓营卫者，营指血浆，卫指体温，体温之来源在内脏（肝脏温度最高），而随血行以温及四末，血之行于脉中也可见，故曰营在脉中，体温之随血运行也不可见，故曰卫在脉外，血之运行，至静脉而还流，故曰精气之行于经者，体温之随血运行，至浅层血管而放散于外，故曰浮气之不循经者，营卫之故，如是而已。"

【串解】张锡驹云："卫气者，所以肥腠理，司开阖，卫外而为固也。今不能卫外，故常自汗出，此为营气和，而卫不和也，卫为阳，营为阴，阴阳贵乎和合，今营自和，而卫气不与之和谐，故营自行于脉中，卫自行于脉外，两不相合，如夫妇之不调也，宜桂枝汤发其汗，调和营卫之气则愈。"说虽如此，终嫌蛇足，不甚切合事实。

陆渊雷云："病常自汗出者，由于肌腠疏，汗腺分泌过多耳，何有于卫气不共营气谐和哉。桂枝汤之治自汗，由于桂枝收摄浅层血管，芍药弛缓内部组织血管耳，何有于和营卫哉。"

还是以陆氏之说较恰切，即或以"荣气和"指末梢血管的充血，"卫气不和"指汗腺的亢奋，是荣气和卫气的步调是一致的，哪里能说不和呢？常常出汗，就是不和，为什么又说"为荣气和"呢？

【语译】太阳病，桂枝证，病人常常地出汗，这是由于汗腺神经过于亢奋，调节机能不大协调的结果，应该给以"桂枝汤"调整它的调节机能，自然就逐渐恢复正常了。

54

【原文】病人脏无他病，时发热自汗出而不愈者，此卫气不和也，先其时发汗则愈，宜桂枝汤。

【校勘】《千金方》："时发热"作"时时发热"。成无己本："汤"字下有"主之"两字。

【句释】汪琥云："脏无他病者，谓里和能食，二便如常也"。"先其时"的"其"字，是对里证而言。

【串解】成无己云："脏无他病，里和也，卫气不和，表病也。"

《外台》云："里和表病，汗之而愈。"

里面脏器并没有发生病变，只有一个发热自汗的桂枝汤证，这是皮肤调节机能一时的障碍，即"卫气不和"，当然用"桂枝汤"一汗而解。

【语译】病人体内各脏器并没有发生任何病变，而只是时时发热、出汗，这是调节机能发生障碍的卫气不和的表证，应趁早服"桂枝汤"发汗，使皮肤排泄器官得到调整就行了。

55

【原文】伤寒脉浮紧，不发汗，因致衄者，麻黄汤主之。

【串解】《医宗金鉴》云："伤寒脉浮紧，法当发汗，若不发汗，是失汗也，失汗则热郁于营，因而致衄者，宜麻黄汤主之，若能于未衄之先，早用麻黄汤汗之，汗出则解，必不致衄，其或如上条（按：第46条）之自衄而解，亦无须乎药也。"

即是说"麻黄汤"应用在未衄以前，"麻黄"有升高血压作用，已经衄血，便不应该考虑使用了，所以第86条便提出"衄家不可发汗"的禁例。

【语译】太阳伤寒证，脉搏现浮紧，正合用"麻黄汤"发汗，假使不发汗，热继续升高，是可能引起衄血的。

56

【原文】伤寒不大便六七日，头痛有热者，与承气汤，其小便清者（原注："一云大便青"。），知不在里，仍在表也，当须发汗，若头痛者必衄，宜桂枝汤。

【校勘】《玉函经》：作"未可与承气汤"。《玉函经》《外台秘要》："其小便清者"句，作"小便反清"。《脉经》《千金翼方》："其小便清者"句，作"大便反青"。《脉经》《玉函经》《千金翼方》："知"字作"此为"二字。王肯堂校本《千金翼方》："有热"作"身热"；"热"字下有"小便赤"三字；"其小便清"作"若小便利"。

【串解】成无己云："不大便六七日，头痛有热者，故宜当下，若小便清者，知里无热，则不可下，经曰：小便数者，大便必硬，不更衣十日无所苦也。况此不大便六七日，小便清者，不可责邪在里，是仍在表也，与桂枝汤以解外，若头疼不已，为表不罢，郁甚于经，迫血妄行，上为衄也。"

胃肠病往往会引起脑症状，如六七天不解大便，便会自家中毒，发生头痛。而高热不退和大便不解，亦有极密切的关系，所以这时最好用"大承气汤"通便，大便通畅了，头痛发热，同时减退，这是临床上屡试不爽的经验。"小便清"，是无里热，也就是正气抗病的趋势并没有向里向下，应当用

"桂枝汤"解表，但仍应服于未衄以前。

【语译】患太阳伤寒证，发热头痛，但已经六七天不解大便了，便应该服承气汤泻下剂，减轻它的自家中毒。假如它这时小便很清畅，就说明并不是里热证，仍然是表证的发热头痛，即行用桂枝汤解表。如表证长期不解，不断地头部充血，不仅头痛一时好不了，甚而还会引起衄血的。

【原文】伤寒，发汗已解，半日许复烦，脉浮数者，可更发汗，宜桂枝汤。

【校勘】《玉函经》《脉经》《千金翼方》："脉"字上有"其"字。《玉函经》："可更发汗"句，作"与复发汗"。《脉经》《千金翼方》："可更发汗"句，作"可复发其汗"。成无己本：无"已"字，"汤"字下有"主之"二字。

【句释】脉浮数，为心动加快，血管充血，收缩力增加的脉搏，是正气抗病有余的征兆。

【串解】成无己云："烦者热也，发汗身凉为已解，至半日许，身复热，脉浮数者，邪不尽也，可更发汗，与桂枝汤。"

已解后，又发热脉数，是机体的调节机能的恢复，还没有十分地巩固，只有续用"桂枝汤"进行调整。

【语译】太阳伤寒证，经过发汗，表证已经解除了，但不到半天的工夫，心烦、脉浮数、发热等症状又出现了，还可以用"桂枝汤"，继续解表，务必要使它完全稳定下来。

复习题

1. 麻黄汤和桂枝汤都是主要的解表剂，在临床上究竟如何掌握使用？试就本段条文举例说明。

2. 第49条云："若下之，身重心悸者，不可发汗。"第50条云："脉浮紧者，法当身疼痛，宜以汗解之，假令尺中迟者，不可发汗。"为什么说这些症与脉不可发汗呢？

3. 第44条云："外证未解，不可下也。"45条云："浮为在外，而反下之，故令不愈。"第48条云："若太阳病证不罢者，不可下，下之为逆。"泻下法对太阳病对外证有什么妨碍，为什么便不可使用呢？

表4　第42至57条内容表解

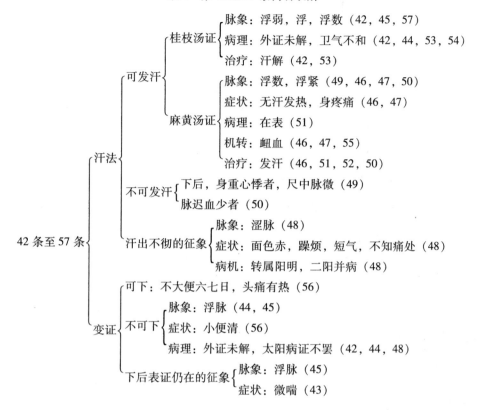

第五节　第58至70条

第58至70条等13条，辨论太阳证的各种演变情况，大别之即为虚实两途，和原有疾病的并发。

58

【原文】凡病若发汗、若吐、若下、若亡血、亡津液，阴阳自和者，必自愈。

【校勘】成无己本：没有"亡血"二字。《玉函经》《脉经》："亡津液"作"无津液"；"阴阳"句上有"而"字。

【句释】"亡血"，指一切原因的失血。"亡津液"，又叫作"伤津液"，如过汗、过下，都足以损伤津液，即一般叫的"脱水"，伤津液的病理变化，为血浆被分泌过多，体内的营养液因而感到极度的缺乏。"阴阳自和"，陆渊雷云："盖细胞之生活力恢复常态，消化、吸收、分泌俱无障碍，是为阴阳自和。"犹言气血自和。

【串解】张锡驹云："盖汗吐下三法，皆所以亡血亡津液者也，用之不当，不惟亡血亡津液，而亡阴亡阳也，用之得宜，虽亡血亡津液，而亦能和阴和阳也，故曰阴阳自和者，必自愈。"

所谓阴阳自和，就是机体整个机能的恢复正常，足以战胜疾病。

【语译】凡治病，无论用汗法、吐法、下法，只要没有弄到亡血、亡津液的程度，它的整个机能便容易恢复正常，病也就很容易好转了。

59

【原文】大下之后，复发汗，小便不利者，亡津液故也，勿治之，得小便利，必自愈。

【校勘】《玉函经》《脉经》《千金翼方》："汗"字下有"其人"二字；"得"字作"其"字。

【串解】成无己云："因亡津液，而小便不利者，不可以药利之，俟津液足，小便利，必自愈也。"

"勿治之"，是说不要用利小便的药再亡其津液。

【语译】服用了大量的泻下剂，又经过发汗，损耗了相当一部分体液，所以小便不通畅了，这时再不要用利尿药，等体液逐渐得到补偿以后，小便自然就会畅通的。

60

【原文】下之后，复发汗，必振寒，脉微细，所以然者，以内外俱虚故也。

【校勘】《玉函经》《脉经》《千金翼方》："汗"字上有"其"字。

【句释】"振寒"，谓振掉而恶寒，是体温低落所造成的。

【串解】陆渊雷云："前两条是津伤而阳不亡，此条是阳亡而津不继，即太阳误治而成少阴也……振寒脉微为阳亡，脉细为津不继，内外俱虚者，下之虚其内，发汗虚其外也，津伤而阳不亡者，其津自能再生，故前两条皆云必自愈，阳亡而津不继者，其津不能自复，故此条不云自愈，然则姜附四逆之辈，当择用矣。"

【语译】服用了泻下剂后，又施用发汗剂，过量的脱水，因而引起脉搏微细和振掉恶寒等症状，这是体温低落，心脏衰弱，表里两虚的严重证候，应特别留意。

61

【原文】下之后，复发汗，昼日烦躁不得眠，夜而安静，不呕不渴，无表证，脉沉微，身无大热者，干姜附子汤主之。

干姜附子汤方：

干姜一两　附子一枚，生用，去皮，切八片

上二味，以水三升，煮取一升，去滓，顿服。

【校勘】《玉函经》《脉经》《千金翼方》："汗"字上有"其"字；"渴"字下有"而"字；"脉"字上有"其"字。

干姜附子汤方。成无己本：附子下"切"字作"破"字。

【音义】顿，敦去声，次也，食一次曰一顿，《世说》"欲乞一顿食耳"，顿服，犹言一次服。

【句释】"脉沉微"，排血量弱小，因而脉跃不足，便见沉微脉，所以《金匮要略》痰饮篇也说："寸脉沉，尺脉微，手足厥逆"，脉沉微而手足厥逆，更足以证明脉跃不足而致四肢的贫血。

【串解】程应旄云："昼日烦躁不得眠，虚阳扰乱，外见假热也，夜而安静，不呕，不渴，无表证，脉沉微，身无大热，阴气独治，内系真寒也……干姜附子汤，直从阴中回阳，不当于昼日之烦躁狐疑也。"

所谓"虚阳扰乱"，就是虚弱人的过敏性感觉，过敏的人，虽然刺激很微小，而反应却大，白天的刺激因子多些，便感到烦躁不得眠。

【语译】用了泻下剂，又用发汗剂，弄得阴阳两虚的时候，病人呈现一种过敏性的反应，白天老是烦躁，睡不好，晚上比较安静，不呕不渴，脉搏沉微，更不发热，这时只有用"干姜附子汤"的强心剂。

【释方】柯韵伯云："茯苓四逆，固阴以收阳……干姜附子，固阳以配阴，二方皆从四逆加减，而有救阳救阴之异……比四逆为缓，固里宜缓也，姜、附者，阳中之阳也，用生附而去甘草，则势力更猛，比四逆为峻，回阳当急也，一去甘草，一加茯苓，而缓急自别。"并参看四逆汤方。

62

【原文】发汗后，身疼痛，脉沉迟者，桂枝加芍药生姜各一两人参三两新加汤主之。

桂枝加芍药生姜各一两人参三两新加汤方：

桂枝三两，去皮　芍药四两　甘草二两，炙　人参三两　大枣十二枚，擘　生姜四两

上六味，以水一斗二升，煮取三升，去滓，温服一升。本云，桂枝汤今加芍药、生姜、人参。

【校勘】《玉函经》《脉经》《千金翼方》："身"字下有"体"字；"脉"字上有"其"字；并作"桂枝加芍药生姜人参汤"。

桂枝加芍药生姜各一两人参三两新加汤方。《千金翼方》：生姜下有"切"字。成无己本：不载本方，惟于第10卷云："于第二卷桂枝汤方内，更加芍药生姜各一两，人参三两，余依桂枝汤法服。"《玉函经》："味"字下有"㕮咀四味"四字；"本云"作"本方"。

【句释】"脉沉迟"，心动弛缓，排血量减少，同时脉管收缩，脉搏便见沉迟。第357条云："大下后，寸脉沉而迟，手足厥逆。"第366条："下利脉沉而迟，其人面少赤。"说明"沉迟脉"都是气衰血少的脉搏。

"新加汤"，张志聪云："新加汤者，谓集用上古诸方，治疗表里之证，述而不作，如此汤方，则其新加者也，亦仲祖自谦之意。"

【串解】《医宗金鉴》云："发汗后，身疼痛，脉浮紧或浮数，乃发汗未彻，表邪未尽也，仍当汗之，宜桂枝汤。今发汗后，身虽疼痛，脉见沉迟，是荣卫虚寒，故宜桂枝新加汤以温补其荣卫也。"

这是因为发汗太过，不惟表证没有消失，反而损耗了体液，血里浆液少

了，血管不得不收缩来维持它的血压。因而反应在肌肉方面，是失掉营养而拘挛，全身疼痛；反应在脉搏方面，便现沉迟。于"桂枝汤"里增加"芍药"弛张血管，增加"生姜""人参"振奋生理机能。

【语译】使用发汗剂量太大了，以致发生身体疼痛、脉搏沉迟等津液耗损的症状时，便得用"桂枝新加汤"的强壮剂。

【释方】陆渊雷云："加芍药者，弛放血管，疏津液之流委也，加生姜、人参者，兴奋胃机能，浚津液之源泉也，用桂枝汤者，治其未解之太阳，即五十八条（按：本书第57条）更发汗宜桂枝汤之义也，不用附子者，津伤而阳不亡也。"

63

【原文】发汗后，不可更行桂枝汤，汗出而喘，无大热者，可与麻黄杏仁甘草石膏汤。

麻黄杏仁甘草石膏汤方：

麻黄四两，去节　杏仁五十个，去皮尖　甘草二两，炙　石膏半斤，碎绵裹

上四味，以水七升，煮麻黄，减二升，去上沫，内诸药，煮取二升，去滓，温服一升。本云黄耳杯。

【校勘】《玉函经》《脉经》："杏仁"作"杏子"。成无己本："汤"字下有"主之"两字。

麻黄杏仁甘草石膏汤方。《千金方》：本方名"四物甘草汤"。《玉函经》："杏仁五十个"作"杏子五十枚"。《玉函经》：甘草"二两"作"一两"。成无己本、《玉函经》《千金翼方》："煮麻黄"上有"先"字。《玉函经》：没有"本云黄耳杯"五字。《千金翼方》："杯"作"杯"。

【音义】行，施也，用也，方有执云："更行，犹言再用。"黄耳杯，汪琥云："想系置水器也。"

【串解】陆渊雷云："发汗后，表未尽者，当用桂枝汤更发之。亦有不可更用桂枝汤者，其证汗出而喘，无大热者是。盖本是呼吸器病，有喘咳为主证，故发汗剂仅能略解表热，不能恰中病情，此与小青龙汤之伤寒表不解（按：第40条）同一事理，二方亦同为治呼吸器病之主方，惟彼属寒，此属热，

又不治胸膜炎而已。汗出而用麻黄，无大热而用石膏，或疑经文有误（按·柯韵伯云，无字旧本讹在大热上），今考本论，麻杏甘石证两条，皆云汗出而喘，无大热，知非传写错误。又，本方即《金匮要略》越婢汤去姜枣加杏仁。越婢汤证云：续自汗出，无大热。越婢加术汤证云：腠理开，汗大泄。《千金·肉极门》解风痹汤、西州续命汤，皆君麻黄，其证皆云汗大泄，解风痹汤且云：麻黄止汗通肉，《外台》引删繁同，是知汗出者不必禁麻黄，无大热者不必禁石膏矣。凡言汗出禁麻黄者，惧其放散体温，汗多亡阳也；无热禁石膏者，惧其遏制造温也，今考仲景用麻黄诸方，欲兼放散体温者，必合桂枝，不合桂枝，则但治喘咳水气，用石膏诸方，欲抑制造温者，必合知母或麻桂（按·惟麻黄升麻汤可疑，证亦不具），不合知母麻桂，则但治烦渴。方药之用，因其配合而异，岂可拘拘于一味之宜忌乎。"

【语译】太阳病，经过发汗以后，热虽不太甚，但有出汗咳喘等症时，可以用"麻杏甘石汤"宁肺镇喘。

【释方】钱潢云："李时珍云，麻黄乃肺经专药，虽为太阳发汗之重剂，实发散肺经火郁之药也。杏仁利气而能泄肺，石膏寒凉，能肃西方金气，乃泻肺肃肺之剂，非麻黄汤及大青龙汤之汗剂也。世俗不晓，惑于《活人书》及陶节庵之说，但见一味麻黄，即以为汗剂，畏而避之，不知麻黄汤之制，欲用麻黄以泄营分之汗，必先以桂枝开解卫分之邪，则汗出而邪去矣……所以麻黄不与桂枝同用，止能泄肺邪，而不至大汗泄也……观后贤之麻黄定喘汤，皆因之以立法也。"

总之，"麻杏甘石汤"之主要证候为烦渴喘咳，凡支气管炎、支气管喘息、百日咳、白喉等，有烦渴喘咳证候的，都是使用本方的对象。

64

【原文】发汗过多，其人叉手自冒心，心下悸，欲得按者，桂枝甘草汤主之。

桂枝甘草汤方：

桂枝四两，去皮　甘草二两，炙

上二味，以水三升，煮取一升，去滓，顿服。

【音义】叉，音差，指相交也，叉手，即拱手，唐温庭筠，八叉手而八韵成，时号"温八叉"，与此同一意义。冒，音帽，复也，冒心，犹言覆按心脏部位。

【串解】成无己云："发汗过多，亡阳也，阳受气于胸中，胸中阳气不足，故病叉手自冒心，心下悸欲得按者，与桂枝甘草汤，以调不足之气。"汗出多而心悸，是脱水而心脏勉力挣扎的感觉，所以柯韵伯云："叉手冒心，则外有所卫，得按，则内有所依，如此不堪之状，望之而知其虚矣。"

【语译】因发汗而失水过多，病人感觉到心脏悸动得难过，便不得不用双手交叉覆按着心脏部，冀其稍安，这时急宜用"桂枝甘草汤"温补心阳。

【释方】柯韵伯云："此方用桂枝为君，独任甘草为佐，以补心之阳，则汗出多者，不至于亡阳矣……甘温相得，气和而悸自平。"

陆渊雷云："此证似可用芍药以弛下行大动脉之挛缩，所以不用者，以发汗已多，血浆被泄而血压已降，若更弛张血管，恐血压从此低落，而心脏愈益大张大缩以为救济，则动悸将益甚耳。"这和柯韵伯说"并不用芍药者，不欲其苦泄也"，同一意义。

65

【原文】发汗后，其人脐下悸者，欲作奔豚，茯苓桂枝甘草大枣汤主之。

茯苓桂枝甘草大枣汤方：

茯苓半斤　桂枝四两，去皮　甘草二两，炙　大枣十五枚，擘

上四味，以甘烂水一斗，先煮茯苓，减二升，内诸药，煮取三升，去滓，温服一升，日三服。

作甘烂水法，取水二斗，置大盆内，以杓扬之，水上有珠子五六千颗相逐，取用之。

【校勘】《玉函经》《脉经》："奔"作"贲"。

茯苓桂枝甘草大枣汤方。《玉函经》："烂"作"澜"。《千金翼方》：作"水一斗"，无"甘烂"二字。

【句释】"奔豚"，《金匮要略》云："奔豚病，从少腹起，上冲咽喉，发作欲死，复还止。"《诸病源候论》云："奔豚气者……气上下游走，如豚之

奔，故曰奔豚。"系一种发作性的神经性疾患。

"甘澜水"，成无己云："扬之无力，取不助肾气也。"徐彬云："甘而轻，取其不助肾邪，而益脾土也。"柯韵伯云："甘澜水，状似奔豚，而性则柔弱，故又名劳水。"钱潢云："动则其性属阳，扬则其势下走故也。"张锡驹云："扬之无力，以其不助水气也。"说法很多，但没有一个恰意的。

【串解】柯韵伯云："脐下悸时，水气尚在下焦，欲作奔豚之兆，而未发也。"

这是因外感病而引发水饮旧病的疾患。因为发汗剂是帮助正气上冲外向抵抗疾病的，但这人素有水饮，水饮因发汗的冲击而被牵动了，以致脐下筑筑然动悸不安，好像害奔豚病似的，但究竟不是奔豚病的发作。

【语译】素有水饮疾病的人，因服发汗剂，便牵引水饮的发作，脐下动悸不安，好像要发奔豚病似的，宜用"茯苓桂枝甘草大枣汤"降逆利水。

【释方】《医宗金鉴》云："此方即苓桂术甘汤，去白术加大枣倍茯苓也，彼治心下逆满，气上冲胸，此治脐下悸，欲作奔豚，盖以水停中焦，故用白术，水停下焦，故倍茯苓，脐下悸，是邪上干心也，其病由汗后而起，自不外乎桂枝之法。"

陆渊雷云："苓桂甘枣汤，以茯苓利水，以桂枝降冲，以甘草缓其急迫，以大枣舒其拘挛。"

66

【原文】发汗后，腹胀满者，厚朴生姜半夏甘草人参汤主之。

厚朴生姜半夏甘草人参汤方：

厚朴半斤，炙，去皮　生姜半斤，切　半夏半升，洗　甘草二两　人参一两

上五味，以水一斗，煮取三升，去滓，温服一升，日三服。

【校勘】厚朴生姜半夏甘草人参汤方。《玉函经》：半夏"半升"作"半斤"。成无己本、《千金翼方》：甘草下有"炙"字。《玉函经》："味"字下有"㕮咀"两字。

【句释】"腹胀满"，是胃炎胃扩张一类疾病，程应旄云："胃为津液之主，发汗亡阳，则胃气虚，而不能敷布诸气，故壅滞而为胀满"，可能是指

上列疾病而言，尤其是急性胃炎，初起常有恶寒、发热、头痛等表证，所以也常用发汗剂。

【串解】成无己云："发汗后，外已解也，腹胀满，知非里实，由脾胃津液不足，气涩不通，壅而为满，与此汤和脾胃而降气。"成氏所谓"非里实"，即是说是里虚，本条当是素有胃病的人因发汗而引发。

【语译】服用发汗剂后，表证已经消退了，继而呈现腹部胀满的胃疾患时，尽可用"厚朴生姜半夏甘草人参汤"的和阳益胃剂。

【释方】钱潢云："浓朴味苦辛而性温，下气开滞，豁饮泄实，故能平胃气而除腹满。张元素云，治寒胀而与热药同用，乃结者散之之神药也。此虽阳气已伤，因未经误下，故虚中有实。以胃气未平，故以之为君，生姜宣通阳气，半夏蠲饮利膈，故以之为臣，参甘补中和胃，所以益汗后之虚耳。"

本方有辛香健胃，兼有滋养胃液的作用，宜于虚胀。

67

【原文】伤寒若吐、若下后，心下逆满，气上冲胸，起则头眩，脉沉紧，发汗则动经，身为振振摇者，茯苓桂枝白术甘草汤主之。

茯苓桂枝白术甘草汤方：

茯苓四两　桂枝三两，去皮　白术　甘草各二两，炙

上四味，以水六升，煮取三升，去滓，分温三服。

【校勘】《玉函经》："若下"下有"若发汗"三字；"脉"字上有"其"字。《脉经》《千金翼方》：作"伤寒吐下发汗后"，少一"振"字和"白"字。

茯苓桂枝白术甘草汤方。《千金方》：本方名"茯苓汤"。《金匮要略》《玉函经》：白术作"三两"。《玉函经》："三服"下有"小便即利"四字。

【句释】"心下逆满"，"心下"指胃，胃里停蓄水饮，因而病人有上逆和胀满的感觉，叫作"逆满"。"气上冲胸"，即上句"逆满"症状的形容。"头眩"，即俗所谓头眩眼花，是由蓄水的中毒而引起的脑症状。"沉紧脉"，都见于水中毒一类证候，《金匮要略》云"膈间支饮……其脉沉紧""病者苦水……寸口脉沉而紧"，或者为收缩神经被刺激的反应，因为是脉管纤维收

缩，而排血量又减少时，才能见到这种脉搏。"动经"，成无己解释为"外动经络"，尤在泾解释为"动其经气"，更不明确，似仍以成说较妥，因为发汗太过，血液是要受到损伤的。"振振摇"，即头重脚轻，摇摇欲坠的形容。

【串解】尤在泾云："此伤寒邪解而饮发之证，饮停于中则满，逆于上则气冲而头眩，入于经则身振振而动摇，《金匮要略》云：'膈间支饮，其人喘满，心下痞坚，其脉沉紧'，又云：'心下有痰饮，胸胁支满，目眩'，又云：'其人振振身𥆧动而剧者，必有伏饮'是也。发汗则动经者，无邪可发，而反动其经气，故以茯苓、白术以𤻆饮气，桂枝、甘草以生阳气，所谓病痰饮者，当以温药和之也。"尤氏所谓的"饮"，可能是慢性胃炎的蓄水，是由饮料的潴留与胃壁所分泌的过量黏液而构成的。

【语译】伤寒病经过用催吐或泻下的治疗后，胃部出现胀满，一阵阵好像是气往上冲似的，站立起来便头眩眼花，脉搏沉紧，这种情况，根本不能用发汗的方法了，但是又错误地发了汗，以致再度损伤体力，更演变成上重下轻，站起来不稳，摇摇欲仆的现象，这时最好用"苓桂术甘汤"涤饮温阳。

【释方】《医宗金鉴》云："此汤救麻黄之误汗，其邪尚在太阳，故主以桂枝，佐以甘草、苓、术，是扶阳以涤饮也。"太阳主桂枝，未免过分泥于文字，其实桂枝仍为降冲逆，桂枝甘草协合又有强心扶阳作用，白术专在利水。"金鉴"所说，仍觉模糊。

68

【原文】发汗，病不解，反恶寒者，虚故也，芍药甘草附子汤主之。

芍药甘草附子汤方：

芍药　甘草各三两，炙　附子一枚，炮，去皮，破八片

上三味，以水五升，煮取一升五合，去滓，分温三服。疑非仲景方。

【校勘】《玉函经》《脉经》《千金翼方》："发汗病不解"句，作"发其汗不解"；"反"字上有"而"字。

芍药甘草附子汤方。《玉函经》：芍药、甘草作"各一两"。《玉函经》《千金翼方》："五升"作"三升"，没有"疑非仲景方"五字。《玉函经》："五合"作"三合"，《千金翼方》作"二合"。成无己本："分温三服"无

"三"字；"方"作"意"字。

【串解】钱潢云："或曰，既云发汗病不解，安知非表邪未尽乎？曰：若伤寒汗出不解，则当仍有头痛发热，脉浮紧之辨矣，而仲景非唯不言发热，且毫不更用解表，而毅然断之曰虚故也，即以芍药甘草附子汤主之。则知所谓虚者，阳气也，与上文虚字无异。其脉必微弱，或虚大虚数，而见汗出但恶寒之证。如附子泻心证，及用桂枝加附子汤，桂枝去芍药加附子汤之类，故曰虚故也。"

准钱氏所说，病不解，是体弱病不复常，并不是表证不解，恶寒，是由于心脏衰弱的体温低落，而不是表证，所以认为是虚。

【语译】发汗后，所有的表证都已经消失了，但病人还是怕冷，这是体力衰弱体温低落的缘故，应该给以"芍药甘草附子汤"的强心剂。

【释方】周扬俊云："汗多为阳虚，而阴则素弱，补阴当用芍药，回阳当用附子，势不得不芍附兼资，然又惧一阴一阳，两不相和也，于是以甘草和之，庶几阴阳谐而能事毕矣。"

69

【原文】发汗，若下之，病仍不解，烦躁者，茯苓四逆汤主之。

茯苓四逆汤方：

茯苓四两　人参一两　附子一枚，生用，去皮，破八片　甘草二两，炙　干姜一两半

上五味，以水五升，煮取三升，去滓，温服七合，日二服。

【校勘】《脉经》《千金翼方》：作"发汗吐下后不解，烦躁"。

茯苓四逆汤方。《玉函经》："味"字下有"㕮咀"两字；"三升"作"一升二合"；"去滓"以下作"分温再服，日三"。《千金翼方》："三升"作"二升"。

【串解】成无己云："发汗若下，病宜解也，若病仍不解，则发汗外虚阳气，下之内虚阴气，阴阳俱虚，邪独不解，故生烦躁，与茯苓四逆汤以复阴阳之气。"

这是汗下后有虚脱的现象，所以要用"茯苓四逆汤"益阳固脱。

《医宗金鉴》也说："大青龙证，不汗出之烦躁，乃未经汗下之烦躁，属

实；此条病不解之烦躁，乃汗下后之烦躁，属虚。"

【语译】经用过汗法、下法的治疗，病不减轻，反而增加了烦躁，恐怕演变为虚脱证，可以用"茯苓四逆汤"来益阳固脱。

【释方】成无己云："四逆汤以补阳，加茯苓、人参以益阴。"茯苓，《本草经》云"安魂养神"，《名医别录》云"长阴，益气力，保神守中"，《大明诸家本草》云"补五劳七伤，开心益志"，《千金方·妇人产后》淡竹茹汤方后云"若有人参，入一两，若无人参，内茯苓一两半，亦佳"，是人参、茯苓确有治烦躁、止惊悸等作用，并不只是利水一端。

70

【原文】发汗后恶寒者，虚故也，不恶寒，但热者，实也，当和胃气，与调胃承气汤。（原注："《玉函》云与小承气汤"。）

【校勘】《玉函经》《脉经》《千金翼方》："故也"下有"芍药甘草附子汤主之"九字；"调胃承气汤"作"小承气汤"。《千金翼方》注："一云调胃承气汤"。

【句释】"胃气"，"胃"不一定是指胃脏，而往往是指肠道，还有包括整个消化道的意义，"气"指机能而言。

【串解】程应旄云："汗后不恶寒，反恶热，其人大便必实，由发汗后亡津液所致，病不在营卫，而在胃矣，法当和胃气。"

发汗后，阳虚，体温低落恶寒，干姜附子汤证、芍药甘草附子汤证、茯苓四逆证，都是这个类型。汗后不虚而实，不恶寒但热，这是机能亢盛的实证，如第248条云："太阳病三日，发汗不解，蒸蒸发热者，属胃也，调胃承气汤主之"，与这条正同。

【语译】用汗法以后，病人愈是恶寒，这是阳虚的现象。假如并不恶寒，反而发热，这是实性热证，如果同时大便还秘结，可以酌用"调胃承气汤"通便解热。

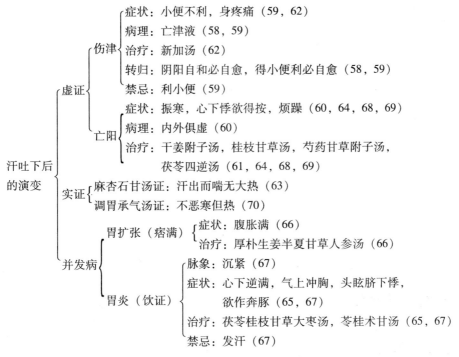

表5　第58至70条内容表解

复习题

1. 第63条发汗后，汗出而喘，无大热，既不可更行桂枝汤了，结果更采用了麻黄杏仁甘草石膏汤的发汗解热剂，这不是个矛盾吗？假如认为不矛盾，又当怎样理解？

2. 试解释第60条"内外俱虚"的道理？

3. 茯苓桂枝甘草大枣汤证与茯苓桂枝白术甘草汤证，有哪些相同？有哪些不相同？

第六节　第71至75条

第71至75条等5条，是辨识五苓散证一类的证治。惟第75条是由失水而引起的阳虚证，便附列于此。

71

【原文】太阳病，发汗后，大汗出，胃中干，烦躁不得眠，欲得饮水者，少少与饮之，令胃气和则愈。若脉浮，小便不利，微热消渴者，五苓散主之。（原注："即猪苓散是"。）

五苓散方：

猪苓十八铢，去皮　泽泻一两六铢　白术十八铢　茯苓十八铢　桂枝半两，去皮

上五味，捣为散，以白饮和服方寸匕，日三服。多饮暖水，汗出愈，如法将息。

【校勘】《脉经》："后"字作"若"字；"干"字作"燥"字；没有"躁"字。《玉函经》："欲得饮水"句，作"其人欲引水"。《玉函经》《脉经》："少少与"三字，作"当稍"两字；"胃气"作"胃中"。成无己本、《玉函经》："五苓散"上都有"与"字。

五苓散方。成无己本：泽泻"铢"字下有"半"字。成无己本、《玉函经》："桂"字下无"枝"字。《金匮要略》、成无己本、《玉函经》："捣为散"作"为末"二字，《千金翼方》作"各为散，更于臼中治之"，《外台秘要·天行病门》作"为散水服"，《千金方》作"水服"。《千金方》："多饮暖水"无"暖"字。《外台秘要·温病门》"多饮暖水"后有"以助药势"四字。成无己本：没有"如法将息"四字。

【句释】"胃中干"，是烦躁口渴的形容词，并不是指胃脏的干燥，实际是唾腺和口腔黏膜的分泌缺乏。

"白饮"，即白米饮，见《医垒元戎》，即煮饭的米汤。

"方寸匕"，《名医别录》云："方寸匕者，作匕正方一寸，抄散取不落为度"。"匕"，是古人的食具之一，曲柄浅斗，状如今之羹匙，有饭匕，牲匕、疏匕、挑匕四种，形制都相同，只是大小长短因所用而异，量药一般用挑匕。

"白饮和服"，陆渊雷云："因水入则吐故也。"魏荔彤云："五苓必为散，以白饮调服，方能多服暖水，而汗出始愈，设煎法而服，则内外迎拒，药且不下，故必服药如法，然后可效。"

【串解】汪琥云："此条论当作两截看，太阳病发汗后云云，至胃气和则愈，此系胃中干，烦躁作渴，止须饮水以和胃气，非五苓散证也。若脉浮，小便不利，微热消渴，此系水热积于膀胱而渴，乃为五苓散证。"

大汗后损伤了津液，唾腺和口腔黏膜无所分泌，因而烦躁很厉害，口渴要喝水，这时只要慢慢地补充它的水分，水得补充，唾腺分泌的机能恢复了，这就叫作"胃气和"。

五苓散证就不这样简单了，肾脏泌尿机能障碍而小便不利，血液中水毒充积，胃肠便不再吸收水分入血，胃里亦发生蓄水，这样体液代谢障碍的结果，唾腺和口腔黏膜还是不分泌，所以还是口渴。因而知道了缺水或蓄水同样会引起口渴，缺水便补充水，蓄水的便要利水。脉浮发热，这是表证还存在的关系，陆渊雷云："凡霍乱、肾脏炎、糖尿诸病，小便不利、口渴，而兼表证者（按：脉浮发热），皆五苓证也。"

【语译】因患太阳病要发汗解表，便出了多量的汗，以致唾腺分泌缺乏而干渴、烦躁，很想喝水，这时只要慢慢地给他水喝，使它唾腺的分泌机能逐渐得到恢复。假如渴而小便不利，微微发热，脉搏现浮象，这是肾脏机能发生障碍的五苓散证，便当处以"五苓散"方。

【释方】陆渊雷云："此方以猪苓、泽泻、茯苓利小便，恢复肾脏机能，术以促吸收，排除胃肠之积水，桂枝以降冲逆，使服散不吐，兼解其表，故桂枝为一方之关键。"

72

【原文】发汗已，脉浮数，烦渴者，五苓散主之。

【校勘】《玉函经》"已"字作"后"字，"脉浮"下有"而"字。《脉经》《千金翼方》："烦"字上有"后"字。

【串解】方有执云："已者，言发汗毕，非谓表病罢也，烦渴者，膀胱水蓄，不化津液，故用四苓以利之，浮数者，外表未解，故凭一桂以和之，所以谓五苓能两解表里也。"

蓄水的尿中毒证，亦可以使人烦。陆渊雷云："但云烦渴，不云小便不利者，承前条而言，省文也。又案：急性肾脏炎，多为他种急性病之续发病，前条云发汗后，此条云发汗已，是也，其病亦自能发热；前条之脉浮发热，此条之脉浮数，或亦肾脏炎之热，未必皆是原发病之热也。"

【语译】经过发汗后，脉搏仍然呈浮数，烦躁口渴，小便不利，这是"五苓散"的主要症状，应服"五苓散"方。

【原文】伤寒汗出而渴者，五苓散主之，不渴者，茯苓甘草汤主之。

茯苓甘草汤方：

茯苓二两　桂枝二两，去皮　甘草一两，炙　生姜三两，切

上四味，以水四升，煮取二升，去滓，分温三服。

【校勘】茯苓甘草汤方。《玉函经》：茯苓，作"三两"。

【串解】陆渊雷云："此条以汗出而渴不渴，辨五苓散茯苓甘草汤之异，二方之证皆不具，然五苓证承前二条言，省文。从可知，茯苓甘草证，则必有阙文矣，厥阴篇云，伤寒厥而心下悸，宜先治水，当服茯苓甘草汤，却治其厥，不尔，水渍入胃，必作利也（三百五十九条。按：本书第356条）。据此，知茯苓甘草汤，本是治水饮之方，其证有心下悸。"柯韵伯亦持此说。是陆氏之说，不无所本。

【语译】伤寒病，因发汗而出现口渴的，可服"五苓散"，发了汗而不渴的，便应该用"茯苓甘草汤"。

【释方】《医宗金鉴》云："五苓去术、泽、猪苓者，因不渴不烦，里饮无多，惟小便一利可愈，恐过于燥渗伤阴也。"茯苓甘草汤证的蓄水比五苓散证轻，但却有阳虚的现象，因而便去掉了主要的利水药而加重桂枝，并增入姜、草的温中扶阳药。

【原文】中风发热，六七日不解而烦，有表里证，渴欲饮水，水入则吐者，名曰水逆，五苓散主之。

【校勘】《玉函经》《千金翼方》《外台秘要》："名曰"两字作"此为"。

【句释】"有表里证"，魏荔彤云："里证何？即所谓烦渴饮水，水入即吐是也，表证何？即前条所谓头项强痛，而恶寒发热汗出是也。"

【串解】陆渊雷云："此亦承前数条而言，故不举主证，但举水入则吐之异证也，肾脏炎、糖尿诸病，多并发续发于他种急性传染病，故中风发热六

七日不解者，多有五苓散证。"

【语译】患太阳中风病，已经发热六七天了，头痛、项强等表证依然存在，更进而出现烦躁、口渴等里证，但水喝下去，胃又不受而吐，这是胃里面有蓄水的情况，应该服用"五苓散"。

75

【原文】未持脉时，病人手叉自冒心，师因教试令咳，而不咳者，此必两耳聋无闻也，所以然者，以重发汗，虚故如此。发汗后饮水多必喘，以水灌之亦喘。

【校勘】《脉经》："手叉"作"叉手"。《玉函经》《脉经》《千金翼方》："不咳"作"不即咳"；"重发汗"作"重发其汗"；"如此"两字作"也"字。《玉函经》、成无己本："发汗后"以下十四字，另析为一条。《玉函经》《脉经》《千金翼方》："多"字下有"者"字。

【句释】"饮水多必喘"，第71条云："饮水者，少少与饮之，令胃气和则愈"，假如短时间饮水太多，胃肠吸收不及，水势上侵，因而作喘。"水灌"，成无己云"冷水灌洗"，钱潢云"冷水灌濯"，可见"水灌"是冷水疗法之一。

【串解】张璐云："此示人推测阳虚之一端也。阳虚耳聋，与少阳传经耳聋迥别，亟宜固阳为要也。叉手冒心，加之耳聋，阳虚极矣。尝见汗后阳虚耳聋，诸医施治，不出小柴胡加减，屡服愈甚，必大剂参附，庶可挽回也。"

冒心，可能是心悸亢进的关系，认为阳虚是适当的。"喘"，汗后津液大受损伤，便一时恣意狂饮，而影响胃肠机能，固可能现喘；而发汗之后，皮肤放散体温的工作还没有完结，骤然又用冷水灌濯，皮肤由于冷的刺激而收缩，不继续放散体温，便增加了肺呼吸的工作，因而亦现喘促，成无己云："饮水多喘者，饮冷伤肺也；以冷水灌洗而喘者，形寒伤肺也。"可能是指这等作用而言。

【语译】还没有诊察脉搏的时候，便见到病人两手交叉按着心脏部，叫他咳嗽看看他心窝部是否有痛楚，他却是聋的听不到，这是由于发汗太过，阳虚已极的缘故。同时发汗以后，还要注意两个问题：第一，水的补偿，不能一时喝得太多，太多了，它吸收不了，反而会引起喘息；第二，不要让它受到过冷的刺激，免得引起汗腺紧缩，增加肺呼吸的负担，也会现喘，这些都得留意。

表6　第71至75条内容表解

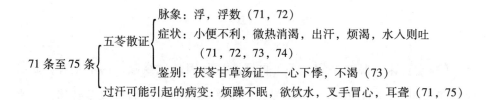

$$71条至75条 \begin{cases} 五苓散证 \begin{cases} 脉象：浮，浮数（71，72） \\ 症状：小便不利，微热消渴，出汗，烦渴，水入则吐 \\ （71，72，73，74） \\ 鉴别：茯苓甘草汤证——心下悸，不渴（73） \end{cases} \\ 过汗可能引起的病变：烦躁不眠，欲饮水，叉手冒心，耳聋（71，75） \end{cases}$$

复习题

1. 五苓散证有些什么症状？临床上属于哪种性质的证候？五苓散的主要作用是什么？

2. 茯苓甘草汤证，为什么不同于五苓散证？

第七节　第76至81条

第76至81条等6条，辨论栀子豉等汤一类的证治，栀子豉汤证阳明篇还有两条（第221条、228条），厥阴篇有一条（第375条），应合并参考。

76

【原文】发汗后，水药不得入口为逆，若更发汗，必吐下不止。发汗吐下后，虚烦不得眠，若剧者，必反覆颠倒，心中懊憹，栀子豉汤主之；若少气者，栀子甘草豉汤主之；若呕者，栀子生姜豉汤主之。

栀子豉汤方：

栀子十四个，擘　香豉四合，绵裹

上二味，以水四升，先煮栀子，得二升半，内豉，煮取一升半，去滓，分为二服，温进一服，得吐者止后服。

栀子甘草豉汤方：

栀子十四个，擘　甘草二两，炙　香豉四合，绵裹上三味，以水四升，先煮栀子、甘草，取二升半，内豉，煮取一升半，去滓，分二服，温进一服，得吐者止后服。

栀子生姜豉汤方：

栀子十四个，擘　　生姜五两　　香豉四合，绵裹

上三味，以水四升，先煮栀子、生姜，取二升半，内豉，煮取一升半，去滓，分二服，温进一服，得吐者止后服。

【校勘】《脉经》："发汗吐下后"句，"汗"字下有"其"字。《玉函经》：没有"若更"以下九字。成无己本、《玉函经》："发汗吐下"以下，另析为一条；"发汗吐下后"句上有"伤寒"两字。《千金翼方》：没有"若剧"的"若"字和"必"字。《外台秘要》："者必"两字作一"则"字；"心中懊恼"作"心内苦痛懊恼。"

栀子豉汤。《脉经》《千金翼方》：汤名无"豉"字。成无己本、《玉函经》：栀子"个"作"枚"。《外台秘要》："二升半"下有"去滓"两字；"取"字上有"更"字。《玉函经》《千金翼方》："吐"字上有"快"字。

栀子甘草豉汤。《千金翼方》：汤名无"豉"字。《玉函经》："得"字下有"快"字。成无己本：不载本方，仅于第10卷云："栀子汤方内，加入甘草二两，余依前法，得吐止后服。"

栀子生姜豉汤。《外台秘要》："二升半"下有"去滓"两字。《玉函经》："吐"字上有"快"字。《外台秘要》：引《千金翼方》"得吐者"三字作"安即"两字。成无己本：不载本方，但于第10卷云："栀子汤方内，加生姜五两，余依前法，得吐止后服。"

【音义】懊，音傲。恼，音恼。"懊恼"，刘完素《伤寒直格》云："懊恼者，烦心热躁，闷乱不宁也，甚者似中巴豆、草乌头之类毒药之状也。"也就是反复颠倒不眠，剧烈的虚烦现象。

【句释】"逆"，即第47条"水逆"的简称。"虚烦不得眠"，乃由脑部、心脏部的充血，阳证机能亢盛的余波所致。"少气"，即呼吸浅表。

"得吐者，止后服"，张锡驹云："本草并不言栀子能吐，奚仲景用为吐药，此皆不能思维经旨，以讹传讹者也……此因瓜蒂散内，用香豉二合，而误传之也。"张志聪亦言本汤不能使人吐，同时条文内还有"若吐者，栀子生姜豉汤主之"的记载，可见"栀豉汤"决非催吐剂，"得吐者，止后服"

六字，必有错简无疑。

【串解】发汗后水药不得入口，亦是五苓散证的水逆，这时仍以"五苓散"利小便为是。继续发汗，是否会变为吐下不止，这要决定于病人机体的条件，不能肯定。

汪琥云："虽经汗吐且下，而伤寒之邪热犹未解也，邪热未解，必乘其人之虚而客于胸中，胸中郁热，因生烦躁，阳气扰乱，不得眠也，剧者，烦极也，烦极则知其人郁热愈甚，故不惟不眠，而且反复颠倒而不安，心中懊侬，郁郁然不舒畅而愤闷也……虚烦证，虚者，正气之虚，烦者，邪气之实……不可作真虚看，作汗吐下后暴虚看……少气者……乃热伤气而气促急，非真气虚也。"正因为非真虚而有余热，所以才用栀、豉等苦寒药，平其充血，清其余热。

【语译】发汗以后，水药进口便吐，这是"五苓散"的水逆证，如再发汗，有的时候可能引起泻下，或者吐得越发厉害。一个病人经过发汗、呕吐、泻下以后，身体便会有相当疲乏的感觉，如这时脑部和心脏还存在有充血的余波，便会呈现有极度烦躁不安的现象，可以用"栀子豉汤"的清热剂；假如还现呼吸浅表时，可以用"栀子甘草豉汤"的缓和剂；如现呕吐，可以用"栀子生姜豉汤"的镇吐剂。

【释方】栀子豉汤。张锡驹云："栀子性寒，导心中之烦热以下行，豆豉颗熟而轻浮，引水液之上升也，阴阳和而水火济，烦自解矣。""栀子"治上部充血，略同黄连，又能利小便，故治发黄。张锡驹所谓导热下行，指此。"香豉"退热解表，所以第80条说："身热不去，微烦者，栀子干姜汤主之。"张氏说它引水液上升，可能即指发表解热作用而言。

栀子甘草豉汤。张锡驹云："少气者，中气虚而不能交通上下，加甘草以补之。"其实少气是呼吸浅表的急迫现象，甘草恰有缓和急迫的作用，无所谓补。

栀子生姜豉汤。张锡驹云："呕者，中气逆而不得上交，加生姜以宣通之。"生姜有解表健胃作用，是镇呕要药。

77

【原文】发汗若下之，而烦热胸中窒者，栀子豉汤主之。

【校勘】《脉经》："窒"作"塞"。《千金方》："窒"字下有"气逆抢心"四字。

【音义】窒，音至，塞也。方有执云："邪热壅滞而窒塞，未至于痛，而比痛较轻也。"

【句释】"烦热"，程应旄云："烦热二字互言，烦在内，热在外也。"

【串解】张锡驹云："热不为汗下而解，故烦热；热不解而留于胸中，故窒塞而不通也。"陆渊雷云："栀豉诸汤，能治轻证膈噎，可知胸中窒即指膈噎，所谓食管狭窄病也，盖因食管黏膜干燥，咽物不能滑利之故。"

【语译】已经过发汗，又经过泻下，而出现发热、烦躁、胸腔窒塞等症状时，可以服用"栀子豉汤"。

78

【原文】伤寒五六日，大下之后，身热不去，心中结痛者，未欲解也，栀子豉汤主之。

【校勘】《玉函经》："未欲解也"句作"此为未解"。

【句释】"心中结痛"，徐大椿云："结痛，更甚于窒，栀子豉汤主之，按胸中窒结痛，何以不用小陷胸，盖小陷胸证乃心下痛，胸中在心之上，故不得用陷胸。"是"心中"即"胸中"，心中结痛，仍然是食管的病变了。

【串解】柯韵伯云："病发于阳，而反下之，外热未除，心中结痛，虽轻于结胸，而甚于懊侬矣。"这可能是急性食道炎症之类。

【语译】五六天来本是患的太阳伤寒病，表证还存在，便遽然用大量的泻下剂，结果，不仅发热不退，并增加了胸腔部的结痛症状，这说明病况还在演进，可以用"栀子豉汤"的解热消炎剂。

79

【原文】伤寒下后，心烦腹满，卧起不安者，栀子厚朴汤主之。

栀子厚朴汤方：

栀子十四个，擘　厚朴四两，炙，去皮　枳实四枚，水浸，炙令黄上三味，以水三升半，煮取一升半，去滓，分二服，温进一服，得吐者止后服。

【校勘】《玉函经》《脉经》《千金翼方》："心烦"作"烦而"两字。

栀子厚朴汤方。《玉函经》："枳实"下无"水浸"两字。成无己本、《玉函经》："炙令黄"作"去穰炒"。成无己本、《仲景全书》"上"字作"已上"两字。《玉函经》："三升"下无"半"字。《千金翼方》："吐"字上有"快"字。

【句释】"心烦"，即前条所说的虚烦。"卧起不安"，即前条（第76条）所说的"不得眠"症状。

【串解】《医宗金鉴》云："论中下后满而不烦者有二，一热气入胃之实满，以承气汤下之，一寒气上逆之虚满，以厚朴生姜甘草半夏人参汤温之；其烦而不满者亦有二，一热邪入胸之虚烦，以竹叶石膏汤清之，一懊恼欲吐之心烦，以栀子豉汤吐之。今既烦且满，满甚则不能坐，烦甚则不能卧，故卧起不安也，然既无三阳之实证，又非三阴之虚证，惟热与气结，壅于胸腹之间，故用栀子、枳、朴，涌其热气，胸腹和而烦自去，满自消矣。"

【语译】伤寒病经过泻下以后，烦躁不安，腹部胀满的，可以用"栀子厚朴汤"清热导气。

【释方】张志聪云："栀子之苦寒，能泄心下之热烦，厚朴之苦温，能消脾家之腹满，枳实之苦寒能解胃中之热结。"

厚朴、枳实，用少量为芳香健胃药，用大量为肠道祛风药，能排除肠道内的气体，减轻胀满。

80

【原文】伤寒，医以丸药大下之，身热不去，微烦者，栀子干姜汤主之。

栀子干姜汤方：

栀子十四个，擘　干姜二两

上二味，以水三升半，煮取一升半，去滓，分二服，温进一服，得吐者止后服。

【校勘】《玉函经》《脉经》："丸"作"圆"。

栀子干姜汤方。《玉函经》："三升""一升"下，没有"半"字；"吐"字上有"快"字。

【句释】"丸药"，王宇泰云："丸药，所谓神丹甘遂也，或作巴豆。"是否如此，仍不能肯定，总是汉时俗医习用的泻下丸剂。

【串解】喻嘉言云："丸药大下，徒伤其中，而不能荡涤其邪，故栀子合干姜用之，亦温中散邪之法也。"

伤寒应先解表，不解表而用下药，是表未解而里又虚，演成上热下寒的局面，因而用"干姜"温下寒，振奋胃肠机能，"栀子"清上热，即所以除烦。

【语译】患太阳伤寒证，不先行解表而遽用泻下丸剂，以致发热始终不退而烦躁，可以用"栀子干姜汤"散寒除烦。

【释方】柯韵伯云："任栀子以除烦，用干姜逐内寒以散表热，此甘草泻心之化方也。"

本方用轻量有消炎健胃作用。

81

【原文】凡用栀子汤，病人旧微溏者，不可与服之。

【校勘】《玉函经》："汤"字下有"证"字；"病"字作"其"字；没有"旧"字。

【音义】溏，音唐，大便里水分多而稀薄，所以一般叫作"溏泻"。

【串解】成无己云："病人旧微溏者，里虚而寒在下也，虽烦则非蕴热，故不可与栀子汤。《内经》曰：先泄而后生他病者，治其本，必且调之，后乃治其他病。"

这条说明"栀子汤"是寒凉药，便微溏是肠道吸收机能衰减的里寒证，不能无选择地一概应用。

【语译】凡是使用"栀子豉汤"时，如病人素常便稀薄而有里寒证，便不能随便使用了。

复习题

1. 什么是栀子豉汤治疗的主证？栀子甘草豉汤和栀子生姜豉汤的主治与它有哪些不同？

2. 为什么说栀子豉汤证的"虚烦"不是虚证，相反地还是实证热证，试就条文举例说明。

表7　第76至81条内容表解

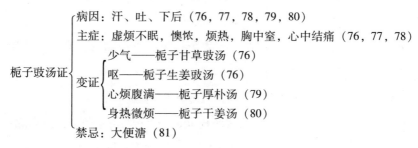

栀子豉汤证
- 病因：汗、吐、下后（76，77，78，79，80）
- 主症：虚烦不眠，懊憹，烦热，胸中窒，心中结痛（76，77，78）
- 变证
  - 少气——栀子甘草豉汤（76）
  - 呕——栀子生姜豉汤（76）
  - 心烦腹满——栀子厚朴汤（79）
  - 身热微烦——栀子干姜汤（80）
- 禁忌：大便溏（81）

第八节　第82至89条

第82至89条等8条，提出禁止轻率发汗的几个例子。

82

【原文】太阳病发汗，汗出不解，其人仍发热，心下悸，头眩，身𥄂动，振振欲擗（原注："一作僻"。）地者，真武汤主之。

【校勘】《玉函经》："发汗，汗出不解"作"发其汗而不解"；"𥄂"字下有"而"字。《脉经》《千金方》《千金翼方》："真武"作"玄武"。

【音义】𥄂，见第38条。擗，音僻，倒也。振振，《医宗金鉴》云"耸动不已"貌。

【串解】《医宗金鉴》云："大汗出，仍热不解者，阳亡于外也；心下悸，筑筑然动，阳虚不能内守也；头眩者，头晕眼黑，阳微气不能升也；身𥄂动者，蠕蠕然𥄂动，阳虚液涸，失养于经也；振，耸动也，振振欲擗地者，耸动不已，不能兴起，欲堕于地，阳虚气力不能支也。"

总之，这是汗后亡阳，表里上下俱虚的证候，因而用"真武汤"的回阳剂。方列少阴篇第316条。

【语译】太阳病曾用发汗剂解表，但汗出了仍然发热，更增加了胃部悸动，头晕眼花，肌肉𥄂动，上重下轻，摇摇欲坠等现象，这是大汗亡阳，阳

1244

虚已极的征候，可以用"真武汤"的回阳剂。

83

【原文】咽喉干燥者，不可发汗。

【校勘】《脉经》：无"喉"字。《玉函经》："汗"字上有"其"字。

【串解】钱潢云："咽喉干燥，上焦无津液也。"

营养不良，津液便缺乏而干燥，再发汗，便会再损失其水分，所以禁汗。

【语译】咽喉素常干燥的人，津液已经缺乏，不要再发汗了。

84

【原文】淋家不可发汗，发汗必便血。

【校勘】《玉函经》"发汗必便血"作"发其汗必便血"。

【句释】"淋家"系指患有膀胱病和尿道病的人。"便血"犹言尿血。

【串解】程应旄云："淋家热畜膀胱，肾水必乏，更发汗以竭其津，水府告匮，徒逼血从小便出耳。"

淋家，津液缺乏，应为虚弱性的慢性淋病，但不能一概而论。

【语译】患慢性淋病的人，身体虚弱，不要发汗，万一发了汗，提防引起尿血症。

85

【原文】疮家虽身疼痛，不可发汗，汗出则痓。

【校勘】《玉函经》："发汗"作"攻其表"；"痓"作"痉"。

【音义】痓，音制，《集韵》云："一曰风病"，《正字通》云："五痓之总名，其证卒口噤，背反张而瘈疭。"

【句释】"疮家"，包括一切创伤出血过多的，或者患慢性溃疡而贫血的。

【串解】张锡驹云："疮家久失脓血，则充肤热肉之血虚矣，虽身疼痛而得太阳病之表病，亦不可发汗，汗出必更内伤其筋脉，血无营筋，强急而为痓也。"

【语译】有创伤或久患疮疡的人，血少津枯，纵然有表证，也不宜发汗，发汗再损伤了体液，便会使肌肉组织失掉荣养，演变成为项背强直的痓病。

86

【原文】衄家不可发汗，汗出必额上陷脉急紧，直视不能眴（原注："一作瞬"。），不得眠。

【校勘】《玉函经》："发汗"作"攻其表"；"必额上陷"句作"必额上促急而紧"。《诸病源候论》同，惟"促"字作"莖"，《外台秘要》：引《诸病源候论》，"促"作"脉"，都没有"陷"字，《脉经》作"必额陷脉上促急而紧"。

【音义】眴，音顺，目动也。

【句释】"陷脉"是个名词，指陷入肌骨里的经脉而言，犹言内在和深在的经脉，《灵枢·九针十二原》云"故针陷脉则邪气出"，即是说针刺深在的经脉，把邪气引导出来，这条的"陷脉"正与此相同。"汗出必额上陷脉急紧"，应读成一句，犹言汗水出多了，津液受到损伤，连深陷在额骨里面的经脉，亦会失掉濡养而拘挛紧急。"直视不能眴"，由于动眼神经亦因失掉濡养而拘急造成。

【串解】成无己云："衄者，上焦亡血也，若发汗，则上焦津液枯竭，经络干涩，故额上陷脉急紧，诸脉者，皆属于目，筋脉紧急，则牵引其目，故直视不能眴。眴，瞬合目也。《针经》曰：阴气虚则目不瞑，亡血为阴虚，是以不得眠也。"

衄家，是素有衄血病的人，当然他的失血情况，便比较严重，所以发汗后的种种病变，都是由于亡失血液、体液造成的。

【语译】有衄血病的人，不要轻易发汗，汗出多了，再耗损体液，额部的筋脉和动眼神经等，都会发生脱水拘急的症状，甚至不能安眠。

87

【原文】亡血家不可发汗，发汗则寒栗而振。

【校勘】《玉函经》《脉经》："不可发汗"句作"不可攻其表"；"发汗则"作"汗出则"。

【句释】"亡血家"，亡，失也，指一般有失血病的人。

【串解】成无己云："《针经》曰：夺血者无汗，夺汗者无血。亡血发汗，则阴阳俱虚，故寒栗而振摇。""寒栗而振"，即是体温低落的亡阳现象。

【语译】一般有失血病的人，不要轻易发汗，汗出多了，恐怕引起体温的过度低降，而出现寒战等症状。

88

【原文】汗家重发汗，必恍惚心乱，小便已阴疼，与禹余粮丸。（原注："方本阙"。）

【句释】"汗家"，指容易出汗的人。"恍惚心乱"，钱潢云"恍惚者，心神摇荡，而不能自持，心乱者，神虚意乱，而不得自主也"，为阴虚阳越的现象。"小便已阴疼"，即小便后尿道口作痛，由于气弱不利的缘故。

【串解】成无己云："汗者心之液，汗家重发汗，则心虚，恍惚心乱，夺汗则无水，故小便已阴中疼。"其实，即是脱水亡阳，心力不支的征候。

【语译】平素惯爱出汗的人，再使用大量发汗剂，过分脱水的结果，轻则小便后尿道作痛，重则心脏不能支持，而出现心虚烦乱等险象。

89

【原文】病人有寒，复发汗，胃中冷，必吐蚘（原注："一作逆"。）。

【音义】蚘，音回，即蛔字，人体寄生虫之一。

【句释】"有寒"，指胃肠虚寒而言，第277条云："自利不渴者，属太阴，以其脏有寒故也，当温之，宜服四逆辈"，与这条同一意义。"吐蚘"，仍以原注作"吐逆"较妥，一般胃肠虚寒，是不会吐出蛔虫的。

【串解】陆渊雷云："里寒之人，虽有表证，仍当先温其里（参看九十四条。按：本书第91条），否则表证虽除，里寒转甚，胃中冷而呕吐作矣。"所谓"胃中冷"，即胃肠机能减退，不能消化饮食，而作吐逆。

【语译】素有虚寒体质的病人，如果轻易地发汗解表，胃肠再受损伤，势必引起吐逆的发作。应该留意。

表8　第82至89条内容表解

咽喉干燥（83）

淋家：便血（84）

疮家：痉（85）

衄家：额上陷脉紧急直视不眴，不得眠（86）

亡血家：寒慄而振（87）

汗家：恍惚心乱，小便已阴疼（88）

虚寒人：胃中冷，吐逆（89）

82条至89条

不可发汗的示例

过汗亡阳

主症：心下悸，头眩，身瞤动，振振欲擗地（82）

治疗：真武汤（82）

复习题

1. 试述第82条至89条中禁止发汗的理由。

2. 真武汤主治的"心下悸，头眩身瞤动，振振欲擗地"等症状，在病理学上，究竟是怎样的一种机转？

第九节　第90至95条

第90至95条等6条，主要是辨识表里俱病的治疗方法，第94条的词意虽然费解，仍是在企图说明表里的问题，第95条依照《玉函经》列在"桂枝汤方"后较妥。

90

【原文】本发汗，而复下之，此为逆也；若先发汗，治不为逆。本先下之，而反汗之，为逆；若先下之，治不为逆。

【校勘】《玉函经》：无"若"字，"先发汗""先下之"两句下各有一个"者"字。

【音义】复，反也，与下文的"反"字同一意义。逆，误也。

【串解】成无己云："病在表者，汗之为宜，下之为逆；病在里者，下之为宜，汗之为逆。"这是临床上治疗的一大原则，因而特地提出来。但这都是指实证而言。

【语译】本来应该发汗的病，反而施用泻下剂，这是错误的；假如首先用发汗解表的办法，表解后，有里证时，再行泻下，这才是正确的。本应该先用泻下的病，反进行发汗，这是错误的；假如先用泻下剂，里证解除了，还有表证存在时，再行发汗，这才是正确的治疗法。

91

【原文】伤寒，医下之，续得下利，清谷不止，身疼痛者，急当救里；后身疼痛，清便自调者，急当救表。救里宜四逆汤，救表宜桂枝汤。

【校勘】《玉函经》："身疼痛者"作"身体疼痛者"。

【句释】"清谷不止"，"清谷"犹言完谷，即消化不良的粪便。"救表"，疑是攻表之讹，第 29 条云："反与桂枝汤欲攻其表"，第 372 条云："攻表宜桂枝汤"，足以证明。

【串解】张锡驹云："伤寒下之而正气内陷，续得里虚之证，下利清谷不止者，虽身疼痛，表证仍在，急当救里，救里之后，身疼痛而清便自调者，知不在里，仍在表也，急当救表，救里宜四逆汤，以复其阳，救表宜桂枝汤，以解其肌，生阳复而肌腠解，表里和矣，本经凡曰急者，急不容待，缓则无及矣。"

张氏指"清谷"为里虚，即是胃阳虚寒，消化机能完全丧失了的征象，这时虽然有表证，也应当急为培养胃肠机能以后，再行解表。

陆渊雷云："太阳证之亢进于肌表，自然疗能祛病之趋向也，医者因势利导，助自然疗能祛除毒害性物质于肌表，则有发汗解肌之法。胃肠者，后天水谷之本，胃肠虚寒，自然疗能内顾且不暇，夫何能祛病于外？当此之时，与解表之药，既无所凭藉，乃不能祛除毒害性物质，反伤其阳。阳既伤，毒害性物质且内陷而益猖獗，以是急当救里也，及其清便自调，则胃肠之机能已复，内顾无忧，自然疗能必奋起祛病，斯时设仍有身疼痛之表证，自当急解其表矣。"

前条先发汗，后泻下，是阳证，所以主要目的在祛邪；这条先温里，后解表，是阴证，所以主要目的在扶正。

【语译】伤寒病经过误下，便继续地腹泻，并泻出消化不良的东西来了，这说明病人的胃肠机能坏透了，这时虽然有身疼痛的表证，仍应当急为强壮胃肠机能，扶其正气，等到清便自调，胃肠机能好转了，还有表证存在时，再进行解表。强壮胃肠机能用"四逆汤"，解表用"桂枝汤"。

92

【原文】病发热头痛，脉反沉，若不差，身体疼痛，当救其里，四逆汤方。

【校勘】《玉函经》："疼痛"上有"更"字。

【句释】"脉反沉"，末梢动脉血液减少，即浅层动脉的贫血，便会诊察到沉脉，一般为体力衰惫的征象。

【串解】陆渊雷云："若不差上，当有阙文，身体疼痛，亦未见是急当救里之候。以意推之，当云病发热头痛，脉反沉，可与麻黄附子细辛汤，若不差，身体疼痛，下利呕逆者，当救其里，宜四逆汤。盖发热头痛，是太阳证，其脉当浮，今得少阴之沉脉，故曰反。证则太阳，脉则少阴，此即《内经》所谓两感之病，其实乃正气祛病而力不足之现象，宜发汗温经并行，则麻附细辛为对证之方，且以文势论，亦必有可与一句，然后若不差句有所承接，下文云：'腹中急痛，先与小建中汤，不差者，小柴胡汤主之（按：第100条）'，可以为例也。身体疼痛，虽太阳、少阴俱有之证，究不得为里，必下利呕逆而脉沉，乃为里寒，合于救里之义也。"

【语译】患发热头痛的表证，脉搏反而现沉，这是体力衰弱，不能抗病的现象，以致身体疼痛等表证长时间的不好，便应该及时用"四逆汤"强壮体力。

93

【原文】太阳病，先下而不愈，因复发汗，以此表里俱虚，其人因致冒，冒家汗出自愈，所以然者，汗出表和故也，里未和，然后复下之。

【校勘】成无己本："先下"下有"之"字。《玉函经》《脉经》：无"以此"两字；"冒家"下有"当"字。《脉经》："里未和"作"表和"，成无己本：作“得里未和”。

【句释】“冒”，程应旄云：“冒者，清阳不彻，昏蔽及头目也。”即是头目昏冒不清的现象。

【串解】程应旄云：“先下之而不愈，阴液先亡矣，因复发汗，营从卫泄，阳津亦耗，以此表里两虚，虽无邪气为病，而虚阳戴上，无津液之升以和之，所以怫郁而致冒，冒者……必得汗出津液到，而怫郁始去，所以然者，汗出表和故也。”

张锡驹云：“然后者，缓词也，如无里证，可不必下也。”

“冒者”是否可以汗出而愈，当以有可发汗的表证为依据，“里未和”是否可以一下而愈，仍应以有可攻下的里证为依据，不能凭空臆造，这是应注意的。

【语译】太阳表证，误用下法而病不愈，又从而发汗，弄得表里两虚，头目昏冒不清爽，这时如真有表证，可以酌量病情的轻重而发汗解表，如真有里证，亦必须根据实际的情况而用泻下法。

94

【原文】太阳病未解，脉阴阳俱停（原注：“一作微”。），必先振栗汗出而解。但阳脉微者，先汗出而解，但阴脉微（原注：“一作尺脉实”。）者，下之而解。若欲下之，宜调胃承气汤。（原注：“一云用大柴胡汤”。）

【校勘】《玉函经》：“脉阴阳俱停”句下作“必先振汗而解，但阳微者先汗之而解，阴微者先下之而解，汗之宜桂枝汤，下之宜承气汤”。《脉经》：“调胃承气汤”作“大柴胡汤”；“阳”“阴”下无两“脉”字；“汗出”作“汗之”。

【句释】“脉微”，心弱血少，脉管又不能适量紧张，便见微脉，是神经衰惫，动脉血压低降的征候。“脉阴阳俱停”，成无己以下各家，都解释为均调的意义，但《素问》《灵枢》《难经》《脉经》等，均没有“停脉”的记载，程应旄、钱潢、《医宗金鉴》等又释为“停止”，亦不妥，仍以原注的“微脉”为是。

【串解】成无己云：“脉阴阳俱停无偏胜者，阴阳气和也。经曰：寸口、关上、尺中三处大小浮沉迟数同等，此脉阴阳为和平，虽剧当愈。今阴阳既和，必先振栗汗出而解。但阳脉微者，阳不足而阴有余也，经曰：阳虚阴盛，汗之则愈。阴脉微者，阴不足而阳有余也，经曰：阳盛阴虚，下之则愈。"

"但阳脉微"，就说明阴脉不微，阴液充足，容易蒸化成汗，所以可能汗出而解；"但阴脉微"，就说明阳脉不微，阳脉不微，就是阳盛，阳盛化燥，当然可以泻下而解。但是仍须配合现实症状来分辨，较为万全。

【语译】太阳病表证不解，诊察他的脉搏，无论在浮部、沉部都极微弱，说明他的体力不强，即或要发汗，都必先有振栗很吃力的经过，汗才能发得出来。假使只是阳部的脉搏微弱，而阴部的脉搏还充实，这时还可以发汗解表；假使阴部的脉搏虽稍为微弱一点，但阳部的脉搏却是充实的，如有里实证，还可以用泻下药攻里。用那一类的泻下药呢？最好是"调胃承气汤"一类的方剂。

95

【原文】太阳病，发热汗出者，此为荣弱卫强，故使汗出，欲救邪风者，宜桂枝汤。

【校勘】本条《玉函经》《脉经》《千金翼方》都列在太阳上篇桂枝汤方后面。《玉函经》："救"字作"解"字。

【串解】成无己云："太阳中风，风并于卫，则卫实而荣虚。荣者阴也，卫者阳也。发热汗出，阴弱阳强也。《内经》曰：阴虚者，阳必凑之，故少气时热而汗出，与桂枝汤解散风邪，调和荣卫。"由于卫强而发热，由于发热而出汗，由于出汗而阴弱，这是说明太阳中风证的病理机转。可参看第53、54两条。

【语译】患太阳病中风证，在病理变化上之所以叫作"荣弱卫强"，这是由于它不断地发热、出汗而造成的，所以要用桂枝汤来调和荣卫，也就是调整机体的调节机能，不使荣卫偏强偏弱。

表9　第90至95条内容表解

表里俱病 {
- 表证主症：发热恶寒（7，3）
- 里证 {
  - 主症：清谷不止（91）
  - 脉象：沉微（92，94）
}
- 治疗原则：表证不可下，里证不可汗（90）
- 误治后果：表里俱虚（93）
- 治疗方法 {
  - 解表：桂枝汤（91，95）
  - 攻里：调胃承气汤（94）
  - 救里：四逆汤（91）
}
}

复习题

1. 临床遇到表里两病的时候，应该怎样处理？

2. "攻里"和"救里"在临床上究竟是怎样的两种治疗方法？

第十节　第96至107条

第96至107条等12条，讨论柴胡汤一类的证治，其中第102条，上承第100条而言，第105条的证候，和第104条类似，因以相提并论，惟第106条桃核承气汤证，对前后条文，似不相属，应属于以下抵当汤一类的证治。

96

【原文】伤寒五六日中风，往来寒热，胸胁苦满，嘿嘿不欲饮食，心烦喜呕，或胸中烦而不呕，或渴，或腹中痛，或胁下痞硬，或心下悸、小便不利，或不渴、身有微热，或咳者，小柴胡汤主之。

小柴胡汤方：

柴胡半斤　黄芩三两　人参三两　半夏半升，洗　甘草炙　生姜各三两，切　大枣十二枚，擘

上七味，以水一斗二升，煮取六升，去滓，再煎取三升，温服一升，日三服。若胸中烦而不呕者，去半夏、人参，加栝楼实一枚；若渴，去半夏，加人参合前成四两半，栝楼根四两；若腹中痛者，去黄芩，加芍药三两；若胁下痞硬，去大枣，加牡蛎四两；若心下悸、小便不利者，去黄芩，加茯苓四两；若不渴、外有微热者，去人参，加桂枝三两，温覆微汗愈；若咳者，

去人参、大枣、生姜，加五味子半升，干姜二两。

【校勘】"伤寒五六日中风"，《玉函经》作"中风五六日，伤寒往来寒热"，《脉经》作"中风往来寒热，伤寒五六日以后"，《仲景全书》作"伤寒中风五六日"。《脉经》："心烦"作"烦心"。《玉函经》《脉经》："硬"作"坚"；"心下悸"作"心中悸"；"身"作"外"。《外台秘要》："心下悸"作"心下卒悸"。成无己本："嘿嘿"作"默默"；"小柴胡"句上有"与"字。

小柴胡汤方。《玉函经》："七味"下有"㕮咀"两字；"再煎"作"再煮"；没有"三服"的"服"字；"若渴"下有"者"字，成无己本亦有。《千金翼方》：无"栝楼根四两"。《玉函经》《千金翼方》："硬"作"坚"，下有"者"字。《千金翼方》《外台秘要》：牡蛎"四两"作"六两"。成无己本、《玉函经》、《千金翼方》：缺"桂枝"的"枝"字。《仲景全书》：大枣作"十三枚"。《千金翼方》：柴胡作"八两"。

【音义】嘿，音墨，与默同，方有执云："静默不言"。硬，同硬，坚也。满，与"懑"通，读如闷。

【句释】"伤寒五六日中风"，系倒句法，犹言"伤寒"或"中风"也。"五六日"，方有执云："大约言也"。"往来寒热"，恶寒的时候不感觉热，发热的时候不感觉寒，寒和热间代出现，即所谓"间歇型热"。"胸胁苦满"，谓肋骨弓下面有困闷的自觉症，大约和胸胁部脏器（肝脾等）、淋巴腺等的炎症有密切关系。"喜呕"，即是时常作呕。

【串解】方有执云："此少阳之初证……往来寒热者，邪入躯壳之里，脏腑之外，两夹界之隙地，所谓半表半里，少阳所主之部位，故入而并于阴则寒，出而并于阳则热，出入无常，所以寒热间作也……胸胁既满，谷不化消，所以静默不言，不需饮食也。心烦喜呕者，邪热伏饮，抟胸胁者，涌而上溢也，或为诸证者，邪之出入不常，所以变动不一也。""胸胁苦满"，为干性肋膜炎的习见症。"心烦喜呕"，大部都是由于胸胁部有炎症，病毒附着于膈膜附近，而影响了胃机能的缘故。往来寒热、胸胁苦满、嘿嘿不欲饮食、心烦喜呕，这是小柴胡汤的主要证候，以下的或然症，并不是用小柴胡汤的主要目标了。

【语译】病太阳伤寒或中风，大约已经有五六天了，发间歇型热，胸胁

1254

部感觉困闷，不爱谈话，不想饮食，常常烦躁作呕，有的只是烦躁并不呕，有的口渴，有的肚子痛，有的两胁部胀满，有的胃部现悸动，小便不畅利，有的并不口渴，只是些微发烧，有的咳嗽，像这一系列的证候，都可以用"小柴胡汤"作主要的方剂来随症加减治疗。

【释方】陆渊雷云："药治之原则，在利用人体之天然抗病力，而顺其趋势，证在上在表者，知抗病力欲外达，故太阳宜发汗；证在下在里者，知抗病力欲下夺，故阳明宜攻下；至于证在表里上下之间，则抗病力之趋势不可知，故汗吐下诸法，皆禁施于少阳 (参看少阳篇二百六十八至二百七十条。按：本书第264、265条)。夫阳证祛毒之治，除汗吐下，更无他法，汗吐下俱在所禁，则少阳之药法，几于穷矣。独有柴胡一味，专宜此病。征诸实验，服柴胡剂的当，有汗出而解者，有微利而解者，非柴胡兼有汗下之功，特能扶助少阳之抗病力，以祛除毒害性物质耳，亦有不汗不利，潜然而解者，昔贤因称柴胡为和解剂，意者，柴胡特能产生少阳之抗毒力，与毒害性物质结合，而成无毒之物，故不假祛毒，而病自愈软。小柴胡汤之主药柴胡，专治胸胁部及胸膜膈膜之病，又能抑制交感神经之兴奋，能疏涤淋巴之壅滞。神经证，古医书称为肝，其兴奋过度者，又称为胆，肝胆之经，相为表里，胆又与淋巴系之三焦称少阳经，故柴胡称肝胆药，又称少阳药。主药柴胡，及不足重轻之副药甘草、大枣而外，芩参姜夏皆胃药，胃邻接胸膈，受胸膈病之影响最大故也，然其与柴胡相伍，必有特殊之效。"

从张洁古、李东垣等说，"柴胡"为升提发汗峻药后，一般多不敢用，而不理解仲景少阳禁汗，偏重用柴胡，孙思邈以柴胡治产后头风痛，杨仁斋用柴胡治诸出血，可见张李之说，不是事实。

97

【原文】血弱气尽，腠理开，邪气因入，与正气相搏，结于胁下，正邪分争，往来寒热，休作有时，嘿嘿不欲饮食，脏腑相连，其痛必下，邪高痛下，故使呕也 (原注："一云脏腑相违，其病必下，胁膈中痛"。)，小柴胡汤主之。服柴胡汤已，渴者属阳明，以法治之。

【校勘】《玉函经》："饮食"作"食饮"，《千金翼方》同；"结"字作

"在"字；"故使"下有"其"字。《玉函经》、成无己本："服柴胡汤已"句下，另列为一条。《千金翼方》："已"作"而"。《玉函经》："属"字上有"此"字。成无己本："阳明"下有"也"字。

【句释】王宇泰云："血弱气尽至结于胁下，是释胸胁苦满句。正邪分争三句，是释往来寒热句，倒装法也。嘿嘿不欲饮食，兼上文满痛而言，脏腑相连四句，释心烦喜呕也。"

方有执云："今服柴胡汤已毕而渴，则非暂渴，其为热已入胃，亡津液而渴可知，故曰属阳明也。"

钱潢云："但云以法治之，而不言法者，盖法无定法也。"

【串解】成无己云："人血气虚，卫气去，形独居，肌肉减，皮肤缓，腠理开，毛发残，膲理薄，垢落，当是时遇贼风，则其入深者，是矣。邪因正虚，自表之里，而结于胁下，与正分争，作往来寒热，默默不欲饮食。此为自外之内，经络与脏腑相连，气随经必传于里，故曰其痛下，痛，一作病，邪在上焦为邪高，邪渐传里为痛下，里气与邪气相搏，逆而上行，故使呕也，与小柴胡汤，以解半表半里之邪。服小柴胡汤，表邪已而渴，里邪传于阳明也，以阳明治之。"

【语译】气血虚弱的人，皮肤不健康，调节机能也很差，容易遭受感冒，被病邪侵入以后，正气开始抵抗，病理演变的结果，胸胁部发生炎症，大大地影响了胃，便不想吃东西，精神疲乏，成天不想谈话，呈间歇型热。如脏器不断地受到影响，病变当然愈是演变严重，或者还要发生呕吐，仍然处以"小柴胡汤"进行治疗。吃了药以后，更现口渴，说明已经转变成为里热证，这是属于阳明病的范围了，必须用处理阳明病的方法来治疗它。

98

【原文】得病六七日，脉迟浮弱，恶风寒，手足温，医二三下之，不能食，而胁下满痛，面目及身黄，颈项强，小便难者，与柴胡汤，后必下重，本渴饮水而呕者，柴胡汤不中与也，食谷者哕。

【校勘】《玉函经》《脉经》："胁下"上为"其人"两字，不作"而"。成无己本："本渴饮水而呕者"作"本渴而饮水呕者"。《玉函经》："不中"

作"不复中"。

【音义】哕，音月，逆气也。

【句释】"脉迟"，即迟脉，就是脉搏的搏动很迟缓，凡心动迟缓的结果，脉搏必然现迟。"后必下重"，钱潢云："后，谓大便也，下重者，非下体沉重，即大便后重。"

【串解】柯韵伯云："浮弱为桂枝脉，恶风寒为桂枝证，然手足温而身不热，脉迟为寒，为无阳，为在脏，是表里虚寒也，法当温中散寒，而反二三下之，胃阳丧亡，不能食矣，食谷则哕，饮水则呕，虚阳外走，故一身面目悉黄，肺气不化，故小便难而渴，营血不足，故颈项强，少阳之枢机无主，故胁下满痛，此太阳中风误下之坏病，非柴胡证矣。"

这条的病变主要在胃肠，虽然胁下苦满，却和少阳证不同，不可不加辨识地一概用"柴胡汤"，不仅身面黄、食谷哕是胃肠症状，即它的"满痛"是在胁下肠胃，而与"胸胁苦满"的在体躯，也是大不相同的。脉浮弱，恶风寒，手足温、颈项强，自然很像桂枝证，但脉搏迟而身不热，正如柯韵伯所说的表里虚寒现象。这时，单独的解表都还要慎重，哪里还能一而再、再而三的泻下呢？一再误下了，胃气大伤而不能食，并引起了胁下满痛、饮水而呕、食谷而哕等胃炎症状，身面俱黄、小便难、大便后重等肠炎症状，这样病既在里，当然不是处理半表半里证的"柴胡汤"可以解决的了。

【语译】害了六七天的病，脉象虽现浮弱，而搏动数却减少了，手足虽觉温热，身上并不发烧，这是表里虚寒的情况。医生没有掌握住这种病情，不惟不温中散寒，反而一再地用泻下剂，便弄得胃气大伤，不仅不能吃东西，同时胁下满痛、喝水便呕、吃东西便哕等胃炎症状，周身黄疸、小便滞寒、大便坠胀等肠炎症状都出现了，这样很显著的消化道疾病，便不能一成不变的再用"小柴胡汤"。

99

【原文】伤寒四五日，身热恶风，颈项强，胁下满，手足温而渴者，小柴胡汤主之。

【校勘】《脉经》《千金翼方》："身热恶风"作"身体热"。

【串解】钱潢云："身热恶风项强，皆太阳表证也，胁下满，邪传少阳也，手足温而渴，知其邪未入阴也。以太阳表证言之，似当汗解，然胁下已满，是邪气已入少阳，仲景原云，伤寒中风，有柴胡证，但见一证便是，不必悉具，故虽有太阳未罢之证，汗之则犯禁例，故仍以小柴胡汤主之，但小柴胡汤当从加减例用之，太阳表证未除，宜去人参加桂枝，胁下满，当加牡蛎，渴则去半夏加栝楼根为是。"

这条与第98条比较，有身热表证，而无脉迟、身面黄、饮水呕、食谷哕等里证，所以这条用柴胡汤，上条不用柴胡汤。

【语译】病太阳伤寒已经有四五天了，本来就有发热、怕风、项强等症状，现在又增加了两胁部胀满、口渴。说明病变已逐渐移向少阳阶段，可以用少阳主方"小柴胡汤"。

100

【原文】伤寒阳脉濇，阴脉弦，法当腹中急痛，先与小建中汤，不差者，小柴胡汤主之。

小建中汤方：

桂枝三两，去皮　甘草二两，炙　大枣十二枚，擘　芍药六两　生姜三两，切　胶饴一升

上六味，以水七升，煮取三升，去滓，内饴，更上微火消解，温服一升，日三服。呕家不可用建中汤，以甜故也。

【校勘】成无己本："急痛"下有"者"字；"小柴胡"上有"与"字。《玉函经》："者"字作"即与"两字。

小建中汤方。《玉函经》、成无己本："内饴"作"内胶饴"。《外台秘要》：煮服法作"先煮五味，取三升，去滓，内饴，更上火微煮，令消解"；"用"字作"服"，《玉函经》《千金翼方》同。《玉函经》《千金翼方》：没有"建中汤"三字。《玉函经》、成无己本：《金匮要略》甘草作"三两"。《千金翼方》：大枣作"十一枚"。

【句释】"脉濇"，血液减少，循环滞涩，或者动脉硬化而脉管壁的弹力减少时，脉搏都可能现滞涩，这是体力衰竭的征象。"脉弦"，弦脉的血液仍

然不充实，但脉管壁的收缩神经颇兴奋。脉涩而弦，是血流弱小，脉管收缩神经紧张所致，这可能和"腹中急痛"有关系。"阳脉""阴脉"，仍是轻重取脉的意义。"急痛"，拘急而痛，多属虚寒证，所以《金匮要略》有"虚劳里急腹中痛"的记载，都用"小建中汤"的温补药。

"胶饴"，吴绶云："即饴糖也，其色紫深如琥珀者佳。"系半流动体的糖质。"小建中汤"，成无己云："温建中脏，是以建中名焉。"陆渊雷云："大建中汤（按：在《金匮要略》中）药力猛，此则和缓，故曰小。"

【串解】汪琥云："此条乃少阳病兼挟里虚之证。伤寒脉弦者，弦本少阳之脉，宜与小柴胡汤，兹但阴脉弦，而阳脉则涩，此阴阳以浮沉言，脉浮取之，则涩而不流利，沉取之又弦而不和缓，涩主气血虚少，弦又主痛，法当腹中急痛，与建中汤者，以温中补虚，缓其痛，而兼散其邪也。先温补矣，而弦脉不除，痛犹未止者，为不差，此为少阳经有留邪也，后与小柴胡汤去黄芩加芍药以和解之，盖腹中痛，亦柴胡证中之一候也。"这是先补后攻的办法。

【语译】患伤寒少阳病，肚子痛而拘急，脉搏浮涩沉弦，这是虚寒证，可用"小建中汤"温中补虚，吃了药没有好转，再用"小柴胡汤"解表祛邪。

【释方】陆渊雷云："古人称脾胃为中州，胃主消化，脾主吸收，其部位在大腹，故药之治腹中急痛者，名曰建中汤，建中者，建立脾胃之谓，然此方君胶饴之滋养，佐芍药之弛缓，则知病属营养不良，肠腹部神经肌肉挛急，致腹中急痛，非真正脾胃病也。"

本方不用"饴糖"，便是治太阴病"腹满时痛"的桂枝加芍药汤，可参看第279条。

101

【原文】伤寒中风，有柴胡证，但见一证便是，不必悉具。凡柴胡汤病证而下之，若柴胡证不罢者，复与柴胡汤，必蒸蒸而振，却复发热汗出而解。

【校勘】《玉函经》："有柴胡"作"小柴胡"。《玉函经》《千金翼方》：没有"病"字，"若"字，"却复"的"复"字。成无己本：亦无"复"字。

【句释】"伤寒中风",汪琥云:"谓或伤寒,或中风,不必拘也。"往来寒热,胸胁苦满,嘿嘿不欲饮食,心烦喜呕等,都是吃柴胡汤的主要症状,但是在临床上这些症状不一定都要齐备,有一二种就行了,就叫不必悉具,悉,皆也,具,备也。"蒸蒸而振",钱潢云:"蒸蒸者,热气从内达外,如蒸炊之状也。邪在半里,不易达表,必得气蒸肤润,振战鼓栗,而后发热汗出而解也。"

【串解】成无己云:"柴胡证是邪气在表里之间也……但见一证便宜与柴胡汤治之,不必待其证候全具也。邪在半表半里之间,为柴胡证,即未作里实,医便以药下之,若柴胡证仍在者,虽下之不为逆,可复与柴胡汤以和解之。得汤邪气还表者,外作蒸蒸而热,先经下里虚,邪气欲出,内则振振然也。正气胜,阳气生,却复发热汗出而解也。"

本条旨在说明,病不变,药亦不变。

【语译】无论太阳中风或伤寒,只要出现了某一个柴胡汤的症状,便得服用"柴胡汤",不一定机械地要所有"柴胡汤"的症状都齐全了才能服用。但要注意一个问题,柴胡汤证病变的性质为半表半里,切莫要误用下剂,服了泻下剂后,如柴胡汤证依然存在,仍当继续用"柴胡汤",一定要使它抵抗力逐渐地增加,由战栗而发热而出汗,整个病变才能好转。

102

【原文】伤寒二三日,心中悸而烦者,小建中汤主之

【校勘】《外台秘要》:"伤寒二三日"作"伤寒一二日"。

【句释】"心中",钱潢云:"心胸之间,非必心脏之中也。"

【串解】《医宗金鉴》云:"伤寒二三日,未经汗下,即心悸而烦,必其人中气素虚,虽有表证,亦不可汗之,盖心悸阳已微,心烦阴已弱,故以小建中汤,先建其中,兼调营卫也。"

虚弱的人有表证,不能抵抗疾病时,补其虚,即所以解表,小建中汤、补中益气汤之类都是。

【语译】患太阳伤寒证已两三天,心悸亢进而虚烦,应先给以小建中汤温补正气。

【原文】太阳病过经十余日，反二三下之，后四五日，柴胡证仍在者，先与小柴胡，呕不止，心下急（原注："一云呕止小安"。），郁郁微烦者，为未解也，与大柴胡汤下之则愈。

大柴胡汤方：

柴胡半斤　黄芩三两　芍药三两　半夏半升，洗　生姜五两，切　枳实四枚，炙

大枣十二枚，擘

上七味，以水一斗二升，煮取六升，去滓再煎，温服一升，日三服。一方加大黄二两，若不加，恐不为大柴胡汤。

【校勘】《玉函经》《外台秘要》："反"字作"及"。《脉经》《千金翼方》："仍"字作"续"。成无己本、《脉经》、《外台秘要》、《千金翼方》："小柴胡"下有"汤"字。《玉函经》《脉经》《千金翼方》："呕不止，心下急"，作"呕止小安"；"郁郁"上有"其人"两字。成无己本："大柴胡"下无"汤"字。

大柴胡汤方。《千金翼方》：柴胡作"八两"。《外台秘要》：半夏作"水洗"。《玉函经》：生姜作"三两"。《外台秘要》：大枣作"十三枚"。《玉函经》《外台秘要》："再煎"下，有"取三升"三字，依照小柴胡汤的煎服法，这当然是脱文。成无己本、《玉函经》：方中原有"大黄二两"。《玉函经》："右七味"作"右八味"；煮服法末有"一方无大黄，然不加不得名大柴胡汤也"十六字。《肘后备急方》《千金方》《千金翼方》《外台秘要》、成无己本："一方加大黄"以下十七字都有。《本事方》：方中也列有"大黄"，注云："伊尹汤液论，大柴胡同姜枣共八味，今监本无，脱之也。"

【句释】"过经"，柯韵伯云："经者，常也，过经，是过其常度，非经络之经也。"成无己解释为"日数过多"，两义正同。郁郁，犹言闷闷也，即是"烦"的形容词。

【串解】汪琥云："此条，系太阳病传入少阳，复入于胃之证，太阳病过经十余日，知其时已传入少阳矣。故以二三下之为反也，下之而四五日后更无他变，前此之柴胡证仍在者。其时纵有可下之证，须先与小柴胡汤以和解

半表半里之邪，如和解之而呕止者，表里气和，为已解也。若呕不止，兼之心下急，郁郁微烦，心下者，正当胃腑之中，急则满闷已极，郁烦为热结于里，此为未解也。后与大柴胡汤以下其里热则愈。"

从这条可以看出病的演变，多半是由太阳，而少阳，而阳明，与《素问·热论》的"一日太阳，二日阳明，三日少阳"截然不同。

【语译】患太阳病，经过了十多天，当病变演变到半表半里的时期，并不曾给以"小柴胡汤"，反而还一再地使用过泻下剂。但是服泻药四五天后，柴胡汤证候仍然存在，还是应该先给以"小柴胡汤"，如吃了呕吐不止，或者胃肠部还有拘急感，闷闷烦躁，这是消化道已经有病变，可酌量用"大柴胡汤"清洁胃肠，清里解热。

【释方】陆渊雷云："本方即小柴胡去参草加芍药、枳实、大黄，而生姜加多二两，故小柴胡证而里实拘急者宜之。少阳之呕，因水毒上迫所致，水毒宜下降，里实则阻其下降之路，故呕不止，心下急，郁郁微烦，是以去参草之助阳恋胃，加芍药、枳实、大黄，以舒其拘急，下其里实，加生姜以止呕。"

104

【原文】伤寒十三日不解，胸胁满而呕，日晡所发潮热，已而微利，此本柴胡证，下之以不得利，今反利者，知医以丸药下之，此非其治也。潮热者，实也，先宜服小柴胡汤以解外，后以柴胡加芒硝汤主之。

柴胡加芒硝汤方：

柴胡二两十六，铢　黄芩一两　人参一两　甘草一两，炙　生姜一两，切　半夏二十铢，本云五枚，洗　大枣四枚，擘　芒硝二两

上八味，以水四升，煮取二升，去滓，内芒硝，更煮微沸，分温再服，不解更作。（臣亿等谨按：《金匮玉函》方中无芒硝，别一方云，以水七升，下芒硝二合，大黄四两，桑螵蛸五枚，煮取一升半，服五合，微下即愈。本云，柴胡再服，以解其外，余二升，加芒硝、大黄、桑螵蛸也。）

【校勘】《玉函经》："日晡"下无"所"字。《脉经》《玉函经》《千金翼方》：无"已"字。《外台秘要》："已而微利"句作"热毕而微利"。《脉经》《千金翼方》："本"字下有"当"字。《外台秘要》："以不得利"无

"以"字。成无己本："以不得利"作"而不得利"；无"此非"的"此"字。《玉函经》《脉经》《千金翼方》："先宜"的"宜"字，作"先再服"，并无"以解外"的"以"字。

柴胡加芒硝汤方。《玉函经》《外台秘要》：半夏作"五枚"；《千金翼方》作"一合洗"。《外台秘要》：芒硝作"二合"。《外台秘要》："煮取二升"，作"煮七味，取二升"；"煮微沸"作"上火煎一二沸"。《玉函经》："再服"下有"以解为差"四字。《千金翼方》："再服"下有"以解其外"四字。成无己本：不载本方，仅于第10卷云："小柴胡汤内，加芒硝六两，余依前法服，不解更服"。今本《玉函经》：方中载有芒硝二两，共八味，而方后云："右七味"，可见是后人添进去的，方后更载有"柴胡加大黄芒硝桑螵蛸汤方"，计：柴胡二两，黄芩、人参、甘草炙、生姜各十八铢、半夏五枚、大枣四枚、芒硝三合、大黄四两、桑螵蛸五枚，并云："右前七味，以水四升，煮取二升，去滓，下芒硝大黄桑螵蛸，煮取一升半，去滓，温服五合，微下即愈，本方柴胡汤，再服以解其外，余一服加芒硝大黄桑螵蛸"；《千金翼方》同，惟大黄作"四分"。

【句释】"十三日"，与第103条"十余日"同，无他取义。"日晡所"，《文选》注："晡，日跌时也"，傍晚的时候为"日晡"；"所"，不定词，犹言左右前后，《汉书·原涉传》有"半岁所"，《礼记·檀弓》注有"高四尺所"都是。"潮热"，《明理论》云："若潮水之潮，其来不失其时也，一日一发，指时而发者，谓之潮热。"陆渊雷云："无病人之体温，亦有一度半度之上下，日晡时最高，夜间亦高于昼日，病则按时比例增高，故通常热病，多昼轻夜剧，而潮热亦于日晡时发也。盖病至承气时期，毒害性物质已制伏，不复需抗病力，故不复发热，惟久热之后，司热中枢甚易兴奋，体内犹有特殊代谢废料未排除，故于日晡时发潮热，而余时热甚微。""解外"，"外"字指少阳证候，对潮热为里实而言。"丸药"，见第80条。

【串解】程应旄云："胸胁满而呕，日晡所发潮热，此伤寒十三日不解之本证也。微利者，已而之证也。本证经而兼腑，自是大柴胡，能以大柴胡下之，本证且罢，何有于已而之下利。乃医不以柴胡之辛寒下，而以丸药之毒热下，虽有所去，而热以益热，遂复留中而为实，所以下利自下利，而潮热仍潮热，潮热者实也。恐人疑攻后之下利为虚，故复指潮热以证之。此实得之攻后，究竟非胃实，不过邪热搏结而成，只须于小柴胡解外，后但加芒硝一洗涤之。"

【语译】患伤寒已十多天，胸胁满、呕逆、傍晚发热、轻微的腹泻等，大柴胡证一直存在着，假如这时能适当的用"大柴胡汤"，通便一二次，腹泻等症状很快就会消失的。但医生却毫不考虑的便使用了峻烈的泻下丸药，以致弄得腹泻越加厉害，傍晚依然发烧，为今之计，只有先吃一剂"小柴胡汤"和解半表半里的邪热，再用"柴胡加芒硝汤"洗涤胃肠上残存的丸药峻毒，最是要紧。

【释方】汪琥云："小柴胡加芒硝汤，用人参甘草以扶胃气，且微利之后，溏者既去，燥者自留，加芒硝者，能胜热攻坚，又其性速下而无碍胃气，乃一举而两得也。"

105

【原文】伤寒十三日，过经谵语者，以有热也，当以汤下之。若小便利者，大便当硬，而反下利，脉调和者，知医以丸药下之，非其治也。若自下利者，脉当微厥，今反和者，此为内实也，调胃承气汤主之。

【校勘】成无己本："十三日"下有"不解"二字。《玉函经》《脉经》《千金翼方》："谵语"上有"而"字；"以有热也"句作"内有热也"。《千金翼方》：没有"调胃"两字。

【句释】"脉反和"，汪琥云："言其脉与阳明腑证不相背之意，若脉果调和，则无病矣。"脉与证应，当为滑数或大等脉。"脉当微厥"，《伤寒论·不可下篇》云："厥者，脉初来大，渐渐小，更来渐大。"仍属于里虚证的脉搏，不是脉微而手足厥的意思。

【串解】汪琥云："谵语有热，法当以汤荡涤之，若小便利者，津液偏渗，大便当坚硬而不出，今反下利，及诊其脉又调和，而非自利之脉，知医非其治而以丸药下之也。若其人不因误下而自利者，其脉当微而手足见厥（按：此义不安），此为内虚，不可下也。今脉反和，反和者，言其脉与阳明腑证不相背之意，若脉果调和，则无病矣，此为内实，故见谵语下利等证，与调胃承气汤者，以下胃中之实热也。"

第 104 条是少阳、阳明并病的坏证，这条是阳明的坏证。两条致坏之因，都由于"丸药"误下，而当时的丸药下剂，又为巴豆、甘遂等热毒药，说明伤寒热病的下法，当用"汤"，不当用"丸"，当用寒下，不当用热下。

【语译】患伤寒十多天，表证解后反而神昏谵语，这是由于里热亢进而来，最好适当地选择承气汤等泻下清热。如并没有用泻下剂，而小便特别清畅，是体内水分偏走肾脏膀胱，肠道势必干燥而便秘，但患者反而拉起肚子来了，这是他又错吃了热泻丸药而造成的。假如他是胃肠机能衰减的腹泻，应该出现微厥的脉搏，现在他的脉搏非常洪大，这已经是人为地造成了阳明热实证，这时用"调胃承气汤"再不要犹豫了。

106

【原文】太阳病不解，热结膀胱，其人如狂，血自下，下者愈。其外不解者，尚未可攻，当先解其外，外解已，但少腹急结者，乃可攻之，宜桃核承气汤。（原注："后云解外宜桂枝汤"。）

桃核承气汤方：

桃仁五十个，去皮尖　大黄四两　桂枝二两，去皮　甘草二两，炙　芒硝二两

上五味，以水七升，煮取二升半，去滓，内芒硝，更上火微沸，下火，先食温服五合，日三服，当微利。

【校勘】《玉函经》："血自下"作"血必自下"；"下者愈"作"下者即愈"。成无己本："解其外"作"解外"。《脉经》《千金翼方》："其外"下有"属桂枝汤证"五字。《玉函经》："少腹"作"小腹"。

桃核承气汤方。《玉函经》：方名作"桃仁承气汤"。《千金翼方》：芒硝作"一两"。《玉函经》：煮服法作"先煮四味，取二升半，去滓，内硝，更煮微沸，温服"。《千金翼方》："内芒硝"后作"更煮一沸，分温三服"。

【句释】"热结膀胱"，谓热结膀胱部分，不一定专指膀胱脏器，更不要误解为太阳膀胱经，因为厥阴病也有冷结膀胱的说法（第 340 条）。"少腹急结"，就是热结膀胱的体征，"急结"，即拘急不舒适的现象。

"先食服"，即在未吃饮食以前服药，这样药效的被吸收较大较快。

【串解】成无己云："热结膀胱，其人如狂者，为未至于狂，但不宁尔。

经曰：其人如狂者，以热在下焦，太阳多热，热在膀胱，必与血相搏，若血不为畜，为热迫之，则血自下，血下则热随血出而愈，若血不下者，则血为热搏，畜积于下，而少腹急结，乃可攻之，与桃核承气汤，下热散血。"柯韵伯云："冲任之血，会于少腹，热极则血不下而反结，故急。然病自外来者，当先审表热之轻重，以治其表，继用桃核承气汤以攻其里之结血。"

【语译】太阳表证还没有痊愈，患者突然有发狂似的现象，小腹硬满拘急，大便下血，这是热结膀胱的征候。一般调节机能强的，便血以后，马上血出热减，诸症轻快。如这时进行治疗，便当考虑表证的存在与否来作决定，如表证还显著的存在，应先行解表，表证已经不存在了，才针对着里热证，处以"桃核承气汤"。

【释方】钱潢云："神农本经，谓桃仁主瘀血血闭，洁古云，治血结血秘，通润大肠，破蓄血……大黄下瘀血积聚，留饮宿食，荡涤肠胃，推陈致新。芒硝咸寒下泻，咸走血，咸软坚，热淫于内，治以咸寒之义也。桂之为用……通血脉，消瘀血，尤其所长也。甘草所以保脾胃，和大黄芒硝之寒峻耳。"

本方即"调胃承气汤"加桃仁、桂枝，调胃承气汤泻下解热，加桃仁、桂枝活血祛瘀也。

107

【原文】伤寒八九日，下之，胸满烦惊，小便不利，谵语，一身尽重，不可转侧者，柴胡加龙骨牡蛎汤主之。

柴胡加龙骨牡蛎汤方：

柴胡四两　龙骨　黄芩　生姜切　铅丹　人参　桂枝去皮　茯苓各一两半
半夏二合半，洗　大黄二两　牡蛎一两半，熬　大枣六枚，擘

上十二味，以水八升，煮取四升，内大黄，切如碁子，更煮一两沸，去滓，温服一升。本云，柴胡汤今加龙骨等。

【校勘】《外台秘要》："下之"下有"后"字。《脉经》《千金翼方》：无"尽重"。

柴胡加龙骨牡蛎汤方。《玉函经》："铅丹"作"黄丹"。成无己本：无

"黄芩"。《千金翼方》：半夏作"一合"。成无己本：半夏作"二合"。《仲景全书》：牡蛎一两半下有"煅"字。成无己本："十二味"作"十一味"。《玉函经》：无"切如碁子"四字。《外台秘要》："碁"字上有"博"字。《玉函经》《外台秘要》："一两沸"作"取二升"。《外台秘要》："服一升"作"分再服"。《玉函经》："本云"以下，作"本方柴胡汤内，加龙骨、牡蛎、黄丹、桂、茯苓、大黄也，今分作半剂"二十四字。

【音义】铅，同铅。

【句释】"烦惊""谵语"，都是由高热刺激所引起的脑症状。

【串解】张璐云："此系少阳之里证……少阳有三禁，不可妄犯。虽八九日过经下之，尚且邪气内犯，胃土受伤，胆木失荣，痰聚膈上，故胸满烦惊。惊者，胆不宁，非心虚也。小便不利，谵语者，胃中津液竭也。一身尽重者，邪气结聚痰饮于肋中，故令不可转侧。主以小柴胡和解内外，逐饮通经，加龙骨牡蛎以镇肝胆之惊。"

烦惊谵语，身重不可转侧，小便不利，都是一系列的神经官能证，是由高热熏灼所致，并没有什么痰饮。"胸满"是少阳内部充血的本病。

【语译】患伤寒已八九天了，少阳的表证未解，遽用泻下剂，因而引起胸部胀满，烦躁惊狂，神昏谵妄，全身强直，小便不利等严重的里热证，这时只合用"柴胡加龙骨牡蛎汤"的清热镇痉剂。

【释方】陆渊雷云："此方取小柴胡汤之半，而去甘草，加龙骨、铅丹、桂枝、茯苓、大黄、牡蛎也，今人谓龙骨、牡蛎、铅丹能收敛浮越之正气，镇惊坠痰……惟此方既有龙骨、牡蛎之收涩，复有大黄、茯苓之通利，既有大黄之攻，复有人参之补，方意杂糅，颇有疑其不可用者，然按证施治，得效者多。"

柴胡、桂枝，为太少阳表不解，一身尽重而设；黄芩、生姜、半夏、大黄，为误下清里的胸满烦躁而设；茯苓，为小便不利而设；龙骨、牡蛎、铅丹，重坠镇痉，为惊狂谵语而设；本证由于误下，人参、大枣在方中有极大的救逆和缓解作用。病变复杂，用药亦复杂，用而有效，正见其复杂中的精纯。

表 10　第 96 至 107 条内容表解

```
                        ┌ 脉象：阳脉涩，阴脉弦（100）
                        │ 病理：血弱气尽，腠理开，邪气因入，与正气相搏，
                        │        结于胁下，正邪分争，休作有时（97）
             ┌ 小柴胡汤证┤        ┌ 主要症状：往来寒热，胸胁苦满，嘿嘿不欲饮食，
             │          │        │          心烦喜呕（96，98）
             │          └ 证候   ┤
      柴胡汤证┤                   └ 非必然症：渴，腹痛，胁下痞硬，小便不利，咳，
             │                              身黄，恶风寒（96，98，99）
             │ 大柴胡汤证：呕不止，心下急，郁郁微烦，胸胁满而呕，日晡所发潮热
             │            （103，104）
             └ 柴胡加龙骨牡蛎汤证：胸满烦惊，小便不利，谵语，一身尽重（107）
96 条─┤
至    │          ┌ 脉象：涩，弦（100）
107 条│ 小建中汤证┤
      │          └ 症状：腹中急痛，心中悸而烦（100，102）
      │          ┌ 调胃承气汤证：谵语，大便硬（105）
      └ 承气汤证 ┤
                 └ 桃核承气汤证：热结膀胱，其人如狂，血自下，少腹急结（106）
```

复习题

1. 什么是小柴胡汤的主治证候？所治的证候在临床上属于何种性质？试提出你的认识。

2. 大柴胡汤证与柴胡加芒硝汤证的鉴别诊断是怎么样？

3. 第 101 条云："伤寒中风，有柴胡证，但见一证便是，不必悉具"，这有什么道理？对其他各经的诊断也可以运用这个道理吗？

4. "腹中急痛"和"心中悸而烦者"都用小建中汤，这两条是同一性质的证候吗？

第十一节　第 108 至 109 条

第 108 至 109 条 2 条，论针刺治疗表里两实证。

108

【原文】伤寒腹满谵语，寸口脉浮而紧，此肝乘脾也，名曰纵，刺期门。

【校勘】《玉函经》《脉经》："腹满"下有"而"字。

【句释】"纵"，恣也，放也，指肝乘脾的邪气恣纵无度而言。"乘"，凌

也，肝乘脾，即肝邪凌侮脾土之意。"期门"，是针灸用的经穴名称，在乳头正下方，肋弓的边缘，分布有肋间神经，主治伤寒胸中寒热，痞结胁痛，不出汗。

【串解】《医宗金鉴》云："伤寒脉浮紧，太阳表寒证也。腹满谵语，太阴、阳明里热也。欲从太阳而发汗，则有太阴、阳明之里；欲从太阴、阳明而下之，又有太阳之表，主治诚为两难，故不药而用刺法也。"

【语译】患伤寒，现腹满谵语等里实证，又有寸口浮紧的表实脉，这是由于肝邪凌侮脾土的缘故，像这样恣纵无忌的肝邪，可用针刺肝经的"期门"穴来排泻它。

<h1 style="text-align:center">109</h1>

【原文】伤寒发热，啬啬恶寒，大渴欲饮水，其腹必满，自汗出，小便利，其病欲解，此肝乘肺也，名曰横，刺期门。

【校勘】《玉函经》《脉经》："饮水"作"饮酢浆"。《千金翼方》："饮水"作"截浆"。

【句释】横，逆也，指肝邪乘肺的横逆之势而言。

【串解】《医宗金鉴》云："伤寒发热，啬啬恶寒，无汗之表也，大渴欲饮水，其腹必满，停饮之满也，若自汗出，表可自解，小便利，满可自除，故曰其病欲解也。"

【语译】患太阳伤寒病，外有发热、恶寒等表证，内有口渴、饮水、腹满等里证，这是肺气被肝阳干扰了的结果，要使它自己出汗，小便通畅，病变才可以解除。像这样骄横的肝阳，可用针刺"期门"穴来排泻它。

复习题

1. 第108、109两条，是否为同一性质的证候？

2. 你对"纵"和"横"的解释，还有新的见解吗？

<h1 style="text-align:center">第十二节　第110至119条</h1>

第110至119条等10条，讨论火逆一类的证治。

【原文】太阳病，二日反躁，凡熨其背而大汗出，大热入胃（原注："一作二日内烧瓦熨背，大汗出，火气入胃"。），胃中水竭，躁烦必发谵语，十余日振栗自下利者，此为欲解也。故其汗，从腰以下不得汗，欲小便不得，反呕欲失溲，足下恶风，大便硬，小便当数，而反不数，及不多，大便已，头卓然而痛，其人足心必热，谷气下流故也。

【校勘】成无己本、《仲景全书》："凡"字作"反"。《玉函经》："反躁"至"大热入胃"句，作"而反烧瓦熨其背，而大汗出，火热入胃"，《脉经》同，惟"火热"作"火气"。《脉经》："胃中水竭，躁烦"作"胃中竭烦"。《玉函经》《脉经》："振栗自下利者"作"振而反汗出者"；无"故"字。《脉经》："欲小便不得"作"其人欲小便反不得，呕"；"及不多"作"及多"。

【句释】"熨"，是古代热疗法之一，《灵枢·寿夭刚柔》云："刺大人者，以药熨之。"《千金方》"熨背散"云："乌头、细辛、附子、羌活、蜀椒、桂心各五两，川芎一两六铢，上七味治下筛，绵裹，微火炙令暖，以熨背上。""卓然而痛"，《释名》云："卓，超卓也。"即头痛的程度，超越一般。"谷气"，即指机体产生的热，《灵枢·刺节真邪》篇云："真气者所受于天，与谷气并而充身者也。"

【串解】成无己云："太阳病二日，则邪在表，不当发躁，而反躁者，热气行于里也。反熨其背而发汗，大汗出，则胃中干燥，火热入胃，胃中燥热，躁烦而谵语（按：以上说明火逆之所以变坏）。至十余日，振栗、自下利者，火邪势微，阴气复生，津液得复也，故为欲解，火邪去，大汗出则愈（按：以上说明火逆好转的病机）。若从腰以下不得汗，则津液不得下通，故欲小便不得，热气上逆而反呕也。欲失溲，足下恶风者，气不得通于下而虚也，津液偏渗，令大便硬者，小便当数，经曰：小便数者，大便必硬也。此以火热内燥，津液不得下通，故小便不数及不多也（按：以上说明火逆可能有的遗后证）。若火热消，津液和，则结硬之便得润，因自大便也，便已头卓然而痛者，先大便硬，则阳气不得下通，既得大便，则阳气降下，头中阳虚，故卓然而痛，谷气者，阳气也，先阳不通于下之时，足下恶风，今阳气得下，故足心热也（按：以上说明两个遗后病变的机转）。"

【语译】才患太阳病两天，便现烦躁，这是表寒里热证，应该用大青龙一类方剂，解表清里。竟不出此，而采用了熨背的热疗法，以致汗出得太多，体内缺水，里热加剧，不仅越发躁烦，更现神昏谵语。十多天以后，好容易体液逐渐得以恢复，既微微出了点汗，大便亦渐通利，这本是极良好的机转，但下半身仍然没有出汗，小便还不通畅，时或作呕，两足有冷感，大便转眼又燥结了，这说明体液既没有得到充分的补充，阳气亦极不够，一直要等到体液充沛，大便完全通利，这时虽可能一度出现头痛，但两足的冷感却将因此而转暖，这才是阳气不上逆而下达的具体证明。

111

【原文】太阳病中风，以火劫发汗，邪风被火热，血气流溢，失其常度，两阳相熏灼，其身发黄，阳盛则欲衄，阴虚小便难，阴阳俱虚竭，身体则枯燥，但头汗出，剂颈而还，腹满微喘，口干咽烂，或不大便，久则谵语，甚者至哕，手足躁扰，捻衣摸床，小便利者，其人可治。

【校勘】《玉函经》："太阳"下无"病"字；"发汗"作"发其汗"。《脉经》："溢"作"泆"；"剂"作"齐"；"捻"作"循"，《玉函经》作"寻"。成无己本："阴虚"下有"则"字。

【音义】剂，读如楫，俗读如跻，《尔雅疏》云："齐截也。"捻，音捏，指捏也。

【句释】"头汗出，剂颈而还"，犹言头汗仅出至颈部，从颈部齐截，以下就没有了。"捻衣摸床"，是神识不清的脑症状。

【串解】陆渊雷云："此条因火攻而成热溶血症也……古人以风为阳邪，后世亦有风生热，热生风之论，可知中风病情，本偏于热，更以火劫发汗，则身热愈高，血液被热灼，致赤血球崩坏，血色素游离，分解变化而成一种新物质，名海吗吐定（haematoidin）溶解于血浆中，所谓血气流溢，失其常度也。凡黄疸病，皆胆汁混入血液所致，海吗吐定之化学构造，实与胆质色素相同，热溶血症之患者，血液中富有海吗吐定，由门静脉入于肝脏时，使肝脏生成过量之胆汁,平时向输胆管分泌之胆汁色素,至此因涌溢而入肝静脉,复经肺循环,以达全身,遂发溶血性黄疸,所谓两阳相熏灼,其身发黄也。两阳者,中风为阳邪,火劫之邪亦为阳也,阳盛谓热毒郁积,盖中风自汗之病,不用桂枝汤,而以火劫发汗,则毒害性物质不去,徒伤津液,津伤则汗闭,表证热盛而汗闭,故欲衄。四十七条(按:本书第46条)麻黄证之衄,云阳气重,此云阳盛,其实一也。阳盛者阴必伤,津液伤,故小便难,阴阳俱虚竭,则肌肤得不到滋润,故身体枯燥。阳邪盛于上,阴津伤于下,故但头汗出,剂颈而还,口干咽烂而不大便也。病至此,则各种生理机转俱受影响,于是胃肠不能消化,残留食物发酵,致胃肠中多气体而腹满,肺脏不能适量交换炭氧气而微喘,神经系统既受热灼,故见谵语躁扰,捻衣摸床之脑症状,火逆之证,此为最危矣,若其人小便利者,则津液未涸,肾脏机能无恙,血中毒害性物质得以排除,故知可治。"

【语译】太阳中风病,只能用桂枝汤解表,偏错误地用了火法发汗,便引起血循环加快,里热增高,高热的结果,不仅红细胞多被破坏,周身发溶血性黄疸,甚而衄血尿闭,皮肤干枯等阴阳两虚的症状亦同时出现了。如不断地变坏下去,影响肺脏,便会呼吸困难;影响消化道,便会口干、咽烂、便秘、腹胀、干哕;影响大脑,便会神昏谵妄,手足躁扰,捻衣摸床。这时如小便突然转为清畅,说明津液已渐恢复,肾脏机能还好,是病变开始好转的征象。

112

【原文】伤寒脉浮,医以火迫劫之,亡阳,必惊狂,卧起不安者,桂枝去芍药加蜀漆牡蛎龙骨救逆汤主之。

桂枝去芍药加蜀漆牡蛎龙骨救逆汤方:

桂枝三两,去皮　甘草二两,炙　生姜三两,切　大枣十二枚,擘　牡蛎五两,熬　蜀漆三两,洗,去腥　龙骨四两

上七味,以水一斗二升,先煮蜀漆,减二升,内诸药,煮取三升,去滓,温服一升。本云,桂枝汤今去芍药,加蜀漆、牡蛎、龙骨。

【校勘】《脉经》《千金翼方》:"医"字上有"而"字;"亡阳"下无

"必"字,《玉函经》亦无。成无己本:"卧起"作"起卧"。

桂枝去芍药加蜀漆牡蛎龙骨救逆汤方。《仲景全书》:蜀漆的"去腥"作"去脚"。成无己本:"上七味"作"上为末";无"本云"以下十六字。《玉函经》:"七味"下有"㕮咀"两字;"以水一斗二升"作"水八升";"本云"作"本方";方后云:"一法以水一斗二升,煮取五升",《千金翼方》同。

【句释】"亡阳",方有执云:"亡阳者,阳以气言,火能助气,甚则反耗气也",这和附子四逆证的亡阳绝对不同,即是热太过而阳狂越的意思,这是《伤寒论》里"亡阳"的另一含义。"火迫劫之",钱潢云:"火迫者,或熏、或熨、或烧针,皆是也,劫者,要挟逼胁之称也。"

"蜀漆",《本草纲目》云:"蜀漆乃常山苗,功用相同,今并为一。"

【串解】《医宗金鉴》云:"伤寒脉浮,医不用麻、桂之药,而以火劫取汗,汗过亡阳,故见惊狂、起卧不安之证,盖由火劫之误,热气从心,且大脱津液,神明失倚也。"这颇与第107条相似,那里是"胸满烦惊",这里是"惊狂不安",那里是由于误下,这里是由于误火,都是热越证,所以都用龙骨、牡蛎的重镇药。

【语译】患伤寒表证,不用一般的解表药,偏采用了火攻法,火的刺激,便引起热证的演变,越发严重,而出现坐卧不宁,狂躁惊乱等症状,这是大脑官能过度的兴奋,特处以"桂枝去芍药加蜀漆牡蛎龙骨救逆汤"的镇静剂。

【释方】成无己云:"火邪错逆,加蜀漆之辛以散之。"

去芍药,因本证常有胸满的关系,余可参看第107条"柴胡加龙骨牡蛎汤"释方。

113

【原文】形作伤寒,其脉不弦紧而弱,弱者必渴,被火必谵语,弱者,发热脉浮,解之当汗出愈。

【校勘】《玉函经》《脉经》:无"形作"两字;"而"字下仅有一个"弱"字,作一句读,《千金翼方》同。成无己本:"火"字下有"者"字。

【串解】成无己云："形作伤寒，谓头痛身热也，脉不弦紧，则无伤寒表脉也，经曰：诸弱发热，则脉弱为里热，故云弱者必渴，若被火气，两热相合，搏于胃中，胃中躁烦，必发谵语，脉弱发热者，得脉浮为邪气还表，当汗出而解矣。"

形象虽像伤寒，但实际是中风证，所以脉搏不弦紧而浮弱，这和第12条"太阳中风，阳浮而阴弱，阳浮者，热自发，阴弱者，汗自出"的"浮弱脉"同一理由，由于不断出汗，所以口渴，由于"脉浮"，又必须汗出而解，只是不能被"火逆"，逆则谵语，这是注意点。

【语译】症状虽和伤寒颇类似，但他的脉搏不弦紧而浮弱，这却是中风证，中风证常常出汗，所以脉弱而口渴，当他发热脉浮弱的时候，只能用桂枝汤发汗解表，切忌火攻，万一错误地用了火攻，势必引起谵妄等"火逆证"。

114

【原文】太阳病以火熏之，不得汗，其人必躁，到经不解，必清血，名为火邪。

【校勘】《玉函经》："汗"字下有"者"字。

【句释】"清血"，方有执云："便血也"。"到经"，程应旄云："随经入里也"。

【串解】成无己云："太阳病用火熏之不得汗，则热无从出，阴虚被火，必发躁也，六日传经尽，至七日再到太阳经，则热气当解，若不解，热气迫血下行，必清血。"

成氏"传经"的说法不妥，仍应解释为"随经入里"的意思。

【语译】太阳病没有慎重考虑，竟用火熏法，不惟得不到发汗的目的，反而火热气随经入里，里热严重，高度充血的结果，便现烦躁和大便下血等，这叫作"火逆证"。

115

【原文】脉浮热甚，而反灸之，此为实，实以虚治，因火而动，必咽燥吐血。

【校勘】《玉函经》:"甚"作"盛",没有"必"字。《脉经》《千金翼方》、成无己本:"吐"作"唾"。

【句释】"灸",原叫作"灸炳",用艾绒制成小圆柱,点燃后放置在一定部位的皮肤上,通过刺激皮肤,对疾病起到"外惹内效"的作用,都叫作"灸"。

【串解】程应旄云:"脉浮热甚,无灸之理,而反灸之,由其人虚实不辨故也。表实有热,误认虚寒,而用灸法,热无从泄,因火而动,自然内攻,邪束于外,火攻于内,肺金被伤,故咽燥而吐血。"

艾灸只宜于阳虚证,脉浮发热,是阳实证,误用艾灸,便犯了治疗原则上"实其所实"的大错误,上部阳实,充血太甚而吐血,阳盛津伤,所以咽喉干燥。

【语译】高热脉浮的证候,反而用艾灸治疗,这犯了"实其所实"的原则错误,本来是个实证,偏错误地当作虚证治疗,艾火再助长了内部的充血,因而便出现咽干口燥和吐血等证候来。

116

【原文】微数之脉,慎不可灸,因火为邪,则为烦逆,追虚逐实,血散脉中,火气虽微,内攻有力,焦骨伤筋,血难复也。脉浮,宜以汗解,用火灸之,邪无从出,因火而盛,病从腰以下必重而痹,名火逆也。欲自解者,必当先烦,烦乃有汗而解。何以知之?脉浮故知汗出解。

【校勘】《玉函经》:"脉浮、宜以汗解"以下至"火逆也"另是一条;"欲自解者"以下,又另是一条。《玉函经》《脉经》《千金翼方》:"宜以汗解,用火灸之"句,作"当以汗解,反而灸之";"名火逆也"句,作"此为火逆";"乃"字上无"烦"字;"乃有汗"独立为一句;"而解"上有"随汗"两字。成无己本:"汗出解"下有"也"字。《玉函经》:"汗出解"作"汗出而解"。

【句释】"微数之脉",即心力不足,血液减少,动脉神经反而呈虚性兴奋的脉搏,所以程应旄云:"血少阴虚之人,脉见微数。""追虚逐实",程应旄云:"阴本虚也,而更加火,则为追虚,热本实也,而更加火,则为逐实。"焦骨伤筋"，形容火毒的伤害作用，不是筋骨真能焦灼。"必重而痹"，即身体有沉重和麻痹的感觉，是运动和知觉神经末梢的异常反射现象。

【串解】陆渊雷云："脉微为阴虚血少，脉数为热，此热正由阴虚，谓之虚热，与阳盛之热大异……凡阴虚之热，当益其阴，景岳滋阴诸方，最宜择用，不可清其热，尤不可误用阳虚法之艾灸，此条言误灸阴虚之祸也。"

程应旄云："夫行于脉中者，营血也，血少被迫，脉中无复血聚矣，艾火虽微，孤行无御，内攻有力矣，无血可逼，焦燎乃在筋骨，盖气主煦之，血主濡之，筋骨失其所濡，而火所到处，其骨必焦，其筋必损，盖内伤真阴者，未有不流散于经脉者也，虽复滋营养血，终难复旧，此则枯槁之形立见，纵善调护，亦终身为残废之人而已，可不慎软。"

张锡驹云："本论曰，脉浮者，病在表，可发汗（按：第51条），故宜以汗解，用火灸之，伤其阴血，无以作汗，故邪无从出，反因火势而加盛，火性炎上，阳气俱从火而上腾，不复下行，故病从腰以下，必重而痹也。经曰，真气不能周，命曰痹。此因火为逆，以致气不能周而为痹，非气之为逆，而火之为逆。欲自解者，欲自汗出而解也。在心为汗，心之血液欲化而为汗，必当先烦，乃能有汗而解也，何以知之，以脉浮，气机仍欲外达，故知汗出而解也。"

本条应该分作三段看。

1. 要知道第111和114条都是热实而阴不虚的证候，阴不虚，血就不少，实热证经火熏，便热邪炽盛而成热溶血证，或发黄疸，或致大便下血（清血）；这条热邪本微，艾灸的火力，又不如熏熨火力的强烈，因此就不会演变成溶血证，只是阴虚血少，而造成形骸枯槁，难以救治的情况。临床上病理变化的阴阳虚实，这几条可以作很好的比较观。

2. 至于"脉浮"，应该发汗，是因为正气要祛除病邪于肌表，在将汗未汗的时候，用药物去协助它，病则随汗而解，这是很自然的事；乃不用发表，竟用火灸温里，遏阻了正气外向的趋势，汗出不来了，水毒壅滞在肌表间，以致身重而痹。张氏所谓"气不周"，只是想当然耳。

3. 假如体力强壮，正气充实，虽曾被火遏阻，仍能够振奋作汗，不过正邪纷争，汗出较难，因而必先经过烦热的阶段，才能够汗出而解。

【语译】脉搏微数而阴虚的人，不要随便施用艾灸，万一采用了，不仅火热的刺激会引起心胸部的烦闷，甚至将使阴愈虚而热愈剧，酿成阴虚血少，形骸枯槁，不易救治的严重不良后果。至于阴不虚而脉浮有表证的人，仍应当发汗解表，也不要乱用火灸，万一施用了，反而会遏阻正气外向抗病的机势，表无从解，里热加重，汗腺长久闭塞的结果，弄得腰以下都有沉重而麻痹的感觉，这就是由于火灸烧坏了的。即或正气充实，经过一段时间以后，仍然有外向解表的趋势，但出汗亦相当困难，在未出汗以前，往往要发一阵极不舒服的烦热，才慢慢地脉浮汗出而表解了。

117

【原文】烧针令其汗，针处被寒，核起而赤者，必发奔豚，气从少腹上冲心者，灸其核上各一壮，与桂枝加桂汤，更加桂二两也。

桂枝加桂汤方：

桂枝五两，去皮　芍药三两　生姜三两，切　甘草二两，炙　大枣十二枚，擘

上五味，以水七升，煮取三升，去滓，温服一升。本云，桂枝汤今加桂满五两，所以加桂者，以能泄奔豚气也。

【校勘】《玉函经》《脉经》："奔"作"贲"。《脉经》：无"各"字，有注云："一本作各一壮"。《玉函经》《脉经》《千金翼方》：没有"更加桂二两也"句。《仲景全书》："二两"作"三两"。

桂枝加桂汤方。成无己本：不载本方。《玉函经》：无"满"以下十五字。

【句释】"烧针"，即火针，麻油满盏，灯草二七茎点之，将针频涂麻油，烧令通赤（按：不赤或冷，则反损人），针以火筋铁造者为佳，钱潢云："烧针者，烧热其针而取其汗也"。"奔豚"，多半为发作性的神经性胃肠疾病，《金匮要略》云："奔豚病从少腹起，上冲咽喉，发作欲死，复还止"，又云："奔豚气上冲胸，腹痛，往来寒热"。"一壮"，《正字通》云："医用艾灸一灼，谓之一壮。陆佃曰，以壮人为法，老幼羸弱，依法量力减之。""被寒"，犹言被伤害。

【串解】曹颖甫认为：烧针令发汗，此本桂枝汤证，先服桂枝汤不解，针风池风府，却与桂枝汤即愈之证也（按：第24条）。先启其风邪从入之门户，然后用桂枝汤宣营分之郁，使血热达于高表，迸风邪而外出，阳气外盛，针处又何从而被寒乎！乃治法不密，未能发肌腠之阳热，合卫气而固表，艾火既息（按：

不是艾火息，而是烧针冷了，用艾火的，是温针，而不是烧针），**寒气乘虚闭其针孔，二穴为寒邪所遏，则少阳**（按："风池"是少阳经穴）**抗热，挟少阴**（按："风府"为督脉经穴而属少阴）**冲气，一时暴崩而上，此所以针处核起而赤，必发奔豚也。故仲师救逆之法，先灸核上，与桂枝加桂汤，此即先刺风池风府，却与桂枝汤之成例，所以汗而泄之，不令气机闭塞，吸而上冲也。**

【语译】患的桂枝汤证，用"烧针"方法进行发汗，但是因为处理得不够好，进针处的针孔，又遭受寒邪的侵胁，不仅针孔处突起赤色硬核，同时还引起"奔豚气"的发作，一股气从小肚子直冲到心胸部，很难忍受，这时除在赤核上各烧艾灸一壮，温散寒邪外，还得用"桂枝加桂汤"解表降逆气。

【释方】柯韵伯云："更加桂者，补心气以益火之阳，而阴自平也。"

神经性胃肠病多为慢性病，所以古人多以"奔豚"为阴气上逆，"桂枝"是平阴气上逆的专药。

118

【原文】火逆下之，因烧针烦躁者，桂枝甘草龙骨牡蛎汤主之。

桂枝甘草龙骨牡蛎汤方：

桂枝一两，去皮　甘草二两，炙　牡蛎二两，熬　龙骨二两

上四味，以水五升，煮取二升半，去滓，温服八合，日三服。

【校勘】桂枝甘草龙骨牡蛎汤方。《玉函经》：甘草、牡蛎、龙骨均作三两。成无己本："四味"作"为末"。

【串解】吴仪洛云："病者既火逆也，治者从而下之，于是真阴重伤，因烧针余毒，使人烦躁不安者，外邪未尽，而真阳欲亡，故但用桂枝以解外，龙骨牡蛎以安内，甘草以温补元气，而散表寒也。"

"火逆"和"烧针"是一回事，不应用烧针而用烧针，便叫作"火逆"。

【语译】既由于错用烧针，而酿成烦躁的"火逆证"，又错误地用泻下剂，一再误治，这时正合用"桂枝甘草龙骨牡蛎汤"的温中镇阳剂。

【释方】成无己云："桂枝甘草之辛甘，以发散经中之火邪；龙骨牡蛎之涩，以收敛浮越之正气。"

119

【原文】太阳伤寒者，加温针必惊也。

【校勘】《玉函经》：无"者"字。《脉经》《千金翼方》：无"太阳"两字。《千金翼方》："温针"作"火针"。

【句释】温针，见第16条句释。

【串解】钱潢云："太阳伤寒，当以麻黄汤发汗，乃为正治，若以温针取汗，虽欲以热攻寒，而邪受火迫，不得外泄而反内走，必致火邪内犯阳神，故震惊摇动也。"

本条总的说明，伤寒表证不要滥用火法。

【语译】患了太阳伤寒病，不要随便用温针火法进行治疗，谨防演变成烦惊等证候。

表11　第110至119条内容表解

种类：熨，灸，烧针，温针（110，115，117，119）

病理：亡阳，血气流溢，失其常度，阴阳俱虚竭、追虚逐实，血散脉中，胃中水竭（111，112，116，110）

火逆证

病变

消化系统——呕，大便硬，下利、发黄、腹满、口干咽烂、哕（110，111）

排泄系统——欲小便不得，失溲，腰以下不得汗，头汗出（110，111）

神经系统——躁烦，头卓然而痛，谵语、手足躁扰，捻衣摸床，惊狂，重而痹，奔豚（110，111，112，113，116，117，118，119）

循环系统——脉浮，欲衄、清血、吐血（111，113，114，115）

呼吸系统——微喘（111）

新陈代谢系统—身体枯燥，发热，焦骨伤筋，血难复也（111，113，116）

治疗

镇静——桂枝去芍药加蜀漆牡蛎龙骨救逆汤（112）

降冲逆——桂枝加桂汤（117）

温中摄阳——桂枝甘草龙骨牡蛎汤（118）

禁忌脉证

脉——微数脉，脉浮，脉弱（116，112，115，113）

证——太阳伤寒、太阳中风，热甚（119，111，115）

复习题

1. 什么叫作火逆证？

2. 火逆证的病理变化是些什么？

3. 几个火逆证的处方，都以"桂枝汤"为主加减进退，这是什么原因？

第十三节　第 120 至 123 条

第 120 至 123 条等 4 条，讨论误用吐法和一般呕吐的病变。

120

【原文】太阳病，当恶寒发热，今自汗出，反不恶寒发热，关上脉细数者，以医吐之过也。一二日吐之者，腹中饥，口不能食；三四日吐之者，不喜糜粥，欲食冷食，朝食暮吐。以医吐之所致也，此为小逆。

【校勘】《玉函经》：两个"恶寒"下都有"而"字；"过"字作"故"。成无己本：没有"反"字。《脉经》："一二日"上有"若得病"三字。

【句释】"关上"，《千金方·平脉大法》云："从鱼际至高骨（按：桡骨）却行一寸，其中名曰寸口，从寸口至尺，名曰尺泽，故曰尺寸，寸后尺前，名曰关，阳出阴入，以关为界。"是"关脉"正是桡骨突起处的动脉。"脉细数"，凡体力业已衰惫，而病机犹亢奋未已，脉搏往往于细中见数。

【串解】陆渊雷云："凡病属阳证，而毒害性物质上迫胸咽者，可吐。不尔，即不当吐，太阳病，毒害性物质在肌表，固非吐法所宜，然因吐而得汗，则表证亦随解，故自汗出而不恶寒发热也。关上所以候脾胃，细则为虚，数则为热，误吐而伤胃中津液，且引起胃机能之兴奋，故关上脉细而数也。腹中饥，口不能食，当是食入即吐，凡食入即吐，责其胃热，朝食暮吐，责其胃寒，寒谓贫血，谓机能衰减，热谓充血，谓机能亢进，一二日、三四日，谓病之浅深，不可拘泥日数，病尚浅而误吐之，则胃受刺激而为热，故食入即吐，虽饥不能食；病渐深而误吐之，则胃受刺激而充血，故不喜糜粥，欲食冷食，然其机能已衰减，故朝食暮吐也。"

关上脉仍然不可拘泥，拘泥了便不是临床的事实。

【语译】太阳表证，原有发热、恶寒等症状，现在只是出汗，脉搏现细数，并没有恶寒、发热等症状了，这是医生错误地用了吐法，表证虽幸而随吐而解，究竟吐法是不能随便施用的。假如在病才开始的一二天施用了，往往会引起食入即吐的急性胃炎症，肚子尽管饿，嘴巴吃不下去；在三四天后施用了，往往会使胃受刺激而充血，早晨吃的东西，最迟在晚上就会呕吐出来，病人不喜欢吃半流质的东西，只想吃冷的。这些不应用吐法而施用吐法，妨害虽不太大，终究不是合理的治疗。

121

【原文】太阳病吐之，但太阳病当恶寒，今反不恶寒，不欲近衣，此为吐之内烦也。

【串解】《医宗金鉴》云："太阳病吐之，表解者当不恶寒，里解者亦不恶热，今反不恶寒，不欲近衣者，是恶热也，此由吐之后，表解里不解，内生烦热也。"这亦是误吐的变证，《伤寒补亡论》常器之主张用"竹叶石膏汤"。

【语译】太阳病错误地用吐法以后，表证已经随着涌吐而消失，不再恶寒了，反而恶热，穿不住衣服，这是由于涌吐剂引起了脏器炎症而发生烦热的缘故。

122

【原文】病人脉数，数为热，当消谷引食，而反吐者，此以发汗，令阳气微，膈气虚，脉乃数也，数为客热，不能消谷，以胃中虚冷，故吐也。

【校勘】《玉函经》："此以发汗"作"以医发其汗"；"脉乃数也"作"脉则为数"。

【句释】"消谷"，犹言消化。"引食"，犹言食欲强，能够吸引食物。"膈气"，指胸膈间脏器的机能。"客热"，犹言表热，即是不应有的邪热。

【串解】钱潢云："若胃脘之阳气盛，则能消谷引食矣，然此数非胃中之热气盛而数也，乃误汗之后，阳气衰微，膈气空虚，其外越之虚阳所致也，以其非胃脘之真阳，故为客热，其所以不能消谷者，以胃中虚冷，非唯不能消谷，抑且不能容纳，故吐也。"

凡是发汗不当，而汗液出多了，体温放散太大，就遭来"阳气微"的结果，正由于过汗而体温放散的结果，内脏的体温，随汗液的排泄，浮越于体表，便演变成表热里寒的证候，表热故"脉数"，里寒故"膈气虚"，胃中虚冷，不能消谷而吐。

【语译】一般人脉搏现数，本是有胃热，食欲强，消化力好的征象，但现在不但他的食欲不好，消化力坏，相反的还呕吐，不能进饮食，这是由于发汗太过，热能的消耗太多，而造成表热里寒，胃机能衰减的坏证。

123

【原文】太阳病，过经十余日，心下温温欲吐，而胸中痛，大便反溏，腹微满，郁郁微烦，先此时自极吐下者，与调胃承气汤。若不尔者，不可与。但欲呕，胸中痛，微溏者，此非柴胡汤证，以呕，故知极吐下也。

【校勘】《玉函经》："温温"作"嗢嗢"；"而"字下有"又"字；"但"作"反"；"此非柴胡汤证"作"此非汤证"。《脉经》：无"调胃"两字。成无己本："柴胡"下无"汤"字。《千金翼方》：无"若不尔"下三十字。

【音义】温温，读如愠愠，古字通用，《千金方》引少阴篇第 324 条"心中温温欲吐"句作"愠愠"，足以证明，"温温"是烦愦愠闷的形容词，

【句释】"极吐下"，犹言用峻吐、峻下也。

【串解】钱潢云："此辨证似少阳，而实非柴胡证也。言邪在太阳过一候而至十余日，已过经矣，而有心下温温欲吐，胸中痛，大便反溏，腹微满，郁郁微烦之证。若先此未有诸证之时，已自极其吐下之者，则知胃气为误吐误下所伤，致温温欲吐，而大便反溏，邪气乘虚入里，故胸中痛而腹微满，热邪在里，所以郁郁微烦，乃邪气内陷，胃实之证也。胃实则当用攻下之法，以胃气既为吐下所虚，不宜峻下，唯当和其胃气而已。故与调胃承气汤。阳明篇所谓胃和则愈也。若不尔者，谓先此时未曾极吐下也……但前所谓欲呕，胸中痛微溏者，虽有似乎少阳之心烦喜呕，胸胁苦满，腹中痛之证，然此非柴胡证也。更何以知其为先此时极吐下乎，以欲呕，乃胃气受伤之见证，故知极吐下也。""大便溏"亦非柴胡证，亦是知其为"极吐下"的参考症状之一。

【语译】太阳病已经过十多天了，而有胃部愠闷不快，常常想呕，胸部痛，大便溏泻，腹部胀满，郁结似地不舒服等症状出现时，这是由于用了峻吐、峻下剂后，胃肠余毒的反应，可酌量用调胃承气汤清涤胃肠，使它得到安静就好了。假使这些症状，并不是由于服用吐下剂所引起的，便用不着吃调胃承气汤。但当诊断时凭借什么认定它是服用了峻吐、峻下剂呢？主要是

从它温温欲吐、胸痛、大便稀溏几个似柴胡证而实非柴胡证来判断的。

表 12　第 120 至 123 条内容表解

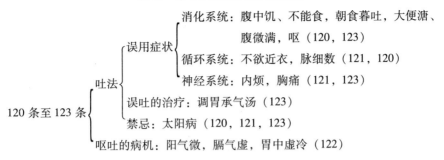

复习题

1. 太阳病为什么不适合用吐法？

2. 既经"极吐下"后，再用调胃承气汤，有什么临床意义？

第十四节　第 124 至 127 条

第 124 至 127 条等 4 条，前 3 条从小便的"利""不利"来辨认蓄血证，后 1 条从小便的"利""不利"来辨认蓄水证。

124

【原文】太阳病，六七日表证仍在，脉微而沉，反不结胸，其人发狂者，以热在下焦，少腹当硬满，小便自利者，下血乃愈，所以然者，以太阳随经，瘀热在里故也，抵当汤主之。

抵当汤方：

水蛭熬　蝱虫各三十个，去翅足，熬　桃仁二十个，去皮尖　大黄三两，酒洗

上四味，以水五升，煮取三升，去滓，温服一升，不下更服。

【校勘】《玉函经》："六七日"作"七八日"；"当硬满"作"坚而满"。

抵当汤方。《千金翼方》：桃仁作"二十二个"。《玉函经》、成无己本：大黄作"酒浸"。《千金翼方》：大黄作"二两，破六片"。《玉函经》、成无己本："四味"下有"为末"两字。

【句释】"结胸"，旧说为饮邪结于胸膛和心下，大约为淋巴、胸膜等有炎症渗出物潴留的症状，陆渊雷认为是浆液性胸膜炎之兼胃实者。"下焦"，

系泛指少腹部的脏器。"随经",古人称由本经传变为其他症状时,都叫作"随经",如太阳证演变为阳明证,这个过程,便可以叫作太阳随经。"瘀热",多半是指内部某脏器积久的炎症,方有执云:"瘀,血气壅秘也"。

"抵当汤",《名医别录》云:"水蛭一名至掌",渐后讹"抵当",方用水蛭为君,故名为"抵当汤"。

【串解】钱潢云:"太阳病至六七日;乃邪当入里之候,不应表证仍在,若表证仍在,法当脉浮,今反脉微而沉,又非邪气在表之脉矣。邪气既不在表,则太阳之邪,当陷入而为结胸矣。今又反不结胸而其人发狂者何也?盖微为阳气虚,沉为邪在下,以邪不在阳分气分,故脉微,邪不在上焦胸膈而在下,故脉沉。热在下焦者,即上文(按:第106条桃核承气条)所谓热结膀胱也,热邪煎迫,血沸妄溢,留于少腹,故少腹当硬满,热在阴分血分,无伤于阳分气分,则三焦之气化,仍得营运,故小便自利也。若此者,当下其血乃愈,其所以然者,太阳以膀胱为腑,膀胱以太阳为经,本经自为表里,其太阳在经之表邪,随经内入于腑,其郁热之邪,瘀蓄于里故也。里非三阴也,乃太阳之里膀胱也。热瘀膀胱,逼血妄行,溢入回肠,所以少腹当硬满也。"古人所谓"气分",常常是指官能病,"血分"指器质病,官能为阳,器质为阴,所以气分叫作阳分,血分叫作阴分。

【语译】患太阳病已经六七天,所有的表证都存在,只是脉搏并不浮而现微沉,也没有结胸证的情况,可是有的时候神经错乱发狂,这是由于太阳表证的热,逐渐演变而为里证的热,而且这里热还在下焦部分,所以尽管小便虽然通畅,他的小肚子仍然硬满,这时可以斟酌用"抵当汤",消散它瘀热部分的蓄血,而达到消炎清里的目的。

【释方】水蛭,本草经主逐恶血瘀血,月闭,破血瘕积聚,无子,利水道,为解凝药,即是有缓慢血液凝固的作用。虻虫功用,亦颇同于水蛭。柯韵伯云:"水蛭,虫之巧于饮血者也,虻,飞虫之猛于吮血者也,兹取水陆之善取血者攻之,同气相求耳,更佐桃仁之推陈致新,大黄之苦寒以荡涤邪热。"

125

【原文】太阳病,身黄,脉沉结,少腹硬,小便不利者,为无血也,小便自利，其人如狂者，血证谛也，抵当汤主之。

【校勘】《千金方》："身黄"作"身重"；"少腹硬"下有"满"字。

【音义】谛，音帝，审也。

【句释】"脉沉结"，是瓣膜闭锁不全，或者血栓塞，血循环有障碍时的脉搏，钱潢云："沉为在里，而主下焦，结则脉来动而中止，气血凝滞，不相接续之脉也。""血证谛也"，方有执云："言如此则为血证审实，无复可疑也。"

【串解】成无己云："身黄脉沉结，少腹硬，小便不利者，胃热发黄也，可与茵陈汤；身黄脉沉结，少腹硬，小便自利，其人如狂者，非胃中瘀热，为热结下焦而为畜血也，与抵当汤以下畜血。"

这条与前条脉症完全相同，只增加"身黄"一症，据成氏的意见，也就是从"身黄"症辨别两种不同的治疗法，小便不利的身黄，为茵陈五苓散证，小便自利、其人如狂的身黄，为溶血性黄疸，其原因为瘀血蓄积，所以要用"抵当汤"攻瘀。

【语译】有在太阳病期中，发生黄疸症的，他的脉搏沉结、小肚子硬满，很像"蓄血证"，但是尿不通畅，这就不是蓄血证了，如尿很通畅，而有时神昏发狂，这才是蓄血证的黄疸无疑，可考虑用"抵当汤"。

126

【原文】伤寒有热，少腹满，应小便不利，今反利者，为有血也，当下之，不可余药，宜抵当丸。

抵当丸方：

水蛭二十个，熬　䗪虫二十个，去翅足，熬　桃仁二十五个，去皮尖　大黄三两

上四味，捣分四丸，以水一升，煮一丸，取七合服之，晬时当下血，若不下者更服。

【校勘】《玉函经》《脉经》《外台秘要》："有热"句下有"而"字。

抵当丸方。《玉函经》《外台秘要》：桃仁，作"三十个"，《千金方》作"二十二个"。《千金翼方》：桃仁下有"熬"字。《玉函经》、成无己本：䗪虫，作"二十五个"。《千金方》："上四味，捣分四丸"作"右四味，为末，

分为四丸"。

【音义】余，羡余也，太过的意义。

【句释】"晬时"，陶弘景云："周时也，从今旦至明旦"（见《证类本草》）。

【串解】成无己云："伤寒有热，少腹满，是畜血于下焦，若热畜津液不通，则小便不利，其热不畜津液，而畜血不行，小便自利者，乃为畜血，当与桃仁承气汤、抵当汤下之，然此无身黄屎黑，又无喜忘发狂，是未至于甚，故不可余骏峻之药也，可与抵当丸，小可下之也。"本条与抵当汤证同，因而用药亦同，不过病势较缓，故用丸药缓下。

【语译】患伤寒病，如果是一般的小腹胀满里热证，小便应该不通畅，现在小腹胀满而小便很通畅，这是"蓄血证"，不过蓄血的程度还较轻，不要用太猛烈的药去攻下，仅用"抵当丸"缓下剂就行了。

127

【原文】太阳病，小便利者，以饮水多，必心下悸，小便少者，必苦里急也。

【校勘】《诸病源候论》：作"太阳病，小便不利者，为多饮水，心下必悸"。

【句释】"里急"，谓腹腔里有拘急紧张感觉的意思。

【串解】钱潢云："水寒伤胃，停蓄不及即行，必令心下悸动，心下者，胃之部分也，悸者，水满胃中，气至不得流通而动惕也。"程应旄云："若小便少，而欲得水者，此渴热在下焦，属五苓散证。强而与之，纵不格拒，而水积不行，必里作急满也。"

汪琥认为，前者是茯苓甘草汤证（按：第356条），后者是猪苓汤证（按：第223条），茯苓甘草汤证是由胃肠的吸收机能有障碍而心下悸，猪苓汤证是膀胱尿道病，所以小便少而苦里急。

【语译】患太阳病，虽然小便通畅，但喝了不少的水，胃部仍然悸动不舒适，假如小便又不通畅，小腹更要现拘急紧张的现象。

表 13 第 124 至 127 条内容表解

```
            ┌        ┌ 症状：少腹硬满，发狂，小便利（124，125）
            │        │ 脉象：微沉，沉结（124，125）
            │   蓄血 ┤ 病理：热在下焦，瘀热在里（124）
            │        │ 辨证：小便不利为无血（125）
124 条至 127 条 ┤        └ 治疗：抵当汤，抵当丸（124，125，126）
            │        ┌ 轻证：小便利，饮水多，心下悸（127）
            └   蓄水 ┤
                     └ 重证：小便少，苦里急（127）
```

复习题

1. 蓄血证与蓄水证怎样鉴别？

2. 用汤剂和用丸剂，它的治疗作用是一样的吗？

辨太阳病脉证并治下

——从第 128 条至第 178 条。

第十五节　第 128 至 141 条

第 128 至 141 条等 14 条，辨论结胸病一类的证治。

128

【原文】问曰：病有结胸，有脏结，其状何如？答曰：按之痛，寸脉浮，关脉沉，名曰结胸也。

【校勘】《玉函经》：作"寸口浮，关上自沉"。

【句释】"脏结"，第 167 条云："病胁下素有痞，连在脐旁，痛引少腹，入阴筋者，此名脏结，死"。"阴筋"，指睾丸系，颇似绞窄性肠阻塞症。

【串解】汪琥云："盖结胸病，始因误下，而伤其上焦之阳，阳气既伤，则风寒之邪乘虚而入，上结于胸，按之则痛者，胸中实也，寸浮关沉者，风与寒气相结，而为实之诊也。"

寸浮关沉，即是浮大脉之类，往往为心机亢进，动脉扩大的脉搏。因其浮大，按到沉部，脉搏仍不改变，便误以为沉脉，第132条云："结胸证，其脉浮大者，不可下"，便是明证。

【语译】问：临床上有"结胸证"和"脏结证"两种不同的症状，究竟什么是结胸证呢？答：按摩胸部疼痛，寸关几部的脉搏都浮大，这就可能是"结胸证"的征象。

129

【原文】何谓脏结？答曰：如结胸状，饮食如故，时时下利，寸脉浮，关脉小细沉紧，名曰脏结，舌上白胎滑者难治。

【校勘】《玉函经》：作"时小便不利，阳脉浮，关上细沉而紧"。成无己本：与上条合为一条。《圣惠方》：引本文"胎"作"苔"。

【句释】"小细沉紧"，是脉管纤维收缩，排血量亦不够的脉搏，"寸脉浮"和这句联系起来不能解释。"饮食如故"，言饮食亦和结胸证一样的不好。"故"字作承上词用。"舌上白胎滑"，久病而见滑白苔，往往是味蕾细胞的高度坏死，属于虚证。

【串解】祝味菊云："脏结纯为阴盛阳虚，气机内陷，寒邪凝结于里，胃肠之官能消失，水谷之液不能四布，下流肠间，故时时下利，关脉亦纯为小细沉紧之阴象，寒得热则解，今舌上白苔滑者，胸中寒甚，故云难治。"

本条"脏结"，与第167条证完全不同，究竟谁是"脏结证"，颇费解释，但两条证候都是属于阴证，这是基本上可以肯定的，而本条多半是胃肠机能的衰减证。

【语译】问：怎样叫作"脏结证"呢？答：基本是很像"结胸证"，饮食也不好，而且还常常腹泻，脉搏现小细沉紧，这就是脏结证的主要症状。假如舌上又呈现滑白苔，说明胃机能已坏极了，治疗是很感困难的。

130

【原文】脏结无阳证，不往来寒热（原注："一云寒而不热"。），其人反静，舌上胎滑者，不可攻也。

【校勘】《脉经》："不往来寒热"句作"寒而不热"。《诸病源候论》："胎滑"作"不胎"。

【句释】"脏结无阳证"，古人以"腑"为阳，"脏"为阴，所以脏结是阴证，而不是阳证了。"反静"，对结胸证的烦躁而言。

【串解】柯韵伯云："结胸是阳邪下陷，尚有阳症见于外，故脉虽沉紧，有可下之理。脏结，是积渐凝结而为阴，五脏之阳已竭也，外无烦躁潮热之阳，舌无黄黑芒刺之苔，虽有硬满之症，慎不可攻。"

【语译】"脏结证"很少有阳性证的，所以它既不发热，也不烦躁而安静，舌苔往往是呈现光滑苔的虚象，治疗时要深切考虑，不要随便滥用攻伐剂。

131

【原文】病发于阳，而反下之，热入因作结胸；病发于阴，而反下之（原注："一作汗出"。），因作痞也。所以成结胸者，以下之太早故也。结胸者，项亦强，如柔痓状，下之则和，宜大陷胸丸。

大陷胸丸方：

大黄半斤　葶苈子半升，熬　芒硝半升　杏仁半升，去皮尖，熬黑

上四味，捣筛二味，内杏仁、芒硝，合研如脂，和散，取如弹丸一枚，别捣甘遂末一钱匕，白蜜二合，水二升，煮取一升，温顿服之。一宿乃下。如不下，更服，取下为效。禁如药法。

【校勘】《玉函经》："病"字上冠有"夫"字；"痞"下有"也"字，成无己本亦有"也"字。《千金翼方》："病发于阴，而反下之"句作"病发于阴，而反汗之"。《诸病源候论》"痞"字作"否"。《玉函经》《千金翼方》："项"上有"其"字。《玉函经》《脉经》："痓"作"痉"。《玉函经》、成无己本："结胸者"句下，均析做另条。

大陷胸丸方。《玉函经》《千金方》《千金翼方》《外台秘要》：白蜜都为"一两"。

【句释】"痞"，《诸病源候论》云："痞者，心下满也"，《增韵》云"气隔不通"，临床上一般以心下妨闷，不饥不食的现象，便称作"痞"，常为胃炎的症状。"柔痓"，即柔痉，即桂枝加葛根汤证（第14条），《金匮要略》

云："太阳病发热而汗出，而不恶寒，名曰柔痉"，柯韵伯云："头不痛而项犹强，不恶寒而头汗出，故如柔痉状"。

"弹丸"，《本草纲目·序例》引陶氏云："凡云弹丸及鸡子黄者，以四十梧子准之。"

【串解】钱潢云："发于阳者，邪在阳经之谓也，发于阴者，邪在阴经之谓也，反下之者，不当下而下也，两反下其义迥别，一则以表邪未解，而曰反下，一则以始终不可下，而曰反下也，因者，因误下之虚也。"

程应旄云："结胸而至项亦强，如柔痉状，如邪液布满胸中，升而上阻，更不容一毫正液和养其筋脉矣。胸邪至此，紧逼较甚，下之则和，去邪液，即所以和正液也。改大陷胸汤为大陷胸丸，峻治而行以缓，得建瓴之势，而复与邪相当，是其法也。"

阳证误下，演变为"结胸"，阴证误下，演变为"痞"，这是举例，不能肯定，所以第 149 条、151 条、158 条、164 条的痞证，都是由阳证误下而演变的。至于阴证误下，轻微的演变固然亦可以成痞，而严重的往往是亡阳虚脱，不能不留意。胸膜炎症亦有放射至肩颈部的，所以项强如柔痉状，势必用"陷胸丸"排泄其渗出物，减少有毒物质对机体的刺激。

【语译】假如是发热恶寒的阳证热证而被误下了，可能引起胸膜炎的"结胸证"；假如是无热恶寒的阴证寒证而被误下了，可能引起胃炎的"痞证"。所以一般的"结胸证"，往往都是由于错误地用泻下剂太早的关系。"结胸证"剧烈时，病毒放射到肩颈部，还会发生强直痉挛等柔痉般的症状，势必要用大陷胸丸一类的方剂来排泄它的渗出物及其有毒物质。

【释方】陆渊雷云："葶苈、杏仁、甘遂，皆为逐水药，而甘遂最峻，其力遍于全身，葶苈较缓，其力限于胸部，浮肿清涕，咳逆喘鸣者，用葶苈之证也，杏仁之效用，略如葶苈，而性则尤缓，胸膜囊中浆液多者，不但硬痛，且压迫心脏，易其位置，故本方合三味以逐水，佐之以硝黄者，引使水毒从大肠排泄，佐之以白蜜者，所以助药毒也，前贤于白蜜、甘草，每谓药力太峻，以此缓之，虽然，果嫌药力太峻，何不小其剂，减其味，而乃以他药缓之耶，且如甘草粉蜜汤，草蜜之外，仅有一味粉，亦将谓粉之力太峻，而以草蜜缓之耶，斯不然矣。"

白蜜甘草本身亦有解毒强心作用，古人的经验，今人的实验都不爽。

【原文】结胸证，其脉浮大者，不可下，下之则死。

【句释】"脉浮大"，陆渊雷云："浮大之脉有二，按之有神者，为热在表……浮大无力者为虚甚"，《金匮要略》云："疟脉自弦……浮大者，可吐之"即属前者，又云："劳之为病，其脉浮大，手足烦，春夏剧，秋冬瘥，阴寒精自出，酸削不能行"即属后者，前者为心动亢进，动脉充血的征象，后者是虚性兴奋的假象。

【串解】方有执云："夫结胸之为阳邪内陷，法固当下，下必待实，浮则为表，大则为虚，浮虚相搏，则表犹有未尽入，而里未全实可知，下则尚虚之里气必脱，未尽之表邪皆陷，祸可立至。"

因此，"下之则死"，可能是虚证的浮大脉。

【语译】患"结胸证"而现虚性浮大脉搏的，不要滥用泻下剂，错误用了，谨防发生危险。

133

【原文】结胸证悉具，烦躁者亦死。

【校勘】《玉函经》："烦"字作"而"。

【句释】"悉具"，指心下硬满而痛，其脉沉紧等症而言。

【串解】成无己云："结胸证悉具，邪结已深也，烦躁者，正气散乱也，邪气胜正，病者必死。"

"烦躁"，可能是病毒已侵及大脑，因而危险性亦大。

【语译】一个症状备具的"结胸证"，如又出现极度的烦躁，这是病毒侵及大脑，仍然是很危险的。

134

【原文】太阳病，脉浮而动数，浮则为风，数则为热，动则为痛，数则为虚，头痛发热，微盗汗出，而反恶寒者，表未解也。医反下之，动数变迟，膈内拒痛（原注："一云头痛即眩"），胃中空虚，客气动膈，短气躁烦，心中懊恼，阳气内陷，心下因硬，则为结胸，大陷胸汤主之。若不结胸，但头汗出，余处无汗，剂颈而还，小便不利，身必发黄。

大陷胸汤方：

大黄六两，去皮　芒硝一升　甘遂一钱匕

上三味，以水六升，先煮大黄取二升，去滓，内芒硝，煮一两沸，内甘遂末，温服一升，得快利止后服。

【校勘】《玉函经》《脉经》《千金翼方》："膈内拒痛"句，作"头痛即眩"。《外台秘要》："客气"作"客热"。《玉函经》《脉经》："余处"作"其余"。《仲景全书》：脱"处"字。《脉经》《千金翼方》："剂"作"齐"。成无己本："黄"字下有"也"字。

大陷胸汤方。《千金方》《千金翼方》：大黄无"去皮"二字。《千金方》《千金翼方》《外台秘要》：甘遂下有"末"字。成无己本无"匕"字。

【句释】"脉浮而动数"，浮数脉而兼见动脉，便是浮动数脉，为交感神经亢奋，收缩力增强的结果。"数则为虚"，即中风自汗出之表虚，并不是虚弱的意义。"膈内""心中""心下"，汪琥云："皆胸之分也"，也就是胸部不同的概括名称。"拒痛"，即痛而不可按的形容词。"胃中空虚"，犹言胃机能衰减。"客气""阳气"，方有执云："客气，邪气也……阳气，客气之别名也，以本外邪，故曰客气，以邪本风，故曰阳气"，其实，都是病理机转的抽象形容词。

【串解】成无己云："动数，皆阳脉也，当责邪在表，睡而汗出者，谓之盗汗。为邪气在半表半里，则不恶寒，此头痛发热，微盗汗出，反恶寒者，表未解也，当发其汗，医反下之，虚其胃气，表邪乘虚则陷，邪在表，则见阳脉，邪在里，则见阴脉，邪气内陷，动数之脉，所以变迟……客气者，外邪乘胃中空虚入里，结于胸膈，膈中拒痛者，客气动膈也，《金匮要略》曰：短气不足以息者，实也。短气躁烦，心中懊恼，皆邪热为实，阳气内陷，气不得通于膈，壅于心下，为硬满而痛，成结胸也，与大陷胸汤以下结热。若胃中空虚，阳气内陷，不结于胸膈，下入于胃中者，遍身汗出，则为热越，不能发黄，若但头汗出，身无汗，剂颈而还，小便不利者，热不得越，必发黄也。"

方有执云："太阳之脉本浮，动数者，欲传也，浮则为风四句，承上文以释其义，头痛至表未解也，言前证，然太阳本自汗，而言微盗汗，本恶寒，而言反恶寒者，稽久而然也，医反下之，至大陷胸汤主之，言误治之变与救变之治。"

发黄，为高热并发黄疸，与第236条的茵陈蒿汤证颇同。

【语译】患"太阳"表证，脉搏在"浮数"之中还有"动"的形状。要知道"浮"是伤风的"表"脉，"数"是有热的脉搏，"动"脉往往是有痛楚的时候才能出现，而表虚证的脉搏，亦往往有现"数"的，所以才有头痛发热，出汗，甚至还出盗汗，恶寒等表热、表虚的症状。医生对这些"表症"的处理，不仅没有去解表，反而施用泻下剂，于是"浮数而动"的脉搏，一变而为"迟"脉，胸膈里面越发按不得了，按着更痛得厉害，这是由于脾胃中气受到损伤，表热客邪乘虚入里，聚积在胸膈部位，不仅胃部现硬满，甚而热邪随时扰乱胸膈，还呈现呼吸迫促、烦闷难过等症状，这便是很具体的"结胸"证候了，可给以"大陷胸汤方"进行治疗，泻下它胸膈里的结热。邪热入里的病变，也有不出现"结胸"证的，只是头上有点汗，自颈项以下全身都没有汗，同时小便也不通畅，这样汗闭热结的结果，也可能导致黄疸病的发生。

135

【原文】伤寒六七日，结胸热实，脉沉而紧，心下痛，按之石硬者，大陷胸汤主之。

【校勘】《玉函经》："脉沉而紧"句作"其脉浮紧"。《玉函经》《脉经》《千金翼方》："石硬者"作"其脉坚"。

【串解】魏荔彤云："六七日之久，表寒不解，而内热大盛，于是寒邪能变热于里，在胃则为传阳明，在胸则为结胸矣，入胃则为胃实，入胸则为胸实，实者邪热已盛而实也。"

这条是大陷胸汤的正证，也就是原发性的胸膜炎症，因为并没有经误下，可见结胸证本是原发性的，而误下确也可以引发。

【语译】患伤寒病到了六七天上，高热不退，往往可以见到脉搏沉紧、胸胁部疼痛，甚至像石头般硬满等症状的胸膜炎症，这时可适当掌握应用"大陷胸汤"。

136

【原文】伤寒十余日，热结在里，复往来寒热者，与大柴胡汤，但结胸无大热者，此为水结在胸胁也，但头微汗出者，大陷胸汤主之。

【校勘】《玉函经》：无"也"字和"但"字。

【串解】喻嘉言云："若十余日热结在里，则是无形之邪热蕴结，必不定在胸上，加以往来寒热，仍兼半表，当用大柴胡汤，以两解表里之热邪，于陷胸之义无取矣。无大热，与上文热实互意，内陷之邪，但结胸间，表里之热，反不炽盛，是为水饮结在胸胁，其人头有微汗，乃邪结在高，而阳气不能下达之明征，此则主用大陷胸汤，尤为的对也。"

大柴胡汤证为干性胸膜炎，大陷胸汤证为湿性胸膜炎，所以前者称为热结，后者称为水结，惟"大柴胡汤"干湿性都可以随证应用，"大陷胸汤"只适用于湿性。本条就是在辨明干湿两种不同的结胸证。

【语译】患伤寒病十多天，并发结胸里热证，同时呈间歇热型的，可酌量用"大柴胡汤"。假如胸胁部已经发现了蓄水，并无高热，纵然头部微微汗出，也不能认为是表证，这时可用"大陷胸汤"排除水毒。

137

【原文】太阳病，重发汗而复下之，不大便五六日，舌上燥而渴，日晡所小有潮热（原注："一云日晡所发心胸大烦"。），从心下至少腹硬满而痛不可近者，大陷胸汤主之。

【校勘】《玉函经》：无"所"字。《千金翼方》："所"作"如"。《千金方》："日晡所小有潮热"句，作"日晡有小潮热，心胸大烦"。

【串解】喻嘉言云："不大便，燥渴，日晡潮热，少腹硬满，证与阳明颇同，但小有潮热，则不似阳明大热，从心上至少腹手不可近，则阳明又不似此大痛，因是辨其为太阳结胸兼阳明内实也。缘误汗复误下，重伤津液，不大便而燥渴潮热，虽太阳阳明亦属下证，但太阳痰饮内结，必用陷胸汤由胸胁以及肠胃，荡涤始无余，若但下肠胃结热，反遗胸上痰饮，则非法矣。"

这是结胸兼胃实证，喻氏所谓的痰饮，也就是胸膜炎症的多量渗出物，因此这仍是湿性胸膜炎症。

【语译】太阳病既经过大量发汗，又用过泻下剂，但仍然是大便秘结，舌苔干燥，口渴，每到傍晚的时候，体温便一度上升，按摩他的胃部和小腹部，却胀满坚硬，疼痛拒按，便证明了肠道里有宿便，仍用"大陷胸汤"通便排水。

138

【原文】小结胸病，正在心下，按之则痛，脉浮滑者，小陷胸汤主之。

小陷胸汤方：

黄连一两　半夏半升，洗　栝楼实大者一枚

上三味，以水六升，先煮栝楼，取三升，去滓，内诸药，煮取二升，去滓，分温三服。

【校勘】《玉函经》："病"字作"者"，"脉浮滑"下却没有"者"字。

小陷胸汤方。《玉函经》：黄连作"二两"。成无己本：栝楼实作"一个"。

【句释】"小结胸"，王宇泰云："上文云硬满而痛不可近者，是不待按而亦痛也，此云按之则痛，是手按之，然后作痛尔。上文云至少腹，是通一腹而言之，此云只有心下，则少腹不硬痛可知矣，热微于前，故云小结胸也。"其实"小结胸"就是胃炎一类症状。"脉浮滑"，脉管扩张而血液充实流利，便见浮滑脉，多见于患热病而心力亢奋的时期。

【串解】成无己云："心下硬痛，手不可近者，结胸也。正在心下，按之则痛，是热气犹浅，谓之小结胸。结胸脉沉紧，或寸浮关沉，今脉浮滑，知热未深结，与小陷胸汤，以除胸膈上结热也。"

【语译】所谓小结胸病，它的主要症状是，按摩胃部即感觉疼痛，脉搏现浮滑象，可以服用"小陷胸汤"。

【释方】陆渊雷云："此方实治胃炎之多黏液者，黄连所以消炎，半夏所以和胃止呕，栝楼实所以涤除黏液，黏液为水饮之一，古书称痰饮水饮，日医称水毒，时医称痰，其实一而已矣。胃多黏液，往往引起脑症状，为痫，为惊风，时医所谓痰迷心窍者也。黄连与栝楼伍，为胃肠药中峻快之剂，仅亚硝黄，不可不知，《别录》云，栝楼实味苦寒无毒，主胸痹，《药征》云，栝楼实主治胸痹也，旁治痰饮，所谓胸痹者，胸膈痞塞是也。"

139

【原文】太阳病二三日，不能卧，但欲起，心下必结，脉微弱者，此本有寒分也，反下之。若利止，必作结胸，未止者，四日复下之，此作协热利也。

【校勘】《玉函经》《脉经》《千金翼方》："欲起"下有"者"字；"此本有寒分也"作"此本寒也"；"反"字上有"而"字；"四日"作"四五日"；"复"字下有"重"字；"协热"作"挟热"。《脉经》："不"字上有"终"字。《外台秘要》："寒分"作"久寒"。

【句释】"寒分"，《神巧万全方》作"寒故"，也就是衰减的意义，所以《玉函经》无"分"字。"协热"，程应旄认为：里寒挟表热而下利，是曰"协热"。协热利的证候，见于第163条。

【串解】钱潢云："二三日表邪未解，将入里而未入里之时也，不能卧，但欲起者，邪势搅扰，坐卧不宁之状也，若此则知邪已在胸次之阳位矣，以尚未入胃，故知心下必结……若此证而见脉微弱者，其中气本属虚寒，尤为不可下之证，而反下之，若利随下止，则陷入之邪，不得乘势下走，必硬结于胸中矣，若三日下之，而利未止者，第四日复下之则已误再误，有不至中气不守，胃气下陷，以虚协热而下利者乎，此所以重以为戒也。"

本条是说明误下的两种变证，一为结胸，一为协热利。相反地即在说明，纵然见到心下结证，不要轻率使用泻下剂。

【语译】患太阳病到了两三天以上，胃部结滞，烦躁不安，脉搏微弱，这是里寒证的情况，应该用"温中"的方法来治疗，竟反而施用了泻下剂。结果，有的变成结胸证，有的变成腹泻不止，如再用下法，势将演变成为协热下利。

140

【原文】太阳病，下之，其脉促（原注：“一作纵”。），不结胸者，此为欲解也。脉浮者，必结胸；脉紧者，必咽痛；脉弦者，必两胁拘急；脉细数者，头痛未止；脉沉紧者，必欲呕；脉沉滑者，协热利；脉浮滑者，必下血。

【校勘】《玉函经》《脉经》：“脉”字上有“其”字；“协”作“挟”。

【串解】《医宗金鉴》云：“脉促当是脉浮，始与不结胸为欲解之文义相属，脉浮当是脉促，始与论中结胸、胸满同义，脉紧当是脉细数，脉细数当是脉紧，始合论中二经本脉，脉浮滑当是脉数滑，浮滑是论中白虎汤证之脉，数滑是论中下脓血之脉，均当改之。”

仲景原文是否真如《医宗金鉴》所改，这很难说，反不如程应旄所说较妥。程氏说：据脉见证，各著一必字，见势所必然，考其源头，总在太阳病下之而来，故虽有已成坏病，未成坏病之分，但宜以活法治之，不得据脉治脉，据证治证也。

总之，在临床上见到以上的坏证是常有的，各个坏证，是否一定要出现那些脉搏，便不尽然，因此，那些脉还是或然的，而不是必然的。《医宗金鉴》修改词句，就是犯了脉是必然的毛病。以症为主要，不要单凭脉断证，这个条文就好讲通了，原文大意，无非就是如下面语文所译。

【语译】患太阳表证，如果错误地用了泻下剂，它的演变是多端的。有的既不现“结胸”证，脉搏虽是“促”疾一点，仍然是想从表解，并不演变；有的便变成“结胸”证而脉浮；有的现咽痛而脉紧；有的胸胁两边现拘急而脉弦；有的不断地头痛，而脉搏现细数；有的发呕而脉搏现沉紧；有的转变成“协热利”证而脉搏现沉滑；有的甚至大便下血，而脉搏现浮滑。

141

【原文】病在阳，应以汗解之，反以冷水潠之，若灌之，其热被劫不得去，弥更益烦，肉上粟起，意欲饮水，反不渴者，服文蛤散。若不差者，与五苓散。寒实结胸，无热证者，与三物小陷胸汤，白散亦可服。（原注："一云与三物小白散"。）

文蛤散方：

文蛤五两

上一味为散，以沸汤和一方寸匕服，汤用五合。

白散方：

桔梗三分　巴豆一分，去皮心，熬黑，研如脂　贝母三分

上三味为散，内巴豆，更于臼中杵之，以白饮和服。强人半钱匕，羸者减之。病在膈上必吐，在膈下必利。不利，进热粥一杯，利过不止，进冷粥一杯，身热皮粟不解，欲引衣自覆，若以水潠之、洗之，益令热劫不得出，当汗而不汗则烦，假令汗出已，腹中痛，与芍药三两如上法。

【校勘】《脉经》《千金翼方》《仲景全书》："潠"作"噀"。《玉函经》《脉经》：无"冷"字。《脉经》《外台秘要》：无"被"字；"劫"作"却"。《玉函经》《脉经》《外台秘要》：没有"弥更"两字；"肉"作"皮"。坊本："寒实结胸"句下另析为一条。《玉函经》《千金翼方》："与三物小陷胸汤，白散亦可服"句，作"与三物小白散"；无"陷胸汤"和"亦可服"六字。

文蛤散方。成无己本："一方寸匕"作"一钱匕"。《玉函经》："和"字下有"服"字，没有"服，汤用五合"五字。

白散方。《千金翼方》："冷粥一杯"注云："一云冷水一杯"。《玉函经》《外台秘要》："身热"以下四十九字都没有。《外台秘要》：叫作"桔梗白散"。《玉函经》：桔梗贝母各为"十八铢"；巴豆"六铢"；无"如脂"两字。

【音义】潠，音巽，含水喷也。灌，浇也，即用水浇洒。劫，《说文》云："欲去以力胁止曰劫"。弥，即作"益"字解。

【句释】"水潠"，即含水喷在病人身上，"灌之"，即用水浇洒在病人身上，是古人解热法之一，用以治热郁不得外越的证候多效，系利用机体的反射力，使郁热达表而汗解的方法。"弥更益烦"，汪琥云："犹言甚之极也"。"寒实"，对热实而言，郑重光云："水寒结实"。

"文蛤"，即海蛤之有纹理者，王宇泰云："即海蛤粉也"。

【串解】汪琥云："病在阳者，为邪热在表也，法当以汗解之，医反以冷

水渍之，表热被水止劫，则不得去，阳邪无出路，其烦热，必更甚于未用水之前矣。弥更益者，犹言甚之极也。水寒之气，客于皮肤，则汗孔闭，故肉上起粒如粟也。意欲饮水不渴者，邪热虽甚，反为水寒所制也，先与文蛤散以解烦导水。若不差者，水寒与热相搏，下传太阳之腑，与五苓散，内以消之，外以散之，乃表里两解之法也。"

《医宗金鉴》云："结胸证身无大热，口不燥渴，则为无热实证，乃寒实也，与三物白散。"

由于冷水的刺激，而使肌肤收缩，汗腺闭塞，体温不能放散，愈是上升，也就是汪氏所说的阳邪无出路，所以弥更益烦。意欲得水，即由于烦热。不渴，说明里面是寒实证，而不是热实。柯韵伯主张用文蛤汤，即大青龙汤去桂枝加文蛤，临床上较合用。小陷胸汤不利于寒实，亦以原注小白散为优。

【语译】太阳表病，只有采用汗解，如果轻率地变更方法，用冷水来喷渍或灌浇，经过这样的冷刺激，皮肤收缩，肌肉粟粟，体温反而无从放散，更加上升，弄得病人烦热想喝水，却又不口渴，这就是变成了表热里寒证的缘故，可以酌量用"文蛤汤"。吃了如没有见大效，也可考虑用"五苓散"。只要是没有热证现象，而确可断为寒实结胸证时，更可以考虑用"三物小白散"。

【释方】文蛤散方。文蛤，《本草纲目》云："能止烦渴，利小便，化痰软坚。"柯韵伯认为：文蛤一味为散，以沸汤和服方寸匕，服满五合，此等轻剂，恐难散湿热之重邪，弥更益烦者。《金匮要略》云："渴欲得水而贪饮者，文蛤汤主之，兼治微风脉紧头痛"，审症用方，则移彼方而补入于此而可也，其方麻黄汤去桂枝，加文蛤、石膏、姜、枣，此亦大青龙之变局也。柯说与本证颇洽，可采用。

白散方，钱潢云："寒实结于胸中，水寒伤肺，必有喘咳气逆，故以桔梗开之，贝母入肺解结，又以巴豆之辛热有毒，斩关夺门之将，以破胸中之坚结，盖非热不足以开其水寒，非峻不足以破其实结耳。"桔梗排脓，贝母除痰解结，都是治胸腔部疾病的要药，巴豆吐下的作用峻烈，所以能够消除寒实证。

表14 第128至141条内容表解

128条至141条

结胸病

- 结胸
  - 病因
    - 本病：伤寒六七日，结胸热实（135）
    - 误下
      - 病发于阳，而反下之，热入，因作结胸（131）
      - 所以成结胸者，以下之太早故也（131）
      - 下之……阳气内陷，心下因硬，则为结胸（134）
      - 反下之，若利止，必作结胸（139）
  - 病理
    - 胃中空虚，客气动膈……阳气内陷，心下因硬（134）
    - 热结在里（136）
  - 症状
    - 按之痛（128）
    - 项亦强，如柔痓状（131）
    - 膈内拒痛，短气躁烦，心中懊恼，心下因硬（134）
    - 心下痛，按之石硬（135）
    - 舌上燥而渴，日晡所小有潮热，从心下至少腹硬满而痛不可近（137）
  - 脉象
    - 寸脉浮，关脉沉（128）
    - 脉浮大（132）
    - 动数变迟（134）
    - 脉沉而紧（135）
  - 舌苔：舌上燥（137）
  - 性质：热实（135）
  - 预后：结胸证悉具，烦躁者亦死（133）
  - 治疗
    - 大陷胸丸（131）
    - 大陷胸汤（134，135，136，137）
    - 大柴胡汤（136）
  - 禁忌：脉浮大者，不可下，下之则死（132）
- 小结胸
  - 症状：正在心下，按之则痛（138）
  - 脉象：浮滑（138）
  - 治疗：小陷胸汤（138）
- 寒实结胸
  - 证候：无热证（141）
  - 治疗：三物白散（141）

脏结

- 症状
  - 如结胸状，饮食如故，时时下利（129）
  - 不往来寒热，其人反静（130）
- 脉象：寸脉浮，关脉小细沉紧（129）
- 预后：舌上白苔滑者，难治（129）
- 治疗：舌上苔滑者，不可攻也（130）

误下病变

- 变坏
  - 病发于阴，而反下之，因作痞也（131）
  - 医反下之……若不结胸，但头汗出，余处无汗，剂颈而还，小便不利，身必发黄（134）
  - 太阳病……四日复下之，此作协热利也，脉沉滑（139，140）
  - 脉浮者，必结胸（140）
  - 脉紧者，必咽痛（140）
  - 脉弦者，必两胁拘急（140）
  - 脉细数者，头痛未止（140）
  - 脉沉紧者，必欲呕（140）
  - 脉浮滑者，必下血（140）
- 不变坏：太阳病，下之，其脉促，不结胸者，此为欲解也（140）

水渍病变

- 病理：其热被劫不得去，弥更益烦（141）
- 症状：肉上粟起，意欲饮水，反不渴（141）
- 治疗
  - 文蛤散（141）
  - 五苓散（141）

复习题

1. 结胸证有哪些主要症状，与小结胸和寒实结胸证怎样鉴别？

2. 脏结属于那种证候？可以用结胸证的方法治疗吗？

3. 大陷胸丸和大陷胸汤应如何分别掌握应用？

4. 什么叫作"协热利"？

第十六节　第 142 至 145 条

第 142 至 145 条等 4 条，1 条并病，3 条热入血室，都有类似"结胸"的症状，所以合并讨论。

142

【原文】太阳与少阳并病，头项强痛，或眩冒，时如结胸，心下痞硬者，当刺大椎第一间、肺俞、肝俞，慎不可发汗，发汗则谵语脉弦，五日谵语不止，当刺期门。

【校勘】《玉函经》、成无己本："五日"作"五六日"。

【音义】俞，同腧，音庶。

【句释】"大椎第一间"，为督脉的经穴，在第七颈椎和第一胸椎棘状突起间，所以称作"第一间"，适当背椎神经后枝，治疗伤风、疟疾、烦呕、胸胁胀满等有显效。"肺俞"，在第三、第四胸椎横突起间，布有胸椎神经后支，治上气喘满，胸满胁急，振栗等症。"肝俞"，在第九、第十胸椎横突起间，布有背椎神经、后胸廓神经，治气痛吐酸、胸满、心腹积聚疼痛、咳而胁满等症。两者都为太阳经穴。"脉弦"为脉管壁收缩神经兴奋的结果，也就是脉管壁紧张的脉搏。

【串解】《医宗金鉴》云："太阳与少阳并病，故见头项强痛，或眩冒，时如结胸，心下痞硬之证。而曰或曰时如者，谓两阳归并未定之病状也。病状未定，不可以药，当刺肺俞，以泻太阳，以太阳与肺通也；当刺肝俞以泻少阳，以肝与胆合也。故刺而俟之，以待其机也。苟不知此，而以头项强痛为太阳之邪，目眩胸满为少阳之邪，发其汗，两阳之邪，乘燥入胃，则发谵语。设脉长大，则犹为顺，可以下之，今脉不大而弦，五六日谵语不止，是土病而见木脉也，名曰负。负者，克贼也。慎不可下，当刺期门，以直泻其肝可也。"

太阳、少阳并病，本是"柴胡桂枝汤"所主治，即或有眩冒，时如结胸，心下痞硬等症状，仍然可服用"柴胡桂枝汤"。但因为某些人的体质或者在某种环境下，不可能内服药时，便可以用针刺疗法，大椎、肺俞、肝俞这三个穴位，对上列证候，临床上完全是有效的，是否如《医宗金鉴》所说"通肺""合胆"，可不用穿凿强求。"慎不可发汗"，这是个别人的体质问题。误汗"谵语"，为伤津热结的结果。"刺期门"，与第108、109条同一理由。也不必强调"木脉泻肝"的说法。

【语译】患太阳病的时候，同时又并发了少阳病，呈现头痛、项强、昏眩、胃部胀满等症状，甚至好像患结胸证似的，这时可以选择背部大椎、肺俞、肝俞几个经穴，用针刺治疗。在治疗期中，不要再用发汗剂，如过汗伤津，可能引起神昏谵妄，脉搏弦急等现象，如这些现象五六天都还不缓解，可以再刺"期门"穴，排泄它的里热。

143

【原文】妇人中风，发热恶寒，经水适来，得之七八日，热除而脉迟身凉，胸胁下满，如结胸状，谵语者，此为热入血室也，当刺期门，随其实而取之。

【校勘】《玉函经》《脉经》："随其实"作"随其虚实"。成无己本："取之"作"泻之"。《脉经》："取之"下，有"平病云，热入血室，无犯胃气及上三焦，与此相反，岂谓药不谓针耶"二十六字。

【句释】"经水"，即是月经。"血室"，即是子宫，张介宾云："子户者，即子宫也，俗名子肠，医家以冲任之脉盛于此，则月事以时下，故名之曰血室。"（《类经·三焦命门辨》）

【串解】程应旄云："妇人中风，发热恶寒，自是表证，无关于里，乃经水适来，且七八日之久，于是血室空虚，阳热之表邪，乘虚而内据之，阳入里，是以热除。而脉迟身凉，经停邪，是以胸胁满如结胸状，阴被阳扰，是以如见鬼状而谵语。凡此者，热入血室故也。夫血室系之冲任，乃荣血停留之所，经脉所集会也。邪热入而居之，实非其所实矣。刺期门以泻之，实者去而虚者回，即泻法为补法耳。"

"脉迟"本为寒证，但迷走神经被高热刺激而兴奋，脉搏的波动也会弛缓。

【语译】妇人在月经期中，患太阳中风病，最初仍是一般的发热恶寒，到了七八天以后，表热已经退去，脉搏的至数也减少了，但是胸胁部相当胀满，好像害结胸证似的，甚至时而有神昏谵妄的情况，这是里热证，应当选择"期门"穴用泻法针刺，排除里热。

144

【原文】妇人中风，七八日续得寒热，发作有时，经水适断者，此为热入血室，其血必结，故使如疟状，发作有时，小柴胡汤主之。

【串解】陆渊雷云："注家多以经水适来为血室空虚，适断为血结，程氏、方氏、马印麟、丹波氏皆如此。惟汤本氏反之，从《温疫论》之说，以适来为实，适断为虚，故于前条移经水适来于七八日下。推其立言之意，盖谓本非经来之时，因病而来，逼血离经而为虚，本非经断之时，因病而断，则血瘀胞宫而为实，此程氏方氏等之意也。本是经来之时与病相值，则经必不畅而为实，本是经断之时，与病相值，则胞宫无血而为虚，此吴氏汤本氏之意也。今味经文适字，是经水之来若断，适与病相值，非因病而来若断，则后说为是，然病变万状，非常理所能绳，虽适断适来，俱为热入血室，而血之结否，仍当视其证候。但从适来适断上悬揣，犹执一而无权也。又案伤寒适值经水而热入血室者，因子宫适营特殊之生理，与平时不同故也，此亦邪之所凑，其气必虚之理。"

【语译】妇人在月经末期，患太阳中风病，七八天来，不断地发间歇型热，这时纵然有里热证，甚或还有瘀血的情况发生，都可以用"小柴胡汤"。

145

【原文】妇人伤寒，发热，经水适来，昼日明了，暮则谵语如见鬼状者，此为热入血室，无犯胃气及上二焦，必自愈。

【校勘】《脉经》："明了"作"了了"。《玉函经》《脉经》："必"字下有"当"字，《脉经》并有注云："二字疑"。

【句释】"无犯胃气"，方有执云："无，与毋通……毋者，禁止之词，犯胃气，以禁下言也。"

【串解】陆渊雷云："谵语如见鬼状，疑于承气证，故戒之曰无犯胃气，无犯胃气，谓不可下，诸家无异说。上二焦，山田以为期门上焦穴，柴胡上焦方，果尔，则当云二上焦，不当云上二焦矣，上二焦当缺疑。至于治法，或主弗药以待经行，或主小柴胡，今考热入血室三条，热除而脉迟身凉，热入最深，其病最重，如疟状最轻，此条谵语如见鬼状，故当重于如疟状者，如疟状犹须小柴胡，而谓谵语可以弗药乎。"但是"必自愈"句，是无犯胃气及上二焦句的嘱咐语，并不是说本病可以勿药自愈。究应如何治疗呢？上两条的方法都可以随证选择应用。

【语译】妇人在月经期中，患太阳伤寒病，白天都还神识清楚，一到了晚间，便神昏识妄，言人说鬼，这样的"血热证"，只要是没有随便施用泻下剂，自然也是易于治愈的。

表15　第142至145条内容表解

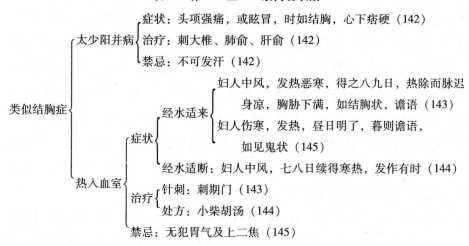

复习题

1. 什么是"热入血室证"？

2. 你对经水适来、适断怎样理解？

第十七节　第146至148条

第146至148条等3条，讨论太阳少阳合并出现的证候，因为也和第142、143、144、145各条一样，有"如结胸状""心下支结""胸胁满微结""心下满"等症状，所以便紧接着提出这几条来。

146

【原文】伤寒六七日，发热，微恶寒，支节烦疼，微呕，心下支结，外证未去者，柴胡桂枝汤主之。

柴胡桂枝汤方：

桂枝去皮　黄芩一两半　人参一两半　甘草一两，炙　半夏二合半，洗　芍药一两半　大枣六枚，擘　生姜一两半，切　柴胡四两

上九味，以水七升，煮取三升，去滓，温服一升。本云，人参汤作如桂枝法，加半夏、柴胡、黄芩，复如柴胡法，今用人参作半剂。

【校勘】《玉函经》："支节"作"肢节"。成无己本："柴胡"下有"加"字。

柴胡桂枝汤方。成无己本、《玉函经》：桂枝作"一两半"，并没有"本云"以下二十九字。

【句释】支结，犹言痞结，南阳云："外证未解，心下妨闷者，非痞也，谓之支结。"（《伤寒百问经络图》）

【串解】柯韵伯云："伤寒至六七日，正寒热当退之时，反见发热恶寒证，此表证而兼心下支结之里证，表里未解也。然恶寒微，则发热亦微，但支节烦疼，则一身骨节不烦疼可知。支如木之支，即微结之谓也。表证微，故取桂枝之半；内证微，故取柴胡之半，此因内外俱虚，故以此轻剂和解之也。"

"发热，微恶寒，支节烦疼"，是桂枝汤的本证，微呕和心下支结，也就是轻度的胸胁苦满，心下痞硬，为小柴胡汤的本证，是证是药，恰到好处。

【语译】患伤寒病已经有了六七天，还是呈现着发热，轻度的恶寒，四

肢关节疼痛等太阳证，同时也有些微的干呕，胸胁部结滞等少阳证时，正好施用"柴胡桂枝汤"的和解轻剂。

【释方】祝味菊云："本方为柴胡、桂枝二汤合组而成，其适用标准，在营卫失调，抵抗不及，经络壅滞，心下淋巴支结，外证未除者，故用柴胡、桂枝合方，统营卫表里而并调也。"（《伤寒方解》）

147

【原文】伤寒五六日，已发汗而复下之，胸胁满微结，小便不利，渴而不呕，但头汗出，往来寒热，心烦者，此为未解也，柴胡桂枝干姜汤主之。

柴胡桂枝干姜汤方：

柴胡半斤　桂枝三两，去皮　干姜二两　栝楼根四两　黄芩三两　牡蛎二两，熬

甘草二两，炙

上七味，以水一斗二升，煮取六升，去滓，再煎取三升，温服一升，日三服，初服微烦，复服汗出便愈。

【校勘】柴胡桂枝干姜汤方。《仲景全书》《外台秘要》：干姜、牡蛎，均作"三两"。《外台秘要》："柴胡桂枝干姜汤"作"小柴胡汤"。

【串解】成无己云："伤寒五六日，已经汗下之后，则邪当解，今胸胁满微结，小便不利，渴而不呕，但头汗出，往来寒热，心烦者，即邪气犹在半表半里之间，为未解也……小便不利而渴者，汗下后亡津液，内燥也。若热消津液，令小便不利而渴者，其人必呕，今渴而不呕，知非里热也。伤寒汗出则和，今但头汗出，而余处无汗者，津液不足，而阳虚于上也。与柴胡桂枝干姜汤，以解表里之邪，复津液而助阳也。"

本条主要是伤寒后并发水饮证，也就是湿性胸膜炎症，成氏所谓"汗下后亡津液，内燥"，是引发胸膜炎的原因。炎症发作以后，胸膜便有蓄水情况，所以成氏亦认为不是里热证，它之所以渴而小便不利，与五苓散的病理机转很近似，所以方药里面既用"干姜"温散寒饮，又用"牡蛎""栝楼根"，并逐水饮。

【语译】患伤寒五六天以上，既用过发汗剂，又用过泻下剂，反而出现了胸胁部胀满结滞，小便不通畅，头部出汗，口渴心烦等症状，热呈间歇型

发作，这是引发了水饮病的缘故，用"柴胡桂枝干姜汤"温散水饮。

【释方】本方在临床上治疗水饮证有效，如主治症状的微结、小便不利、渴等，都是水饮病的征候，除柴胡、桂枝的统调营卫而外，栝楼根止渴，牡蛎消水，干姜振奋胃机能，黄芩消炎，因此达到清热、去烦、和表里的目的。

148

【原文】伤寒五六日，头汗出，微恶寒，手足冷，心下满，口不欲食，大便硬，脉细者，此为阳微结，必有表复有里也。脉沉亦在里也，汗出为阳微，假令纯阴结，不得复有外证，悉入在里，此为半在里半在外也。脉虽沉紧，不得为少阴病，所以然者，阴不得有汗，今头汗出，故知非少阴也。可与小柴胡汤。设不了了者，得屎而解。

【校勘】《玉函经》："在里也"作"病在里"。

【串解】成无己云："伤寒五六日，邪当传里之时，头汗出，微恶寒者，表仍未解也。手足冷，心下满，口不欲食，大便硬，脉细者，邪结于里也，大便硬为阳结，此邪热虽传于里，然以外带表邪，则热结犹浅，故曰阳微结。脉沉虽为在里，若纯阴结，则更无头汗恶寒之表证。诸阴脉皆至颈胸中而还，不上循头，今头汗出，知非少阴也，与小柴胡汤，以除半表半里之邪，服汤已，外证罢而不了了者，为里热未除，与汤取其微利则愈，故云得屎而解。"

这条主要在辨明阳极似阴的症状，自"头汗出"至"脉细"，都很像少阴证，但据仲景临床的经验，却不是少阴证，而是小柴胡证，甚或还是大柴胡证。

惟"所以然者"一段，不是《伤寒论》的法度，颇有分析认识的必要。少阴篇第283条云："病人脉阴阳俱紧，反汗出者，亡阳也，此属少阴。"第300条云："少阴病，脉微细沉，但欲卧，汗出不烦。"第325条云："少阴病，下利，脉微涩，呕而汗出。"可见凭汗的"出"与"不出"，而判断为是少阴非少阴，这不是临床事实，何况汗出多亡阳，往往是招致少阴证的由来，所以这段文字是值得考虑的。

【语译】患伤寒病到了五六天上，头部出汗，些微恶寒，手脚现冷，胃部胀满，食欲不好，大便干燥，脉搏沉细，这叫作阳微结证，是由于表证未解，里证并发而造成的。"脉沉细"虽是里证，但它不断地出汗恶寒，仍然有轻微的表证存在，假使是"纯阴结"便完全是里证，丝毫没有表证的现象，而这阳微结证，在病理变化上是属于半表半里的性质，不能够仅凭脉搏的沉细或紧，而认为是少阴病（所以然四句不译），治疗的方法，可以选用"小柴胡汤"，如吃了药，里结证还不减轻，可考虑"大柴胡汤"一类的方剂，泻通燥屎就行了。

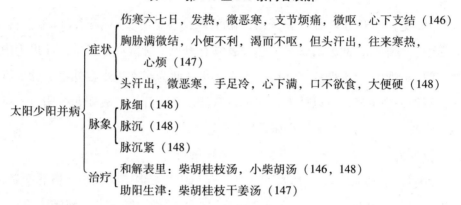

表16　第146至148条内容表解

复习题

1. "柴胡桂枝汤证"和"柴胡桂枝干姜汤证"的主要区别在哪里？

2. "阳微结"和"纯阴结"是否代表两种不同性质的证候？

第十八节　第149至167条

第149至167条等19条，都是讨论痞硬一类的证治。

149

【原文】伤寒五六日，呕而发热者，柴胡汤证具。而以他药下之，柴胡证仍在者，复与柴胡汤。此虽已下之，不为逆，必蒸蒸而振，却发热汗出而解。若心下满而硬痛者，此为结胸也，大陷胸汤主之。但满而不痛者，此为痞，柴胡不中与之，宜半夏泻心汤。

半夏泻心汤方：

半夏半升，洗　黄芩　干姜　人参　甘草炙，各三两　黄连一两　大枣十二

枚，擘

上七味，以水一斗，煮取六升，去滓，再煎取三升，温服一升，日三服。须大陷胸汤者，方用前第二法。（原注云："一方用半夏一升"。）

【校勘】《外台秘要》：本条作"太阳病下之，其脉促不结胸者，此为欲解也；若心下满硬痛者，此为结胸也，大陷胸汤主之，但满而不痛者，此为痞，柴胡不中与之也，宜半夏泻心汤主之"。《玉函经》："发热"下无"者"字；"已"作"以"；"但"作"若"；"不中与之"作"不中复与之也"。

半夏泻心汤方。《外台秘要》：半夏下注有"一方五两"四字。《玉函经》：大枣作"十六枚"。成无己本、《玉函经》："再煎"作"再煮"。成无己本："须"字以下十二字无。

【句释】"他药""蒸蒸""振"，钱潢云："他药者，即承气之类，非有别药也。蒸蒸，身热汗欲出之状也，振者，振振然动摇之貌，即寒战也。"

【串解】柯韵伯云："呕而发热者，小柴胡症也，呕多虽有阳明症，不可攻之（按：见第204条），若有下症，亦宜大柴胡，而以他药下之，误矣。误下后，有二症者，少阳为半表半里之经，不全发阳，不全发阴，故误下之变，亦因偏于半表者成结胸，偏于半里者，心下痞耳，此条本为半夏泻心而发，故只以痛不痛，分结胸与痞，未及他症。"

据此，本条应分作三段看：

1. "伤寒五六日"至"却发热汗出而解"这一段，是正气充实机体比较健康，虽曾经误下，还没有至于变坏。

2. "若心下满"至"大陷胸汤主之"这一段，是患者本来有水饮证，因误下而引发胸膜炎的结胸证，就是柯氏所说的偏于半表者。

3. 最末一段，可能是患者胃子向来不健康，因误下而演变成胃炎的痞证，也就是柯氏所谓偏于半里。"复与柴胡汤"一段，可参看第101条。

【语译】患伤寒病到了五六天以上，已经出现了呕吐发热等小柴胡汤证候，没有及时和解表里，反而用泻下剂，幸而病人体质还好，病情没有变坏，这时仍得给以"小柴胡汤"服用，使其身热出汗，和解表里。假如病人素有水饮证，服了泻下剂后便现胸腹部胀满疼痛，这是引动水饮而演变的结胸证，可以用"大陷胸汤"，尽先排水。假如胸腹部只是胀满而不疼痛，这是变成了痞证，小柴胡汤已不中用，应该考虑用"半夏泻心汤"了。

【释方】柯韵伯云："即小柴胡去柴胡加黄连、干姜汤也，不往来寒热，是无半表症，故不用柴胡，痞因寒热之气互结而成，用黄连、干姜之大寒热者，为之两解。"

本方治胃炎、肠炎一类疾病，效颇显著，消炎、健胃、镇痛、镇吐有卓效。

150

【原文】太阳少阳并病，而反下之，成结胸，心下硬，下利不止，水浆不下，其人心烦。

【校勘】《玉函经》《脉经》："利"字下有"后"字；"不下"作"不肯下"；"其人"下有"必"字。

【串解】汪琥云："太阳病在经者不可下，少阳病，下之，亦所当禁，故以下之为反也，下之则阳邪乘虚，上结于胸，则心下硬，下入于肠，则利不止，中伤其胃，则水浆不入，其人心烦者，正气已虚，邪热燥极也。"

本证不仅胃肠机能已坏极，胸膜炎症已有侵及大脑的情势，所以心烦，所以历来注家都认为是险证。

【语译】太阳表证未了，又并发少阳病，同时又更错误地服用了泻下剂，演变成为"结胸证"，胃部胀满，腹泻厉害，一点水也喝不下，时而呈现极度的烦躁，这个病变是相当严重的。

151

【原文】脉浮而紧，而复下之，紧反入里，则作痞。按之自濡，但气痞耳。

【校勘】《玉函经》："复"作"反"。

【音义】濡，音儒，软也。反，与上句"复"字义同。

【句释】"紧反入里"，犹言浮紧脉一变而为沉紧脉，"里"即代表沉，与上句"浮"字相对。"气"，指机体官能而言，"气痞"，犹言官能性的痞满，并不是实质的病变，所以抚按着是濡软的。

【串解】钱潢云："脉浮而紧……麻黄汤证也，而复下之者，言不以汗解，而反误下之也，紧反入里者，言前紧脉所见紧脉之寒邪，因误下之虚，陷入于里，而作心下痞满之证也，此不过因表邪未解，误下里虚，无形之邪气，陷入于里而成痞耳。"

钱氏之说虽可解，但下文第 154 条云："心下痞，按之濡，其脉关上浮者，大黄黄连泻心汤主之"，可见"心下痞"，并不一定是寒，仍属于胃炎症。

【语译】患太阳表证，脉搏浮紧，错误地用了泻下剂，脉搏便转变而为沉紧，同时也出现胃部痞满的里证。但是，虽然痞满，按着却是濡软的，这是内部发生官能性病变的征象。

152

【原文】太阳中风，下利呕逆，表解者，乃可攻之。其人漐漐汗出，发作有时，头痛，心下痞硬满，引胁下痛，干呕短气，汗出不恶寒者，此表解里未和也。十枣汤主之。

十枣汤方：

芫花熬　甘遂　大戟

上三味，等分，各别捣为散，以水一升半，先煮大枣肥者十枚，取八合，去滓，内药末，强人服一钱匕，羸人服半钱，温服之。平旦服，若下少病不除者，明日更服，加半钱，得快下利后，糜粥自养。

【校勘】《玉函经》："干呕短气"作"呕即短气"；没有"汗出不恶寒者"六字。《玉函经》《脉经》《千金翼方》："此"字下，有"为"字。

【句释】"熬"，炒也，《方言》云："凡以火而干五谷之类，自山而东，齐楚以往，谓之熬。""平旦服"，《本草经》曰："病在四肢血脉者，宜空服而在旦"，因此，平旦的取义在空腹，只要是空腹，便不一定要在平旦了。"糜粥"，方有执云："取糜烂过熟，易化而有能补之意。"

【串解】柯韵伯云："下利呕逆，固为里症，而本于中风，不可不细审其表也。若其人漐漐汗出，似乎表症，然发作有时，则病不在表矣，头痛是表证，然既不恶寒，又不发热，但心下痞硬而满，胁下牵引而痛，是心下水气泛溢，上攻于脑而头痛也，与'伤寒不大便六七日而头痛，与承气汤'同

（按：第56条），干呕汗出为在表，然而汗出而有时，更不恶寒，干呕而短气，为里症也明矣。此可以见表之风邪已解，而里之水气不和也。"

十枣汤主治的症状为心下痞硬满，引胁下痛，干呕短气，即浆液性胸膜炎和胸水的一类症状。急性胸膜炎初起时的恶寒、发热、头痛、出汗等症状，也就是太阳中风证，虽明知胸膜炎所引起，但肯定要首先解除这些表证，再图治胸膜炎的里证病状，这是治疗的原则。因此，柯氏的临床辨证方法，是值得学习的。

【语译】最初患太阳中风表证，渐后而有腹泻、呕吐等里证，必得要是表证解除了以后，才可以针对着里证进行治疗，这是治疗上的原则。假如病人每天在一定的时间内出点小汗，头痛、干呕、气促，并不发热、恶寒，胸腹部胀满坚硬，两胁肋部牵引发痛，这就是胸膜炎具体的里症出现，而没有表症了，便可用"十枣汤"来排除胸腔的蓄水。

【释方】陆渊雷云："芫花、大戟，亦是全身性逐水药，峻烈亚于甘遂，而芫花兼主喘咳咽肿，大枣之用，旧注皆以为培土健脾，惟吉益氏云：'主治挛引强急，旁治咳嗽'，今验十枣汤证，其腹必挛。"

153

【原文】太阳病，医发汗，遂发热恶寒，因复下之，心下痞，表里俱虚，阴阳气并竭，无阳则阴独，复加烧针，因胸烦，面色青黄，肤瞤者，难治。今色微黄，手足温者，易愈。

【校勘】《玉函经》《脉经》："心上"有"则"字；"瞤"字下有"如此"二字。《脉经》："烧"作"火"。

【串解】成无己云："太阳病因发汗，遂发热恶寒者，外虚阳气，邪复不除也。因复下之，又虚其里，表中虚邪内陷，传于心下为痞，发汗表虚为竭阳，下之里虚为竭阴，表证罢为无阳，里有痞为阴独，又加烧针，虚不胜火，火气内攻，致胸烦也。伤寒之病，以阳为主，其人面色青，肤肉瞤动者，阳气大虚，故云难治，若面色微黄，手足温者，即阳气得复，故云易愈。"

本条重点在说明，"痞证"有阳气易愈，无阳气难治，即是说机体机能没有受到大的损伤，痞证还无碍，如果机能不好了，病体的恢复就很困难。

【语译】患太阳病表证，固然应当发汗，但发汗不得当，调节机能反而遭到伤害，发热恶寒的表证仍然得不到解除。假如又错误地用泻下剂，而引发了痞满症，便弄得表里不和，阴阳两伤，正气衰弱了而邪气加剧。万一更错误地施用烧针治疗，胸腹部不仅痞满，抑且烦躁不安，面部出现贫血的青黄色，肌肤失去营养而眴动，这是虚弱已极的现象，病证很难治疗了。如面色逐渐转黄而不苍白，手足亦较过去温暖，这说明正气已逐渐恢复，病亦可能逐渐好转了。

154

【原文】心下痞，按之濡，其脉关上浮者，大黄黄连泻心汤主之。

大黄黄连泻心汤方：

大黄二两　黄连一两

上二味，以麻沸汤二升渍之，须臾绞去滓，分温再服。（臣亿等看详大黄黄连泻心汤，诸本皆二味，又后附子泻心汤，用大黄、黄连、黄芩、附子，恐是前方中亦有黄芩，后但加附子也，故后云附子泻心汤，本云加附子也。）

【校勘】《千金翼方》："濡"上有"自"字。《玉函经》："浮"上有"自"字。

【音义】沸，音费。

【句释】"关上浮者"，汪琥云："诸阳之脉皆浮也"，据此，似不必分寸关尺言。

"麻沸汤"，汪琥云："熟汤也，汤将熟时，其面沸泡如麻，以故云麻。"即是一般叫的开水。

【串解】钱潢云："胃居心之下，故曰心下也……按之濡，乃无形之邪热也，热虽无形，然非苦寒以泻之，不能去也，故以大黄黄连泻心汤主之。"

本条可与第 151 条合看，即是胃炎的实证。

【语译】胃部痞满，按着它濡软而不硬，脉搏现浮象，这是气痞一类的胃炎症，可以斟酌服用"大黄黄连泻心汤"。

【释方】陆渊雷云："芩连苦寒，专主上部充血，以心下痞，心中烦悸为候，大黄泻下，乃所谓诱导法耳……不煮但汤渍者，以大黄之树胶质、护膜质，经高热则分解，此质分解，则大黄之有效成分被胃吸收，肠黏膜之刺激因而减少，肠蠕动不能亢盛，即不能达诱导之目的故也。"

155

【原文】心下痞，而复恶寒汗出者，附子泻心汤主之。

附子泻心汤方：

大黄二两　黄连一两　黄芩一两　附子一两，炮，去皮，破，别煮取汁

上四味，切三味，以麻沸汤二升渍之，须臾绞去滓，内附子汁，分温再服。

【校勘】《玉函经》："心"字上有"若"字。

附子泻心汤方。《玉函经》《千金翼方》：附子作"一枚"。《玉函经》："切"作"㕮咀"。

【串解】尤在泾云："即上条而引其说，谓心下痞，按之濡，关脉浮者，当与大黄黄连泻心汤，泻心下之虚热，若其人复恶寒而汗出，证兼阳虚不足者，又须加附子，以复表阳之气，乃寒热并用，邪正兼治之法也。"陆渊雷云："心胸部充血而心下痞，故用泻心之苦寒。体温低落而恶寒，机能衰减，不能收摄汗腺而汗出，故用附子之辛热。然体温低落，机能衰减之病，何得同时充血？盖充血必是局部之病，体温低落与机能衰减，多是全身之病，病未至于死，固无全身绝对虚寒者，此证充血在里，而虚寒在表，故用药亦寒温并进而不相悖也。"

本病充血在胃，虚寒在心，泻心汤清胃热，附子扶心弱，所以才并行不悖。本条可与第164条合看，并比较其异同。

【语译】胃部痞满的证候，如又出现了恶寒出汗等症状时，可以采用"附子泻心汤"强心清胃。

【释方】尤在泾云："此方寒热补泻，并投互治……方以麻沸汤渍寒药，别煮附子取汁，合和与服，则寒热异其气，生熟异其性，药虽同行，而功则各奏。"

156

【原文】本以下之，故心下痞，与泻心汤，痞不解，其人渴而口燥烦，

小便不利者，五苓散主之。一方云，忍之一日乃愈。

【校勘】《脉经》：无"烦"字。成无己本：无"一方"以下九字，但注里有解释，当是脱落。

【句释】"泻心汤"，即"大黄黄连泻心汤"。"渴而口燥烦"，即渴而口燥心烦。

【串解】成无己云："本因下后成痞，当与泻心汤除之，若服之痞不解，其人渴而口燥烦，小便不利者，为水饮内畜，津液不行，非热痞也，与五苓散发汗散水则愈。一方忍之一日乃愈者，不饮水者，外水不入，所停之水得行，而痞亦愈也。"

太阳病因误用下剂，热陷成痞，服泻心汤后反而烦渴、小便不利，这是胃里可能有蓄水，肾脏的泌尿机能亦有障碍，而不是气痞证，所以要用"五苓散"表里两解。

【语译】本来是太阳病，因误下后呈现痞证，便给以大黄黄连泻心汤，吃了以后，不仅痞满没有减轻，甚至发渴、口燥、心烦、小便也不通畅了，这是泌尿机能有障碍，可以考虑用"五苓散"。最好这时要少喝点水，减轻泌尿器官的负担，就是不吃药，也会好转的。

157

【原文】伤寒汗出解之后，胃中不和，心下痞硬，干噫食臭，胁下有水气，腹中雷鸣下利者，生姜泻心汤主之。

生姜泻心汤方：

生姜四两，切 甘草三两，炙 人参三两 干姜一两 黄芩三两 半夏半升，洗 黄连一两 大枣十二枚，擘

上八味，以水一斗，煮取六升，去滓，再煎取三升，温服一升，日三服。附子泻心汤，本云加附子。半夏泻心汤，甘草泻心汤，同体别名耳。生姜泻心汤，本云理中人参黄芩汤，去桂枝、术，加黄连并泻肝法。

【校勘】《玉函经》："下利"作"而利"。

生姜泻心汤方。《玉函经》、成无己本："附子泻心汤"句以下均无。

【音义】噫，音隘，《说文》云："饱食息也"。

【句释】"干噫食臭"，方有执云："噫，饱食息也，食臭，餲气也，平人过饱伤食，则噫食臭，病人初瘥，脾胃尚弱，化输未强，虽无过饱，犹之过饱而然也"，即是一般叫的"嗳气"，又叫作"打饱嗳"。"胁下有水气"，即是胃里有停水。"雷鸣"，可能是十二指肠的炎症，即一般叫的"肠鸣"。

【串解】成无己云："胃为津液之主，阳气之根，大汗出后，外亡津液，胃中空虚，客气上逆，心下痞硬。《金匮要略》曰：中焦气未和，不能消谷，故令噫。干噫食臭者，胃虚而不杀谷也，胁下有水气，腹中雷鸣，土弱不能胜水也，与泻心汤以攻痞，加生姜以益胃。"

"胃虚"是胃机能衰减，这是噫气的原因，但水在胃里，并不"空虚"，成氏是臆说的。本条主要是胃肠炎症，胃机能障碍，是停水和噫气的原因，炎症蔓延至十二指肠，便雷鸣下利，至于痞硬，可能还有胃扩张的病变，生姜泻心汤确有消炎健胃的作用。

【语译】伤寒表证，已经用发汗剂解除了，只是胃部还痞满，嗳气，带食臭味，肠鸣、腹泻，这是胃肠炎症的并发，可以服用"生姜泻心汤"。

【释方】《医宗金鉴》云："名生姜泻心汤者，其义重在散水气之痞也，生姜、半夏散胁下之水气，人参、大枣补中州之虚，干姜、甘草以温里寒，黄芩、黄连以泻痞热，备乎虚水寒热之治，胃中不和，下利之痞，焉有不愈者乎。"

158

【原文】伤寒中风，医反下之，其人下利日数十行，谷不化，腹中雷鸣，心下痞硬而满，干呕心烦不得安，医见心下痞，谓病不尽，复下之，其痞益甚，此非结热，但以胃中虚，客气上逆，故使硬也，甘草泻心汤主之。

甘草泻心汤方：

甘草四两，炙　黄芩三两　干姜三两　半夏半升，洗　大枣十二枚，擘　黄连一两

上六味，以水一斗，煮取六升，去滓，再煎取三升，温服一升，日三服。

(臣亿等谨按：上生姜泻心汤法，本云理中人参黄芩汤，今详泻心以疗痞，痞气因发阴而生，是半夏、生姜、甘草泻心三方，皆本于理中也，其方必各有人参，今甘草泻心汤中无者，脱落之也。又按：《千金》并《外台秘要》治伤寒䘌食用此方皆有人参，知脱落无疑。)

【校勘】《外台秘要》："谷"字上有"水"字。《玉函经》《脉经》："心

烦"作"而烦"。《外台秘要》："不得安"作"不能得安"。《脉经》《千金翼方》："谓"作"为"；"复"字下有"重"字；"使硬也"作"使之坚"。《外台秘要》《玉函经》：亦有"之"字。

甘草泻心汤方。《外台秘要》：干姜作"二两"；半夏"洗"字下有"去滑"两字；又云："一方有人参三两"。

【句释】"谷不化"，即消化力减退的意思。

【串解】《医宗金鉴》云："毋论伤寒中风，表未解，总不当下，医反下之，或成痞，或作利，今其人以误下之故，下利日数十行，水谷不化，腹中雷鸣，是邪乘里虚而利也，心下痞硬而满，干呕、心烦不得安，是邪陷胸，中虚而上逆也，似此痞、利，表里兼病，法当用桂枝加人参汤两解之，医惟以心下痞，谓病不尽复下之，其痞益甚，可见此痞非热结，亦非寒结，乃乘误下中虚，而邪气上逆，阳陷阴凝之痞也，故以甘草泻心汤，以缓其急，而和其中也。"

所谓邪陷中虚上逆，邪气上逆，阳陷阴凝等名词，统是指胃扩张和胃肠炎的病变，也就是胃肠机能衰减，炎症蔓延的机转，都是由于一再错误地用泻下剂造成的。

【语译】患伤寒或中风的太阳表证，不用发汗法解表，而错误地用泻下剂，便弄得腹泻不止，一天拉数十次，胃肠的消化和吸收作用都大为减退，以致肠道里有水响声，胃腔亦扩张而胀满，作干呕，烦躁不安。如只见到它胃部胀满，便以为是"胃家实"的阳明证，再用泻下剂，胃部便愈是扩张而胀满，要知道这并不是阳明热结证，而是胃机能衰减，食物发酵分解而成的气体在胃里增大了容积，致胃腔扩张而痞硬的缘故，这时用"甘草泻心汤"的缓急和中剂最好。

【释方】《医宗金鉴》云："方以甘草命名者，取和缓之意也，用甘草、大枣之甘，补中之虚，缓中之急，半夏之辛，降逆止呕，芩、连之寒，泻阳陷之痞热，干姜之热，散阴凝之痞塞，缓中降逆，泻痞除烦，寒热并用也。"

林亿说应加"人参"，亦有至理，不仅《金匮要略》狐惑篇有"人参三两"是铁证，在临床经验上，"人参"确有振奋胃机能，缓解虚性痞满的作用。

【原文】伤寒服汤药，下利不止，心下痞硬。服泻心汤已，复以他药下之，利不止，医以理中与之，利益甚，理中者，理中焦，此利在下焦，赤石脂禹余粮汤主之，复不止者，当利其小便。

赤石脂禹余粮汤方：

赤石脂一斤，碎　太一禹余粮一斤，碎

上二味，以水六升，煮取二升，去滓，分温三服。

【校勘】《脉经》《千金翼方》："汤药"下有"而"字。《玉函经》《脉经》："复不止"作"若不止"。成无己本："复不止"作"复利不止"。《千金方》："已"作"竟"。

赤石脂禹余粮汤方。《玉函经》、成无己本："禹余粮上"没有"太一"两字。成无己本："上"作"已上"两字，无"分温"两字。

【句释】"中焦"，指上腹腔，胸腔属上焦。"下焦"，指下腹腔。

【串解】成无己云："伤寒服汤药下后，利不止，而心下痞硬者，气虚而客气上逆也，与泻心汤攻之，则痞已，医复以他药下之，又虚其里，致利不止也。理中丸，脾胃虚寒下利者，服之愈，此以下焦虚，故与之其利益甚……与赤石脂禹余粮汤以涩洞泄，下焦主分清浊，下利者，水谷不分也，若服涩剂而利不止，当利小便，以分其气。"

"下利不止，心下痞硬"，即前条"甘草泻心汤证"，药效还没有充分发挥，又换用"理中汤"，因为这并不是虚寒证，当然理中汤不能治疗；由于再三误下，直肠滑脱，所以用"赤石脂禹余粮汤"来涩滑固脱。假若下利还不停止，便是肾脏机能有了障碍，水分排泄不了，致肠道起代偿性的下利，所以便要分利小便。

【语译】患伤寒误用了泻下剂，便演变成剧烈腹泻、胃部痞满的胃肠炎症，吃"甘草泻心汤"是恰好的，但是还没有等到药效的充分发挥，又错误地再用泻下剂，而弄得腹泻不止了，又掉头来用理中汤，腹泻还是厉害，他不了解理中汤的主要作用，是在治疗胃肠的虚寒证，而这病泻下得太久了，已经有直肠滑脱的情形，可以用"赤石脂禹余粮汤"的收涩剂来涩滑固脱。

假如腹泻仍然不停止，便可能是肾脏的排泄机能有障碍，便得用利水的方法
来进行治疗。

【释方】成无己云："《本草》云：涩可固脱，石脂之涩，以收敛之；重
可去怯，余粮之重，以镇固。"柯韵伯云："大肠之不固，仍责在胃，关门之
不闭，仍责在脾……二石皆土之精气所结……实胃而涩肠……凡下焦虚脱者，
以二物为本，参汤调服，最效。"

160

【原文】伤寒吐下后，发汗，虚烦，脉甚微，八九日心下痞硬，胁下痛，
气上冲咽喉，眩冒，经脉动惕者，久而成痿。

【校勘】《脉经》："吐下"下没有"后"字。

【句释】"久而成痿"，张锡驹云："痿者，肢体委废，而不为我用也，久
而成痿者，经血不外行于四末也。"

【串解】尤在泾云："心下痞硬，胁下痛，气上冲咽喉，眩冒者，邪气搏
饮，内聚而上逆也，内聚者，不能四布，上逆者，无以逮下，夫经脉者，资
血液以为用者也，汗吐下后，血液所存几何，而复搏结为饮，不能布散诸
经……今既失浸润于前，又不能长养于后，必将筋膜干急而挛，或枢折胫纵
而不任地，如《内经》所云脉痿经痿之证也，故曰久而成痿。"

本条可与第 67 条参看。"心下痞硬"，即 67 条的"心下逆满"；"气上
冲咽喉"，即 67 条的"气上冲胸"；"眩冒"，即 67 条的"起则头眩"；
"经脉动惕"，即 67 条的"动经身为振振摇"。所不同的，这里"脉甚微"，
那里"脉沉紧"，这里更多虚烦、胁下痛的症状，但总是"苓桂术甘汤"
的证候，魏荔彤主张用"苓桂术甘"倍"桂枝"加"附子"，是合适的。
方有执云："上条（按：第 67 条）脉沉紧，以未发汗言也，此条脉甚微，以已
发汗言也。"

【语译】伤寒病经过用催吐、泻下、发汗等等方法治疗后，便呈现虚烦
不安、脉搏微细等虚弱现象，八九天后，更出现胃部痞满，胸胁疼痛，一阵
阵好像气往上冲似的，头眩眼花，全身动惕要倒，站立不稳，这病久了，有
发生痿废的可能，是应该及早注意的。

【原文】伤寒，发汗、若吐、若下解后，心下痞硬，噫气不除者，旋覆代赭汤主之。

旋覆代赭汤方：

旋覆花三两　人参二两　生姜五两　代赭一两　甘草三两，炙　半夏半升，洗

大枣十二枚，擘

上七味，以水一斗，煮取六升，去滓，再煎取三升，温服一升，日三服。

【校勘】《玉函经》《脉经》："发汗"作"汗出"；"复"作"覆"。成无己本、《玉函经》："赭"下有"石"字。

旋复代赭汤方。成无己本："生姜五两"下有"切"字。《玉函经》、成无己本："代赭"下有"石"字。

【句释】噫气，即第157条的干噫。

【串解】方有执云："解，谓大邪已散也，心下痞硬，噫气不除者，正气未复，胃气尚弱，而伏饮为逆也。"

本条为慢性胃炎症，主要在"噫气"，与三泻心汤急性胃肠炎症主要在"腹中雷鸣"不同。慢性胃炎仍有黏液渗出，所以方氏仍认为有伏饮，而"旋覆花""代赭石"亦有涤除痰饮的作用。

【语译】患伤寒病，经过发汗，或者催吐、泻下等方法，已经痊愈了，后来发生胃部胀满，并不断地噫气，这是慢性胃炎症，可以选用"旋覆代赭汤"来治疗。

【释方】周扬俊云："旋覆花能消痰结，软痞，治噫气。代赭石，止反胃，除五脏血脉中热，健脾，乃痞而噫气者用之，谁曰不宜。于是佐以干姜之辛，可以开结也，半夏，逐饮也，人参，补正也，甘草、大枣，益胃也，予每借之以治反胃噎食，气逆不降者，靡不神效。"

162

【原文】下后，不可更行桂枝汤，若汗出而喘，无大热者，可与麻黄杏

子甘草石膏汤。

【校勘】《玉函经》："下后"作"大下以后"；"杏子"作"杏仁"。

【串解】成无己云："前第三卷十六证云：发汗后不可更行桂枝汤，汗出而喘，无大热者，为与此证治法同，汗下虽殊，既不当损正气则一，邪气所传既同，遂用一法治之，经所谓若发汗、若下、若吐后者，是矣。"

因前后都在论"误下"，所以这条亦在这里提出来一并研究，可参看第63条。

【语译】太阳病经过泻下以后，没有其他变化，就不要再用桂枝汤了，假如出现出汗喘息，尽管发热不太厉害，还是可以用"麻杏甘石汤"宁肺镇喘。

163

【原文】太阳病，外证未除，而数下之，遂协热而利，利下不止，心下痞硬，表里不解者，桂枝人参汤主之。

桂枝人参汤方：

桂枝四两，别切　甘草四两，炙　白术三两　人参三两　干姜三两

上五味，以水九升，先煮四味，取五升，内桂，更煮取三升，去滓，温服一升，日再夜一服。

【校勘】成无己本："协"作"恊"。《玉函经》《脉经》《千金翼方》："协"作"挟"。

桂枝人参汤方。《玉函经》、成无己本：桂枝下"别切"两字作"去皮"。《玉函经》："五升"下有"去滓"两字。成无己本："三升"下无"去滓"两字。

【串解】程应旄云："太阳病，外证未除，而数下之，表热不去，而里虚作利，是曰协热。利下不止，心下痞硬者，里气虚，而土来心下也，表里不解者，阳因痞，而被格于外也。桂枝行阳于外以解表，理中助阳于内以止利，阴阳两治，总是补正令邪自却。"

太阳病被误下了，胃肠由于泻下药的刺激，便虚寒而下利，但太阳表证仍然存在，虚寒下利而痞硬，正是太阴证，所以用"理中汤"为主力，表热

未除，便得加"桂枝"。

【语译】患太阳表证，表证还没有解除，便一再地使用泻下剂，结果表证既在，又引起了腹泻的里证，这就是一般叫的协热利，可以用"桂枝人参汤"温里解表。

【释方】喻嘉言云："此方即理中加桂枝，而易其名，亦治虚痞下利之圣法也。"

吴仪洛云："桂枝辛香，经火久煎，则气散而力有不及矣，故须迟入，凡用桂枝诸方，俱当依此为例。"

"桂枝"含有多种挥发油，高热中易于挥发，吴说的是经验之谈。

164

【原文】伤寒大下后，复发汗，心下痞，恶寒者，表未解也，不可攻痞，当先解表，表解乃可攻痞。解表宜桂枝汤，攻痞宜大黄黄连泻心汤。

【校勘】《玉函经》《脉经》："发"字下有"其"字。

【串解】柯韵伯云："心下痞，是误下后里症，恶寒，是汗后未解症，里实表虚，内外俱病，皆因汗、下倒施所致，表里交持，仍当遵先表后里，先汗后下正法。盖恶寒之表，甚于身疼，心下之痞，轻于清谷，与救急之法不同。"

凡治疗伤寒传变的方法，由表入里的，一定要先解表后攻里，里虚不能抵抗疾病的，便应当先温里，后解表。第91条云："伤寒，医下之，续得下利，清谷不止，身疼痛者，急当救里，后身疼痛，清便自调者，急当救表，救里宜四逆汤，救表宜桂枝汤"，就是这个道理。本条适与第91条相反，是"泻心汤证"与"桂枝汤证"并发，桂枝汤证急，泻心汤证缓，也就是表证急，里证缓，所以先用"桂枝汤"，后用"泻心汤"。

【语译】患伤寒表证，开始就错误地用泻下剂，后来又发汗，在吃泻药当中，便引起胃部的痞满，虽曾一度发汗，而恶寒等表证仍然存在，这时便不要治疗痞满了，应该先把表证完全解除了以后，再回头来治疗它。解除表证还是用"桂枝汤"，治疗痞满可以选用"大黄黄连泻心汤"。

【原文】伤寒发热，汗出不解，心中痞硬，呕吐而下利者，大柴胡汤主之。

【校勘】《玉函经》："心中"作"心下"。

【串解】程应旄云："心中痞硬，呕吐而下利，较之心腹濡软，呕吐而下利，为里虚者不同；发热汗出不解，较之呕吐下利，表解者乃可攻之，竟用十枣汤者（按：第152条）又不同。况其痞不因下后而成，并非阳邪陷入之痞，而里气内拒之痞。痞气填入心中，以致上下不交，故呕吐而下利也。大柴胡汤，虽属攻剂，然实管领表里上中之邪，总从下焦为出路，则攻中自寓和解之义，主之是为合法。"

本条表证既在，又有里实证，所以用"大柴胡汤"和表攻里。

【语译】患伤寒病，发热、出汗等表证还没有解除，又出现胃部胀满、呕逆、腹泻等急性胃肠炎症，可以用大柴胡汤和表清里。

166

【原文】病如桂枝证，头不痛，项不强，寸脉微浮，胸中痞硬，气上冲喉咽，不得息者，此为胸有寒也，当吐之，宜瓜蒂散。

瓜蒂散方：

瓜蒂一分，熬黄　赤小豆一分

上二味，各别捣筛，为散已，合治之，取一钱匕，以香豉一合，用热汤七合，煮作稀糜，去滓，取汁和散，温顿服之。不吐者，少少加，得快吐乃止。诸亡血虚家，不可与瓜蒂散。

【校勘】《脉经》："头""项"两字上都有"其"字。《千金翼方》："头不痛，项不强"作"头项不强痛"。《玉函经》、成无己本："喉咽"作"咽喉"。《千金方》："此为胸有寒"句，作"此以内有久痰"。

瓜蒂散方。《玉函经》：瓜蒂、赤小豆分两，作"各六铢"。《千金翼方》："一钱匕"作"半钱匕"。

【句释】"病如桂枝证",成无己云:"为发热,汗出,恶风,言邪在表也。""气上冲喉咽",方有执云:"气上冲喉咽者,痰涌上逆,或谓喉中声如曳锯是也。""胸有寒","寒"即指"痰"言。

【串解】喻嘉言云:"痰饮内动,身必有汗,加以发热恶寒,全似中风,但头不痛,项不强,此非外入之风,乃内蕴之痰,窒塞胸间,宜用瓜蒂散,以涌出之也。"

【语译】病人发热、出汗、恶风,很像是桂枝汤证,但头项并不痛强,脉搏亦仅些微带浮象,惟主诉胸腔痞塞胀满,气管里的痰涎一阵阵地上涌,甚至妨碍呼吸,有时还换不过气来,这是呼吸道里痰液增多了的关系,可以用催吐剂的"瓜蒂散"来排痰。

【释方】瓜蒂,含有甜瓜毒素有强烈催吐作用,可能是由于刺激胃黏膜的感觉神经,反射地引起呕吐中枢的兴奋而起,须于瓜未熟时采用,瓜熟后采便无效。赤小豆,本草载能利水消肿,排脓散血,它可能有稀释痰涎的作用。香豉,用以消除胸腔的烦满现象。

167

【原文】病胁下素有痞,连在脐旁,痛引少腹,入阴筋者,此名脏结,死。

【校勘】《玉函经》《脉经》:"病"字下有"者若"二字;"入阴筋"句,作"入阴侠阴筋"。

【句释】"阴筋",指睾丸系而言。"脏结",脏气结塞不通的意思。

【串解】程应旄云:"其人胁下素有痞积,阴邪之伏里者,根柢深且固也,今因新得伤寒,未察其阴经之痞,误行攻下,致邪气入里,与宿积相互,使脏之真气,结而不通,因连在脐旁,痛引少腹入阴筋,故名脏结。盖痞为阴邪,而脐旁阴分也,在脏为阴,以阴邪结于阴经之脏,阳气虽开,于法为死。"

这可能是重笃的疝发作,与胃炎病的疼痛连在一起,病人往往不能支持这样剧烈的疼痛,而发生生命的危险。脏结,也无非是重笃疾病的形容词。

【语译】患者素来有胃炎性的胃痛病,又突然发生剧烈的疝痛,脐旁、少腹、外阴等处，同时作牵掣性的刺痛，在这样剧烈疼痛之下，往往会危及病人生命，一般称作"脏结"。

表17　第149至167条内容表解

148条至167条：

- 痞证
  - 主症：心下满而不痛，按之濡（气痞）(149，151)
  - 病因：太阳病误下，伤寒中风误下，伤寒吐下后发汗 (153，158，160，164)
  - 病理：表里俱虚，阴阳气并竭；胃中虚，客气上逆 (153，158)
  - 脉象：沉紧，甚微 (151，160)
- 机转
  - 好转：色微黄，手足温 (153)
  - 恶化：面色青黄肤瞤 (153)
  - 后遗症：筋脉动惕，久而成痿 (160)
- 治疗
  - 原则：表解乃可攻 (164)
  - 主方：半夏泻心汤 (149)
- 辨证
  - 大黄黄连泻心汤证：按之濡，其脉关上浮 (154，164)
  - 附子泻心汤证：恶寒汗出 (155)
  - 五苓散证：渴而口燥，小便不利 (156)
  - 生姜泻心汤证：干噫食臭，胁下有水气，腹中雷鸣下利 (157)
  - 甘草泻心汤证：下利日数十行，谷不化，干呕心烦不得安 (158)
  - 赤石脂禹余粮汤证：下焦下利 (159)
  - 旋覆代赭汤证：噫气不除 (161)
  - 桂枝人参汤证：协热而利，利不止 (163)
  - 大柴胡汤证：发热，汗出不解，呕吐下利 (165)
  - 脏结：脐旁痛，引少腹，入阴筋 (167)
- 结胸
  - 主证：柴胡证，心下满而硬痛，下利不止，水浆不下 (149，150)
  - 病因：太少阳并病，误下 (150)
  - 治疗：大陷胸汤 (149)
- 辨证
  - 十枣汤证：心下痞硬满，引胁下痛，干呕短气，汗出不恶寒 (152)
  - 瓜蒂散证：气上冲喉咽，不得息 (166)
- 误下两证
  - 麻杏甘石汤证：汗出而喘，无大热 (162)
  - 柴胡汤证在，仍须和解半表半里 (149)

复习题

1. 痞证有哪些主要症状？它是属于哪种性质的证候？

2. 痞证在病理过程中可能有哪些病理变化？根据以上条文有哪几种治疗方法？

3. 结胸证的治疗为什么与痞证基本不同？

4. 你认为第160条的证候应该用哪种处理较妥当？

第 168 至 170 条等 3 条，讨论白虎加人参汤一类的证治。

168

【原文】伤寒若吐若下后，七八日不解，热结在里，表里俱热，时时恶风，大渴，舌上干燥而烦，欲饮水数升者。白虎加人参汤主之。

白虎加人参汤方：

知母六两　　石膏一斤，碎　　甘草二两，炙　　人参二两　　粳米六合

上五味，以水一斗，煮米熟，汤成去滓，温服一升，日三服。此方立夏后立秋前乃可服，立秋后不可服，正月、二月、三月尚凛冷，亦不可与服之，与之则呕利而腹痛。诸亡血虚家，亦不可与，得之则腹痛利者，但可温之，当愈。

【校勘】成无己本："伤寒"下有"病"字。《脉经》《千金翼方》："白虎加人参汤"都作"白虎汤"。

白虎加人参汤方。"辨太阳病脉证并治上"、《玉函经》：人参都作"三两"。《玉函经》："正月"句，作"春三月病常里冷"。"辨太阳病脉证并治上"：无"此方"以下二十六字。成无己本：不载本方，只于第 10 卷云："于白虎汤方内，加人参三两，余依白虎汤法。"

【串解】钱潢云："大渴，舌上干燥而烦，欲饮水数升，则里热甚于表热矣，谓之表热者，乃热邪已结于里，非尚有表邪也，因里热太甚，其气腾达于外，故表间亦热，即《阳明篇》所谓蒸蒸发热，自内达外之热也。"

白虎汤证是病邪和抗力两两亢盛，所以才发高热，由于高热，所以才有口渴饮水，舌干燥烦闷等症，经吐下后而里热仍甚，正说明病邪和抗力的亢盛，而不是由于吐下的误治。

【语译】伤寒病，七八天来经过催吐或泻下等等方法治疗，病证并没有解除，体温反而愈是升高了，呈显著怕风、烦躁、舌干、口渴、常常要喝水等症状，这是里热证，应给以"白虎加人参汤"。

【释方】方义见第 26 条。惟《金镜内台方议》云："问曰：活人书云，白虎汤惟夏至后可用，何耶？答曰：非也。古人一方对一证，若严冬之时，果有白虎汤证，安得不用石膏；盛夏之时，果有真武汤证，安得不用附子；若老人可下，岂得不用硝、黄；壮人可温，岂得不用姜、附，此乃合用者必需之，若是不合用者，强而用之，不问四时，皆能为害也。"

169

【原文】伤寒无大热，口燥渴，心烦，背微恶寒者，白虎加人参汤主之。

【校勘】《玉函经》"心"作"而"。《千金方》《千金翼方》《外台秘要》："白虎加人参汤"作"白虎汤"。

【串解】陆渊雷云："白虎证本表里壮热，汗出，不恶寒、反恶热，然因皮肤尽量蒸散之故，其肌表之热，有时反不如麻黄证、大青龙证之盛，此条与麻杏甘石汤条皆云无大热，盖谓肌表之热不甚壮，非谓病之性质无大热也，故身热、汗出、烦渴，脉洪大浮滑，不恶寒反恶热者，白虎之正证，其有时时恶风，或背微恶寒者，则为例外之证，所以然者，汗出肌疏，且体温与气温相差过远，故时或洒然而寒，与太阳之恶寒自异也，此条所云，乃不完具之白虎证，若津液过伤，心下痞硬者，则加人参。"

【语译】患伤寒病，由于不断的出汗，有的时候体表虽感觉不怎样发热，甚至还有轻微的恶寒现象，但是口干舌燥、烦闷、口渴极了，这还是里热证，可服用"白虎加人参汤"。

170

【原文】伤寒脉浮，发热无汗，其表不解，不可与白虎汤，渴欲饮水，无表证者，白虎加人参汤主之。

【校勘】《玉函经》、成无己本、《外台秘要》："解"字下有"者"字。《千金方》《千金翼方》《外台秘要》："白虎加人参汤"作"白虎汤"。

【串解】魏荔彤云："脉浮而不至于滑，则热未变而深入，正发热无汗，表证显然如此，不可与白虎汤，徒伤胃气，言当于麻黄汤、大青龙、桂枝二越婢一之间，求其治法也。如其人渴欲饮水，与之水，果能饮者，是表邪变热，已深入矣，再诊脉无浮缓、浮紧之表脉，审证无头身疼痛、发热、无汗之表证，即用白虎加人参汤，补中益气，止其燥渴。"

表还没有解，当然不能清里，遏阻机体抵抗力的产生，所以徐大椿说："无汗二字，最为白虎所忌"。"欲饮水"，而又"无表证"，这是显然的里热了，便可用"白虎加人参汤"。

【语译】伤寒病，脉搏现浮，发热不出汗，这是麻黄汤的表证还在，不要随便施用白虎汤；假如已没有表证的存在，而口干烦渴，想喝水，这才说明是里热证，可以考虑"白虎加人参汤"。

表 18　第 168 至 170 条内容表解

白虎加人参汤证 ｛
原因：伤寒若吐若下后，七八日不解（168）
症状：恶风、大渴、舌上干燥而烦、欲饮水，背微恶寒（168，169）
病理：热结在里，表里俱热（168）
性质：无表证（170）
禁忌：脉浮发热无汗，表不解（170）

复习题

1. 白虎加人参汤证，究竟是属于哪种性质的证候？

2. 在哪种情况下才不适合用"白虎加人参汤"？

第二十节　第 171 至 173 条

第 171 至 173 条等 3 条，辨论太阳少阳合并病和上热下寒的证治。

171

【原文】太阳少阳并病，心下硬，颈项强而眩者，当刺大椎、肺俞、肝俞，慎勿下之。

【校勘】《玉函经》："太阳"下有"与"字；"硬"字作"痞坚"两字；"大椎"下有"一间"两字。成无己本：无"肝俞"两字，但在注文里有注释，显系脱文。

【串解】成无己云："心下痞硬而眩者，少阳也，颈项强者，太阳也，刺大椎、肺俞，以泻太阳之邪，以太阳脉下项侠脊，故尔。肝俞以泻少阳之邪，以胆为肝之腑故尔。太阳为在表，少阳为在里，即是半表半里证，前第八证云：不可发汗，发汗则谵语，是发汗攻太阳之邪，少阳之邪益甚干胃，必发谵语，此云慎勿下之，攻少阳之邪，太阳之邪，乘虚入里，必作结胸，经曰：太阳少阳并病，而反下之成结胸。"

本条论治是第142条的缩写，而太阳、少阳并病的不可下，又见于第150条，因此，都要参合互看。刺大椎、肺俞、肝俞，可以治太、少并病，这是临床事实，但是否必如成氏所说的脉经肝胆的道理，尚待研究，如不用针刺治疗，用"柴胡桂枝汤"是最恰当的。

【语译】患太阳病的时候，同时又并发了少阳病，呈显著胃部胀满，颈项强直，头目昏眩等症状时，可选择背部"大椎""肺俞""肝俞"几个经穴用针刺治疗，切不可妄用泻下剂。

172

【原文】太阳与少阳合病，自下利者，与黄芩汤，若呕者，黄芩加半夏生姜汤主之。

黄芩汤方：

黄芩三两　芍药二两　甘草二两，炙　大枣十二枚，擘

上四味，以水一斗，煮取三升，去滓，温服一升，日再夜一服。

黄芩加半夏生姜汤方：

黄芩三两　芍药二两　甘草二两，炙　大枣十二枚，擘　半夏半升，洗　生姜一两半，一方三两切

上六味，以水一斗，煮取三升，去滓，温服一升，日再夜一服。

【校勘】黄芩汤方。《玉函经》：黄芩"三两"作"二两"。成无己本："一服"下有"若呕者加半夏半升，生姜三两"十二字，而没有黄芩加半夏生姜汤方。

【串解】成无己云："太阳阳明合病自下利，为在表，当与葛根汤发汗，阳明少阳合病自下利，为在里，可与承气汤下之，此太阳少阳合病自下利，为在半表半里，非汗下所宜，故与黄芩汤，以和解半表半里之邪，呕者，胃气逆也，故加半夏、生姜以散逆气。"

下利呕吐，为急性胃肠炎病的症状，太少合病，即急性胃肠炎症而有发热恶寒，胸胁满，口苦目眩等症也。但本条针对着下利呕吐用药，而没有针对太阳少阳合病用药，因为"黄芩加半夏生姜汤"，就是"柴胡桂枝汤"去掉了柴胡、桂枝、人参，把柴、桂两主药同时去掉了，可以想见。成氏解说于文字上虽觉可通，结合临床经验，便非事实。因此，本条不应与上条的并病同样看待。

【语译】患腹泻而有发热恶寒，胸胁部胀满等太少阳症状时，可以斟酌用"黄芩汤"，假使还呕吐的，可以用"黄芩加半夏生姜汤"。

【释方】黄芩汤。《医方集解》云："仲景之书，一字不苟，此证单言下利，故此方亦单治下利，《机要》（按：朱丹溪《活法机要》）用之治热利腹痛，更名黄芩芍药汤，洁古因之加木香、槟榔、大黄、黄连、归尾、官桂，更名芍药汤，治下痢，仲景此方，遂为万世治痢之祖矣。"

黄芩加半夏生姜汤。钱潢云："黄芩撤其热，而以芍药敛其阴，甘草大枣和中而缓其津液之下奔也，若呕者，是邪不下走而上逆，邪在胃口，胸中气逆而为呕也，故加半夏之辛滑，生姜之辛散，为蠲饮治呕之专剂矣。"芍药在方中仍为缓痛作用，并非敛阴。

173

【原文】伤寒胸中有热，胃中有邪气，腹中痛，欲呕吐者，黄连汤主之。

黄连汤方：

黄连三两　甘草三两，炙　干姜三两　桂枝三两，去皮　人参二两　半夏半升，洗　大枣十二枚，擘

上七味，以水一斗，煮取六升，去滓，温服，昼三夜二。疑非仲景方。

【校勘】黄连汤方。《玉函经》：黄连作"二两"；甘草作"一两"；干姜作"一两"；桂枝作"二两"；半夏作"五合"。《千金翼方》：人参作"三两"。成无己本：服用法作"温服一升，日三服，夜二服"，没有"疑非仲景方"五字，《玉函经》亦无。

【串解】成无己云："此伤寒邪气传里，而为下寒上热也，胃中有邪气，使阴阳不交，阴不得升，而独治于下，为下寒，腹中痛；阳不得降，而独治

于上，为胸中热欲呕吐，与黄连汤升降阴阳之气。"

本条为胃热肠寒的病变，胃热可能是胃里有炎症，肠寒是肠道的吸收机能减退了，胃炎所以作呕吐，肠寒所以现腹痛。成氏所谓的"阴阳不交"，大概即指胃肠的两种不同的病变机转而言。

又本条的"胸中"是指胃，"胃中"是指肠。

【语译】患伤寒病，如果胃里有炎症，而肠机能减退时，便会出现肚子痛和呕吐等症状，可以服用"黄连汤"。

【释方】本方即"半夏泻心汤"去"黄芩"加"桂枝"，《医宗金鉴》云："君黄连以清胸中之热，臣干姜以温胃中之寒，半夏降逆，佐黄连呕吐可止，人参补中，佐干姜腹痛可除，桂枝所以安外，大枣所以培中也。"

表19　第171至173条内容表解

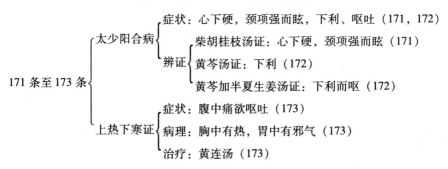

复习题

1. 同样是太阳少阳合病，为什么有几种不同的治疗方法呢？

2. 你对上热下寒证有新的体会吗？

第二十一节　第174至175条

第174至175条2条，讨论风湿病。

174

【原文】伤寒八九日，风湿相搏，身体疼烦，不能自转侧，不呕不渴，脉浮虚而涩者，桂枝附子汤主之，若其人大便硬（原注："一云脐下心下硬"。），小便自利者，去桂加白术汤主之。

桂枝附子汤方：

桂枝四两，去皮　附子三枚，炮，去皮，破　生姜三两，切　大枣十二枚，擘　甘草二两，炙

上五味，以水六升，煮取二升，去滓，分温三服。

去桂加白术汤方：

附子三枚，炮，去皮，破　白术四两　生姜三两，切　甘草二两，炙　大枣十二枚，擘

上五味，以水六升，煮取二升，去滓，分温三服。初一服，其人身如痹，半日许复服之，三服都尽，其人如冒状，勿怪，此以附子、术，并走皮内，逐水气未得除，故使之耳。法当加桂四两，此本一方二法，以大便硬，小便自利，去桂也；以大便不硬，小便不利，当加桂。附子三枚恐多也，虚弱家及产妇，宜减服之。

【校勘】成无己本、《脉经》："疼烦"作"疼痛"。《外台秘要》："不渴"下有"下之"两字。《千金翼方》："不渴"下有"下已"两字。《玉函经》《脉经》《千金翼方》："去桂加白术汤"作"术附子汤"。成无己本："桂"字下有"枝"字。《金匮要略》："其人大便硬"句，作"大便坚"，无"其人"两字。

桂枝附子汤方。成无己本：附子"破"字下有"八片"两字。

去桂加白术汤方。《金匮要略》：名"白术附子汤"；用附子一枚，白术二两，生姜、甘草各一两，大枣六枚；"水六升"作"水三升"；"煮取二升"作"煮取一升"；"法当"以下五十二字无。《玉函经》：名"术附汤"；生姜作"二两"；甘草作"三两"；大枣作"十五枚"。《外台秘要》：引仲景《伤寒论》云："本云附子一枚，今加之二枚，名附子汤"；又云："此二方，但治风湿，非治伤寒也"。

【音义】搏，音博，至也，击也。风湿相搏，犹言风湿并至，风湿交作的意思，方有执改作"抟"，取义亦不过如此。

【串解】陆渊雷云："桂枝附子汤，即伤寒太阳篇之桂枝去芍药加附子汤（按：第21条、22条），再加桂枝一两，附子二枚，彼云：太阳病，下之后，脉促胸满者，桂枝去芍药汤主之，若微恶寒者，桂枝去芍药加附子汤主之。盖因中风汗出而用桂，因胸满而去芍，因阳虚恶寒而用附。所谓阳虚者，体温低落，细胞之生活力衰减也。此条之桂枝附子汤方，药既同去芍加附汤，而桂

附尤重，即药以测证，则知体温低落，汗出恶寒，必更甚于去芍加附汤证，经不言者，省文也。体温低落，汗出而不得蒸发，于是既出者流离于皮肤，则恶寒益甚，未出者停蓄于汗腺，则郁成外湿，谓之风者，以其得之发热汗出之中风也。身体疼烦是风，不能转侧是湿，不呕不渴是里和胃中无病，亦以明八九日之非少阳、阳明证也，脉浮虚是表阳微，涩是湿，重用桂枝者，治其自汗之风也，重用附子者，复其将绝之阳也，不用芍药者，无拘挛之证也。"

大便硬，应从原注的"脐下"或"心下"硬为妥。

【语译】患伤寒八九天以后，呈现周身疼痛，烦憹不安，运动不自如等症状，脉搏的波动，浮虚而滞涩，这是阳虚而并发的风湿证，可以服用"桂枝附子汤"。假使大便不好，小便还正常的，可以酌量用"去桂加白术汤"。

【释方】桂枝附子汤，即桂枝去芍药加附子汤，加重附子，作用当同，参看第22条方释。

去桂加白术汤。程应旄认为：此湿虽盛而津液自虚也，于上汤中去桂，以其能走津液，加术，以其能生津液。

175

【原文】风湿相搏，骨节疼烦，掣痛不得屈伸，近之则痛剧，汗出短气，小便不利，恶风不欲去衣，或身微肿者，甘草附子汤主之。

甘草附子汤方：

甘草二两，炙　附子二枚，炮，去皮，破　白术二两　桂枝四两，去皮

上四味，以水六升，煮取三升，去滓，温服一升，日三服。初服得微汗则解，能食，汗止复烦者，将服五合，恐一升多者，宜服六七合为始。

【校勘】成无己本："疼痛"作"烦疼"。

甘草附子汤方。《玉函经》：白术、甘草均作"三两"。《外台秘要》：甘草亦作"三两"。《玉函经》："二升"作"三升"。《金匮要略》、成无己本："汗止"作"汗出"，无"将"字；"始"字，作"妙"。《千金翼方》："始"字作"愈"。《外台秘要》：风湿门引《古今录验》"附子汤"，即本方。

【串解】钱潢云："掣痛者，谓筋骨肢节抽掣疼痛也。不得屈伸，寒湿之

邪，流着于筋骨肢节之间，故拘挛不得屈伸也。近之则痛剧者，即烦疼之甚也。疼而烦甚，人近之则声步皆畏，如动触之而其痛愈剧也。汗出，即中风汗自出也。短气，邪在胸膈，而气不得伸也。小便不利，寒湿在中，清浊不得升降，下焦真阳之气化不行也。恶风不欲去衣，风邪在表也。或微肿者，湿淫肌肉，经所谓湿伤肉也。风邪寒湿搏聚而不散，故以甘草附子汤主之。"

本条的症状比上条更重笃。上条疼痛仅不能转侧，这条更不得伸屈，不得近；上条小便自利，这条小便不利；上条不呕不渴，这条汗出短气。短气、身微肿、小便不利，恶风不欲去衣，都是心脏衰弱的征象，钱氏所谓"真阳之气化不行"等等现象，都是由于心脏衰弱造成的，所以要用"甘草附子汤"的强心剂。

【语译】患风湿病，周身骨节疼痛，不能按摩，不能运动，时而出汗气喘，怕风，要多穿衣服，小便不通利，身上各部都有轻度的水肿，这是心脏衰弱的现象，可以用"甘草附子汤"强心除湿。

【释方】吴仪洛云："此方用附子除湿温经，桂枝祛风和荣，白术去湿实卫，甘草辅诸药而成敛散之功也。"

表20　第174至175条内容表解

风湿病 {
桂枝附子汤证：身体疼烦，不能自转侧，不呕不渴，脉浮虚而涩（174）
去桂加白术汤证：桂枝附子汤证而有心下硬，小便自利者（174）
甘草附子汤证：骨节疼烦，掣痛不得屈伸，近之则痛剧，汗出短气，小便不利，恶风不欲去衣（175）
}

复习题

1. 桂枝附子汤、去桂加白术汤、甘草附子汤应如何鉴别应用？
2. 这里所谓"风湿病"，究竟是哪种性质的病证？

第二十二节　第176至178条

第176至178条等3条，白虎汤条应列入白虎加人参汤诸条中（第168至170条），第177、178两条，是一个性质，为心机衰惫的炙甘草汤证。

176

【原文】伤寒脉浮滑，此以表有热，里有寒，白虎汤主之。

白虎汤方：

知母六两　　石膏一斤，碎　　甘草二两，炙　　粳米六合

上四味，以水一斗，煮米熟，汤成去滓，温服一升，日三服。（臣亿等谨按：前篇云热结在里，表里俱热者，白虎汤主之，又云其表不解，不可与白虎汤，此云脉浮滑，表有热，里有寒者，必表里字差矣。又阳明一证云，脉浮迟，表热里寒，四逆汤主之。又少阴一证云，里寒外热，通脉四逆汤主之。以此表里自差明矣，《千金翼方》云白通汤，非也。）

【校勘】《玉函经》：作"伤寒脉浮滑，而表热里寒者，白通汤主之，旧云白通汤，一云白虎者恐非"，并有注云"旧云以下出叔和"七字，《千金翼方》仍作"白虎"。

白虎汤方。《外台秘要》：煮服法作"水一斗二升，煮取米熟，去米内药，煮取六升，去滓，分六服。"原注云："千金翼方云白通汤"，《千金翼方》并无此语。

【串解】程应旄认为：读厥阴篇中，脉滑而厥者，里有热也，白虎汤主之（按：第350条），则知此处"表里"二字为错简，里有热，表有寒，亦是热结在里，郁住表气于外，但较之时时恶寒，背微恶寒者，少候忽零星之状。

第168条白虎加人参汤证的"时时恶风"，第169条白虎加人参汤证的"背微恶寒"，都是表有寒的症状。第168条白虎加人参汤证的"大渴，舌上干燥而烦"，第219条白虎汤证的"谵语，腹满身重"，第169条白虎加人参汤证的"口燥渴"，都是里有热的症状。表寒里热，即所谓"热厥"，亦即是真热假寒，而且要是脉管扩张，血液充实流利的时候，才能见到"浮滑"的脉搏，因此脉浮滑，亦足以说明它里热的真实性，如小陷胸汤证（按：第138条）的脉浮滑，太阳下血证（按：第140条）的脉浮滑，都是例子。

【语译】患伤寒病，脉搏现浮滑，而有里热表寒证候的，可以服用"白虎汤"。

【释方】柯韵伯云："石膏辛寒，辛能解肌热，寒能胜胃火，寒能沉内，辛能走外，此味两擅内外之能，故以为君。知母苦润，苦以泻火，润以滋燥，故用为臣。甘草、粳米调和于中宫，且能土中泻火，稼穑作甘，寒剂得之缓其寒，苦剂得之平其苦，使二味为佐，庶大寒大苦之品，无伤损脾胃之虑也。煮汤入胃，输脾归肺，水精四布，大烦大渴可除矣。白虎为西方金神，取以名汤，秋金得令，而炎暑自解。"并可参阅第26条白虎加人参汤释方。

【原文】伤寒脉结代，心动悸，炙甘草汤主之。

炙甘草汤方：

甘草四两，炙　生姜三两，切　人参二两　生地黄一斤　桂枝三两，去皮　阿胶二两　麦门冬半升，去心　麻仁半升　大枣三十枚，擘

上九味，以清酒七升，水八升，先煮八味，取三升，去滓，内胶烊消尽，温服一升，日三服。一名复脉汤。

【校勘】《玉函经》："心动悸"句作"心中惊悸"。

炙甘草汤方。《金匮要略》：生地黄，有"酒洗"两字。《千金翼方》：生地黄，有"切"字。成无己本、《玉函经》：大枣，都作"十二枚"。成无己本：麻仁，作"麻子人"。

【句释】脉结代，即是有歇止的脉搏。

【串解】《医宗金鉴》云："心动悸者，谓心下筑筑惕惕然，动而不自安也，若因汗下者多虚，不因汗下者多热，欲饮水小便不利者属饮，厥而下利者属寒。今病伤寒，不因汗下而心动悸，又无饮、热、寒、虚之证，但据结代不足之阴脉，即主以炙甘草汤者，以其人平日血气衰微，不任寒邪，故脉不能续行也。此时虽有伤寒之表未罢，亦在所不顾，总以补中生血复脉为急，通行营卫为主也。"

大凡血液虚少，血压有低落之虞的时候，心脏便起代偿性的搏动兴奋，所以一方面感觉到心悸亢进，另一方面因为血液不能充盈脉管，心脏虽然大起落紧张地工作着，脉搏的波动仍然不能很均匀地传达到桡骨动脉，因而便现歇止的结代脉搏。

【语译】病伤寒而现歇止的结脉或代脉，同时又有心悸亢进的症状，这是血虚心弱的证候，可急用"炙甘草汤"来补血强心。

【释方】柯韵伯云："仲景凡于不足之脉，阴弱者用芍药以益阴，阳虚者用桂枝以通阳，甚则加人参以生脉……此以中虚脉结代，用生地黄为君，麦冬为臣，峻补真阴者……然地黄、麦冬，味虽甘而气则寒，非发陈蕃秀之品，必得人参、桂枝以通阳脉，生姜、大枣以和荣卫，阿胶补血，酸枣安神，甘

草之缓，不使速下，清酒之猛，捷于上行，内外调和，悸可宁而脉可复矣，酒七升，水八升，只取三升者，久煎之则气不峻，此虚家用酒之法，且知地黄、麦冬得酒则良，此证当用酸枣仁，肺痿用麻子仁可也，如无真阿胶，以龟板胶代之。"

《名医别录》云："甘草通经脉，利血气"，现在动物实验，证明"甘草"有强心作用，是本方仍应以"炙甘草"为主药，柯氏无此经验，便把它忽视了。

【原文】 脉按之来缓，时一止复来者，名曰结。又脉来动而中止，更来小数，中有还者反动，名曰结阴也。脉来动而中止，不能自还，因而复动者，名曰代阴也。得此脉者，必难治。

【校勘】 《玉函经》：无此条。成无己本："缓"字下有"而"字；"复动"下无"者"字。

【串解】 陆渊雷云："《玉函》无此条，此后人注释前条之语，传钞误入正文耳，注盖引古说二则，以释前条之结代脉，前一则有结无代，后一则称结阴代阴，引者以为结阴即结，代阴即代也，中有还者反动句，义不甚晰，聊可意会，今考诸家旧注，及论脉诸书，知所谓结代者，皆是歇止之脉，惟结之歇止，一止后有若干搏动特别加速，以补偿歇止之至数，此即本条所谓更来小数，亦即前条有持氏所谓不失至数也。代之歇止，则一止后无加速之补偿，即本条所谓不能自还也……若夫脉之所以有歇止，或因心肌衰弱，其张缩自有歇止，或因张缩力微弱，血液不能逐步输送于桡骨动脉，或因大动脉口之瓣膜闭锁不全，心张时有少量血液逆流入左心室，因影响于脉搏，或因动脉管失去弹力性，致心缩时脉管受血液之撞击力大，大则脉数，心张时脉管中血行缓，缓则脉迟，迟数相间，一若真有歇止者，若此者皆为结脉。至于代脉，多起于代偿机能已障碍之心脏病，其脉或二至而一歇，或三至、四至而一歇，秩然不乱，西医所谓二连脉、三连脉、四连脉者是也。"

要之，凡体温低降，静脉的回流减少，心脏的搏动失去平衡，便会频见歇止而少顷又来的结脉；至于神经衰惫，心脏搏动时有间歇性的休止，便是代脉。两脉都为气血虚惫，真气衰微的不良征象，所以说"得此脉者必难治"。

【语译】什么叫作结脉呢？一般来说，凡是脉波的搏动很缓慢，同时又有歇止的现象的就是。结脉和代脉怎样分别呢？脉波的搏动时而歇止，一会又出现了很快的搏动率的脉搏，这就叫作结脉，也叫作"结阴脉"；假如脉搏突然歇止，并不像结脉那样一会出现加速率的脉搏，而是歇止后，再来和先时一样搏动的脉搏，这就叫代脉，也叫作"代阴脉"。这两种脉搏，都是心脏衰竭、循环障碍的不良征象，治疗起来是很困难的。

表21　第176至178条表解

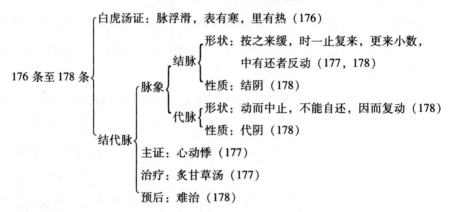

复习题

1. 结脉和代脉在临床上怎样区别？它们象征着怎样的病理变化？
2. 炙甘草汤的主要作用是什么？方中的甘草、人参、生地黄等谁是主药？

辨阳明病脉证并治

热性病到了峰极的时期，便叫作"阳明"。"阳"字已如太阳的解释，具有亢奋的意义；而"明"字则解释同"显著"的意义，《易·系辞》云："悬象著明，莫大乎日月"，所以古人把日球叫作"阳明"，《汉书》云："日者众阳之宗，人君之表，至尊之象，君德衰微，阴道盛，侵蔽阳明，则日蚀应之。"为什么把日球叫作阳明呢？正如《周易正义》所解释的："日月中时，徧照天下，无幽不烛，故云明。"于此便可以体会得，疾病之所以称作阳明，无非就是病变和抗力两俱极盛的形容词，也就是病变过程中的峰极期。

——从第 179 条至第 262 条。

第一节　第 179 至 186 条

第 179 至 186 条等 8 条，辨论导致阳明病的原因，及其对阳明病证候的认识。

179

【原文】问曰：病有太阳阳明，有正阳阳明，有少阳阳明，何谓也？答曰：太阳阳明者，脾约（原注："一云络"。）是也；正阳阳明者，胃家实是也；少阳阳明者，发汗利小便已，胃中燥烦实，大便难是也。

【校勘】《玉函经》《千金翼方》：两句"少阳"都作"微阳"；"胃中燥"没有"烦实"两字。《玉函经》："脾约"下有"一作脾结"四字。

【句释】"脾约"，钱潢云："脾约以胃中之津液言，胃无津液，脾气无以转输，故如穷约，而不能舒展也。""脾"，是指肠道的吸收作用而言，吸收机能亢奋，肠道里缺乏水分，便是脾约。

【串解】《医宗金鉴》云："阳明可下之证，不止于胃家实也，其纲有三，故又设问答，以明之也，太阳之邪，乘胃燥热，传入阳明，谓之太阳阳明，不更衣无所苦（按：第244条），名脾约者是也。太阳之邪，乘胃宿食，与燥热结，谓之正阳阳明，不大便，内实满痛（按：第241条），名胃家实者是也。太阳之邪，已到少阳，法当和解，而反发汗利小便，伤其津液，少阳之邪，复乘胃燥，转属阳明，谓之少阳阳明，大便涩而难出，名大便难者是也（按：第181条）。"

大抵太阳阳明较轻，少阳阳明较重，正阳阳明更重，也就是三种不同程度的里热证。

【语译】问：阳明病有太阳、正阳、少阳三种的不同，究竟怎样鉴别呢？答：肠道缺水，便秘，而没有什么痛苦，就是较轻的"太阳阳明"证；如经过发汗、利小便等治疗，脱失水分，大便结燥，排泄困难，就是较重的"少阳阳明"证；如大便秘结，腹部胀满疼痛，这便是最重笃的"正阳阳明"证。

180

【原文】阳明之为病，胃家实（原注："一作寒"。）是也。

【校勘】《玉函经》：本条列在第一。成无己本：无"是"字。

【句释】"胃家"犹言消化系统，主要是指肠道。"实"，方有执云："实者，大便结为硬满而不得出也。"

【串解】柯韵伯云："致实之由，最宜详审，有实于未病之先者，有实于得病之后者，有风寒外束，热不得越而实者，有妄汗吐下，重亡津液而实者，有从本经热盛而实者，有从他经转属而实者，此只举其病根在实，而勿得以胃实即为可下之症。按阳明提纲，与《素问·热论》不同，《热论》重在经络，病为在表，此以里证为主，里不和，即是阳明病……是二经所由分也"。

【语译】阳明病的主要症状，就是消化道发生"实"性证的病变。

181

【原文】问曰：何缘得阳明病？答曰：太阳病，若发汗、若下、若利小便，此亡津液，胃中干燥，因转属阳明，不更衣，内实大便难者，此名阳明也。

【校勘】《玉函经》："也"字上有"病"字。《千金翼方》："衣"字下有"而"字。

【音义】缘，音元，因也。更，音庚，易也。

【句释】"不更衣"，成无己云："古人登厕必更衣，不更衣者，通为不大便"。

【串解】成无己云："本太阳病不解，因汗、利小便亡津液，胃中干燥，太阳之邪入腑，转属阳明。"

阳明病的致病因子是多端的，有的开始便是阳明，有的由其他疾病传变而来，由传变而来的，又有来自太阳、少阳的不同，本条是指由太阳传变而来的，并不能概括所有阳明病的原因。

【语译】问：为什么会害阳明病呢？答：假如它是由太阳而传变来的，往往是由于发汗、泻下、利尿等方法太过了，以致引起水分缺乏，肠道干燥，因而大便秘结，排泄困难，便造成阳明病的"里实"证。

182

【原文】问曰：阳明病外证云何？答曰：身热汗自出，不恶寒反恶热也。

【校勘】《玉函经》《千金翼方》："反"字上有"但"字。

【串解】汪琥云："上言阳明病系胃家内实，其外见证从未言及，故此条又设为问答。夫身热与发热异，以其热在肌肉之分，非若发热之翕翕然仅在皮肤以外也；汗自出者，胃中实热，则津液受其蒸迫，故其汗自出，与太阳中风汗虽出而不能透，故其出甚少，亦有异，此条病，则汗由内热蒸出，其出必多而不能止也；不恶寒者，邪不在表也；反恶热者，明其热在里也，伤寒当恶寒，故以恶热为反，夫恶热虽在内之证，其状必见于外，或扬手掷足，迸去覆盖，势所必至，因外以征内，其为阳明胃实无疑矣。"

身发热汗出，为阳明太阳共有症状，在临床上鉴别，太阳恶寒，阳明恶热，太阳脉浮，阳明脉洪大，太阳无里实证，阳明有里实证。至于身热发热，汗多汗少，不一定就兢兢如汪氏所说。如太阳的麻黄汤证和大青龙汤证，何尝不是"身热"；第20条的太阳病发汗遂漏不止，第71条的太阳病，发汗后大汗出，汗又何尝少；第199条的阳明病无汗，是阳明病的汗，又何尝一定多。这些都是明证。

【语译】问：阳明病应该有哪些外表症状呢？答：全身发热出汗，不怕冷，只怕热，这些都是阳明病的典型症状。

183

【原文】问曰：病有得之一日，不发热而恶寒者，何也？答曰：虽得之一日，恶寒将自罢，即自汗出而恶热也。

【校勘】《玉函经》："发热"作"恶热"。《千金翼方》："发热"上没有"不"字。

【串解】周扬俊云："案承上言，虽云反恶热，亦有得之一日而恶寒者，曰，此尚在太阳居多耳，若至转阳明，未有不罢而恶热者。"

即是说，阳明外证应该是"不恶寒而恶热"，当始发阳明病时，固有"不恶热而恶寒"的，但它的"恶寒"并不像太阳病那样持久，一会便"出汗而恶热"了，这是指开始就患阳明病的而言。

【语译】问：患阳明病的，为什么在开始的第一天也有"不恶热而恶寒"的呢？答：虽是如此，它在这第一天马上就会停止恶寒现象，一转变而出现出汗恶热等症状来的。

184

【原文】问曰：恶寒何故自罢？答曰：阳明居中，主土也，万物所归，无所复传，始虽恶寒，二日自止，此为阳明病也。

【校勘】《玉函经》、《千金翼方》、成无己本：都无"主"字。

【串解】《医宗金鉴》云："此释上条阳明恶寒自罢之义，阳明属胃，居中土也，土为万物所归，故邪热归胃，则无所复传，亦万物归土之义。阳明初病一日，虽仍恶寒，是太阳之表未罢也，至二日恶寒自止，则是太阳之邪，已悉归并阳明，此为阳明病也。"

"无所复传"，也就是说并没有其他的演变，而仅影响了"中土"的消化系统，"中土"仅为当时代表消化道的术语，不要穿凿误解。

本条即为解释前条，前条是开始便病阳明的证候，不必如《医宗金鉴》牵涉到太阳病了。

【语译】问：患阳明病，开始"恶寒"的情况为什么不会牵延下去，而自行终止了呢？答：由于仅是影响了消化道的里实证病变，并没有其他的演变，所以只是在开始时短暂的恶寒，第二天就终止，而出现阳明病的本证来了。

185

【原文】本太阳初得病时，发其汗，汗先出不彻，因转属阳明也。伤寒发热无汗，呕不能食，而反汗出濈濈然者，是转属阳明也。

【校勘】《玉函经》《千金翼方》："伤寒"两字，作"病"一字。《玉函经》、成无己本："伤寒发热"句以下，另析为一条。

【句释】"彻"，方有执云："除也"。"濈濈"，方有执云："热而汗出貌"；程应旄云："濈濈，连绵之意"。

【串解】方有执云："言发汗不对，病不除也，此言由发太阳汗不如法，致病入胃之大意。"

成无己云："伤寒发热无汗，呕不能食者，太阳受病也，若反汗出濈濈然者，太阳之邪，转属阳明也，经曰：阳明病法多汗。"

本条应分做两段看，前半段，即第48条的二阳并病，后半段，呕不能食，是少阳小柴胡汤证，成氏解为"太阳病"欠妥，第4条"颇欲吐，若躁烦，脉数急者，为传也"，可以作证。因此，前半段是由太阳而传变的阳明病，后半段是由少阳而传变的阳明病。

【语译】本来太阳病可以一汗而解的，但亦有汗出而不彻，演变为"阳明病"的。也有患伤寒发热无汗，干呕不能食的少阳病时，突然转成不断地出汗，这又是演变为"阳明病"的征象了。

186

【原文】伤寒三日，阳明脉大。

【校勘】《玉函经》：无此条。

【串解】《医宗金鉴》云："伤寒一日太阳，二日阳明，三日少阳，乃《内经》言传经之次第，非必以日数拘也。此云三日阳明脉大者，谓不兼太阳阳明之浮大，亦不兼少阳阳明之弦大，而正见正阳阳明之大脉也，盖由去表传里，邪热入胃，而成内实之证，故其脉象有如此者。"

《内经》言"二日阳明"，这里说"三日阳明"，这是《伤寒论》"六经"

不同于《内经》"六经"的又一证明，但"三日"仍是例举，不能次第计算，脉搏之所以现"大"，是内热充血的缘故。

【语译】患伤寒两三天以后，如已经演变成为"阳明病"，因有里热，脉搏常常现洪大。

表22　第179至186条内容表解

阳明病
- 原因：若发汗、若下、若利小便，此亡津液（181，185）
- 机转：虽得之一日，恶寒将自罢，即汗出而恶热（183，184）
- 主要症状：大便难，身热，汗自出，不恶寒，反恶热（181，182）
- 脉象：大（186）
- 性质：胃家实（180）
- 种类
  - 太阳阳明——脾约（179）
  - 正阳阳明——胃家实（179）
  - 少阳阳明——胃中燥烦实，大便难（179）

复习题

1. 什么叫作阳明病？

2. 太阳阳明、正阳阳明、少阳阳明怎样区分？并应分别作怎样理解？

3. 根据阳明病的主要症状，它在病理过程中，是怎样的病理机转？

第二节　第187至203条

第187至203条等17条，主要在辨论阳明中风、中寒两大证，以及阳明与里虚证的主要鉴别。

187

【原文】伤寒脉浮而缓，手足自温者，是为系在太阴。太阴者，身当发黄，若小便自利者，不能发黄。至七八日大便硬者，为阳明病也。

【校勘】《玉函经》："自温"下无"者"字；"太阴"下亦无"者"字；"大便硬"作"便坚"；"为阳明病也"句作"属阳明"。

【音义】系，系属也。

【串解】陆渊雷云："太阴篇二百八十一条（按：本书第278条）亦有此文，文虽不似仲景，读之可以知三事焉。太阴阳明，部位本同，所异惟在寒热，昔人以太阴为脾，阳明为胃，乃沿袭《内经》之误，此其一。黄疸病之治愈，黄色素必以小便为依归，此其二。同一脉象有数种病，故诊病不得仅凭脉，此其三。此条盖有阴寒证候，而手足不冷，大便微利，故不系少阴而系太阴。手足自温者，言不逆冷也。至七八日大便硬，明七八日之内本微利也，寒证微利者，例称太阴，其实是小肠发炎，蠕动过速，肠内容物不及吸收之故。若炎症延及十二指肠者，常发黄疸，以十二指肠为容受胆汁之处也，故曰太阴身当发黄，排除血液中之有害物质，职在肾脏，观乎黄疸病人之小便奇黄，而茵陈以利小便治疸，可以知也。若使胆汁混入血液之始，其小便本自通利，则胆汁随入随泄，不致淤滞于肌肉而发黄。故曰小便自利者，不能发黄。七八日后，或由药力，或正气自复，寒证化热，大便因硬，病虽仍在小肠，然寒则太阴，热则阳明，故为阳明病，脉浮而缓者，《金匮要略》黄疸病篇亦以寸口脉浮而缓为瘀热发黄之脉，与此条契合，是知浮缓之脉，或属太阴，或属太阳桂枝证，不凭外证，何由识别。"

【语译】患伤寒病，脉搏浮缓，腹泻而手足温暖，这是肠炎的太阴证。肠炎症常常出现黄疸，假使小便通利，胆色素随尿排泄了，便不至于持续地发黄。如到了七八天以上，腹泻终止，转变为大便燥结时，这又是要出现阳明证的征象。

188

【原文】伤寒转系阳明者，其人濈然微汗出也。

【校勘】《玉函经》："濈然"作"濈濈然"。《千金翼方》："转"作"传"。

【串解】汪琥云："此承上文而申言之，上言伤寒系在太阴，要之既转而系于阳明，其人外证，不但小便利，当濈濈然微汗出，盖热蒸于内，汗润于外，汗虽微而腑实之证的矣。""腑实"，即里实。

本条与第185条的后半段同义。

【语译】患伤寒病要转变为阳明病证的时候，往往有不断地出汗的现象。

【原文】 阳明中风，口苦咽干，腹满微喘，发热恶寒，脉浮而紧，若下之，则腹满小便难也。

【校勘】《玉函经》：无"而"字。

【串解】 程知云："此言阳明兼有太阳、少阳表邪，即不可攻也，阳明中风，热邪也，腹满而喘，热入里也，然喘而微，则未全入里也，发热恶寒，脉浮而紧，皆太阳未除之证，口苦咽干，为有少阳之半表半里，若误下之，则表邪乘虚内陷，而腹益满矣，兼以重亡津液，故小便难也。"

本条是三阳合病，但以太阳和阳明证最重，所以称作"阳明中风"。

【语译】 凡患三阳合病的阳明中风证，常呈现咽喉干燥、口苦、腹部胀满、些微的咳喘、发热恶寒、脉搏浮紧等症状，这时切不可用泻下剂，提防它有腹部更加胀满和小便困难等病变。

190

【原文】 阳明病，若能食，名中风；不能食，名中寒。

【校勘】《玉函经》《千金翼方》：两"名"字作"为"。

【串解】 程应旄云："本因有热，则阳邪应之，阳化谷，故能食，就能食者，名之曰中风，犹云热则生风，其实乃瘀热在里证也。本因有寒，则阴邪应之，阴不化谷，故不能食，就不能食者，名之曰中寒，犹云寒则召寒，其实乃胃中虚冷证也。"

"中风"为亢进证，"中寒"为衰减证，两两对待而言，余无深义。

【语译】 患阳明病而食欲强的，这是中风实证；反之，食欲不强的，这是中寒虚证。

191

【原文】 阳明病，若中寒者，不能食，小便不利，手足濈然汗出，此欲作固瘕，必大便初硬后溏，所以然者，以胃中冷，水谷不别故也。

【校勘】成无己本："寒"字下无"者"字。《玉函经》《千金翼方》：无"若"字；"食"字下有"而"字；"固"字作"坚"字。

【句释】"固瘕"，陆渊雷云："盖即《内经》所谓大瘕泄，以其深固不易愈，故曰固瘕，始本便秘，继而初硬后溏，是为欲作固瘕。"钱潢云："其为坚凝固结之寒积可知。"

【串解】陆渊雷云："承前条，言阳明中寒之证治……既云阳明病，知是胃家实之便秘，便秘本主承气，若是寒秘，则宜理中汤之类，后世亦有半硫丸之类，而承气反在所禁……此时若误用承气，则竟成固瘕，至难救治。胃中冷，水谷不别，即小便不利与初硬后溏之原因，胃肠寒而消化吸收俱退减，则营养液与粪便并入结肠，于是大便溏，小便少，即所谓水谷不别也。胃肠寒，当属太阴，而非阳明，注家以首句有阳明字，遂多曲说。"周扬俊亦云："此条阳明中之变证，着眼只在中寒不能食句……胃中阳气向衰，不能蒸腐水谷，尔时急以理中温胃，尚恐不胜，况可误以寒下之药乎，仲景惧人于阳明证中，但知有下法，及有结未定俟日而下之法，全不知有不可下反用温之法，故特揭此以为戒。"

本证是阳明虚证，也就是太阴证一类的病。

【语译】阳明病亦有中寒的虚证，它的主要症状是：食欲减退、小便短少、手足时时出汗、大便最初干燥、以后便长期的溏泻，甚至变成顽固性的泄泻等，这是由于肠胃机能衰减，消化和吸收的作用都发生障碍的缘故。

192

【原文】阳明病，初欲食，小便反不利，大便自调，其人骨节疼，翕翕如有热状，奄然发狂，濈然汗出而解者，此水不胜谷气，与汗共并，脉紧则愈。

【校勘】成无己本：无"初"字。《玉函经》："不利"作"不数"。成无己本、《玉函经》："并"作"併"。《玉函经》："脉紧"作"坚"一个字。

【音义】奄，音厌，忽也。

【句释】"谷气"，犹言正气，一般指胃机能健全消化力强的为有谷气。

【串解】陆渊雷云："亦承前条，而论阳明中风证也，骨节疼，翕翕如有热状，皆是表证。奄，忽也。忽然发狂，濈然汗出而解者，正气战胜毒害性物质，自然汗解也。发狂而汗出，盖与战汗同理，而有阴阳静躁之异。"

本条是阳明而有表证的，里热未成，表证亢奋，所以始终病从表解。"小便反不利"，是尿比较的减少，即由于濈然汗出而造成。"大便自调"，就是说明里证未成。"水不胜谷气"，水即指"汗"，犹言病邪不能战胜正气，随汗而解，所以下文便有"与汗共并"一句。"脉紧"，就是表脉的浮紧，为脉管充血，脉跃紧张的缘故。

【语译】阳明不仅是里证，同时还有表证的，它的主要症状是：食欲和大便都正常，小便反倒不畅利，骨节疼痛，发热，脉搏浮紧，异常烦躁，既而不断地出了一通大汗，各种症状都渐次轻减了，这是由于体力亢奋，病随汗解的缘故。

193

【原文】阳明病欲解时，从申至戌上。

【校勘】《玉函经》《千金翼方》："至"作"尽"；无"上"字。

194

【原文】阳明病，不能食，攻其热必哕，所以然者，胃中虚冷故也，以其人本虚，攻其热必哕。

【校勘】《玉函经》："其人"上无"以"字；"攻"字上有"故"字。

【串解】魏荔彤云："阳明病不能食，即使有手足濈然汗出等证之假热，见于肤表面目之间，一考验之于不能食，自不可妄言攻下。若以为胃实之热而攻之，则胃阳愈陷而脱，寒邪愈盛而冲，必作哕证，谷气将绝矣。再明其所以然，确为胃中虚冷之故，以其人本属胃冷而虚，并非胃热之实，误加攻下，下陷上逆，则医不辨寒热虚实，而概为阳明病必当下之之过也。"

《金匮要略》湿病篇云："若下之早则哕。"黄疸病篇云："不可除热，热除必哕。""哕"即呃逆，误用寒凉攻下而哕，胃机能衰减至极，最属难治，汪琥于本条处"附子理中汤",可以想见。

【语译】阳明的中寒里虚证,食欲往往是极度衰惫的,这时如误认为是里热证而用攻下,必然会引起呃逆,因为中寒里虚的人,胃肠机能和体力都衰惫极了,哪里还能够胜任攻下而不呃逆呢?

<h1 style="text-align:center">195</h1>

【原文】阳明病,脉迟,食难用饱,饱则微烦头眩,必小便难,此欲作谷瘅,虽下之腹满如故,所以然者,脉迟故也。

【校勘】成无己本:"瘅"作"疸"。《玉函经》:"微"作"发"。《金匮要略》:"微"作"发";"食"字上有"者"字;"必小便难"作"小便必难"。

【句释】"谷瘅",即肠炎并发的黄疸,《金匮要略》云:"谷气不消,胃中苦浊,浊气下流,小便不通,阴被其寒,热流膀胱,身体尽黄,名曰谷疸。""脉迟",迷走神经兴奋,而心动弛缓的,常见迟脉。

【串解】陆渊雷云:"此条亦见《金匮要略》黄疸病篇,盖杂病,非急性热病也,其证不过脉迟腹满,食难用饱而小便难,乃太阴寒湿之病,故下之不效,何以知其腹满?下文云,虽下之,腹满如故,知未下之前,固已腹满矣。柯氏于脉迟下补腹满二字,然古文本有互文见义之例,不必补矣,食难用饱者,非不能饱,第饱食后苦微烦头眩耳。此因消化衰减。胃有积水之故,与苓桂术甘证(按:本书第67条)真武证(按:本书第82条)之头眩同理。小便难,即前百九十九条(按:本书第191条)所谓水谷不别,因肠不吸收,非肾不分泌也。末二句,意谓脉迟者,虽腹满不可下,然大承气证正多脉迟者,不可执一而论。"

【语译】阳明中寒证,由于胃肠机能衰减,体力疲惫,常见到至数减少的迟脉,胃里有蓄水,不仅食欲大为减退,进饮食后便烦躁不安,头晕、目眩,而且还小便不畅利,腹部胀满,并发黄疸等,这时脉迟体弱,万不能使用下剂,因为泻下剂对于"腹满"等里虚证是有损无益的。

196

【原文】阳明病，法多汗，反无汗，其身如虫行皮中状者，此以久虚故也。

【校勘】《玉函经》《千金翼方》："阳明病"句下有"久久而坚者，阳明当"八字；无"法"字；"反无汗"句上有"而"字。

【句释】"其身如虫行皮中状者"，谓身痒也。

【串解】程应旄云："阳明病，阳气充盛之候也，故法多汗，今反无汗，胃阳不足，其人不能食可知。盖汗生于谷精，阳气所宣发也。胃阳既虚，不能透出肌表，故怫郁皮中，如虫行状。虚字指胃言，兼有寒，久字指未病时言。"

桂枝麻黄各半汤证（按：第23条）云："以其不能得小汗出，身必痒。"是表郁证，这条"身痒"是表虚，虽然虚实不同，但同是汗腺口的蓄汗，并无二致。

【语译】阳明病的出汗情况，是不断地排出大量的汗，假使并没有显著的出汗，而皮肤发痒，像虫在皮肤里爬一般，这是由于表气久虚的缘故。

197

【原文】阳明（原注："一云冬阳明"。）病，反无汗，而小便利，二三日呕而咳，手足厥者，必苦头痛，若不咳不呕，手足不厥者，头不痛。

【校勘】《玉函经》："阳明病"上有"各"字。《千金翼方》："阳明病"上有"冬"字。《玉函经》："小便"上有"但"字；下无"利"字；"手足"下有"若"字；"必苦头痛"句作"其人头不痛"；"头不痛"上有"其"字。

【串解】成无己云："阳明病，法多汗，反无汗而小便利者，阳明伤寒，而寒气内攻也。至二三日，呕咳而支厥者，寒邪发于外也，必苦头痛，若不咳不呕，手足不厥者，是寒邪但攻里，而不外发，其头亦不痛也。"

本条为阳明中寒病，指出阳明中寒病可能有两种演变情况，一种现咳、呕、头痛、肢厥等症状，一种不现咳、呕、头痛、肢厥等症状，有这等症状的，寒重，没有这等症状的，寒轻。至"小便利"，正是"无汗"的关系。

【语译】患阳明中寒病，不出汗，小便清畅，在两三天以后，因其中寒的程度不同，而有两种不同的病变，寒重的，常出现咳嗽、呕吐、头痛、手足厥冷等症，寒轻的便不出现这些症状了。

198

【原文】阳明（原注："一云冬阳明"。）病，但头眩，不恶寒，故能食而咳，其人咽必痛，若不咳者，咽不痛。

【校勘】《玉函经》："阳明病"上有"各"字。《千金翼方》："阳明病"上有"冬"字。

【串解】钱潢云："但头眩者，热在上也，不恶寒，即阳明篇首所谓不恶寒，反恶热之义也。能食，阳明中风也，咳者，热在上焦，而肺气受伤也，中风之阳邪，壅于上焦，故咽门必痛也，若不咳者，上焦之邪热不甚，故咽亦不痛，此条纯是热邪，当与前条之不咳不呕，手足不厥，头不痛一条，两相对待，示人以风寒之辨也。"

本条为阳明中风病，仍然指出有两种不同的病变，一种是有咳而咽痛的症状，一种是没有咳而咽不痛的，发热、头眩，当是上部的充血，也就是钱氏所谓"热在上也"的意义。

【语译】患阳明中风病，一般都有头眩晕，能饮食，不恶寒等症状，但其中亦往往出现两种不同的情况，有的咳嗽咽痛，有的不咳嗽咽不痛。

199

【原文】阳明病，无汗，小便不利，心中懊憹者，身必发黄。

【校勘】《玉函经》："必发黄"句上无"身"字。

【串解】成无己云："阳明病无汗，而小便不利者，热蕴于内而不得越。心中懊憹者，热气郁蒸，欲发于外而为黄也。"

本条颇似中毒性黄疸，柯韵伯主以"栀子柏皮汤"。

【语译】阳明病，发高热，不出汗，小便不畅利，甚而现极度的烦躁不安时，可能并发"黄疸病"。

200

【原文】阳明病，被火，额上微汗出，而小便不利者，必发黄。

【校勘】《玉函经》：无"而"字，成无己本同。

【串解】喻嘉言云："阳明病湿停热郁而烦渴有加，势必发黄，然汗出，热从外越，则黄可免，小便多，热从下泄，则黄可免，若误下之，其热邪愈陷，津液愈伤，而汗与小便愈不可得矣，误火之，则热邪愈炽，津液上奔，额虽微汗，而周身之汗与小便愈不可得矣，发黄之变，安能免乎。"

本条可能是溶血性黄疸，因误用火法，热甚津伤的结果。溶血性黄疸参看第111条。

【语译】阳明病如错误地用火法治疗，津液受到损伤，仅额上出些微的汗，而小便不通畅，便可能并发"黄疸病"。

201

【原文】阳明病，脉浮而紧者，必潮热，发作有时，但浮者，必盗汗出。

【校勘】《玉函经》："必潮热"句作"其热必潮"，《千金翼方》同。

【句释】"盗汗"，张锡驹云："睡中汗出，如盗贼乘人之不觉而窃去也。""潮热"，参看第104条句释。

【串解】钱潢云："邪在太阳，以浮紧为寒，浮缓为风；在阳明，则紧为在里，浮为在表。脉浮而紧者，言浮而且紧也，谓邪虽在经，太半已入于里也。邪入于里，必发潮热，其发作有时者，阳明气旺于申酉，故日晡时潮热也，潮热则已成可下之证矣。若但脉浮者，风邪全未入里，其在经之邪未解，必盗汗出，犹未可下也。阳明本多汗多眠，故有盗汗，然不必阳明始有盗汗，如太阳上篇，脉浮而动数，因自汗出之中风，即有盗汗（按：第134条），盖由目瞑则卫气内入，皮肤不合，则盗汗出矣。此示人当以脉证辨认表里，未可因潮热而轻用下法也。"

"潮热"是里热，所以"柴胡加芒硝汤证"（按：第104条）有潮热，"大承气汤证"（按：第208条）也有潮热，这是钱氏所谓"潮热则已成可下之证"的凭据，而"盗汗"便有虚证和实证的不同，如《金匮要略》云："男子平人，脉虚弱细微者，喜盗汗也。"这就是虚证，本条和第134条都是实证，不过本条为在里，134条为在表，总应脉证互参，不要轻率。

【语译】患阳明病，脉搏虽浮紧而潮热，这证明是里热证，如脉搏浮而出盗汗，这便要审慎虚实表里的辨别了。

202

【原文】阳明病，口燥但欲漱水，不欲嚥者，此必衄。

【校勘】《玉函经》：无"此"字。《千金翼方》："嚥"作"咽"。

【音义】嚥，音晏，吞也。漱，音树，荡口使清洁也。

【串解】喻嘉言云："口中干燥与渴异，漱水不欲嚥，知不渴也。"

头部充血热甚，往往口腔黏膜干燥，所以想漱水，胃里不干燥，所以不想吞，鼻腔黏膜的干燥，便不能胜任充血的高压，微细血管不免破裂而衄血，因此，本条总是头部有充血的情形。

【语译】患阳明病，如头部充血时，往往有口腔干燥，只想漱口，不想喝水，甚至衄血等症状。

203

【原文】阳明病，本自汗出，医更重发汗，病已差，尚微烦不了了者，此必大便硬故也，以亡津液，胃中干燥，故令大便硬。当问其小便日几行，若本小便日三四行，今日再行，故知大便不久出，今为小便数少，以津液当还入胃中，故知不久必大便也。

【校勘】成无己本："此必大便硬"句，作"此大便必硬"。《玉函经》："差"作"瘥"；"津液"作"精液"；"尚微烦"作"其人微烦"；"此必大便硬故也"句，作"此大便坚也"；"燥"字上无"干"字；"故令大便硬"句，作"故令其坚"；"若本"下无"小便"二字；"再行"下有"者"字；

"故知大便"作"知必大便"；"津液"上无"以"字；"故知不久必大便也"句，作"故知必当大便也"。

【音义】差，拆去声，病除也。

【串解】方有执云："盖水谷入胃，其清者为津液，粗者成渣滓，津液之渗而外出者，则为汗，潴而下行者，为小便，故汗与小便出多，皆能令人亡津液，所以渣滓之为大便者，干燥结硬而难出也。然二便者，水谷分行之道路，此通则彼塞，此塞则彼通，小便出少，则津液还停胃中，胃中津液足，则大便润，润则软滑，此其所以必出可知也。"

水分损耗多了，肠黏膜势必干燥，大便的硬度加强，同时也现烦闷症状，这是一般的情况。如病已差，调节机能已渐趋正常，肠黏膜的分泌已不感缺乏，小便过多的现象已逐渐减少，大便当然也因之而不再结燥了。下文第244条云"小便数者，大便必硬"，第251条云"小便少者，虽不受食，但初头硬，后必溏，未定成硬，攻之必溏，须小便利，屎定硬，乃可攻之"，都是相互发明水分多寡和大便硬度的密切关系，可以参看。"胃中"，仍应为肠道。

【语译】患阳明病的，本来就常常出汗，医生又重行发汗，发热出汗等症状虽然好了，但仍然有些微的烦躁，始终感到不清爽，这是由于肠道里有陈宿的干燥粪便所影响，粪便之所以干燥，就是由于一再出汗，水分损失得太多而来的。水分损失的情况，从小便量的多少也可以窥测，如素常小便的次数多，现在次数减少了，说明肠道水分已经不会缺乏，干燥的大便可能渐次稀释而排出，因为尿既排得少，肠道里的水分便会多，大便当然不致再干燥了。

复习题

1. 阳明中风、阳明中寒，它们的症状有哪些不同？是否同一性质的证候？

2. 阳明病并发的黄疸，都是一个性质吗？

3. "迟"和"紧"都是寒性脉，为什么阳明病也会脉迟、脉紧？试结合条文，提出你的意见。

4. 阳明病本来是"法多汗"，但有的时候又"反无汗"，这是怎样的两种不同病变？

表 23　第 187 至 203 条内容表解

阳明病
├─ 类型
│　├─ 中风
│　│　├─ 症状：口苦咽干，腹满微喘，发热恶寒，能食，头眩，咳嗽，咽痛，骨节痛，奄然发狂（189，190，198，192）
│　│　├─ 脉象：浮而紧（189）
│　│　├─ 机转：水不胜谷气，濈然汗出而解（192）
│　│　└─ 治疗禁忌：不可下（189）
│　├─ 中寒
│　│　├─ 症状：不能食，小便不利，大便初硬后溏，腹满，无汗，身如虫行皮中，咳嗽、呕吐、头痛（190，191，195，196，197）
│　│　├─ 脉象：迟（195）
│　│　├─ 病理：胃中冷，水谷不别（191）
│　│　├─ 性质：以其人本虚（194）
│　│　└─ 治疗禁忌：攻其热必哕（194）
│　└─ 并发病
│　　　├─ 十二指肠炎黄疸：太阴者，身当发黄（187）
│　　　├─ 中毒性黄疸：小便不利，心懊侬，身体发黄（199）
│　　　├─ 溶血性黄疸：被火，额上微汗出，而小便不利者，必发黄（200）
│　　　└─ 衄血（202）
└─ 机转
　　├─ 脉浮而缓，手足自温者，是为系在太阴（187）
　　├─ 脉浮而紧者，必潮热（201）
　　├─ 但浮者，必盗汗出（201）
　　├─ 重发汗，以亡津液，胃中干燥，故令大便硬（203）
　　└─ 小便数少，津液还入胃中，不久必大便（203）

第三节　第 204 至 206 条

第 204 至 206 条等 3 条，辨论不可攻的阳明病。

204

【原文】伤寒呕多，虽有阳明证，不可攻之。

【句释】"攻"，《伤寒论》所谓"攻"，系指发汗和泻下言。第 29 条云："反与桂枝汤欲攻其表"，第 372 条云："攻表宜桂枝汤"，这是发汗的攻；第 209 条云："少与小承气汤，汤入腹中，转失气者，此有燥屎也，乃可攻之。若不转失气者，此但初头硬，后必溏，不可攻之"，这便是泻下的攻。

【串解】沈明宗云："呕多则气已上逆，邪气偏侵上脘，或带少阳，故虽有阳明证，慎不可攻也。"

"呕"多为少阳证，少阳禁下，所以这里不可攻。"呕"也是机体抗力有驱病向上的趋势，如用下法，便逆正气，所以也不可攻，"攻"虽有两义，这里明言有阳明证不可攻，是指"泻下"而言可知。

"多"字尤为重点，"呕多"即说明少阳证多，阳明证少。

【语译】患伤寒病，如呕吐、胸胁满、寒热往来等症状偏多的时候，虽然有少许的阳明证，仍然不能施用泻下的方法。

205

【原文】阳明病，心下硬满者，不可攻之，攻之利遂不止者死，利止者愈。

【校勘】《玉函经》《千金翼方》："利遂"作"遂利"。

【串解】汪琥云："结胸证，心下硬满而痛（按：第135、137、138等条），此为胃中实，故可下。此证不痛当是虚硬虚满，故云不可攻也，常器之云，未攻者，可与生姜泻心汤，利不止者，四逆汤，愚以须理中汤救之。"

这也是阳明虚证，所以不可攻。惟其是虚证，所以一经攻下便腹泻不止，也就是胃肠功能的衰减，实际就是太阴证，如腹泻自然地终止了，就说明胃肠机能已渐好转，所以主自愈。

【语译】患阳明虚证，胃肠部虽然硬满，不要随便用泻下药，万一泻下而腹泻不止，便会脱水而发生危险，如腹泻能及时停止了，这病还可能希望好转的。

206

【原文】阳明病，面合色赤，不可攻之，必发热色黄者，小便不利也。

【校勘】《玉函经》、成无己本："色赤"作"赤色"；"黄"字下无"者"字。《玉函经》："必"字上有"攻之"两字。

【音义】合，成无己云："通也"。

【串解】柯韵伯云："面色正赤者，阳气怫郁在表，当以汗解（按：第48条），而反下之，热不得越，故复发热，而赤转为黄也……总因津液枯涸，不能通调水道而然（按：第199、200条），须栀子、柏皮滋化源而致津液，非渗泄之剂所宜矣。"

小便不利而发黄，与第199、200条同一理由。

【语译】患阳明病，头面部充血发赤，提防还有表证的存在，不要随便用泻下剂。如小便不畅利的，往往还会有发热和黄疸。

表24　第204至206条内容表解

```
                        ┌ 表证 ┌ 面合色赤（206）
不可攻的阳明病 ┤        │      └ 伤寒呕多（204）
                        └ 虚证：心下硬满者（205）
```

复习题

1. 在哪种情况下，阳明病不能够用"攻里"的办法？

2. 第205条云："阳明病，心下硬满者，不可攻之。"这种不可攻的心下硬满证，是属于哪种病证？

第四节　第207至220条

第207至220条等14条，辨论阳明证有清里和攻里的不同，攻里复有轻重泻下的区分。

207

【原文】阳明病，不吐不下，心烦者，可与调胃承气汤。

【校勘】《玉函经》《千金翼方》《脉经》："不吐不下，心烦者"，作"不吐下而烦"。《脉经》：无"调胃"两字。

【串解】《医宗金鉴》云："不吐、不下心烦者，谓未经吐、下而心烦也，其为热盛实烦可知，故与调胃承气汤，泻热而烦自除也。"

柯韵伯云："言阳明病，则身热汗出，不恶寒反恶热矣，若吐下后而烦为虚邪，宜栀子豉汤。"

本条是实证的"心烦"，应与虚证鉴别。

【语译】患阳明病，并没有经过用吐或下的方法治疗，而心里现烦躁，这是里热证，可以服用"调胃承气汤"。

208

【原文】阳明病，脉迟，虽汗出，不恶寒者，其身必重，短气腹满而喘，有潮热者，此外欲解，可攻里也。手足濈然汗出者，此大便已硬也，大承气汤主之；若汗多，微发热恶寒者，外未解也（原注："一法与桂枝汤"。），其热不潮，未可与承气汤；若腹大满不通者，可与小承气汤，微和胃气，勿令至大泄下。

大承气汤方：

大黄四两酒洗　厚朴半斤，炙，去皮　枳实五枚，炙　芒硝三合

上四味，以水一斗，先煮二物，取五升，去滓，内大黄，更煮取二升，去滓，内芒硝，更上微火一两沸，分温再服，得下，余勿服。

小承气汤方：

大黄四两　厚朴二两，炙，去皮　枳实三枚，大者炙

上三味，以水四升，煮取一升二合，去滓，分温二服，初服汤当更衣，不尔者尽饮之，若更衣者，勿服之。

【校勘】《玉函经》《脉经》："攻里"作"攻其里"。成无己本："濈然"下有"而"字。《玉函经》："汗多"作"汗出多"。《千金方》《外台秘要》："外未解也"句下，有"桂枝汤主之"五字。《脉经》《千金方》："不通"作"不大便"。成无己本："勿令"下无"至"字。《外台秘要》："至"作"致"。《千金方》："勿令至大泄下"句作"勿令大下"。

大承气汤方。《外台秘要》：大黄下无"酒洗"两字。成无己本："煮"字上没有"更"字；"微火"作"火微"。

小承气汤方。《千金翼方》："二服"句下，作"初服谵语即止，服汤当更衣，不尔，尽服之"。《外台秘要》："二服"句下，作"若一服得利，谵语止，勿服之"。

【句释】"承气"，《明理论》曰："承顺也，糟粕秘结，壅而为实，是正气不得舒顺也，以汤荡涤，使塞者利而闭者通，正气得以舒顺，是以承气

名之。"

"小承气"，钱潢云："即大承气而小其制也。"

【串解】魏荔彤云："汗出，太阳所有，而不恶寒，则太阳所无也；身疼体痛，太阳所有，而身重则太阳所无也，兼以短气腹满，喘而潮热，纯见里证，而不见表证，知此外之太阳病，欲解而非解也，乃转属阳明，而阳明之胃实将成也，考验于此八者，乃可攻里无疑矣。但攻里又非一途，更必于汗于热辨之，如手足濈然而汗出者，胃热盛而逼汗于四末，津液知其内亡矣，大便必已干硬，胃实之成，确乎不易，大承气汤，荡积通幽，何容缓乎？若汗虽多，而发热反微，且带恶寒，仍存于表可知矣。再谛之于热，汗出虽多，热却不潮，则阳明之病未尽全，仍当从太阳表治可也。或病人患腹大满不通者，则胃家已有闷塞之征，小承气调和胃气，下而非下，勿令大泄下，以伤正气也。"

本条着重在辨析太阳、阳明的疑似证。脉迟、汗出、不恶寒，是阳明病，脉迟、汗出、恶寒发热是太阳病；潮热是阳明病，热不潮是太阳病。此亦说明，仲景临床主要是依靠辨证。

【语译】患阳明病，脉搏现迟，出汗，并不恶寒，周身感觉沉重，腹部胀满，喘气，每天午后按时潮热，这是纯全可以攻下的里证。假如手足不断地出汗，很可能肠道里已经有了干燥的粪便，酌量给以"大承气汤"。假如脉搏现迟，微微地发热（并不是潮热），还有恶寒的现象，这是表证，便不能用承气汤了。假如患阳明病，仅有腹部胀满、大便不通这点症状，便只需用"小承气汤"，轻微地通其大便，又不要使它过分地泻下就行了。

【释方】大承气汤方。《医宗金鉴》云："诸积热结于里，而成满痞燥实者，均以大承气汤下之也。满者，腹胁满急膜胀，故用厚朴以消气壅；痞者，心下痞塞硬坚，故用枳实以破气结；燥者，肠中燥屎干结，故用芒硝润燥软坚；实者，腹痛大便不通，故用大黄攻积泻热，然必审四证之轻重，四药之多少，适其宜，始可与也。"

小承气汤方。钱潢云："邪热轻者，及无大热，但胃中津液干燥，而大便难者，以小承气微利之，以和其胃气，胃和则止，非大攻大下之驷剂也，以无大坚实，故于大承气中去芒硝，又以邪气未大结满，故减浓朴枳实也。"

【原文】阳明病，潮热，大便微硬者，可与大承气汤，不硬者，不可与之。若不大便六七日，恐有燥屎，欲知之法，少与小承气汤，汤入腹中，转失气者，此有燥屎也，乃可攻之。若不转失气者，此但初头硬，后必溏，不可攻之，攻之必胀满不能食也。欲饮水者，与水则哕。其后发热者，必大便复硬而少也，以小承气汤和之，不转失气者，慎不可攻也。

【校勘】成无己本："不可与之"句无"可"字。《玉函经》："不可与之"句，作"勿与之"。成无己本："此有燥屎也"句，无"也"字。《玉函经》："转失气"的三个"失"字，都作"矢"。《千金方》：后两句作"转气"，无"失"字。《玉函经》："其后发热"作"其后发潮热"。

【句释】转失气，章太炎云："失气，即今言放屁，此乃汉人常语耳。"

【串解】成无己云："潮热者实，得大便微硬者，便可攻之，若不硬者，则热未成实，虽有潮热，亦未可攻。若不大便六七日，恐有燥屎，当先与小承气汤渍之，如有燥屎，小承气汤药势缓，不能宣泄，必转气下失，若不转失气，是胃中无燥屎，但肠间少硬耳。止初头硬，后必溏，攻之则虚其胃气，致腹胀满不能食也。胃中干燥，则欲饮水，水入胃中，虚寒相搏，气逆则哕，其后却发热者，则热气乘虚，还复聚于胃中，胃燥得热，必大便复硬，而少与小承气汤微利与和之，故以重云不转失气，不可攻内，慎之至也。"成氏所谓"胃中"，便是指的肠道。

本条应分做三截看：从开首至"不可与之"是第一截，辨识"大承气汤"的应用；"若不大便"至"与水则哕"是第二截，从失气、不失气，辨识"小承气汤"的应用；其后"发热"至文末是第三截，从发热和失气的机转来决定是否应用"小承气汤"。

【语译】患阳明病，按时潮热，大便燥结的，可以用"大承气汤"；不燥结的，便不能用。假如已经六七天不大便了，这便可能是肠道里粪便的干燥，究竟是否干燥呢？可以少少地给他点"小承气汤"吃，如吃了放屁，便说明有干燥粪便，可以用大承气汤的攻下剂；如不放屁，那就是并没有什么干燥粪便，甚至还会溏泻，这便不能用大承气汤，万一用了，将损伤胃肠功能，而引起虚胀和食欲减退，就是喝点水也会打哕。假如又重新发热，大便虽少而干燥，还可以用"小承气汤"，最好还要看他放屁与否，如并不放屁，可见肠道里没有结粪，便不要随便用泻下剂了。

210

【原文】夫实则谵语，虚则郑声，郑声者，重语也。直视谵语，喘满者死，下利者亦死。

【校勘】《玉函经》："也"字上有"是"字。《外台秘要》："郑声者，重语也"六字是小注。《玉函经》、成无己本："直视"句以下，另作一条。

【句释】"谵语""郑声""直视"，张锡驹云："实则谵语者，阳明燥热甚，而神昏气乱，故不避亲疏，妄言骂詈也；虚则郑声者，神气虚而不能自主，故声音不正，而语言重复，即《素问》所谓言而微，终日乃复言者是也；直视者精不灌目，目系急而不转也。"

"谵语"和"郑声"，同为大脑官能病变，是虚是实，当从全面症状来确定。"直视"，常因于视神经、动眼神经、滑车神经等的麻痹，病灶多半都在脑底。

【串解】成无己云："《内经》曰：邪气盛则实，精气夺则虚。谵语由邪气盛而神识昏也，郑声由精气夺而声不全也……直视谵语邪胜也，喘满为气上脱，下利为气下脱，是皆主死。"

直视谵语而喘满，是重度的脑症状和肺症状，可能多为死证。直视谵语而下利，须看下利的轻重而决定，如下利失禁，则同样为重度的脑症状，确有极大的危险性。

【语译】热证实证，可能常常出现神昏谵语，而阴证虚证，亦可能常常出现神识昏迷的郑声。所谓郑声，就是颠三倒四的乱说。如谵语的同时又现眼神直视，呼吸浅表，多属危险死证，或者有重笃的腹泻脱水时，也是非常危险的。

211

【原文】发汗多，若重发汗者，亡其阳，谵语，脉短者死，脉自和者不死。

【校勘】《玉函经》："多"字下无"若"字；"重发汗"下无"者"字，下有"若已下，复发其汗"七字。

【句释】"亡阳"，柯韵伯云："即津液越出之互辞"，也就是虚脱。"脉短"，是虚弱的脉搏。

【串解】汪琥云："此系太阳病转属阳明谵语之证，本太阳经得病时，发汗多，转属阳明，重发其汗，汗多亡阳，汗本血之液，阳亡则阴亦亏，津血耗竭，胃中燥实而谵语，谵语者，脉当弦实或洪滑，为自和，自和者，言脉与病不相背也，是病虽甚不死。若谵语脉短者，为邪热盛，正气衰，乃阳证见阴脉也，以故主死。"

汪氏说"脉"与"病"不相背，"病虽甚不死"，颇费解。"脉自和"，应解释为脉搏很好，心脏正常的现象，所以它的预后良好。

【语译】病人已经出了很多的汗，再用发汗剂发汗，便引起亡阳虚脱，神昏谵语等危险症状。如这时脉搏又不好，极其虚弱，更是危险；假如脉搏还好，说明心脏还能维系，没有其他病变，便不会至于死亡。

212

【原文】伤寒若吐若下后不解，不大便五六日，上至十余日，日晡所发潮热，不恶寒，独语如见鬼状。若剧者，发则不识人，循衣摸床，惕而不安（原注："一云顺衣妄撮，怵惕不安"。），微喘直视，脉弦者生，涩者死。微者但发热谵语者，大承气汤主之。若一服利，则止后服。

【校勘】《玉函经》："日晡所"作"日晡时"；"摸床"作"撮空"。《脉经》："摸床"作"妄撮"。《玉函经》《脉经》："惕而"作"怵惕"。《脉经》："谵语"下无"者"字；"至十余日"句上无"上"字。成无己本："止后服"上无"则"字。

【串解】汪琥云："此条举谵语之势重者而言。伤寒若吐若下后，津液亡而邪未尽去，是为不解，邪热内结。不大便五六日，上至十余日，此为可下之时。日晡所发潮热者，腑实燥甚，故当其王时，发潮热也。不恶寒者，表证罢也。独语者，即谵语也，乃阳明腑实，而妄见妄闻。病剧则不识人，剧

1362

者，甚也，热气甚大，昏冒正气，故不识人。循衣摸床者，阳热偏胜，而躁动于手也。惕而不安者，胃热冲膈，心神为之不宁也。又胃热甚，而气上逆则喘，今者喘虽微而直视，直视则邪干脏矣，故其死生之际，须于脉候决之。《后条辨》云，以上见证，莫非阳亢阴绝，孤阳无依，而搅乱之象，弦涩皆阴脉，脉弦者为阴未绝，犹带长养，故可生，脉涩者为阴绝，已成涸竭，以故云死。其热邪微，而未至于剧者，但发潮热谵语，宜以大承气汤，下胃中实热，肠中燥结，一服利，止后服者，盖大承气虽能抑阳通阴，若利而再服，恐下多反亡其阴，必至危殆，可不禁之。"

本条亦分作三截，从"伤寒"句至"如见鬼状"止，叙述阳明热证的一般症状，以下"若剧者"句起是一截，"微者"句起又是一截，说明阳明证有轻重的不同。

【语译】患伤寒病，或者经过吐剂，或者经过下剂的治疗，病证不仅不消失，大便反而已经五六天，甚至十多天不解了，而且每天午后都潮热，并不恶寒，甚至说神说鬼的发谵语，这说明已经演变成为阳明病了。严重的，还要发生神识昏迷，不自主地两手乱摸，神情极度不安，呼吸喘促，两眼射人等脑症状，这时如脉搏有力现弦象，还有医好的希望，如脉搏虚弱而涩，那更危险。至于轻微的，只是有点发热谵语症状，一剂大承气汤，大便通利了便可好转，只是不要服过量了。

213

【原文】阳明病，其人多汗，以津液外出，胃中燥，大便必硬，硬则谵语，小承气汤主之，若一服谵语止者，更莫复服。

【校勘】成无己本："止"字下无"者"字。《玉函经》："硬"字作"坚"字；无"若"字和"更"字。

【串解】柯韵伯云："多汗是胃燥之因，便硬是谵语之根，一服谵语止，大便虽未利，而胃濡可知矣。"

陆渊雷云："胃肠结实者，常致脑证，故小儿恣食，甚则发食厥，而本论言谵语，必推原于便硬若燥屎，谵语止莫复服者，惧益伤其津也。"

中病而止，不要过量，这是一般服用药物的原则。

【语译】患阳明病，出了过多的汗，津液损失太多了，便引起肠道里的缺水，而大便干燥，甚至发谵语，可以酌用"小承气汤"，假若服一次后，谵语消失了，便不必服第二次。

214

【原文】阳明病，谵语，发潮热，脉滑而疾者，小承气汤主之。因与承气汤一升，腹中转气者，更服一升，若不转气者，勿更与之。明日又不大便，脉反微涩者，里虚也，为难治，不可更与承气汤也。

【校勘】成无己本：两句"转气"都作"转失气"，《玉函经》作"转矢气"。成无己本："勿更与之"句上无"者"字；"明日"下无"又"字。《千金翼方》："谵语"下有"妄言"两字。《脉经》《千金翼方》："承气汤"上无"小"字。

【句释】"脉滑而疾"，脉管的张缩都快，脉搏波充实流利，便见"滑疾"脉，常见于高热期，为心动亢进的征象。"脉反微涩"，微涩脉颇同于微弱脉，常由于心脏弱，血液少的缘故。

【串解】成无己云："阳明病，谵语发潮热，若脉沉实者，内实者也，则可下，若脉滑疾，为里热未实，则未可下，先与小承气汤和之。汤入腹中，转失气者，中有燥屎，可更与小承气汤一升以除之，若不转失气者，是无燥屎，不可更与小承气汤，至明日邪气传时，脉得沉实紧牢之类，是里实也，反得微涩者，里气大虚也，若大便利后，脉微涩者，止为里虚而犹可，此不曾大便，脉反微涩，是正气内衰，为邪气所胜，故云难治。"

小承气汤是轻泻下剂，亦如桂枝汤的轻发汗剂，如成氏所说，小承气汤好像不是泻下剂似的，便非事实。

【语译】患阳明病，神昏谵语，发潮热，脉搏现滑疾，可以酌量用"小承气汤"。吃了第一次，如果便放屁，可以再服一次排泄燥粪，洗涤肠道。假如吃了不放屁，再吃便要考虑了。隔了一天，如又不大便，脉搏反而出现微涩的虚弱现象，这是里虚证，医疗比较困难，当然更不能用承气汤了。

215

【原文】阳明病，谵语有潮热，反不能食者，胃中必有燥屎五六枚也，若能食者，但硬耳，宜大承气汤下之。

【校勘】成无己本："耳"作"尔"。《玉函经》《脉经》："反"字上有"而"字。《玉函经》：无"宜"字。《脉经》："承气汤"上无"大"字。

【串解】张璐云："此以能食不能食，辨燥结之微甚也。详仲景言，病人潮热谵语，皆胃中热盛所致，胃热则能消谷，今反不能食，此必热伤胃中津液，气化不能下行，燥屎逆攻于胃之故，宜大承气汤，急祛亢极之阳，以救垂绝之阴。若能食者，胃中气化自行，热邪原不为盛，津液不致大伤，大便虽硬，而不久自行，不必用药反伤其气也。"

柯韵伯把"宜大承气汤下之"句，移在"燥屎五六枚也"句下面，与张璐的见解是一致的。

【语译】患阳明病，神昏谵语潮热，又不能吃东西，这是肠道里有燥屎的里热证，可以酌量用"大承气汤"，假如食欲还好，说明肠道里还没有太多的宿便，只是比较干燥一点就是了。

216

【原文】阳明病，下血谵语者，此为热入血室，但头汗出者，刺期门，随其实而写之，濈然汗出则愈。

【校勘】成无己本："写"字作"泻"字。《玉函经》《千金翼方》《脉经》："刺"字上有"当"字；"则"字上有"者"字。《金匮要略·妇人杂病脉证并治》："刺"字上亦有"当"字；"则"字作"者"字。

【句释】"血室"，即子宫，参看第143、144、145各条。"期门"，见第108条句释。

【串解】成无己云："阳明病热入血室，迫血下行，使下血谵语。阳明病法多汗，以夺血者无汗，故但头汗出也，刺期门以散血室之热，随其实而泻之，以除阳明之邪热，散邪除热，荣卫得通，津液得复，濈然汗出而解。"

"头汗出"，不一定是夺血，仍是里热郁蒸的关系。

【语译】妇女患阳明病，阴道出血，神昏谵语，这是子宫有炎症的病变，如仅是头上充血出汗的，可以酌刺"期门"穴，诱导头上的充血，扩张全身末梢血管，使其周身不断地出点汗就好了。

217

【原文】汗（原注："汗，一作卧"。）出谵语者，以有燥屎在胃中，此为风也，须下者，过经乃可下之，下之若早，语言必乱，以表虚里实故也，下之愈，宜大承气汤。（原注："一云大柴胡汤"。）

【校勘】成无己本、《玉函经》："须下者"作"须下之"；"愈"字上有"则"字。

【串解】成无己云："胃中有燥屎则谵语，以汗出为表未罢，故云风也，燥屎在胃则当下，以表未和，则未可下，须过太阳经，无表证，乃可下之，若下之早，燥屎虽除，则表邪乘虚复陷于里，为表虚里实，胃虚热甚，语言必乱，与大承气汤却下胃中邪热，则止。"

本条先有桂枝表证，所以说"此为风也"，即有太阳中风证的意思。

陆渊雷云："此为至故也二十八字，盖后人傍注，传写误入正文，当删。汗出不恶寒为阳明证，谵语为胃有燥屎之证，言阳明病，有燥屎，下之则愈，宜大承气汤。"其说虽是，惜无所据。

【语译】发热出汗，神昏谵语，本是大便燥结的阳明证，如兼有中风表证的时候，纵然要泻下，亦必须使表证解除了，才能施用泻下剂，万一表不解而用泻下剂太早了，可能越发神昏谵妄，发热出汗，而造成表虚里实的证候，里热过于高亢了，可以用"大承气汤"通便解热。

218

【原文】伤寒四五日，脉沉而喘满，沉为在里，而反发其汗，津液越出，大便为难，表虚里实，久则谵语。

【串解】张璐云："伤寒四五日，正热邪传里之时，况见脉沉喘满，里证已具，而反汗之，必致燥结谵语矣。盖燥结谵语，颇似大承气证，此以过汗伤津，而不致大实大满腹痛，止宜小承气为允当耳。"

大便燥结，神昏谵语，腹部并不大实大满，这是小承气汤证。实而不满，是调胃承气汤证，本证似宜"大柴胡汤"。

【语译】患伤寒病已经四五天，脉搏沉实，气喘胀满，这是里实证，不可施用发汗法，如果发了汗，津液损失太多，一定会引起大便燥结，神昏谵语，而演变成为表虚里实的证候。

219

【原文】三阳合病，腹满身重，难以转侧，口不仁面垢（原注："又作枯，一云向经"。），谵语遗尿，发汗则谵语，下之则额上生汗，手足逆冷，若自汗出者，白虎汤主之。

【校勘】《脉经》："口"字下有"中"字。成无己本、《玉函经》："面"字上有"而"字。《千金翼方》："面垢"两字作"语言向经"四字。《玉函经》："则谵语"下有"甚"字；"逆冷"作"厥冷"，《千金翼方》同。

【句释】"口不仁"，即口腔的一切运动和感觉都迟钝，如言语不利，不知食味等都是。"面垢"，为皮脂腺分泌的亢进，因而面垢晦，即俗所谓的"油妆"，为阳明病、温热病最习见的面色。

【串解】柯韵伯云："里热而非里实，故当用白虎，而不当用承气，若妄汗则津竭而谵语，误下则亡阳而额汗出，手足厥也，此自汗出，为内热甚者言耳，接遗尿句来，若自汗而无大烦大渴证，无洪大浮滑脉，当从虚治，不得妄用白虎，若额上汗出，手足冷者，见烦渴、谵语等证，与洪滑之脉，亦可用白虎汤。"

本证腹满谵语而不可下，为表热炽盛，抵抗力颇有祛病外向的趋势，"白虎汤"清里热，亦解表热，所以选用它，发热汗出身重为表热，腹满谵语遗尿为里热，而身重遗尿等症，常为神经受热灼而麻痹的结果。

【语译】凡患表里皆热的三阳合病，有腹部胀满，周身沉重，口里舌苔厚腻无味，满脸油腻晦气，神昏谵语，发热出汗等症，可以服用"白虎汤"，清里达表。万不要错误地发汗和泻下，发汗伤津，可能使谵语越发厉害，泻下亡阳，更会导致额上出汗，四肢厥冷等险症。

220

【原文】二阳并病，太阳证罢，但发潮热，手足漐漐汗出，大便难而谵语者，下之则愈，宜大承气汤。

【串解】成无己云："本太阳病，并于阳明，名曰并病。太阳证罢，是无表证，但发潮热，是热并阳明，一身汗出为热越，今手足漐漐汗出，是热聚于胃也，必大便难而谵语。经曰：手足漐然而汗出者，必大便已硬也（按：第208条），与大承气汤，以下胃中实热。"

这是表证已罢而里热方盛的证候。

【语译】太阳病与阳明病并发，太阳病的症状已经消失了，只是有按时潮热，手足不断地出汗，大便燥结，神昏谵语等里实证，可以选用"大承气汤"来洗涤实热就行了。

表25　第207至220条内容表解

```
                 ┌ 主症：汗出不恶寒，潮热，身重，短气腹满而喘，不大便，
                 │       独语如见鬼状（208，212）
                 │ 脉象：迟（208）
                 │        ┌ 调胃承气汤：阳明病，不经吐下，心烦（207）
                 │        │ 大承气汤：阳明病，潮热，大便微硬，谵语，不能食，手足漐然汗
                 │        │           出，大便难（208，209，212，215，217，220）
                 │        │ 小承气汤：腹满不通，转矢气，多汗，胃燥，大便硬，谵语，潮热，
                 │   治疗 ┤           脉滑而疾（208，209，213，214）
                 │        │ 大柴胡汤：脉沉而喘满，大便难，谵语（218）
   阳明病 ───────┤        │ 白虎汤：三阳合病，腹满身重，口不仁，面垢，谵语，汗出（219）
                 │        └ 刺期门：热入血室，下血谵语，头汗出（216）
                 │        ┌ 辨表里 ┌ 微发热，恶寒，不潮热——太阳（208）
                 │        │        └ 汗出，不恶寒，潮热——阳明（208）
                 │        │ 辨虚实 ┌ 实证：谵语（210）
                 │   辨证 ┤        └ 虚证：郑声（210）
                 │        │        ┌ 重发汗，亡阳谵语脉短者死，脉自和者不死（211）
                 │        └ 辨轻重 │ 不识人，循衣摸床，惕而不安，微喘直视，脉弦者生，
                 │                 └   涩者死（212）
```

复习题

1. 试述调胃承气汤、小承气汤、大承气汤，所主治的共通证和不同证。

2. 谵语、郑声在症状上有哪些不同？是不同性质的病变吗？

3. 根据第 208、209 条，提出你在临床上应用承气汤的意见。

4. 第 219 条的白虎汤证，既不能发汗，又不能泻下，究竟是哪种性质的证候？

第五节　第 221 至 236 条

第 221 至 236 条等 16 条，讨论阳明兼证而无里实的病变。

221

【原文】阳明病，脉浮而紧，咽燥口苦，腹满而喘，发热汗出，不恶寒反恶热，身重。若发汗则躁，心愦愦反谵语；若加温针，必怵惕烦躁不得眠；若下之，则胃中空虚，客气动膈，心中懊恼，舌上胎者。栀子豉汤主之。

【校勘】《脉经》《千金翼方》："反恶热"作"反偏恶热"。《千金翼方》："愦愦"上有"中"字。成无己本："温针"作"烧针"。

【句释】"愦愦"，成无己云："愦愦者，心乱"。"怵惕"，方有执云："恐惧貌"。

【串解】《医宗金鉴》云："若以脉浮而紧，误发其汗，则夺液伤阴；或加烧针，必益助阳邪，故谵语烦躁，怵惕愦乱不眠也……宜以栀子豉汤一涌而可安也。"喻嘉言云："汗出、不恶寒、反恶热、身重四者，则皆阳明之见证。"

钱潢云："舌上胎，当是邪初入里，胃邪未实，其色犹未至于黄黑焦紫，必是白中微黄耳。"

本条的咽燥（即"口不仁"之渐）、腹满、身重，与第 219 条三阳合病的症状基本上是一致的，因而误汗了亦出现谵语等症，仍然可以用"白虎汤"。

【语译】患阳明病，脉搏现浮紧，而有咽喉干燥，口苦无味，腹部胀满，呼吸喘促，发热出汗，不恶寒而恶热，周身沉重等症时，这是用白虎汤的证候。用汗、下、温针等法都不适合。假如发了汗，可能发生心里愦乱烦躁，神昏谵语等病变；假如用了温针，可能发生心悸胆怯，躁烦失眠等病变；假如用了泻下剂，胃机能受到损伤，可能发生舌苔厚腻，心里极度地烦躁不安等病变。这些病变都是由于里热越发加剧的现象，可以服用"栀子豉汤"。

222

【原文】若渴欲饮水，口干舌燥者，白虎加人参汤主之。

【校勘】《玉函经》：无"加人参"三字，并与上条为一条。

【串解】本条亦承上条而言，《医宗金鉴》云："若脉浮不紧，证无懊𢙒，惟发热，渴欲饮水，口干舌燥者，为太阳表邪已衰，阳明燥热正甚，宜白虎加人参汤，滋液以生津。"

白虎加人参汤本为治大烦渴不解（第26条），大渴，舌上干燥而烦，欲饮水数升（第168条），因而口干舌燥，亦很适合。

【语译】患阳明病，如口干舌燥，发渴时，可以用"白虎加人参汤"生津止渴。

223

【原文】若脉浮发热，渴欲饮水，小便不利者，猪苓汤主之。

猪苓汤方：

猪苓去皮　茯苓　泽泻　阿胶　滑石碎，各一两

上五味，以水四升，先煮四味，取二升，去滓，内阿胶烊消，温服七合，日三服。

【校勘】《玉函经》：本条与第221、222两条连接为一条。

猪苓汤方。《外台秘要》："阿胶"下有"炙"字；"滑石"下有"绵裹"两字。成无己本："内"字下有"下"字。《玉函经》："烊消"作"消尽"。

【串解】仍承接第221条而言，《医宗金鉴》云："若发热，渴欲饮水，小便不利者，是阳明饮热并盛，宜猪苓汤利水以滋干。"

脉浮、发热、渴欲饮水、小便不利等症，与五苓散殊无二致，不过五苓

散的病变在肾脏，小便不利而小腹不满；猪苓汤证病变在膀胱，小便不利而小腹多满，此其大较。

【语译】患阳明病，如脉搏现浮，发热，口渴，小便不通畅，可以用"猪苓汤"清热利尿。

【释方】陆渊雷云："本方虽以猪苓名汤，实以滑石为君，阿胶为臣，余三味不过佐使耳，苏颂谓古方治淋病，多单使滑石，殆以其能滑利尿道，故得名欤。阿胶则专为止血，旧注以为育阴，盖以本方冠以阳明、少阴（按：本条及下条为阳明病，第319条为少阴病）字样，想当然耳。猪苓、茯苓，泽泻三味，同五苓散，所以促肾脏之分泌。盖下流不通，则上源亦塞，膀胱积尿不去，则肾脏之泌尿亦阻也。"

本方用于膀胱炎、尿道炎、血尿淋病等有显效。

224

【原文】阳明病，汗出多而渴者，不可与猪苓汤，以汗多胃中燥，猪苓汤复利其小便故也。

【串解】成无己云："《针经》曰：水谷入于口，输于肠胃，其液别为五，天寒衣薄则为溺，天热衣厚则为汗（按：见《灵枢·五癃津液别》），是汗溺一液也，汗多为津液外泄，胃中干燥，故不可与猪苓汤利小便也。"

柯韵伯云："汗多而渴，当白虎汤，胃中燥，当承气汤，具在言外。"

本条可能有小便不利的症状，所以提醒不能再利小便。

【语译】患阳明病，出了大量的汗，口干发渴，这时不要施用猪苓汤的利尿剂，因为出汗口渴，已经有了缺水的征象，哪里还能用利尿剂呢？

225

【原文】脉浮而迟，表热里寒，下利清谷者，四逆汤主之。

【串解】钱潢云："此与少阴厥阴，里寒外热同义，若风脉浮而表热，则浮脉必数，今表虽热而脉迟，则知阴寒在里，阴盛格阳于外，而表热，虚阳在外，故脉浮，阴寒在里故脉迟，所以下利清谷，此为真寒假热，故以四逆汤祛除寒气，恢复真阳也，若以为表邪而汗之，则殆矣。"

真寒假热，是虚性兴奋，虽在阳明篇，确是少阴病。

【语译】在临床上见到脉象虽浮而至数不够的脉搏，腹泻，尽是排泄些不消化的东西，这是抗力衰减而呈虚性兴奋的真寒假热证，可以用"四逆汤"强心温里。

226

【原文】若胃中虚冷，不能食者，饮水则哕。

【校勘】《玉函经》："不能"上有"其人"两字。《千金翼方》：无"若"字。《脉经》："若"字上有"阳明病"三字；"不能"上也有"其人"两字。

【串解】张锡驹云："此论阳明中焦虚冷也，若者，承上文而言也，言不特下焦生阳不启，而为虚寒，即中焦火土衰微，而亦虚冷也。夫胃气壮，则谷消而水化，若胃中虚冷，则谷不消而不能食，夫既不能食，则水必不化，两寒相得，是以发哕。"

虚冷而哕，是胃机能衰减，颇有蓄水激动横膈膜的缘故。

【语译】凡胃机能衰减的人，便不能很好地消化和排水，所以食欲大为减退，就是喝点水也会哕逆。

227

【原文】脉浮发热，口干鼻燥，能食者则衄。

【校勘】《玉函经》："则"作"即"。

【串解】魏荔彤云："脉浮发热，太阳病尚有存者，而口干鼻燥能食，虽阳明里证未全成，阳明内热已太盛，热盛则上逆，上逆则引血，血上则衄，此又气足阳亢之故，热邪亦随之而泄。"

"衄"是头面充血口鼻燥的结果，发热、口干、鼻燥、能食等，是一系列的症状，并不是能食才衄，不能食便不衄的意思。

【语译】脉浮发热，而又口干鼻燥，食欲强，这是上部有充血的现象，甚至可能引起衄血。

228

【原文】阳明病，下之，其外有热，手足温，不结胸，心中懊憹，饥不能食，但头汗出者，栀子豉汤主之。

【校勘】《脉经》《千金翼方》："饥"字上有"若"字。

【串解】汪琥云："此亦阳明病误下之变证。阳明误下，邪热虽应内陷，不比太阳病误下之深，故其身外犹有余热，手足温，不结胸，手足温者，征其表和而无大邪，不结胸者，征其里和而无大邪，表里已无大邪，其邪但在胸膈之间，以故心中懊憹。饥不能食者，言懊憹之甚，则似饥非饥，嘈杂不能食也，但头汗出者，成注云，热自胸中熏蒸于上，故但头汗出而身无汗也。"

这是阳明误下变证的轻者，所以仅用"栀子豉汤"肃清胸中的余热。

【语译】阳明病服泻下药太早了，所幸表热虽受到阻遏，还不太甚，手足还有余热，里热虽没有完全肃清，但并没有充血结胸的情况，只是胃里感到烦闷不舒服，嘈杂不想吃东西，一阵阵地头上出汗，正合用"栀子豉汤"清热解烦。

229

【原文】阳明病，发潮热，大便溏，小便自可，胸胁满不去者，与小柴胡汤。

【校勘】成无己本、《玉函经》、《千金翼方》：无"与"字；"汤"下有"主之"两字。《玉函经》《千金翼方》"胸"字上还有"而"字。

【串解】钱潢云："此阳明兼少阳之证也，邪在阳明而发潮热，为胃实可下之候矣，而大便反溏，则知邪虽入而胃未实也，小便自可，尤知热邪未深，胸胁满者，邪在少阳之经也，盖阳明虽属主病，而仲景已云伤寒中风，有柴胡证，但见一证便是，不必悉具（按：第101条），故凡见少阳一证，便不可汗下，惟宜以小柴胡汤和解之也。"

第251条云："无太阳柴胡证……须小便利，屎定硬，乃可攻之，宜大承气汤。"这里"胸胁满"是柴胡证，小便自可，并非不利，大便溏，并没有定硬，所以虽有潮热，只能用"小柴胡汤"。

【语译】本来是阳明病，按时发潮热，但是大便是溏泻的，小便也正常，只胸胁部闷满不舒服，说明它还有少阳证候，可给以"小柴胡汤"和解表里。

230

【原文】阳明病，胁下硬满，不大便而呕，舌上白胎者，可与小柴胡汤，上焦得通，津液得下，胃气因和，身濈然汗出而解。

【校勘】成无己本："汗出而解"作"而汗出解也"。《玉函经》："硬"作"坚"。

【串解】钱潢云："此亦阳明兼少阳之证也，上文虽潮热，而大便反溏，小便自可也，此虽不大便，而未见潮热，皆为阳明热邪未实于胃之证……不大便为阳明里热，然呕则又少阳证也……若热邪实于胃，则舌胎非黄即黑，或干硬，或芒刺矣。舌上白胎，为舌胎之初现，若夫邪初在表，舌尚无胎，既有白胎，邪虽未必全在于表，然犹未尽入于里，故仍为半表半里之证。"

张锡驹云："不大便者，下焦不通，津液不得下也。"小柴胡汤本有通利三焦的作用，三焦即淋巴系，淋巴系通畅无阻，当然津液得下，胃气因和（即大便通利的意思），汗水亦出而通畅了。

【语译】患阳明病而有胸胁部硬满，大便秘结，干呕，舌上呈现白苔等症状时，这是并发有少阳病，可给以"小柴胡汤"，使它疏通淋巴，畅流津液，这样，大便既得以泻下，汗腺也得以通畅，而达到表里两解的目的了。

231

【原文】阳明中风，脉弦浮大而短气，腹都满，胁下及心痛，久按之气不通，鼻干，不得汗，嗜卧，一身及目悉黄，小便难，有潮热，时时哕，耳前后肿，刺之小差，外不解，病过十日，脉续浮者，与小柴胡汤。

【校勘】成无己本、《玉函经》："目"字上有"面"字。《脉经》：有注云："按之气不通，一作按之不痛"。《玉函经》："嗜卧"上有"其人"两字；"外不解"上有"其"字。

【句释】"久按之气不通"，钱潢云："言不按已自短气，若久按之，则气愈不通，盖言其邪气充斥也。""耳前后肿"，陆渊雷云："即并发流行性腮腺炎，内经所谓发颐，世俗所谓疖腮也。""刺之小差"，柯韵伯云："刺之，是刺足阳明（按：指足三里穴），随其实而泻之。少差句，言内证俱减，但外证未解耳，非刺耳前后，其肿少差之谓也。"

【串解】方有执云："弦，少阳；浮，太阳；大，阳明；胁下痛，少阳也；小便难，太阳之膀胱不利也；腹满，鼻干，嗜卧，一身及面目悉黄，潮热，阳明也；时时哕，三阳俱见，而气逆甚也。耳前后肿，阳明之脉，出大迎（按：在鼻旁），循颊车，上耳前。太阳之脉，其支者，从巅至耳。少阳之脉，下耳后，其支者，从耳后，入耳中，出走耳前也。然则，三阳俱见证，而曰阳明者，以阳明居多，而任重也。"

方氏以本条为三阳俱病是正确的，但太阳病并不在"小便难"，而在中风，脉浮，不得汗等症。

【语译】患阳明中风病，脉搏浮大而弦，呼吸浅表，胸胁和腹部都胀满，甚至疼痛，如过分地按摩胸部，呼吸愈是迫促，鼻腔干燥，不出汗，整天昏睡，周身发黄疸，小便不通畅，按时发潮热，常常干哕，耳下腺肿胀，这样表里皆热的三阳合病，可以先用针刺足阳明经穴，稍稍减轻它的热势，再行解表。如已经十来天了，脉搏仍然现浮象，还可以采用"小柴胡汤"和解表里的方法。

232

【原文】脉但浮，无余证者，与麻黄汤，若不尿，腹满加哕者，不治。

【校勘】《玉函经》、成无己本：与上条紧接，合为一条。《玉函经》："但"字上无"脉"字；"若不尿"句，作"不溺"；"哕"作"喘"。

【串解】本条系承上条而言，柯韵伯云："若脉但浮而不弦大，则非阳明少阳脉。无余证，则上文诸证悉罢，是无阳明少阳证。惟太阳之表邪未散，故可与麻黄汤以解外……若不尿，腹满加哕，是接'耳前后肿'来，此是内不解，故小便难者，竟至不尿，腹部满者，竟不减，时时哕者，更加哕矣，非刺后所致，亦非用柴胡麻黄后变证也。"

脉但浮，无余症，是阳明中风的轻证；若不尿，腹满加哕，是阳明中风的重证。轻证可以用麻黄汤，重证便不是麻黄汤可以治疗的了。

【语译】阳明中风证，只是脉搏见浮，而没有其他夹杂症的，可以用麻黄汤发汗解热，假如有其他的夹杂症，如排尿困难、腹部胀满、常常干哕等，这就不是"麻黄汤"治疗的范围了。

233

【原文】阳明病，自汗出，若发汗，小便自利者，此为津液内竭，虽硬不可攻之，当须自欲大便，宜蜜煎导而通之，若土瓜根及大猪胆汁，皆可为导。

蜜煎方：

食蜜七合

上一味，于铜器内，微火煎，当须凝如饴状，搅之勿令焦著，欲可丸，并手捻作梃，令头锐，大如指，长二寸许。当热时急作，冷则硬。以内谷道中，以手急抱，欲大便时乃去之。疑非仲景意，已试甚良。

又大猪胆一枚，泻汁，和少许法醋，以灌谷道内，如一食顷，当大便出宿食恶物，甚效。

【校勘】成无己本："及"字下有"与"字。《玉函经》《脉经》："猪"字上无"大"字。

蜜煎方。成无己本："蜜煎方"作"蜜煎导方"。成无己本、《玉函经》《千金翼方》："食蜜"，无"食"字。成无己本、《玉函经》："于铜器内"作"内铜器中"。成无己本："火煎"下有"之"字；"当须"作"稍"；"如"作"似"。《玉函经》：无"当须凝"及"状"四字；亦无"搅之"和"著"三字；"欲"字作"俟"字；亦无"并手"两字；"指"字下有"许"字；"当热"下无"时急"两字；"令头锐"句在"作"字下；"内谷"上无"以"字；亦无"疑非"以下九字；"和少许法醋"句作"和醋少许"；"谷道内"作"谷道中"；无"甚效"两字。成无己本："大猪胆"上无"又"字。

【音义】须，当作湏，待也，见《汉书·翟方进传》。

【句释】"土瓜根"，即王瓜根，又叫作野甜瓜，大如鸭蛋而色红，含蛋白氨基酸、胆碱等，有通经、利尿、祛痰、滑肠作用。

【串解】《医宗金鉴》云："阳明病自汗出，或发汗，小便自利者，此为津液内竭，虽大便硬，而无痛满之苦，不可攻之，当待津液还胃，自欲大便，燥屎已至直肠，难出肛门之时，则用蜜煎，润窍滋燥，导而利之，或土瓜根，宣气通燥，或猪胆汁清热润燥，皆可为引导法，择而用之可也。"

这是肠道干燥，大便燥结，而没有里热证的，所以不用攻下而用润导，自汗出、发汗、小便自利，可能是使肠道干燥的原因。

【语译】患阳明病，或者经过不断地出汗，或者曾经大量发汗，或者小便排泄得太多了，都可能引起肠道里的黏液缺乏，而致粪便干燥，但这并不是里实证，便不要轻率地用攻下剂，要等它自行泻下才是，必要时可以用"蜜煎方"法来引导，或者用"土瓜根"及"猪胆汁"来浣肠。

【释方】《伤寒准绳》云："凡多汗伤津，或屡汗不解，或尺中脉迟弱，元气素虚人，便欲下而不能出者，并宜导法，但须分津液枯者用蜜导，邪热盛者用胆导，湿热痰饮固结，姜汁麻油浸栝楼根导。"

蜂蜜含有多种糖类、蚁酸、酵素、胶质等，于消化性溃疡有显效，为滋养润肠药。猪胆含胆盐、脂肪酸、卵磷脂、脂肪等，为利胆助消化药，有通便解毒作用。

234

【原文】阳明病，脉迟，汗出多，微恶寒者，表未解也，可发汗，宜桂枝汤。

【校勘】《玉函经》《千金翼方》："脉"字上有"其"字；"多"字下有"而"字。

【串解】汪琥云："此条言阳明病，非胃家实之证，乃太阳病初传阳明，经中有风邪也。"

"脉迟"本为大承气汤证，但"出汗"，是太阳、阳明的共有症，而"恶寒"是太阳证仅有的，是太阳的表证多阳明的里证少，所以仲景从"症"不从"脉"而用"桂枝汤"解表。

【语译】虽患阳明病而脉搏现迟，但有出汗恶寒等表证，仍宜用"桂枝汤"解表。

235

【原文】阳明病，脉浮，无汗而喘者，发汗则愈，宜麻黄汤。

【校勘】《玉函经》《千金翼方》："而喘"作"其人必喘"；无"者"字。

【串解】《医宗金鉴》云："是太阳之邪，未悉入阳明，犹在表也，当仍从太阳伤寒治之，发汗则愈。"

前条是太阳中风与阳明并病，这条是太阳伤寒与阳明并病，脉浮，无汗而喘，是太阳伤寒的证，所以用"麻黄汤"。

【语译】虽患阳明病，但脉搏现浮，不出汗，气喘，这是太阳伤寒证还存在，可以用"麻黄汤"发汗解表。

236

【原文】阳明病，发热汗出者，此为热越，不能发黄也。但头汗出，身无汗，剂颈而还，小便不利，渴引水浆者，此为瘀热在里，身必发黄，茵陈蒿汤主之。

茵陈蒿汤方：

茵陈蒿六两　　栀子十四枚，擘　　大黄二两，去皮

上三味，以水一斗二升，先煮茵陈，减六升，内二味，煮取三升，去滓，分三服。小便当利，尿如皂荚汁状，色正赤，一宿腹减，黄从小便去也。

【校勘】《玉函经》："汗出"上有"而"字；下无"者"字，成无己本同。《千金翼方》《外台秘要》："身无"作"身无有"。《玉函经》《千金翼方》："剂"作"齐"。《玉函经》、成无己本、《千金翼方》：无"蒿"字。

茵陈蒿汤方。《千金方》：栀子作"四十枚"。《金匮要略》《玉函经》、

成无己本："一斗二升"作"一斗"；"分"字下有"温"字。《肘后方》《千金方》《外台秘要》："六升"下有"去滓"两字。《千金方》《千金翼方》："汁"作"沫"。《千金方》：无"宿"字。《千金翼方》：无"腹减"两字。

【句释】"瘀热"，钱潢云："瘀，留蓄壅滞也，盖饮食之垩浊留滞于内，壅瘀而作热。"

【串解】成无己云："但头汗出，身无汗，剂颈而还者，热不得越也，小便不利，渴饮水浆者，热甚于胃，津液内竭也。"程应旄云："无汗而小便利者属寒，无汗而小便不利者属湿热，两邪交郁，不能宣泄，故合而发黄。"柯韵伯云："身无汗，小便不利，不得用白虎，瘀热发黄，内无津液，不得用五苓，故制茵陈汤，以佐栀子、承气之所不及也。"

"发黄"固然与胆囊、胆管、十二指肠、肝脏等器官有密切关系，然而发热不出汗，小便又不利，热无从排泄，就酿成所谓"瘀热"，大大地影响肝脏和胆囊等器官的病理改变，自是意中事，所以"发黄"和"汗"与"小便"的关系，古人在临床上有较深切的体会。

【语译】患阳明病，虽发高热，但汗液在不断地排泄，也就是体热在不断地放散，这种情况，在临床上很少见着并发黄疸的。假如仅头上出点小汗，从颈部以下，周身都没有出汗，又兼之小便不通畅，还常常发渴，喝水，这是体内蓄有高热的现象，可能合并发黄疸，应处以"茵陈蒿汤"的解热退黄剂。

【释方】陆渊雷云："茵陈利尿，排除组织中之胆汁色素，而栀子佐之，大黄通涤肠道，开输胆管下流之壅滞。"

复习题

1. 阳明兼表经常有哪些证候？应该怎样治疗？试列举条文说明。

2. 白虎加人参汤证和猪苓汤证，都有发热、渴欲饮水的症状，为什么用两个绝对不同的方法处理呢？

3. 第 234 和 235 条，还是太阳病吗？为什么？

4. 蜜煎导法适合用于哪种证候？

表 26　第 221 至 236 条内容表解

阳明病辨证
├─ 兼表
│　├─ 脉象：浮（227）
│　├─ 症状：发热，口干鼻燥，能食，衄血（227）
│　├─ 辨证
│　│　├─ 小柴胡汤证
│　│　│　├─ 脉象：弦，浮，大（231）
│　│　│　├─ 症状：发潮热，大便溏，小便自可，胸胁满，不大便而呕，短气，腹满，鼻干，嗜卧，一身及目悉黄，时时哕，耳前后肿（229，230，231）
│　│　│　└─ 舌苔：白苔（230）
│　│　├─ 麻黄汤证
│　│　│　├─ 脉象：浮（232，235）
│　│　│　└─ 症状：无汗而喘（235）
│　│　└─ 桂枝汤证
│　│　　├─ 脉象：迟（234）
│　│　　└─ 症状：汗出多，微恶寒（234）
│　└─ 治疗：外有热，不结胸，忌早下（228）
├─ 热证
│　├─ 白虎加人参汤证：渴欲饮水，口干舌燥（222）
│　├─ 栀子豉汤证：外有热，手足温，心中懊憹，饥不能食，但头汗出（228）
│　└─ 猪苓汤证
│　　├─ 脉象：浮（223）
│　　├─ 症状：发热，渴欲饮水，小便不利（223）
│　　└─ 禁忌：汗出多而渴者（224）
├─ 虚证
│　├─ 胃中虚冷证：不能食，饮水则哕（226）
│　├─ 真寒假热证
│　│　├─ 脉象：浮而迟（225）
│　│　├─ 症状：下利清谷（225）
│　│　└─ 治疗：四逆汤（225）
│　└─ 津液内竭证
│　　├─ 症状：自汗出，小便自利（233）
│　　└─ 治疗
│　　　├─ 导法：蜜导煎、土瓜根及猪胆汁导（233）
│　　　└─ 禁忌：虽硬不可攻（233）
├─ 瘀热证
│　├─ 症状：头汗出，身无汗，小便不利，渴饮水浆，发黄（236）
│　└─ 治疗：茵陈蒿汤（236）
└─ 热甚里未实证
　├─ 脉象：浮而紧（221）
　├─ 症状：咽燥口苦，腹满而喘，发热汗出，不恶寒，反恶热，身重（221）
　└─ 治疗禁忌：禁汗，禁下，禁温针（221）

第六节　第 237 至 258 条

第 237 至 258 条等 22 条，辨论承气汤一类证治。惟第 243 条为胃热证；第 246 条虽为阴虚，但仍有"胃气生热"的症状；两抵当汤证（第 237、257

条），亦有"屎硬"和"不大便"的症状；第258条是承接第257条而来，所以亦在这里提出。

237

【原文】阳明证，其人喜忘者，必有畜血。所以然者，本有久瘀血，故令喜忘，屎虽硬，大便反易，其色必黑者，宜抵当汤下之。

【校勘】《外台秘要》："喜忘"作"善忘"。成无己本："黑"字下无"者"字。《玉函经》："下之"作"主之"。

【音义】畜，与"蓄"字同。

【句释】"喜忘"，钱潢云："语言动静，随过随忘也。"犹言健忘，是知觉神经的病变。

【串解】程应旄云："血畜于下，则心窍易塞，而识智昏，故不昏则狂，不狂则忘，忘字包有妄字在内。应酬问答，必失常也，病属阳明，故屎硬，血与粪并，故易而黑。"

高热如大脑血管有栓塞，可能影响知觉神经的改变而健忘。

陆渊雷云："瘀血有沉降之性，其入于肠也，常在结肠下端，附近直肠之处，此处已无吸收能力，故瘀血中之脂肪、蛋白质、纤维素、血球等，附着于粪便之外，遂令大便胶黏而黑色。"

黑便，即是临床上所见到隐性出血的大便，是否宜"抵当汤"，当以有无抵当汤证而决定，第124、125、126几条，都可作参考。

【语译】患阳明证，如常常健忘，可能是大脑血管有栓塞的病变，而影响了知觉神经；如果大便干燥，虽不秘结，而呈黑色，这是隐性出血的粪便，如有抵当汤证，亦可用"抵当汤"治疗。

238

【原文】阳明病，下之，心中懊憹而烦，胃中有燥屎者，可攻。腹微满，初头硬，后必溏，不可攻之。若有燥屎者，宜大承气汤。

【校勘】《玉函经》《脉经》《千金翼方》："腹"字上有"其人"两字；

"初头硬，后必溏"作"头坚后溏"。

【串解】成无己云："下后心中懊侬而烦者，虚烦也，当与栀子豉汤，若胃中有燥屎者，非虚烦也，可与大承气汤下之，其腹微满，初硬后溏，是无燥屎，此热不在胃，而在上也，故不可攻。"

第76条，"虚烦不得眠，心中懊侬"，第77条"下之而烦热胸中窒"，都用"栀子豉汤"，第79条云"伤寒下后，心烦腹满，卧起不安者，栀子厚朴汤主之"，可见"懊侬而烦"，是栀子豉汤证，"腹微满"，是栀子厚朴汤证。

【语译】患阳明病，已服过泻下剂，而心里现极度的烦躁，这时如真还有干燥宿便，才可以考虑继续用攻下的方法。假如腹部仅些微的胀满，大便最初时虽有点干燥，但以后都是稀溏的，便不能随便使用攻下剂了。在必得用攻下剂时，仍以"大承气汤"较为恰当。

239

【原文】病人不大便五六日，绕脐痛，烦躁，发作有时者，此有燥屎，故使不大便也。

【校勘】《玉函经》："病人不大便五六日"作"病者五六日不大便"；"烦躁"作"躁烦"；"时"字下无"者"字；"此"字下有"为"字。

【串解】钱潢云："不大便五六日，而绕脐痛者，燥屎在胃肠也，烦躁，实热郁闷之所致也，发作有时者，日晡潮热之类也，阳明胃实之里证悉备，是以知其有燥屎，故使不大便也。"

肚脐周围疼痛，可能是横结肠有宿便，发作有时，不一定是潮热，即痛烦的阵发性发作。

【语译】病人已经有五六天不大便了，肚脐部周围疼痛，更有时烦躁，这可能是肠道里有干燥粪便潴留的缘故。

240

【原文】病人烦热，汗出则解，又如疟状，日晡所发热者，属阳明也。

脉实者，宜下之；脉浮虚者，宜发汗。下之与大承气汤；发汗宜桂枝汤。

【校勘】《玉函经》："又"字作"复"字；前两"宜"字，都作"当"字；"与"字作"宜"字。

【句释】"脉实"，动脉血液充盈，血压亢进时，便见到实脉，这是病机在亢进时期，而体力亦强盛的现象。

【串解】《医宗金鉴》云："病人，谓病太阳经中风、伤寒之人也。"

钱潢云："言病人烦热，至汗出而后解者，又或如疟状，必至日晡时发热者，即潮热也，如此则邪气已属阳明矣，然表里之分，当以脉辨之，若按其脉而实大有力者，为邪在阳明之里而胃实，宜攻下之，若脉浮虚者，即浮缓之义，为风邪犹在太阳之表而未解，宜汗解之，谓之浮虚者，言浮脉按之本空，非虚弱之虚也，若虚弱则不宜于发汗矣，宜详审之。脉实者下之，以其胃热，故宜与大承气汤；浮虚者汗之，以其风邪未解，故宜与桂枝汤。"

本条系太阳阳明并病，即表里俱病，必须先解表后攻里。第44、45、48、56等条可参看。

【语译】患太阳病而烦热，本来经过出汗症状便会轻减的，假如热型像疟疾般的发作，甚至很显明地按时潮热，这是阳明里证的现象了。这时如又现洪大实脉，便可以考虑用泻下剂；如脉搏为浮虚象，这仍是太阳中风的表虚证，只能考虑用发汗剂。用泻下剂应以"大承气汤"为标准，用发汗剂应以"桂枝汤"为标准。

241

【原文】大下后，六七日不大便，烦不解，腹满痛者，此有燥屎也，所以然者，本有宿食故也，宜大承气汤。

【校勘】《玉函经》："屎"字下无"也"字；末句作"大承气汤主之"。

【句释】"宿食"，舒驰远云："所言有宿食者，即胃家实之互辞。"

【串解】方有执云："烦不解，则热未退可知，腹满痛，则胃实可诊，故曰有燥屎。"

《医宗金鉴》云："下之未尽，仍当下之。"

阳明里实证，曾经一度泻下，里热没有消尽，六七天后又成为胃家实的证候，所以应该再泻下，这亦是证不变，药亦不变的又一例。

【语译】患阳明大热证，曾经泻下过，但在六七天后，大便又秘结了，同时也有烦躁、腹部满痛等症状，这很显然仍是阳明胃家实的证候，仍应用"大承气汤"继续泻下。

242

【原文】病人小便不利，大便乍难乍易，时有微热，喘冒（原注："一作怫郁"。）不能卧者，有燥屎也，宜大承气汤。

【校勘】《玉函经》："燥屎"下有"故"字；"宜大承气汤"句，作"大承气汤主之"。

【句释】"喘冒"，钱潢云："喘者，中满而气急也，冒者，热邪不得下泄，气蒸而郁冒也。"

【串解】王宇泰云："此证不宜妄动，必以手按之，脐腹有硬块，喘冒不能卧，方可攻之，何也，乍难乍易故也。"

本条应分两截看：①"时有微热"以上的症状，不可攻下；②"喘冒"以下的症状，才宜攻下。

【语译】病人小便不通畅，大便时而很好，时而燥结，仅些微有点发热，这还不完全是里实证，假如高热而喘气昏冒，兼之又有燥屎的症状时，便可以考虑用"大承气汤"的泻下剂了。

243

【原文】食谷欲呕，属阳明也，吴茱萸汤主之，得汤反剧者，属上焦也。

吴茱萸汤方：

吴茱萸一升，洗　人参三两　生姜六两，切　大枣十二枚，擘

上四味，以水七升，煮取二升，去滓，温服七合，日三服。

【校勘】《玉函经》、成无己本："呕"字下有"者"字。《玉函经》：无两个"也"字。

吴茱萸汤方。《肘后方》：吴茱萸"一升"作"半斤"；人参"三两"作

"一两"。《外台秘要》："洗"作"炒"。《金匮要略》："七升"作"五升"；"二升"作"三升"。《外台秘要》："七升"作"五升"。

【串解】程应旄云："食谷欲呕者，纳不能纳之象，属胃气虚寒，不能消谷使下行也。"

成无己云："得汤反剧者，上焦不内也。"

第230条云："阳明病，胁下硬满，不大便而呕，舌上白胎者，可与小柴胡汤，上焦得通，津液得下，胃气因和。"

可见这条上焦证，即是"小柴胡汤证"。

【语译】吃东西下去便想呕，如是胃机能衰弱所引起的，可给以"吴茱萸汤"，假如吃了这药，呕吐反而厉害了，这便是由于上焦有热的缘故。

【释方】汪琥云："呕为气逆，气逆者必散之，吴茱萸辛苦，味重下泄，治呕为最，兼以生姜又治呕圣药，非若四逆中之干姜，守而不走也，武陵陈氏云，其所以致呕之故，因胃中虚生寒，使温而不补，呕终不愈，故用人参补中，合大枣以为和脾之剂焉。"

本方利于慢性胃炎和胃酸过多证，"吴茱萸"为有效的制酸镇呕药，因以为主。

244

【原文】太阳病，寸缓关浮尺弱，其人发热汗出，复恶寒，不呕，但心下痞者，此以医下之也。如其不下者，病人不恶寒而渴者，此转属阳明也。小便数者，大便必硬，不更衣十日，无所苦也，渴欲饮水，少少与之，但以法救之，渴者，宜五苓散。

【校勘】《玉函经》："关"字下有"小"字；"如其"以下十三字作"若不下，其人复不恶寒而渴"十二字；"此转"作"为转"；"阳明"下无"也"字；"必硬"作"即坚"；"饮水"下有"者"字。

【句释】"寸缓关浮尺弱"，即桂枝汤证的脉浮缓或浮弱，寸、关、尺，是相对的此较而言，不必强为分划。吴仪洛云："寸缓，风伤卫也，关浮，邪犹在经，未入腑也，尺弱，其人阴精素亏也"，反觉支离。

【串解】陆渊雷云："寸缓关浮尺弱，表证仍在也，不呕，未传少阳也，若是而心下痞，知是前医误下所致，当先与桂枝汤解表，继与大黄黄连泻心汤攻痞（百七十一条。按：本书第164条）；若未经误下，病人复不恶寒而渴者，为转属阳明，阳明发热汗出而渴，心下痞而硬者，人参白虎证也。"

陆氏的解释，可能是根据第164条来的，164条云："伤寒大下后，复发汗，心下痞，恶寒者，表未解也，不可攻痞，当先解表，表解乃可攻痞，解表宜桂枝汤，攻痞宜大黄黄连泻心汤。"

两条似可以互证，小便排泄得太多了，肠道缺水，大便虽干燥而无所苦，这便要提起对干燥粪便的注意，以免积久了酿成里实证，所以要以法救之。因此，"太阳病"至"阳明也"句，是在辨识误下和非误下的转属证；"小便数"至"以法救之"句，是在辨识伤津液的大便硬；末两句辨识烦渴与五苓散渴证不同。

【语译】患太阳病，现浮缓或者浮弱的脉搏，发热、出汗、恶风，并不呕吐，只是胃部现痞满，这是由于表证误下而引起的。假如没有误下，而恶热口渴，这是已经转变成阳明病的证候了。同时，有的时候小便排泄得太多，肠道缺水，大便也会干燥，甚至有的十来天不解大便，除口渴而外，并不现什么不舒服的症状，这时不仅要不断地给他补充水分，还要按照辨证施治的方法来治疗，如果有消渴等情况时，"五苓散"一类的方剂，都可以考虑。

245

【原文】脉阳微而汗出少者，为自和（原注："一作如"。）也，汗出多者，为太过。阳脉实，因发其汗，出多者，亦为太过。太过者，为阳绝于里，亡津液，大便因硬也。

【校勘】成无己本："太过"下无"者"字；"阳脉实"句以下，另为一条。《玉函经》："和"字下无小注"一作如"三字，亦无"也"字；"阳绝"上无"为"字；"于里"作"于内"；"硬也"两字，作一"坚"字。

【句释】"脉阳微""阳脉实"，《医宗金鉴》云："脉阳微，谓脉浮无力而微也；阳脉实，谓脉浮有力而盛也。""阳绝于里"，程应旄云："阳气闭绝于内，而不下通也"。

【串解】《医宗金鉴》云："凡中风伤寒，脉阳微则热微，微热蒸表作汗，若汗出少者，为自和欲解，汗出多者，为太过不解也，阳脉实则热盛，因热盛而发其汗出多者，亦为太过，汗出太过，则阳极于里，亡津液，大便因硬，而成内实之证矣。"

本条似为解释桂枝汤煮服法，所谓"遍身絷絷，微似有汗者益佳，不可令如水流离，病必不除"的深义，这是发汗解表的基本精神。

【语译】患太阳病，脉搏浮弱，能够周身都出通了少许的汗，调节机能便可能因此得到调和，而病变消退；如果汗出得太多，可能因过分损失水分，而发生其他病变，这是出汗太过了；假如见到患者脉搏浮大，便使用重量发汗药，而通身出了大汗，这仍然是太过了，是不适当的，因为过多的出汗，往往会引起肠道干燥，津液缺乏，大便燥结，不能不留意。

246

【原文】脉浮而芤，浮为阳，芤为阴，浮芤相搏，胃气生热，其阳则绝。

【校勘】《玉函经》：两"为"字上都有"则"字。

【句释】"芤为阴"，芤脉为失血过甚，心脏排血量极度弱小的一种反应脉搏。因组织失掉营养，尽量扩张血管求血，企图得到多量的血液分布于各小血管以营养组织，但血管虽然尽量扩张，而因血已大量消失之故，终究不能充满脉管，这时诊察脉搏，便会得到芤象。正因其脉管壁的过分扩张，所以芤脉常见于浮部。

【串解】钱潢云："浮为阳邪盛，芤为阴血虚，搏，聚也。浮芤并见，故曰浮芤相搏。阳邪盛则胃气生热，阴血虚则津液内竭，故其阳则绝，绝者，非断绝败绝之绝，言阳邪独治，阴气虚竭，阴阳不相为用，故阴阳阻绝，而不相流通也。"

"胃气生热，其阳则绝"，即是说里热太重，津液缺乏，肠道干燥，而大便燥结，也就是阴虚人的便秘。

【语译】有种阴虚体质的人，常常诊察到浮而中空的脉搏，这种脉搏，往往是津液缺乏，肠道干燥，大便秘结的征象。

【原文】趺阳脉浮而涩，浮则胃气强，涩则小便数，浮涩相搏，大便则硬，其脾为约，麻子仁丸主之。

麻子仁丸方：

麻子仁二升　芍药半斤　枳实半斤，炙　大黄一斤，去皮　厚朴一尺，炙，去皮
杏仁一升，去皮尖，熬别作脂

上六味，蜜和丸，如梧桐子大，饮服十丸，日三服，渐加，以知为度。

【校勘】《玉函经》："硬"作"坚"；"丸"作"圆"。成无己本："涩"作"涩"；无"子"字；"仁"作"人"。

麻子仁丸方。《千金翼方》：枳实、芍药各作"八两"。《玉函经》：厚朴作"一斤"；杏仁亦作"一斤"。《玉函经》、成无己本："六味"下有"为末炼"三字；"和"作"为"。成无己本：无"梧"字。《证类本草》："饮服十丸"作"浆水饮下十丸"。

【句释】"趺阳"，即冲阳穴，在足背的第二、第三跖骨间，分布有胫前动脉，属足阳明胃经，古人在此候脾胃。"其脾为约"，陆渊雷云："细释古书所谓脾，本指小肠之吸收作用，推而广之，一切脏器组织之吸收毛细动脉血以自养，淋巴管之吸收组织液，莫不谓之脾焉，脾约云者，肠部吸收肠道中水分之力强，故小便数而大便硬，然其吸收动脉血以自养之力弱，故肠道之自身，无液为养，有似乎俭约，于是肠黏膜不能分泌黏液，以滑润其大便，又有似乎约束也。"

【串解】成无己云："趺阳者，脾胃之脉，诊浮为阳，知胃气强，涩为阴，知脾为约，约者，俭约之约，又约束之约。《内经》曰：饮入于胃，游溢精气，上输于脾，脾气散精，上归于肺，通调水道，下输于膀胱，水精四布，五经并行，是脾主为胃行其津液者也，今胃强脾弱，约束津液，不得四布，但输膀胱，致小便数，大便难，与脾约丸，通肠润燥。"

所谓胃强，即肠道的吸收力强。所谓脾约，即肠道的黏液缺乏。

【语译】趺阳部的脉搏现浮涩，常常为肠道吸收水分太过，排出过多的小便，因而津液缺乏，大便干燥，这时可以用"麻子仁丸"润肠通便。

【释方】方有执云："麻子杏仁，能润干燥之坚，枳实厚朴，能导固结之滞，芍药敛液以辅润，大黄推陈以致新，脾虽为约，此之疏矣。"

本方为有效的润下剂，用于虚弱体质尤佳。

248

【原文】太阳病三日，发汗不解，蒸蒸发热者，属胃也，调胃承气汤主之。

【校勘】《外台秘要》《玉函经》："发汗"作"发其汗"。《玉函经》："蒸蒸"下有"然"字。《脉经》：无"调胃"两字。

【句释】"蒸蒸发热"，钱潢云："犹釜甑之蒸物，热气蒸腾，从内达外，气蒸湿润之状，非若翕翕发热之在皮肤也。"即是在"发热"的同时又不断地出汗的意思。

【串解】程应旄云："何以发汗不解便属胃，盖以胃燥素盛，故他表证虽罢，而汗与热不解也，第征其热，如炊笼蒸蒸而盛，则知其汗必连绵濈濈而来，此即大便已硬之征，故曰属胃也。"

不断地发热，不断地出汗，便是造成阳明证的有利条件，便叫作"属胃"。

【语译】患太阳病已经三天以上，不仅出了汗，热不退，还加劲地边发热边出汗，这是演变成为里热证的征象，可根据症状酌用"调胃承气"等一类的方剂。

249

【原文】伤寒吐后，腹胀满者，与调胃承气汤。

【串解】陆渊雷云："伤寒汗吐下三法，汗下皆顺生理之自然，不过于时间质量上有所更改增益，初不令其营特殊机转，故汗下后，不须善后之药。若夫吐，乃令胃及食管作逆蠕动，故较为蹈险而难用，用后诸证皆去，胃中逆气未和，因自觉胀满者，须调胃承气汤微下，以演安其气也，胀满是自觉证，而无他觉证，故不须枳朴。"

【语译】患伤寒病，经过施用吐法后，胃部现胀满的，可以选用"调胃承气汤"安静其胃蠕动。

250

【原文】太阳病，若吐、若下、若发汗后，微烦，小便数，大便因硬者，与小承气汤和之愈。

【校勘】成无己本：无"后"字。《玉函经》：并无三"若"字；"大便因硬者"句作"大便坚"；"与"字上有"可"字。

【串解】《医宗金鉴》云："太阳病，若吐若下若发汗后不解，入里微烦者，乃栀子豉汤证也，今小便数，大便因硬，是津液下夺也，当与小承气和之，以其结热未甚，入里未深也。"

这条仍是脱水伤津的结果。

【语译】患太阳病，经过催吐、泻下、发汗等治法后，又出现轻微的烦躁，小便频数，大便干燥时，可以用"小承气汤"增加肠道水分，排除硬便。

251

【原文】得病二三日，脉弱，无太阳柴胡证，烦躁，心下硬，至四五日，虽能食，以小承气汤，少少与微和之，令小安。至六日，与承气汤一升，若不大便六七日，小便少者，虽不受食（原注："一云不大便"。），但初头硬，后必溏，未定成硬，攻之必溏。须小便利，屎定硬，乃可攻之，宜大承气汤。

【校勘】成无己本、《玉函经》："受"作"能"。《千金翼方》："不受食"作"不大便"；"承气汤"上无"大"字。《玉函经》："硬"作"坚"；"初头硬，后必溏"作"头坚后溏"。

【串解】汪琥云："得病二三日，不言伤寒与中风者，乃风寒之邪皆有，不须分辨之病也。脉弱者，谓无浮紧等在表之脉也，无太阳柴胡证，谓无恶寒发热或往来寒热，在表及半表半里之证也，烦躁，心下硬者，全是阳明腑热邪实，至四五日，则足阳明胃腑实热者，下而传于手阳明，当大肠之腑实热也。经云，肠实则胃虚，故能食。能食者，其人不痞不满……结在肠间，而胃火自盛……止须以小承气汤少少与微和之，因其人烦躁，必不大便，欲令其小安也。至六日仍烦躁不安，而不大便者，前用小承气汤，可加至一升，使得大便而止，此言小承气汤不可多用之意。若不大便句，承上文烦躁心下硬而言，至六七日不大便，为可下之时，但小便少，乃小水不利，此系胃中之水谷不厘清，故不能食，非谵语潮热有燥屎之不能食也。故云虽不能食，但初头硬，后必溏，未定成硬而攻之，并硬者必化而为溏矣，须待小便利，屎定成硬，乃可用大承气汤攻之，此言大承气亦不可骤用之义。"

本条着重在"承气汤"的审慎应用，与第 208、209、238 条颇类似，可以相互参看。

【语译】患太阳病已经两三天，脉和症都没有表病的现象了，只是现烦躁，胃肠部硬满，虽还能吃东西，也可以用小量的"小承气"清热消满，如经过六七天还是这样，还可以再多吃一点"小承气汤"。假如虽然六七天不大便了，但他很少吃东西，所以小便也很少，胃肠这样弱的人，纵然有时大便干燥，终究会溏泻的，便不能随便用"承气汤"攻下剂。要知道只有在小便排泄了过多的水分，而致大便燥结时，才是使用"大承气汤"的时机。

252

【原文】伤寒六七日，目中不了了，睛不和，无表里证，大便难，身微热者，此为实也，急下之，宜大承气汤。

【校勘】《玉函经》："实"字下无"也"字。

【句释】"不了了"，汪琥云："病人之目视物不明了也。""睛不和"，汪琥云："乃医者视病人之睛光，或昏暗，或散乱，是为不和。"《医宗金鉴》云："目中不了了而睛和者，阴证也；睛不和者，阳证也……此结热神昏之渐，危恶之候也。"凡视神经、动眼神经、滑车神经、外展神经有障碍时，都可能发生"目中不了了，睛不和"的症状，在阳证常为高热刺激中枢神经的结果。"无表里证"，陆渊雷云："盖谓无少阳半表半里之证，不禁攻者。"

【串解】钱璜云："六七日，邪气在里之时也，外既无发热恶寒之表证，内又无谵语腹满等里邪，且非不大便，而曰大便难，又非发大热，而身仅微热，势非甚亟也，然目中不了了，是邪热伏于里，而耗竭其津液也。经云，五脏六腑之精，皆上注于目，热邪内烁，津液枯燥，则精神不得上注于目，故目中不了了，睛不和也。"

本条是里实证，谓无表证则可，谓无里证则不可，钱氏之说，亦自相矛盾，因此，无表里证的解释，应以陆说为优。

【语译】患伤寒六七天了，病人眼神昏暗，大便燥结，虽然不太厉害，这已经是里实证，而不是少阳半表半里证了，可急用"大承气汤"通便泻热。

253

【原文】阳明病，发热汗多者，急下之，宜大承气汤。(原注："一云大柴胡汤"。)

【校勘】成无己本：无"病"字。

【串解】钱潢云："潮热自汗，阳明胃实之本证也，此曰多汗，非复阳明自汗可比矣，里热炽盛之极，津液泄尽，故当急下，然必以脉证参之，若邪气在经，而发热汗多，胃邪未实，舌胎未干厚而黄黑者，未可下也。"

钱潢的解释是正确的，不然，便和"白虎汤证"的发热汗多没有分别了，第213条云："阳明病，其人多汗，以津液外出，胃中燥，大便必硬，硬则谵语，小承气汤主之，若一服谵语止者，更莫复服。"可以作本条的解释。

【语译】患阳明胃实证，发高热，出很多的汗，可以急用"大承气汤"泻下剂。

254

【原文】发汗不解，腹满痛者，急下之，宜大承气汤。

【串解】成无己云："发汗不解，邪热传入腑，而成腹满痛者，传之迅也，是须急下之。"

【语译】伤寒病经发汗后，并没有轻减，反而出现了腹部胀满疼痛等胃实证，可以急用"大承气汤"泻下剂。

255

【原文】腹满不减，减不足言，当下之，宜大承气汤。

【串解】成无己云："腹满不减，邪气实也，经曰：大满大实，自可除下之。大承气汤下其满实，若腹满时减，非内实也，则不可下。"

喻嘉言云："减不足言四字，形容腹满如绘，见满至十分，即减去一二分，不足杀其势也。"

【语译】如腹部胀满，一点也不轻快，这是阳明的胃实证，可以用"大承气汤"泻下剂。

256

【原文】阳明少阳合病，必下利，其脉不负者，为顺也。负者，失也，互相克贼，名为负也。脉滑而数者，有宿食也，当下之，宜大承气汤。

【校勘】成无己本："顺"字上无"为"字。《玉函经》："顺也""失也""负也"句，无三个"也"字；"失"字上有"为"字；"脉"字作"若"字。《脉经》："宜大承气汤"句作"属大柴胡承气汤证"。

【串解】成无己云："阳明土，少阳木，二经合病，气不相和，则必下利，少阳脉不胜，阳明不负，是不相克，为顺也；若少阳脉胜，阳明脉负者，是鬼贼相克，为正气失也。《脉经》曰：脉滑者为病食也。又曰：滑数则胃气实。下利者，脉当微厥。今脉滑数，知胃有宿食，与大承气汤以下除之。"程应旄云："见滑数之脉，为不负，为顺，见弦直之脉，为负为失。"本条总的在说明，脉与证合，为顺；脉与证不合，为逆，就是所谓负，不必穿凿作解释。如《金匮要略》云："脉数而滑者，实也，此有宿食也，下之愈，宜大承气汤。"

这就是实证实脉，脉与症合的里实证，这就为"不负"，为"顺"。

【语译】阳明并发少阳病，而又腹泻，这是实证，假如脉搏不现虚象，这种疾病治疗起来是很顺利的。假如脉搏现虚象，病实体虚，治疗起来可能就不很顺利了。如果下利是因于消化不良，肠道里还储留有宿粪，脉搏又现滑数的实象，这脉与症合，就应该用"大承气汤"泻下剂了。

257

【原文】病人无表里证，发热七八日，虽脉浮数者，可下之。假令已下，脉数不解，合热则消谷喜饥，至六七日，不大便者，有瘀血，宜抵当汤。

【校勘】《玉函经》："虽脉"作"脉虽"。

【句释】"无表里证"，即无少阳的半表半里证，与第252条的意义同。

【串解】周扬俊云："伤寒一书，凡太阳表证未尽者，仲景戒不可攻，今发热七八日，太阳表证也，脉浮数，太阳表脉也，此仲景自言者也，七八日中，未尝更衣，阳明腑证也，此仲景言外者也，何云病人无表里证，乃至自为矛盾耶？必始先发热，至七八日则热势已杀，且热不潮，七八日虽不更衣，未尝实满，则里不为急，故曰无表里证。然脉尚浮数，仲景以为可下者，正以浮虽在外，而数且属腑，不一两解，恐内外之邪，相持而不去也，尔时以大柴胡议下，不亦可乎。"

周氏怀疑"无表里证"句是对的，但明知其有七八日不更衣，"脉数"且属腑的里证，却又曲为敷衍，便不合临床事实了。本条没有半表半里的少阳证，而为阳明里实证是很显然的，不能强词夺理。

【语译】病人并不是害的少阳半表半里证，而是已发了七八天的高热，大便秘结，脉搏见浮数，可以斟酌用泻下剂。假使经过泻下，脉搏还是现数，说明里热还重，尽管饮食照常吃，又是六七天不解大便了，如果还有瘀血，便得用"抵当汤"来活血通便。

258

【原文】若脉数不解，而下不止，必协热便脓血也。

【校勘】《玉函经》《千金翼方》：与前条合为一条；"协"字作"挟"。

【串解】《医宗金鉴》云："若脉数不解，不大便硬，而下利不止，必有久瘀，协热腐化，而便脓血也，则不宜用抵当下之矣。"

本条为急性痢疾，所以便排出含有脓血的粪便，而脉数、协热，亦为急性痢固有的热型，应服用"白头翁汤"。

【语译】如病人脉搏加快而现数，频频下利，又泻的脓血性粪便，这是热性痢疾无疑。

表 27　第 237 至 258 条内容表解

大承气汤证

- 诊断
  - 病理机转（便硬的原因）：小便数，汗出多，亡津液，浮芤相搏，胃气生热（244，254，246，247，250）
  - 不可攻
    - 脉象：浮虚，浮弱（240，244）
    - 症状：腹微满，初硬后溏，大便乍难乍易，未定成硬（238，242，251）
  - 可攻
    - 脉象：滑而数，浮数，脉实（256，257，240）
    - 症状
      - 热 型：日晡所发热，发热汗多（240，253）
      - 神经系：目中不了了，睛不和、烦躁、发作有时，烦不解（239，241，252）
      - 呼吸系：喘冒不能卧（242）
      - 消化系：不大便，绕脐痛，腹满痛，屎定硬，大便硬，腹满不减，有宿食（239，241，251，252，254，255，256）
  - 误攻的坏证：心下痞（244）
- 辨证
  - 调胃承气汤证：太阳病，三日汗出不解，蒸蒸发热，吐后腹胀满（248，249）
  - 小承气汤证：汗吐下后，微烦，小便数，大便因硬，脉弱，烦躁，心下硬（250，251）
  - 大承气汤证：有燥屎，脉实，烦不解，腹满痛，小便利，喘冒，屎定硬，目中不了了，睛不和，大便难，腹满不减，发热汗多，脉滑而数（238，240，241，242，251，252，253，254，255，256）
  - 抵当汤证：有瘀血，喜忘，大便色黑，消谷善饥，不大便，脉数（237，257）
  - 疑似证
    - 五苓散证：小便数，大便硬，不更衣，十日无所苦，渴欲饮水（244）
    - 麻子仁丸证：脉浮而涩，胃气强，小便数，大便硬，脾为约（247）
  - 并发证
    - 胃寒证：食谷欲呕，属阳明也，吴茱萸汤主之（243）
    - 热痢证：脉数不解，下利不止，协热便脓血（258）

复习题

1. 大承气汤证在病理过程中，究属于怎样的病理机转？

2. 运用大承气汤的时候，应该怎样观察脉证的变化？

3. 第 252、257 两条的"无表里证"究应该怎样理解？

4. 有"食谷欲呕"的症状，而用吴茱萸汤，这是阳明证吗？

第七节 第 259 至 262 条

第 259 至 262 条等 4 条，辨论伤寒并发黄疸病的证治。

259

【原文】伤寒发汗已，身目为黄，所以然者，以寒湿（原注："一作温"。）在里不解故也，以为不可下也，于寒湿中求之。

【校勘】《玉函经》："发"字下有"其"字；"以寒湿"下有"相搏"两字；"以为"下有"非瘀热而"四字；"下"字下无"也"字；"于"字作"当于"两字。

【串解】汪琥云："伤寒则发汗已，热气外越，何由发黄？今者发汗已，身目为黄，所以然者，以其人在里素有寒湿，在表又中寒邪，发汗已，在表之寒邪虽去，在里之寒湿未除，故云不解也。且汗为阳液，乃中焦阳气所化，汗后中气愈虚，寒湿愈滞，脾胃受寒湿所伤，而色见于外，此与湿热发黄不同，故云不可下……或问云：湿挟热则郁蒸，故发黄，今挟寒，何以发黄？余答云：寒湿发黄，譬之秋冬阴雨，草木不应黄者亦黄，此冷黄也，王海藏云：阴黄，其证身冷汗出，脉沉，乃太阴经中湿，亦有身体发热者，身如熏黄，言如烟熏色黯也，终不如阳黄之明如橘子色。治法：小便利者，术附汤，小便不利，大便反快者，五苓散。"

本条不是由于伤寒发汗而"黄"，是由于患黄疸而有如伤寒般发汗等症，急性黄疸病初期，多有是等症状。寒湿黄疸，固为阴黄，也就是慢性黄疸。两者治法，截然不同。

【语译】像伤寒般发热出汗以后，随即周身发黄疸，这是原发性的黄疸病，假如这黄疸病，一转变而为寒湿证的阴黄，便不能用治阳黄实证的泻下法，而应从阴证慢性证方面来设法治疗。

260

【原文】伤寒七八日，身黄如橘子色，小便不利，腹微满者，茵陈蒿汤主之。

【校勘】《玉函经》："腹"字上有"少"字。《千金方》："七八日"下有"内实瘀热结"五字；"微"字下有"胀"字。

【串解】钱潢云："此言阳明发黄之色状，与阴黄如烧熏之不同也。伤寒至七八日，邪气入里已深，身黄如橘子色者，湿热之邪在胃，独伤阳分，故发阳黄也，小便不利，则水湿内蓄，邪食壅滞，而腹微满也。以湿热实于胃，故以茵陈蒿汤主之。"

本条为阳明并发黄疸，可参看第236条，并为阳黄证。

【语译】患伤寒七八天后，并发黄疸，周身呈橘子黄色，小便亦不通畅，腹部现轻微的胀满，可以酌用"茵陈蒿汤"。

261

【原文】伤寒身黄发热，栀子柏皮汤主之。

栀子柏皮汤方：

肥栀子十五个，擘　甘草一两，炙　黄柏二两

上三味，以水四升，煮取一升半，去滓，分温再服。

【校勘】成无己本："热"字下有"者"字。

栀子柏皮汤方。成无己本："栀子"上无"肥"字，《玉函经》同，并作"十四枚"。《千金翼方》："一升半"作"二升"。

【串解】汪琥云："武林陈氏曰，发热身黄者，乃黄证中之发热，而非麻黄桂枝证之发热也，热既郁而为黄，虽表而非纯乎表证，但当清其郁以退其黄，则发热自愈。"

本条为卡他性黄疸，所以发黄同时发热。

【语译】伤寒并发黄疸症而发热的，可以用"栀子柏皮汤"清热。

【释方】钱潢云："栀子苦寒，泻三焦火，除胃热时疾黄病，通小便，治心烦懊恢郁热结气。柏皮苦寒，治五脏肠胃中结热黄疸，故用之以泻热邪，又恐苦寒伤胃，故以甘草和胃保脾，而为调剂之妙也。"

262

【原文】伤寒瘀热在里，身必黄，麻黄连轺赤小豆汤主之。

麻黄连轺赤小豆汤方：

麻黄二两，去节　连轺二两（原注："连翘根是"。）　杏仁四十个，去皮尖　赤小豆一升　大枣十二枚，擘　生梓白皮切，一升　生姜二两，切　甘草二两，炙

上八味，以潦水一斗，先煮麻黄再沸，去上沫，内诸药，煮取三升，去滓，分温三服，半日服尽。

【校勘】成无己本："必"字下有"发"字。《千金方》《千金翼方》："轺"作"翘"。

麻黄连轺赤小豆汤方。《千金方》《千金翼方》："轺"作"翘"。成无己本：甘草作"一两"；"上"字作"已上"二字；无"去滓"两字。《玉函经》："再沸"作"一二沸"。《千金方》："潦"字作"劳"字。

【句释】"潦水"，钱潢云："李时珍云，潦水，乃雨水所积。韩退之诗云，潢潦无根源，朝灌夕已除，盖谓其无根而易涸，故成氏谓其味薄，不助湿气，而利热也。"

【串解】钱潢云："瘀，留蓄壅滞也，言伤寒郁热，与胃中之湿气，互结湿蒸，如淖泽中之淤泥，水土黏泞而不分也。经云，湿热相交，民多病瘅，盖以湿热胶固，壅积于胃，故曰瘀热在里，身必发黄也，麻黄连轺赤小豆汤治表利小便，解郁热，故以此主之。"

【语译】患伤寒病，里热瘀积不解，常常并发黄疸，可以用"麻黄连轺赤小豆汤"除湿清热。

【释方】钱潢云："麻黄汤，麻黄桂枝杏仁甘草也，皆开鬼门而泄汗，汗泄则肌肉腠理之郁热湿邪皆去，减桂枝而不用者，恐助瘀热也，赤小豆除湿散热，下水肿而利小便，梓白皮性苦寒，能散湿热之邪。"

陆渊雷云："本方用连翘者，一以消胃肠之炎症，一以排除黄色素也。"

复习题

1. 阴黄证、阳黄证，究竟怎样辨别和治疗？

2. 麻黄连翘赤小豆汤和茵陈蒿汤，都是治疗黄疸病的方剂，在药理方面的作用相同吗？

表28　第259至262条内容表解

黄疸
- 阴黄
  - 症状：发汗已，身目为黄（259）
  - 病理：寒湿在里不解（259）
  - 治疗：当于寒湿中求之（259）
- 阳黄
  - 症状：身黄如橘子色，小便不利，腹微满，发热（260，261）
  - 病理：瘀热在里（262）
  - 治疗
    - 通利：茵陈蒿汤（260）
    - 清热：栀子柏皮汤（261）
    - 汗解：麻黄连轺赤小豆汤（262）

辨少阳病脉证并治

少阳病，在临床上为半表半里证，什么是半表半里证呢？也就是说：病变既不如太阳表证的轻，也不如阳明里证的重，它的性质是介于太阳表证和阳明里证之间的。《玉篇》云："少，幼也。""阳"既是代表体力的亢奋，则"少阳"便意味着机体抗力较差，生理机转和病理变化两两相持不下的情况。

——从第263条至第272条。

第一节　第263至265条

第263至265条等3条，先提出少阳病的性质，再谈少阳病禁吐、禁下、禁汗的治疗禁忌。

263

【原文】少阳之为病，口苦，咽干，目眩也。

【校勘】成无己本：无"为"字。

【串解】柯韵伯云："少阳居半表半里之位，仲景特揭口苦、咽干、目眩为提纲，盖口、咽、目三者，不可谓之表，又不可谓之里，是表之入里、里之出表处，所谓半表半里也。"

口苦、咽干、目眩，少阳病自然可以见到，但不得为"提纲"。如第189条云"阳明中风，口苦咽干"，第221条云"阳明病，脉浮而紧，咽燥口苦"，第67条茯苓桂枝白术甘草汤证云"气上冲胸，起则头眩"，第82条真武汤证云"心下悸，头眩身𥆧动"，等等。这说明口苦、咽干、目眩等症，太阳病、阳明病都有，作为"提纲"看，在临床上没有多大价值。相反，把太阳篇的第96条作为少阳病的"提纲"，还全面得多。

口苦、咽干、目眩，究竟是怎样的病变呢？《医宗金鉴》云："口苦者，热蒸胆气上溢也；咽干者，热耗其津液也；目眩者，热薰眼发黑也。"这说明，少阳病还是一个半表半里的热证。

【语译】少阳病，常常有口发苦味、咽头干燥、两眼昏眩等症状。

264

【原文】少阳中风，两耳无所闻，目赤，胸中满而烦者，不可吐下，吐下则悸而惊。

【校勘】《玉函经》：无"所"字；"烦"字下无"者"字；"则"字作"即"字。

【串解】《医宗金鉴》云："少阳，即首条口苦、咽干、目眩之谓也，中风，谓此少阳病，是从中风之邪传来也……表邪传其经，故目赤耳聋，胸中满而烦也，然此乃少阳半表半里之胸满而烦，非太阳证具之邪陷胸满而烦者比，故不可吐、下，若吐、下虚其中，神志虚怯，则悸而惊也。"

本条在说明体虚而有热证时应审慎处理的方法。少阳中风，两耳无所闻（第75条），是阳虚证；而目赤、胸中满而烦，是热证；本虚而标热，应从其本，不可吐下。

【语译】患少阳病而有自汗出的中风症状，两耳的听觉亦大为减退，这是阳虚证。这时，虽有两目充血发赤、胸部现胀满而烦躁等热象，仍然不应该用吐法或下法，万一用了，可能引起心悸加重和其他的神经症状。

265

【原文】伤寒，脉弦细，头痛发热者，属少阳，少阳不可发汗。发汗则谵语，此属胃，胃和即愈，胃不和，烦而悸 (原注："一云躁"。)。

【校勘】成无己本："烦"字上有"则"字；"即愈"作"则愈"，《玉函经》同。

【句释】"脉弦细"，脉管壁的收缩神经兴奋，便见弦脉，但弦脉的血液并不充实，重按即陷，弦中显细，说明排血量的弱小。

【串解】《医宗金鉴》云："脉弦细，少阳之脉也，上条不言脉，此言脉者，补言之也。头痛发热无汗，伤寒之证也，又兼见口苦、咽干、目眩，少阳之证，故曰属少阳也。盖少阳之病，已属半里，故不可发汗，若发汗，则益伤其津，而助其热，必发谵语，既发谵语，则是转属胃矣。若其人津液素充，胃能自和，则或可愈，否则津干热结，胃不能和，不但谵语，且更烦而悸矣。"

"脉弦细"是体力不好的征象，所以属少阳，所以不可发汗。汗出、谵语是阳明证，所以属胃，所以要和胃。和胃的方法，成无己用"调胃承气汤"，汪琥用"大柴胡汤"。

【语译】患伤寒病，脉搏现弦细，这时虽然头痛发热，已属于少阳抵抗力薄弱的证候，便不应该再发汗了。如发汗过于消耗了水分，还可能引起神昏、谵妄的症状，要有胃实的阳明证候时，才可以用泻下和胃的办法，否则又会引起烦躁心悸等症状。

表 29　第 263 至 265 条内容表解

少阳病 ┤
性质：半表半里（263）
症状：口苦、咽干、目眩，两耳无所闻，目赤，胸中满而烦，头痛发热（263，264，265）
脉象：弦细（265）
治则：禁吐，禁下，禁汗（264，265）

复习题

1. 什么是少阳病？

2. 治疗少阳病，为什么要禁吐、禁下、禁汗？

第二节　第 266 至 272 条

第 266 至 272 条等 7 条，辨识病传少阳与不传少阳及其他传变的机转。

【原文】本太阳病不解，转入少阳者，胁下硬满，干呕不能食，往来寒热，尚未吐下，脉沉紧者，与小柴胡汤。

【校勘】《玉函经》《千金翼方》：无"本"字；"食"字下有"饮"字。《玉函经》："硬满"作"坚满"；"脉沉紧者"作"其脉沉紧"。

【串解】成无己云："太阳转入少阳，是表邪入于里，胁下硬满，不能食，往来寒热者，邪在半表半里之间，若已经吐下脉沉紧者，邪陷入腑，为里实；尚未经吐下而脉沉紧，为传里虽深，未全入腑，外犹未解也，与小柴胡汤以和解之。"

脉沉紧，参考第 67 条。

【语译】太阳病没有好，又转变而为少阳病，两胁部现硬满，发干呕，不想吃东西，呈间歇型热，并没有经过吐或下的治疗，而脉搏也现沉紧，这时可予以"小柴胡汤"和解表里。

267

【原文】若已吐下、发汗、温针，谵语，柴胡汤证罢，此为坏病，知犯何逆，以法治之。

【校勘】《玉函经》《千金翼方》：本条与前条合为一条。《诸病源候论》：无"谵语"二字。

【串解】沈明宗云："太阳不解，而传少阳，当与小柴胡和解，乃为定法，反以吐下发汗温针，以犯少阳之戒，而邪热陷入阳明，故发谵语，已为坏证，要知谵语乃阳明受病，即当知犯阳明之逆而治之，若无谵语，而见他经坏证，须凭证凭脉，另以活法治之也。"

【语译】少阳病假如经过催吐、泻下、发汗、温针等法误治，而见神昏谵语的，这是少阳的柴胡本证已经不存在，而成为难治的坏病了，这时应根据是由什么方法误治的，变坏成为什么样的证候，选用适当的方法来进行治疗。

268

【原文】三阳合病，脉浮大，上关上，但欲眠睡，目合则汗。

【校勘】《玉函经》《千金翼方》："眠睡"两字作"寐"一字。

【句释】"上关上"，钱潢云："关上者，指关脉而言也。"吴仪洛云："上关上，热势弥漫之象也。""但欲眠睡"，《医宗金鉴》云"但欲眠睡，是热盛神昏之昏睡也"，与第6条风温病的多眠睡颇同。

【串解】程应旄云："大为阳明主脉，太阳以其脉合，故浮大上关上，从关部连上寸口也，少阳以其证合，故但欲眠睡，目合则汗。但欲眠为胆热，盗汗为半表半里也……当是有汗则主白虎汤，无汗则主小柴胡汤也。"

【语译】凡患表里皆热的三阳合病，常常有整个寸口的脉搏都现浮大，神识昏迷，盗汗很厉害等症状。

269

【原文】伤寒六七日，无大热，其人躁烦者，此为阳去入阴故也。

【校勘】《玉函经》：无"故"字；无"者"字。

【串解】成无己云："表为阳，里为阴，邪在表，则外有热，六七日，邪气入里之时，外无大热，内有躁烦者，表邪传里也，故曰阳去入阴。"

【语译】患伤寒病已经六七天了，外面不大发热，而里面却烦躁不安，这是表证逐渐变为里证的现象。

270

【原文】伤寒三日，三阳为尽，三阴当受邪，其人反能食而不呕，此为三阴不受邪也。

【串解】汪琥云："伤寒三日者，既《素问》相传日数，上条言六七，此止言三日，可见日数不可拘也，邪在少阳，原呕而不能食，今反

伤寒

呕，可征里气之和，而少阳之邪自解也。既里和而少阳邪解，则其不传三阴，断断可必，故曰三阴不受邪也。"

本条为仲景反驳《素问·热论》限日传经的错误说法，颇具深义。

【语译】根据《素问·热论》的说法，患伤寒病到了第三天，应该是三阳的时间告结束，而开始传变到三阴去，但临床上的事实却不如此，往往患者在三四天上还是饮食如常，也不现呕吐等症状，这说明在第三天以后，是并不一定要传三阴的。

271

【原文】伤寒三日，少阳脉小者，欲已也。

【校勘】《玉函经》：无此条文。

【串解】成无己云："《内经》曰：大则邪至，小则平。伤寒三日，邪传少阳，脉当弦紧，今脉小者，邪气微而欲已也。"

"脉小"为充血平复的征象，所以为"欲已"。

【语译】患伤寒到了第三天上，不一定要传变为少阳病，假如脉搏已平复正常，这是病要痊愈的征象。

272

【原文】少阳病欲解时，从寅至辰上。

【校勘】《玉函经》《千金翼方》："至"作"尽"；无"上"字。

表30 第266至272条内容表解

病机
├ 传变少阳
│ ├ 脉象：沉紧（266）
│ ├ 症状：胁下硬满，干呕不能食，往来寒热（266）
│ ├ 治疗：小柴胡汤（266）
│ └ 禁忌：禁吐，禁下，禁汗，禁温针（266，267）
├ 三阳合病
│ ├ 脉象：浮大（268）
│ └ 症状：欲眠睡，目合则汗（268）
├ 阳去入阴：无大热，躁烦（269）
└ 好转
   ├ 脉象：小（271）
   └ 症状：反能食而不呕（270）

复习题

1. 试述小柴胡汤的主治证候和它的药理作用（可参看太阳篇）。

2. 第 269 条和第 270 条是否同一性质的病变？为什么？

辨太阴病脉证并治

"太阴"是机体抵抗力开始衰减。"太"字与"太阳"的"太"同作"初"字的意义。"阴"，《释名》云："气在内奥荫也"，也就是含有不发扬的意思。所以，机体的抵抗力开始衰减，而不能发挥其抵抗疾病的作用时，便叫作"太阴病"。

——从第 273 条至第 280 条。

第 273 至 280 条等 8 条，论太阴病的病变和治疗。

273

【原文】太阴之为病，腹满而吐，食不下，自利益甚，时腹自痛。若下之，必胸下结硬。

【校勘】《玉函经》："结硬"作"痞坚"。《脉经》《千金翼方》："不下"下有"下之"两字；无"自利""若下之，必"六字。

【串解】陆渊雷云："太阴之证，腹满吐利，食不下，时腹自痛，明其病为胃肠虚寒，与阳明腑病，部位正同，而性质相反。盖胃肠虚寒，消化失职，残余之水谷，发酵为气体，故令腹满，腹虽满按之则软，不若腑病之满，因内有燥屎，按之坚实也。吐利食不下，为胃肠病寒热通有之证，当于脉舌腹候辨之，时腹自痛者，得寒则肠蠕动亢盛而作痛（参看《金匮要略》大建中汤），得暖则肠蠕动缓静而痛止，不若腑病因燥屎撑柱而痛，痛无已时也。病属虚寒，自当温补，而不当下，误下而胸下痞硬，非人参不可救也。"

陆氏所谓用"人参"，即指理中汤、理中丸之类。

【语译】所谓太阴病，就是指胃肠机能衰减，而呈现腹部胀满、呕吐、食欲减退、腹泻、腹痛等症。这时便不能用泻下剂了。如果误用了，更会引起消化器官机能的大大衰减，而出现胃部膨满等症状。

【原文】太阴中风，四肢烦疼，阳微阴濇而长者，为欲愈。

【句释】"阳微阴涩而长者"，钱潢云："阳微阴涩者，言轻取之而微，重取之而涩也。脉者，气血伏流之动处也，因邪入太阴，脾气不能散精，肺气不得流经，营阴不利于流行，故阴脉涩也，阳微阴涩，正四肢烦疼之病脉也，长脉者，阳脉也，以微涩两阴脉之中，而其脉来去皆长，为阴中见阳长，则阳将回，故为阴病欲愈也。"

由微涩的弱脉渐转变而为长的强脉，这是机体逐渐好转的征象。

【串解】魏荔彤云："太阴病而类于太阳之中风，四肢烦疼，阳脉微而热发，阴脉涩而汗出，纯乎太阳中风矣，然腹自满，有时痛，下利益甚，吐而不能食，是非太阳之中风，宜表散也。"

太阴为阴病，中风为阳病，微涩是阴脉，长是阳脉，阴病中而有阳病，阴脉中而有阳脉，是机体逐渐好转而能抵抗疾病的征象，故为"欲愈"。

【语译】患太阴病而并发外感中风证，四肢酸疼，烦扰不宁，脉搏于微涩之中而有转变为充血的长脉现象时，这是抵抗力不断地增加，病变逐渐好转的现象。

【原文】太阴病欲解时，从亥至丑上。

【校勘】《玉函经》《千金翼方》："至"作"尽"；无"上"字。

【原文】太阴病，脉浮者，可发汗，宜桂枝汤。

【校勘】《玉函经》：本条列在第247条前；"汗"字上有"其"字。

【串解】汪琥云："夫曰太阴病，当见腹满等候，诊其脉不沉细而浮，则知太阳经风邪犹未解也，故宜桂枝汤以汗解之。"

如用"桂枝汤"发汗，"脉浮"即应包括太阳中风的整个证候，如用"桂枝汤"不发汗，便有"建中汤"的意思。

【语译】患太阴病，脉搏现浮象，而有太阳病证候时，可以服用"桂枝汤"。

277

【原文】自利不渴者，属太阴，以其脏有寒故也，当温之，宜服四逆辈。

【校勘】《玉函经》《千金翼方》：无"服"字。《脉经》："辈"字作"汤"字。

【串解】《医宗金鉴》云："凡自利而渴者，里有热，属阳也。若自利不渴，则为里有寒，属阴也。今自利不渴，知为太阴本脏有寒也，故当温之。四逆辈者，指四逆、理中、附子等汤而言也。"

"自利不渴"为有寒，可能是胃机能衰减而有水饮的缘故。

【语译】凡腹泻不发渴的，这是由于胃机能衰减而有水饮的缘故，可以用"四逆汤"等辛温剂。

278

【原文】伤寒脉浮而缓，手足自温者，系在太阴。太阴当发身黄，若小便自利者，不能发黄。至七八日，虽暴烦，下利日十余行，必自止，以脾家实，腐秽当去故也。

【校勘】《玉函经》："脾家"上无"以"字，有"所以然者，此"五字。《千金翼方》："暴烦下利"作"烦暴利"。

【句释】"脾"，古人称小肠吸收机能的代名词，不是造血器官的脾脏。"脾家实"，犹言肠道的机能恢复了。

【串解】钱潢云："缓，为脾之本脉也，手足温者，脾主四肢也，以手足而言自温，则知不发热矣。邪在太阴，所以手足自温，不至如少阴厥阴之四肢厥冷，故曰系在太阴。然太阴湿土之邪郁蒸，当发身黄，若小便自利者，其湿热之气，已从下泄，故不能发黄也。如此而至七八日，虽发暴烦，乃阳气流动，肠胃通行之征也，下利虽一日十余行，必下尽而自止，脾家之正气实，故肠胃中有形之秽腐去，秽腐去，则脾家无形之湿热亦去故也。"

本条至"不能发黄"句止，与第187条的意思是一致的，可以参看，不过第187条是由太阳转变为阳明，本条是太阴病的机转好转而自愈。如"暴烦""下利"，也就是机能亢奋排除肠道中有害物质的具体表现。

【语译】 患伤寒病脉搏浮缓，腹泻而手足温暖，这是肠炎的太阴证。肠炎症常常出现黄疸，假使小便畅通，胆色素随尿排泄了，便不会持续地发黄。如到了七八天以上，突然现烦躁，并一连腹泻了十多次，这是正气逐渐增进，大肆排除肠道里的有毒物质的自洁作用，一经排除干净了，腹泻便会自然停止的。

279

【原文】 本太阳病，医反下之，因尔腹满时痛者，属太阴也，桂枝加芍药汤主之，大实痛者，桂枝加大黄汤主之。

桂枝加芍药汤方：

桂枝三两，去皮　芍药六两　甘草二两，炙　大枣十二枚，擘　生姜三两，切

上五味，以水七升，煮取三升，去滓，温分三服。本云，桂枝汤，今加芍药。

桂枝加大黄汤方：

桂枝三两，去皮　大黄二两　芍药六两　生姜三两，切　甘草二两，炙　大枣十二枚，擘

上六味，以水七升，煮取三升，去滓，温服一升，日三服。

【校勘】《玉函经》：无"本"字。《仲景全书》："尔"字作"而"字。《脉经》《千金翼方》：无"尔"字。《千金翼方》："加大黄"上无"桂枝"两字。成无己本："大实痛"以下，另析为一条。

桂枝加芍药汤方。《玉函经》：汤名"加芍药"上有"倍"字。《千金翼方》："温分"作"分温"。成无己本：不载本方，只于第10卷云："于第二卷桂枝汤方内，更加芍药三两，随前共六两，余依桂枝汤法服。"

桂枝加大黄汤方。《玉函经》：大黄作"三两"。成无己本：大黄作"一两"。

【串解】陆渊雷云："此由误下太阳而传为太阴者，太阳误下，腹部之神经肌肉起挛缩，以抵抗下药，故令腹满时痛，然此等挛缩，未必能中和下药之毒，徒令满痛而已，故与桂枝汤以解表，倍加芍药，以治其挛痛也。若误下之后，大实痛者，则不但挛缩，其人胃肠本有食毒，一部分表邪因误下而内陷，与食毒相结，故于前方加大黄以再下之。"

本条系误下后的两种变证，不是太阴本病，"加芍药汤"是针对"腹满时痛"的症状，很像太阴病，所以叫作"属太阴"，"加大黄汤"便不是太阴病了。

【语译】本来患的是太阳病，因为医生错误地用了泻下药，便引起腹部肌肉的挛缩而疼痛，就像太阴证的腹痛一般，可以用"桂枝加芍药汤"解表镇痛。假如是肠道里真有陈宿东西没有得到排除而疼痛的，便可以考虑用"桂枝加大黄汤"了。

【释方】桂枝加芍药汤。柯韵伯云："因表证未解，阳邪已陷入太阴，故倍芍药以益脾调中，而除腹满之时痛，此用阴和阳法也。"

桂枝加大黄汤。柯韵伯云："若表邪未解，而阳邪陷入阳明，则加大黄以润胃通结，而除其大实之痛，此双解表里法也。"

<h1 style="text-align:center">280</h1>

【原文】太阴为病，脉弱，其人续自便利，设当行大黄芍药者，宜减之，以其人胃气弱易动故也。（原注："下利者先煎芍药三沸"。）

【校勘】《玉函经》：无"以"字。成无己本：无九小字注文。

【串解】程应旄云："前二条之行大黄、芍药者，以其病为太阳误下之病，自有浮脉验之，非太阴为病也。若太阴自家为病，则脉不浮而弱矣，纵有腹满大实痛等证，其来路自是不同，中气虚寒，必无阳结之虑，目前虽不便利，续自便利，只好静以俟之，大黄、芍药之宜行者且减之，况其不宜行者乎，诚恐胃阳伤动，则洞泄不止，而心下痞硬之证成，虽复从事于温，所失良多矣。胃气弱，对脉弱言；易动，对续自便利言。太阴者，至阴也，全凭胃气鼓动，为之生化，胃阳不衰，脾阴自无邪入，故从太阴为病，指出胃气弱来。"

本条旨在说明胃肠机能衰弱的人，不要随便大量用泻下药和扩充血行的药。

【语译】患胃肠机能衰弱的太阴病的人，脉搏现弱，而且不断地腹泻，即或必要时要用泻下药"大黄"和扩张血管药"芍药"的时候，亦要斟酌减量应用，因为这种人胃肠机能既不好，心脏亦很衰弱，不耐强有力刺激药的缘故。

表 31　第 273 至 280 条内容表解

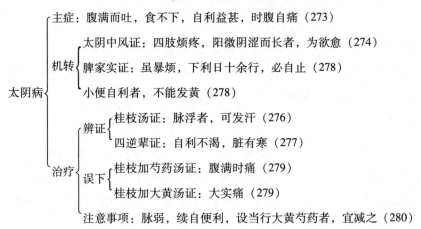

主症：腹满而吐，食不下，自利益甚，时腹自痛（273）

太阴病
　机转
　　太阴中风证：四肢烦疼，阳微阴涩而长者，为欲愈（274）
　　脾家实证：虽暴烦，下利日十余行，必自止（278）
　　小便自利者，不能发黄（278）

　治疗
　　辨证
　　　桂枝汤证：脉浮者，可发汗（276）
　　　四逆辈证：自利不渴，脏有寒（277）
　　误下
　　　桂枝加芍药汤证：腹满时痛（279）
　　　桂枝加大黄汤证：大实痛（279）
　　注意事项：脉弱，续自便利，设当行大黄芍药者，宜减之（280）

复习题

1. 什么叫作太阴病？

2. 试述"脾家实"的病理机转。

3. 桂枝加芍药汤、桂枝加大黄汤，一治满痛，一治实痛，两个方剂的性质是否基本相同呢？

4. 治疗太阴病，主要应该注意哪些方面？

辨少阴病脉证并治

章太炎氏说："少阴病者，心病也。心脏弱，故脉细微，血行懈，故不能排逐客邪，而为厥冷，偶有热证，亦所谓心虚者热收于内也。"以物质言，古人以"血"属阴；以机能言，古人以"衰减"属阴。而少阴病的性质，既不如太阳的亢奋，也不似厥阴的极度衰竭，所以"少"字是别于"太"

"厥"两字而言的。

——从第 281 条至第 325 条。

第一节　第 281 至 300 条

第 281 至 300 条等 20 条，辨论少阴病的证候和病理机转。

281

【原文】少阴之为病，脉微细，但欲寐也。

【校勘】《玉函经》：无"也"字。

【串解】陆渊雷云："少阴病者，心力不振，全身机能衰减之病也。有抵抗外感而起者，有衰老虚弱，自然而成者，在抵抗外感之伤寒病中，有初起即属少阴者，有阳证误治过治而传变者，亦有虽不误治，日久自变者，其病理证候，体温不足则恶寒，心脏衰弱则脉微细，脑神经贫血，则但欲寐，四肢之神经肌肉失其煦濡，则身疼踡卧，胃肠虚寒，则自利清谷，其人常静卧畏光，其舌胎常淡白，其腹常软而清，此其大较也。本条以脉微细但欲寐为提纲，太简略，不足包举少阴之证候，故山田补恶寒二字，谓但恶寒，不发热，然少阴固多发热者，但恶寒句，仍有语病，而其恶寒发热，又当与太阳有分别尔。盖太阳之恶寒，常与头痛同时发作，少阴则头不痛，太阳有恶寒甚而战栗者，少阴则不战栗，盖太阳恶寒，由于毒害性物质刺激，少阴恶寒，由于体温不足也。"

【语译】患少阴病的人，往往有脉搏微细，精神萎靡等衰弱症状。

282

【原文】少阴病，欲吐不吐，心烦，但欲寐，五六日自利而渴者，属少阴也，虚故引水自救，若小便色白者，少阴病形悉具。小便白者，以下焦虚有寒，不能制水，故令色白也。

【校勘】《玉函经》："若"字下有"其人"两字；"少阴病形"句上有

"为"字；"小便白"三字作"所以然"；"制水"作"制溲"；末句"故"
字下无"令色"两字。

【串解】程应旄云："人身阴阳中分，下半身属阴，上半身属阳，阴盛于
下，则阳扰于上，欲吐不吐，心烦，证尚模糊，以但欲寐征之，则知下焦寒
而胸中之阳被壅，治之不急，延至五六日，下寒甚，而闭藏彻矣，故下利；
上热甚而津液亡矣，故渴。虚故引水自救，非徒释渴字，指出一虚字来，明
其别于三阳证之实邪作渴也。然则此证也，自利为本病，溺白，正以征其寒，
故不但烦与渴以寒断，即从烦渴，而悉及少阴之热证，非戴阳，即格阳，无
不可以寒断，而从温治。"

本条旨在辨识阴阳虚实的证候。欲吐不吐而心烦，颇似阳证实证；烦而
但欲寐，则为阴证虚证；自利而渴颇似阳证实证；虚而引水自救，则为阴证
虚证了。

陆渊雷云："小便色白最可疑，医书论小便，皆以赤为热，清为寒，病
之常例固尔。然征之实验，亦有少阴病小便短赤，服姜附而转清者，以臆测
之，当是液少，不敷溶解尿素诸酸之故，与渴同理。若小便白如米泔者，多
见于小儿之食积，成人除淋浊糖尿诸病外，不多见，且皆非少阴也。设执定
小便色白为少阴，则真少阴病，必致失机，淋浊糖尿小儿食积诸病，必致误
作少阴治，为害多矣。下焦虚有寒不能制水，尤荒诞，不合理。"陆氏之说
为经验谈，值得参考。

【语译】患少阴病，呈欲吐不吐的心烦症状，同时精神亦极萎靡而有多
睡眠的情况，一直到了五六天以上，更现腹泻口渴，这是由于生理机能相当
衰减的缘故，就是口渴，也是由于津液缺乏而来的。假如小便清利，并无热
象，少阴病的证候更是具体了。小便为什么这样清利呢？因为泌尿器官既没
有炎症，尿液当然不会发生任何病变了。

283

【原文】病人脉阴阳俱紧，反汗出者，亡阳也，此属少阴，法当咽痛而
复吐利。

【校勘】《脉经》："亡阳"作"无阳"。《玉函经》："反汗出"上有

"而"字；下无"也"字；"亡阳"上有"为"字；下无"也"字。

【串解】周扬俊云："脉至阴阳俱紧，阴寒极矣，寒邪入里，岂能有汗，乃反汗出者，则是真阳素亏，无阳以固其外，遂致腠理疏泄，不发热而汗自出也，此属少阴，正用四逆急温之时，庶几真阳骤回，里证不作。否则阴邪上逆，则为咽痛、为吐，阴寒下泄，而复为利，种种危候，不一而足也。"

太阳伤寒的脉搏现紧（按：第3条）和阳明的脉紧（按：第192条），都是脉管壁收缩神经兴奋的结果。本条的脉紧，为皮下营养不良，组织萎缩所致。下面第287条说："脉紧反去者，为欲解也"，就是营养得到补充，脉管组织恢复正常的缘故；第361条说："设复紧，为未解"，也就是营养一时得不到补充，组织无从恢复。因此周氏所谓"阴寒极矣"，也就是机体衰弱营养缺乏的意义。以后发生的"咽痛"，也是由于营养不良，而致咽头发生炎症的缘故。

【语译】诊察到病人的脉搏无论在浮部或沉部都现紧象，同时又不断地出汗，这就是机能极度衰弱的征象，也就是属于少阴病的证候。正由于机能衰弱，营养不良，有时还可能发生慢性咽头炎症，以及呕吐下利的慢性胃肠炎症等。

284

【原文】少阴病，咳而下利，谵语者，被火气劫故也，小便必难，以强责少阴汗也。

【校勘】《玉函经》："以"字作"为"字。

【句释】"强责"，方有执云："过求也"。

【串解】张锡驹云："《平脉篇》云，肾气微，少精血，奔气促迫，上入胸膈，是咳者，少阴精血少，奔气上逆也；下利者，少阴肾气微，津液下注也。复以火劫其汗，则少阴精气妄泄，神气浮越，水不胜火，则发谵语，故曰，谵语者，被火气劫故也，然不特谵语，小便必难，以强责少阴肾脏之精而为汗，竭其津液之源故也。"张氏所云，理可通而词甚凿，应不以"词"害"意"。

【语译】患少阴病的人，又出现咳嗽、腹泻等症，虚弱的情况已经很显著了，如又错误地用火法去劫持它，更会演变为神昏谵妄，小便困难等症状，这是由于太过地劫持了病人的津液的缘故。

285

【原文】少阴病，脉细沉数，病为在里，不可发汗。

【校勘】《玉函经》："汗"字上有"其"字。

【句释】"脉细沉数"，即细数脉，所谓细沉，与《金匮要略·五脏风寒积聚》所说的"脉来细而附骨"，颇具同一意义。凡体力已衰惫，而病机犹亢奋未已，常见到脉搏在细沉中现数。

【串解】程应旄云："何谓之里，少阴病脉沉是也，毋论沉细沉数，俱是脏阴受邪，与表阳是无相干，法当固密肾根为主。其不可发汗，从脉上断，非从证上断。"

"病为在里"，说明了抵抗力衰弱，不能够祛病向表，当然便不能发汗了，程氏强调"从脉"，过犹不及。

【语译】患少阴病，脉搏于细沉中现数，这是正气衰弱的里虚证，不要随便用发汗剂，再损耗它的津液了。

286

【原文】少阴病，脉微，不可发汗，亡阳故也，阳已虚，尺脉弱涩者，复不可下之。

【校勘】《脉经》《千金翼方》："亡"作"无"。

【串解】钱潢云："微者，细小软弱，似有若无之称也，脉微则阳气大虚，卫阳衰弱，故不可发汗以更竭其阳，以汗虽阴液，为阳气所蒸而为汗，汗泄而阳气亦泄矣。今阳气已虚，故曰亡阳故也，若阳已虚，而其尺脉又弱涩者，如命门之真火衰微，肾家之津液不足，不惟不可发汗，复不可下之，又竭其阴精阳气也。此条本为少阴禁汗、禁下而设，故不言治，然温经补阳之附子汤之类，即其治也。"

"脉微"为阳虚，"脉弱涩"为阴虚，因而汗、下两禁。

【语译】患少阴病，脉搏见微细，说明心力衰弱，不能随便用发汗剂，再使心力衰竭。少阴病本来就是个阳虚证，假使脉搏又现弱涩，是阴虚亦颇严重，这时更不要随便用泻下剂了。

287

【原文】少阴病，脉紧，至七八日，自下利，脉暴微，手足反温，脉紧反去者，为欲解也，虽烦下利，必自愈。

【校勘】《玉函经》："脉暴微"句上有"其"字；"脉紧反去"句无"反"字；"为欲解"上有"此"字；下无"也"字。

【串解】陆渊雷云："旧注多以脉紧为寒邪盛，紧去为阳回寒解，而于下利不能自圆其说。今案急性热性病之病毒，常直接作用于动脉管壁，使暂时硬化，动脉硬化则脉紧，七八日自下利，乃正气恢复，抗病所生之代谢废料，积于肠间者，因以排除，是为阴证回阳之机，与太阴篇暴烦下利同理（按：第278 条）。病毒去，则动脉硬化之原因除，脉管恢复其弹力性，惟心脏尚弱，故紧去而脉微。少阴病脉暴微，疑于病进，故以手足反温决其欲解，若病进之脉微，手足必更厥逆矣。此云手足反温，知七八日脉紧时，手足已不温，故为少阴也。必自愈，谓下利能自愈耳，非谓弗药可以全愈。"

少阴的紧脉，基本不同于急性热病，陆氏虽能自成其说，但究竟本质是少阴病，少阴病的人是否能有一般急性热病人的脉搏，便很难从临床上得到证明。因此，本条的紧脉，仍是少阴病的脉（见第 283 条串解），所以脉紧则下利至七八日，"紧"去便手足温，下利愈。

【语译】少阴病因营养缺乏而脉紧（决不同于太阳伤寒），所以七八天以上，腹泻仍然不止，脉搏更突然变而微细。假如手足转温，脉搏亦没有缺乏营养的紧象，是生理活力已逐渐恢复，目前的心烦腹泻等症，是必然会好转的。

288

【原文】少阴病下利，若利自止，恶寒而蜷卧，手足温者，可治。

【校勘】《千金翼方》：无"卧"字。

【音义】蹉，音权，《玉篇》云："蹉踽不伸也。"

【句释】"蹉卧"，钱潢云："大凡热者，偃卧而手足弛散，寒则蹉卧而手足敛缩，下文恶寒蹉卧而手足逆冷者（按：第295条），即为真阳败绝，而成不治矣。"

【串解】程应旄云："少阴病下利，而利自止，则阴寒亦得下祛，而又不至于脱，虽有恶寒蹉卧不善之证，但使手足温者，阳气有挽回之机，虽前此失之于温，今可尚温而救失也。"

利止、手足温，是本病的转机，也就是生理机能恢复的主要征象。

【语译】患少阴病而腹泻，如腹泻已经停止，纵然有恶寒蹉卧的精神萎靡现象，而手足却逐渐转温暖了，这说明机能已逐渐好转，病况是不难治愈的。

【原文】少阴病，恶寒而蹉，时自烦，欲去衣被者，可治。

【校勘】《千金翼方》："可治"作"不可治"。

【串解】陆渊雷云："此条不足据以决预后，何则，恶寒而蹉，为少阴本证，所以决预后者，乃在自烦欲去衣被。欲去衣被，即躁扰见于外者，下文屡言烦躁者死，决其不可治可也。少阴获愈之机，在于阳回，谓自烦欲去衣被，为阳势尚肯力争（程氏如此说），决其可治亦可也。征之实验，则少阴病烦躁者，苟用药中肯，看护得宜，十亦可救四五，故此条所云，不足以决预后也。"

【语译】患少阴病，最初恶寒蹉卧，精神萎靡，后来逐渐有烦躁的感觉，并且发热，连衣被都受不住了，这是机能振奋，可愈之征。

【原文】少阴中风，脉阳微阴浮者，为欲愈。

【校勘】《玉函经》：无"者"字。

【串解】钱潢云："阳脉已微，则知风邪欲解，邪入少阴。唯恐尺部脉沉，沉则邪气入里，今阴脉反浮，则邪不入里，故为欲愈也。"

浮部脉现微，而沉部却现浮，说明脉搏已逐渐好转，所以"为欲愈"。

【语译】患少阴病而有发热出汗的中风症状，脉搏在浮部虽现微，而于沉部却有浮象，这是生理活力渐次恢复，很好的征象。

291

【原文】少阴病欲解时，从子至寅上。

【校勘】《玉函经》《千金翼方》："至"作"尽"；无"上"字。

292

【原文】少阴病，吐利，手足不逆冷，反发热者，不死，脉不至者（原注："至，一作足"。），灸少阴七壮。

【校勘】《脉经》《千金翼方》："吐利"上有"其人"二字。《千金翼方》："至"作"足"。

【句释】"灸少阴"，常器之云："是少阴太溪二穴，在内踝后，跟骨动脉陷中。"穴在内踝后下方跟骨上，有胫骨神经，主治四肢厥冷、喘息、心内膜炎等有显效。

【串解】程应旄云："少阴病，吐而且利，里阴胜矣，以胃阳不衰，故手足不逆冷，夫手足逆冷之发热，为肾阳外脱，手足不逆冷之发热，为卫阳外持，前不发热，今反发热，自非死候，人多以其脉之不至，而委弃之，失仁人之心与术矣。不知脉之不至由吐利，而阴阳不相接续，非脉绝之比。灸少阴七壮，治从急也，嗣是而用药，自当从事于温。"

吐利，手足不冷而发热，是抵抗力还好，所以"不死"。如"脉不至"，是心机能有衰弱的情况，急灸"太溪"穴七壮以强心。程氏胃肾分持立说，反凿。

【语译】患少阴病，虽有呕吐腹泻等症状，但四肢并不厥冷，还有些发热，这说明患者的抵抗力还好，不会有危险。假如脉搏现歇止，急灸足少阴"太溪"穴七壮，脉搏亦可能好转的。

【原文】少阴病，八九日，一身手足尽热者，以热在膀胱，必便血也。

【校勘】《玉函经》：本条列在第 292 条前。

【串解】钱潢云："一身手足尽热者，盖以足少阴肾邪，传归足太阳膀胱也，肾与膀胱，一表一里，乃脏邪传腑，为自阴还阳，以太阳主表，故一身手足尽热也，热邪在膀胱，迫血妄行，故必便血也。必便血三字，前注家俱为必出一阴之窍，恐热邪虽在膀胱，而血未必从小便出也。"

本条是少阴病的两种转机。八九日，一身手足尽热者，阴证变为阳证，即是由机能衰弱变为机能亢奋，此其一。热在膀胱，必便血，还是并发膀胱炎病，是个别的情况，不能与前面的机转混为一谈。便血症，柯韵伯主张轻则用"猪苓汤"，重则用"黄连阿胶汤"。

【语译】患少阴病，到了八九天以上，由体温低落的阴证，一变而为手足尽热的阳证，这是病人良好的转机，但有时亦有并发膀胱炎症而便血的，便应当注意并发病的治疗了。

294

【原文】少阴病，但厥无汗，而强发之，必动其血，未知从何道出，或从口鼻，或从目出者，是名下厥上竭，为难治。

【校勘】《玉函经》、成无己本：均无"者"字。

【串解】陆渊雷云："少阴病汗出肤冷者，为亡阳急证，但厥无汗者，阳亡而津不继，血燥无以作汗也，其势虽较缓，其病则尤重。少阴本无汗法，篇中麻附二汤（按：第301、302 条），皆兼太阳者，非纯少阴也，今于阴阳两竭之证，强发其汗，必激动血行而出血，出血在内脏者，无由目验，惟口鼻腔等黏膜脆薄之处出血，乃得见之。下厥上竭，谓阳厥于下，阴竭于上，盖以真阳出于下焦肾中，故云下厥，此亦后人之论，非仲景意也。程氏云：难治者，下厥非温不可，而上竭则不能用温，故为逆中之逆耳。丹波氏云：下厥上竭，唯景岳六味回阳饮（人参、附子、干姜、甘草、熟地、当归）滋阴回阳两全，以为合剂矣。"

下厥即是亡阳，上竭即是伤津，上下两字，不要太死煞了。

【语译】患少阴病的人，阴阳两虚，常常是四肢厥冷的，而不容易有汗。假如勉强去发汗，可能再劫夺血液，不仅汗出不了，甚而眼耳口鼻还会出血，这种坏证，在临床上叫作"下厥上竭"，治疗起来是颇不容易的。

295

【原文】少阴病，恶寒，身蜷而利，手足逆冷者不治。

【串解】钱潢云："前恶寒而蜷，因有烦而欲去衣被之证，为阳气犹在，故为可治（按：第289条），又下利自止，恶寒而蜷，以手足温者，亦为阳气未败，而亦曰可治（按：第288条）。此条恶寒，身蜷而利，且手足逆冷，则四肢之阳气已败，故不温，又无烦与欲去衣被之阳气尚存，况下利又不能止，是为阳气已竭，故为不治，虽有附子汤及四逆白通等法，恐亦不能挽回既绝之阳矣。"

【语译】患少阴病，由于体力不断地衰竭，初则怕冷，继则精神疲惫而蜷卧，继则腹泻，终于心脏衰竭而四肢厥冷，这病很难治疗。

296

【原文】少阴病，吐利躁烦，四逆者，死。

【校勘】《玉函经》："躁烦"作"烦躁"。

【串解】张璐云："此条与吴茱萸汤一条（按：第309条）不殊，何彼可治，而此不可治耶，必是已用温中诸汤不愈，转加躁烦，故主死耳。"舒驰远云："案此条与吴茱萸汤证无异，彼证未言死，此证胡为不主吴茱萸汤，而断之曰死，是何理也，于中疑有缺文。"陆渊雷云："吴茱萸汤主呕吐、烦躁，其证本非纯乎少阴者，少阴之主证厥逆而利，乃四逆、白通等汤所主，三百一十二条（按：本书第309条）吴茱萸汤证，虽云吐利手足逆冷，从药测证，知吐是主证，利与逆冷是副证，否则必须附子、干姜矣。本条则吐是副证，利与躁烦、逆冷是主证，否则不至遽死矣。"

本条与吴茱萸汤证，应有所不同，以上三说都值得参考，而与第 292 条互读，其情益真。

【语译】患少阴病，而又呕吐腹泻，烦躁不安，手足厥冷，这是心脏衰弱已极的险证。

297

【原文】少阴病，下利止而头眩，时时自冒者，死。

【串解】钱潢云："前条利自止，而手足温，则为可治（按：第288条），此则下利止而头眩，头眩者，头目眩晕也，且时时自冒，冒者，蒙冒昏晕也，虚阳上冒于巅顶，则阳已离根而上脱，下利无因而自止，则阴寒凝闭而下竭，于此可见阳回之利止则可治，阳脱之利止，则必死矣，正所谓有阳气则生，无阳气则死也。"

肠内容枯涸，已没有再可利的东西，便利止，也就是钱氏所说的"阴寒下竭"，脑缺血而昏冒，就是钱氏所谓的"上脱"，下竭上脱，阴阳俱虚，所以多为死证。

【语译】患少阴病，本来在腹泻，但后来因肠液枯竭而不泻了，并且还有严重脑缺血的头昏目眩等症状的时候，多半都是危险的病证。

298

【原文】少阴病，四逆，恶寒而身蜷，脉不至，不烦而躁者，死。（原注："一作吐利而躁逆者死"。）

【串解】钱潢云："恶寒身蜷而利，手足逆冷者，固为不治，此条但不利耳，上文吐利烦躁，四逆者死（按：第296条），此虽不吐利，而已不见阳烦，但见阴躁，则有阴无阳矣，其为死证无疑，况又脉不至乎。前已有脉不至者，因反发热，故云不死（按：第292条），又有脉不出者，虽里寒而犹有外热，身反不恶寒而面赤，其阳气未绝，故有通脉四逆汤之治（按：第317条）。此则皆现阴极无阳之证，且不烦而躁，并虚阳上逆之烦，亦不可得矣，宁有不死者乎。"

"烦"为自觉症，"躁"多为无意识地的乱动，"烦"尚未至于失神，

"躁"常为失神的征象，所以古人以"烦"为阳"躁"为阴，阳证为实，阴证为虚，故主死。

【语译】患少阴病，由于心脏的衰竭，体温的低落，手足四肢厥冷，恶寒踡卧，脉搏停止，心里虽不烦，而外在却有失神躁扰的现象，多为死证。

299

【原文】少阴病，六七日，息高者，死。

【句释】"息高"，凡呼吸浅表，不能作深长的呼吸，甚至呼气多而吸气少，都叫作息高，是心脏衰弱，呼吸障碍的险象，常常为虚脱的先兆，所以程应旄说："息高者，生气已绝于下，而不复纳，故游息仅呼于上，而无所吸也。"

【串解】陆渊雷云："少阴本心脏衰弱，至六七日而息高，则心脏之陷于极度衰弱矣。"所以常为死证。

【语译】患少阴病，到了六七天以上，而有严重的呼吸障碍情况时，常常是不良预后的征象。

300

【原文】少阴病，脉微细沉，但欲卧，汗出不烦，自欲吐，至五六日，自利，复烦躁不得卧寐者，死。

【校勘】《玉函经》：无"至"字。

【串解】《医宗金鉴》删节程应旄《伤寒后条辨》云："今时论治者，不至于恶寒踡卧，四肢逆冷等证叠见，则不敢温，不知证已到此，温之何及？况诸证有至死不一见者，则盍于本论中之要旨一一申详之。少阴病脉必沉而微细，论中首揭此，盖已示人以可温之脉矣。少阴病，但欲卧，论中又已示人以可温之证矣。汗出在阳经不可温，在少阴宜急温，论中又切示人以亡阳之故矣。况复有不烦自欲吐，阴邪上逆之证乎？则真武、四逆，诚不啻三年之艾矣，乃不知预绸缪，延缓至五、六日，前欲吐，今且利矣；前不烦，今烦且躁矣；前欲卧，今不得卧矣，阳虚扰乱，阴盛转加，焉有不死者乎？"

"脉微细"至"自欲吐",已经显示出了心脏衰弱的情况,"至五六日"至"不得卧寐",心脏已到了衰竭的地步,当然不易治疗了。

【语译】患少阴病,已经见到细微而沉的脉搏,精神萎靡,常常想睡,不断地出汗,虽不烦,却想吐,这已经是心脏衰弱的征象。如五六天后,更出现腹泻、烦躁、卧寐不安等症状,是心脏已经到了极度衰竭的时候,面临死亡了。

表32　第281至300条内容表解

少阴病
- 脉象:微细,阴阳俱紧(281,283)
- 症状:但欲寐,心烦,自利而渴,小便白,咽痛吐利(281,282,283)
- 性质:病为在里,阳已虚(285,286)
- 治疗
  - 不可发汗(285,286)
  - 不可下(286)
  - 禁火劫(284)
- 机转
  - 好转
    - 下利,手足反温,紧脉反去(287,288,292)
    - 恶寒踡卧,时自烦,欲去衣被(289)
    - 脉阳微阴浮(290)
  - 恶化
    - 咳而下利,谵语,小便必难(284)
    - 热在膀胱,必便血(293)
    - 下厥上竭证(294)
  - 死证
    - 恶寒踡卧,手足逆冷(295)
    - 吐利烦躁,四逆(296)
    - 下利止而头眩,时时自冒(297)
    - 四逆,恶寒踡卧,脉不至,不烦而躁(298)
    - 六七日息高(299)
    - 脉微细沉,自利,烦躁不得卧寐(300)

复习题

1. 什么叫作少阴病?

2. 从少阴病的整个症状来观察,是怎样的病理变化?

3. 少阴病为什么禁汗、禁下、禁火劫?

4. 什么叫作"下厥上竭"证?

第二节　第301至325条

第301至325条等25条,辨论少阴病各种不同的症状和治疗方法。

301

【原文】少阴病，始得之，反发热，脉沉者，麻黄细辛附子汤主之。

麻黄细辛附子汤方：

麻黄二两，去节　细辛二两　附子一枚，炮，去皮，破八片

上三味，以水一斗，先煮麻黄，减二升，去上沫，内诸药，煮取三升，去滓，温服一升，日三服。

【校勘】《千金翼方》："脉"字下有"反"字。成无己本、《玉函经》：均作"麻黄附子细辛汤"。

麻黄细辛附子汤方。《千金翼方》："一斗"作"二斗"；"二升"作"一升"。成无己本："内"字下无"诸"字。

【串解】钱潢云："此言少阴之表证也，曰始得之者，言少阴初感之邪也，始得之而即称少阴病，则知非阳经传邪，亦非直入中脏，乃本经之自感也，始得之而发热，在阳经则常事耳，然脉沉，则已属阴寒。篇首云，无热而恶寒者，发于阴也。发于阴，而又发热，是不当发之热，故云反也，察其发热则寒邪在表，诊其脉沉，则阴寒在里。"

本条为正气虚弱而有外感病的人，所以尽管发热，脉搏不浮而沉，所以既用"麻黄"解表，又用"附子"强心。

【语译】凡属少阴病的人，有了感冒，虽然有发热、恶寒等症状，而脉搏却是沉细的，这时应该酌用解表温里的"麻黄细辛附子汤"。

【释方】钱潢云："麻黄发太阳之汗，以解其在表之寒邪，以附子温少阴之里，以补其命门之真阳，又以细辛之气温味辛，专走少阴者，以助其辛温发散，三者合用，补散兼施，虽发微汗，无损于阳气矣，故为温经散寒之神剂云。"

302

【原文】少阴病，得之二三日，麻黄附子甘草汤微发汗，以二三日无证，故微发汗也。

麻黄附子甘草汤方:

麻黄二两,去节　甘草二两,炙　附子一枚,炮,去皮,破八片

上三味,以水七升,先煮麻黄一两沸,去上沫,内诸药,煮取三升,去滓,温服一升,日三服。

【校勘】《玉函经》:"证"字上有"里"字。"发汗"下无"也"字。

麻黄附子甘草汤。《玉函经》《千金翼方》:"三升"作"二升半";"一升"作"八合"。

【串解】周扬俊云:"案此条,当与前条合看,补出无里证三字,知前条原无吐利躁渴里证也。前条已有反发热三字,而此条专言无里证,知此条亦有发热表证也。少阴证见,当用附子,太阳热见,可用麻黄,已为定法,但易细辛以甘草,其义安在?只因得之二三日,津液渐耗,比始得者不同,故去细辛之辛散,益以甘草之甘和,相机施治,分毫不爽耳。"

本条与前条相较,本条表证较轻,前条表证较重,所以前条用"细辛",本条不用细辛。本条称"微发汗",前条不称微发汗。

【语译】凡属少阴病体质的人,患感冒病二三天,并不太严重,可用"麻黄附子甘草汤"轻微地发汗解表就行了,因为患表证的时间既不多,也没有其他杂症,经过轻微地发汗解表,当然就可以好转的。

【释方】《仲景全书》引赵嗣真云:"少阴发汗二汤,其第一证……以附子温经、麻黄散寒,而热须汗解,故加细辛,是汗剂之重者;第二证……得之二三日,病尚浅,比之前证亦稍轻……所以去细辛加甘草,是汗剂之轻者。"

303

【原文】少阴病,得之二三日以上,心中烦,不得卧,黄连阿胶汤主之。

黄连阿胶汤方:

黄连四两　黄芩二两　芍药二两　鸡子黄二枚　阿胶三两 (原注:"一云三挺"。)

上五味,以水六升,先煮三物,取二升,去滓,内胶烊尽,小冷,内鸡子黄,搅令相得,温服七合,日三服。

【校勘】《千金翼方》:"卧"字下有"者"字;《外台秘要》同。《玉函

经》："以"作"已"。

黄连阿胶汤方。成无己本、《玉函经》、《千金翼方》、《外台秘要》：黄芩均作"一两"。《千金翼方》：阿胶作"三挺"。《外台秘要》：阿胶作"三片"。成无己本、《玉函经》："水六升"作"水五升"。

【串解】成无己云："《脉经》曰：风伤阳，寒伤阴。少阴受病，则得之于寒，二三日已上，寒极变热之时，热烦于内，心中烦不得卧也，与黄连阿胶汤，扶阴散热。"

阴虚现"烦"，常见于营养不良证，即所谓"虚热"，所以用"黄连阿胶汤"的滋养剂。

【语译】患少阴病已经两三天以上了，遽现心里烦躁，不能安眠的症状，这是伤阴虚热的现象，可以用"黄连阿胶汤"滋阴除烦。

【释方】柯韵伯云："此少阴之泻心汤也。凡泻心必藉连、芩而导引，有阴阳之别，病在三阳，胃中不和而心下痞者，虚则加参、甘补之，实则加大黄下之；病在少阴，而心中烦不得卧者，既不用参、甘以助阳，亦不得用大黄以伤胃也，故用芩、连以直折心火，用阿胶以补肾阴，鸡子黄佐芩、连，于泻心中补心血，芍药佐阿胶，于补阴中敛阴气，斯则心肾交合，水升火降，是以扶阴泻阳之方，而变为滋阴和阳之剂也。"

304

【原文】少阴病，得之一二日，口中和，其背恶寒者，当灸之，附子汤主之。

附子汤方：

附子二枚，炮，去皮，破八片　　茯苓三两　　人参二两　　白术四两　　芍药三两

上五味，以水八升，煮取三升，去滓，温服一升，日三服。

【校勘】《脉经》：无"附子汤主之"句。

附子汤方。成无己本：附子下无"炮"字。

【句释】"灸之"，《补亡论》常器之云："当灸膈俞关元穴"。"膈俞"在第七椎下，旁开约二横指，分布着胸神经后支，治心悸亢进，食欲减退，四肢倦怠，体温低落有效。"关元"在脐下3寸，分布着第11第12肋间神经前

皮支，治四肢厥冷，心脏、肾脏的衰弱性病多验。

【串解】成无己云："少阴客热，则口燥舌干而渴，口中和者，不苦不燥，是无热也。背为阳，背恶寒者，阳气弱，阴气胜也。经曰：无热恶寒者，发于阴也。灸之，助阳消阴，与附子汤温经散寒。"

"背恶寒"，仍为心脏衰弱体温低落的征象。

【语译】患少阴病才一二天，口虽然不干燥，而背部却怕冷，谨防心脏的衰竭，可以急灸"膈俞"和"关元"两穴，并用"附子汤"温经扶阳。

【释方】柯韵伯云："此大温大补之方，乃正治伤寒之药，为少阴固本御邪之剂也……与真武汤似同而实异，此倍术、附去姜而用参，全是温补以壮元阳，彼用姜而不用参，尚是温散以逐水气。"

305

【原文】少阴病，身体痛，手足寒，骨节痛，脉沉者，附子汤主之。

【校勘】《玉函经》："脉沉"下旁注有"一作微"三小字。

【串解】钱潢云："身体骨节痛，乃太阳寒伤营之表证也，然在太阳，则脉紧而无手足寒之证，故有麻黄汤发汗之治。此以脉沉而手足寒，则知寒邪过盛，阳气不流，营阴滞涩，故身体骨节皆痛耳。且四肢为诸阳之本，阳虚不能充实于四肢，所以手足寒，此皆沉脉之见证也，故以附子汤主之，以温补其虚寒也。即此推之，太阳篇之发汗病不解，虚故也，以芍药甘草附子汤（按：第68条），及发汗后，身疼痛，脉沉迟者，桂枝加芍药生姜人参新加汤主之者（按：第62条），皆汗多亡阳，阴盛阳虚之证，即此义也。"

【语译】患少阴病，周身骨节疼痛，手足厥冷，并见沉细的脉搏，这是心脏衰弱的虚寒证，可以用"附子汤"的强壮剂。

306

【原文】少阴病，下利便脓血者，桃花汤主之。

桃花汤方：

赤石脂一斤，一半全用，一半筛末　　干姜一两　　粳米一升上三味，以水七升，煮米令熟，去滓，温服七合，内赤石脂末方寸匕，日三服，若一服愈，余勿服。

【校勘】《玉函经》：无"者"字。

桃花汤方。《金匮要略》《千金翼方》："温"字下无"服"字。《千金翼方》"去"字上有"汤成"两字。

【句释】"下利"，方有执作"下痢"。

"桃花汤"，张志聪云："石脂，色如桃花，故名桃花汤，或曰即桃花石。"

【串解】汪琥云："此条乃少阴中寒，即成下利之证，下利便脓血，协热者多，今言少阴病下利，必脉微细但欲寐而后下利也，下利日久，至便脓血，乃里寒而滑脱也。"

本条无论其为痢疾，其为肠穿孔出血，均属虚寒证，均为衰弱型，同样可以用"桃花汤"来治疗。

【语译】患少阴病而有大便滑脱，并带血便的，可以用"桃花汤"的温涩剂。

【释方】成无己云："涩可去脱，赤石脂之涩，以固肠胃。辛以散之，干姜之辛，以散里寒。粳米之甘，以补正气。"

干姜和赤石脂都是温性药，有制止肠过分蠕动的作用，因而便能止血止利。

307

【原文】少阴病，二三日至四五日，腹痛，小便不利，下利不止，便脓血者，桃花汤主之。

【校勘】《仲景全书》："痛"作"满"。《玉函经》："止"字下有"而"字；"血"字下无"者"字。

【串解】陆渊雷云："腹痛，小便不利，下利不止，便脓血，为痢疾通常证候，故注家多以为痢疾，冠以少阴病者，明其病属虚寒也。腹痛，因肠道内壁糜烂，又受痢毒刺激之故。其痛不剧，若按其腹，至糜烂处辄拒按，然无坚块应手，与实痛异。小便不利，因下利频数之故，未必是伤津矣。二三日至四五日似无深意。二三日以下二十字，与下文（按：第316条）真武汤证同，然真武不治脓血，本方不治咳，易知其辨。"

【语译】患少阴病，有的在二三天或四五天上，便出现了腹痛，小便不通畅，腹泻，甚至有脓性血便的，都可以服用"桃花汤"。

308

【原文】少阴病，下利便脓血者，可刺。

【句释】"可刺"，汪琥云："补亡论常器之云，可刺幽门、交信。""幽门"在上腹部第7肋软骨附着部下际，有肠间神经前穿行支，治一切胃肠疾患多效。"交信"在足内踝直上约2寸，布有胫骨神经，治赤白痢、腹泻等有效。两穴均为少阴肾经穴。

【串解】钱潢云："邪入少阴而下利，则下焦壅滞，而不流行，气血腐化，而为脓血，故可刺之以泄其邪，通行其脉络，则其病可已。"

本条病证同前，不过疗法不同而已。

【语译】患少阴病而下利有脓性血便时，还可以用针刺法治疗。

309

【原文】少阴病，吐利，手足逆冷，烦躁欲死者，吴茱萸汤主之。

【校勘】《玉函经》："吐利"下有"而"字。成无己本："逆冷"作"厥冷"。

【串解】喻嘉言云："吐利厥冷，而至于烦躁欲死，肾中之阴气上逆，将成危候，故用吴茱萸以下其逆气，而用人参姜枣以厚土，则阴不复上干矣。"

本条重在手足逆冷、烦躁欲死的虚寒证，而不在吐逆。虽然阳明证的"食谷欲呕"（按：第243条），厥阴病的"干呕吐涎沫"（按：第378条）和本条的吐利，都在用"吴茱萸汤"，但究竟都要是属于虚寒证才可以，所以第243条说："得汤反剧者，属上焦也"，意思就是说上焦有热，便不能用吴茱萸汤了。

【语译】患少阴病，呕吐腹泻，手足厥冷，心里烦躁难过，这是较重笃的虚寒证，可以用"吴茱萸汤"补虚散寒制呕吐。

【原文】少阴病，下利咽痛，胸满心烦，猪肤汤主之。

猪肤汤方：

猪肤一斤

上一味，以水一斗，煮取五升，去滓，加白蜜一升，白粉五合熬香，和令相得，温分六服。

【校勘】成无己本："烦"字下有"者"字。

猪肤汤方。《玉函经》、成无己本："和"字下无"令"字。

【句释】"胸满"，犹言胸闷，不是胀满。

"猪肤"，即猪肉皮，《仪礼·聘礼》云："肤鲜鱼鲜腊，设扃鼏。"注云："肤，豕肉也，唯燖者有肤。"又疏云："且豕则有肤，豚则无肤，故《士丧礼》豚皆无肤，以皮薄故也。" "白粉"，徐大椿云："白粉，白米粉。"

【串解】程应旄云："下利虽是阴邪，咽痛实为急候，况兼胸满心烦，谁不曰急则治标哉。然究其由来，实是阴中阳乏，液从下溜，而不能上蒸，故有此。只宜猪肤汤润以滋其土，而苦寒在所禁也。"

此条"咽痛"是由于阴虚假热，所以不宜苦寒，只宜滋润。

【语译】患少阴病，现腹泻、咽头疼痛、心胸烦懑不安等症状，这是阴虚假热的证候，可以用"猪肤汤"滋润剂，平其虚热。

【释方】陆渊雷云："猪肤汤，即猪肉汤拌炒米粉，和以白蜜者，特粉少汤多仅如稀糊耳，滑润而甘，以治阴虚咽痛，其咽当不肿，其病虽虚而不甚寒，非亡阳之少阴也。"

【原文】少阴病，二三日咽痛者，可与甘草汤，不差，与桔梗汤。

甘草汤方：

甘草二两

上一味，以水三升，煮取一升半，去滓，温服七合，日二服。

桔梗汤方：

桔梗一两　甘草二两

上二味，以水三升，煮取一升，去滓，温分再服。

【校勘】成无己本、《玉函经》："不差"下有"者"字。

甘草汤方。《外台秘要》："二服"作"三服"。

桔梗汤方。《外台秘要》：甘草作"三两"。成无己本、《玉函经》《千金翼方》："温分"作"分温"。

【音义】差，音瘥，病除也。

【串解】陆渊雷云："二汤所治，盖急性喉炎，其主证为声音之变化，语音钝浊粗糙，甚则嘶嗄，喉头自觉灼热干燥而痒痛，初时干咳，继乃出白色混浊痰，终则黄厚若脓。在小儿，则夜间突发重剧症状，喘鸣息迫，咳声如犬吠，极似白喉风，然饮以温汤热乳，少顷即轻快，次夜复发，此病以喉镜检视，喉头黏膜红肿特甚，常有黏液脓汁附著其上，或凝固而成所谓义膜，则外表颇似白喉（实扶的里），其异于白喉者，为不发热（发热者甚少），为声暗咳剧，为小儿危险证候之易消散及复发。用甘草者，缓其急迫痒痛，用桔梗者，排其黏液脓汁也，此非真少阴病，故不用少阴药。又案，俗传白喉忌表，即指此种喉炎，非指实扶的里。"

【语译】患少阴病，已经两三天了，咽喉突然疼痛，可以用"甘草汤"，假如吃了不减轻，可以再用"桔梗汤"。

【释方】甘草汤。徐大椿云："甘草一味单行，最能和阴，而清冲任之热，每见生便痈者，骤煎四两，顿服立愈，则其能清少阴客热可知，所以为咽痛专方也。"

桔梗汤。汪琥云："桔梗汤，即于甘草汤内加桔梗，以开提其邪，邪散则少阴之气自和矣。"桔梗有排脓消炎作用，古人所谓开提邪气，可能即指它的这等作用。

312

【原文】少阴病，咽中伤生疮，不能语言，声不出者，苦酒汤主之。

苦酒汤方：

半夏_{洗，破如枣核，十四枚}　鸡子_{一枚，去黄，内上苦酒着鸡子壳中}

上二味，内半夏，着苦酒中，以鸡子壳置刀环中，安火上，令三沸，去滓，少少含咽之，不差，更作三剂。

【校勘】苦酒汤方。《玉函经》、成无己本："半夏洗破如枣核"下有"大"字。《玉函经》："内上"无"上"字；"着"字作"于"字。《千金翼方》："上"字下有"好"字。《玉函经》："内半夏"句下无"着"字。成无己本、《玉函经》："刀环"作"刀镮"。《玉函经》："少少"两字作"细"一字，并没有"三剂"两字。《千金翼方》："三剂"下有"愈"字。《仲景全书》："三剂"下有"服之"两字。《圣济总录》："置刀环中"句，作"放剪刀环中"。

【句释】"苦酒"，《活人书》中释云："米醋是也。"

【串解】陆渊雷云："此似比前条重一等，咽喉腐烂者，故云咽中伤生疮软。声不出，亦是喉炎耳。愚尝试用于猩红热咽痛不可忍者，得意外奇效。"

【语译】患少阴病，咽喉发炎，并有溃疡的情况，伴有语言困难、声音嘶哑，这是喉炎症，可以用"苦酒汤"消炎敛溃。

【释方】钱潢云："半夏开上焦痰热之结邪，卵白清气治伏热，苦酒味酸，使阴中热淫之气敛降。今之优人，每遇声哑，即以生鸡子白啖之，声音即出，亦此方之遗意也。"

313

【原文】少阴病，咽中痛，半夏散及汤主之。

半夏散及汤方：

半夏_洗　桂枝_{去皮}　甘草_炙

上三味，等分，各别捣筛已，合治之，白饮和，服方寸匕，日三服。若不能散服者，以水一升，煎七沸，内散两方寸匕，更煮三沸，下火令小冷，少少咽之。半夏有毒，不当散服。

【校勘】《外台秘要》："咽中"作"咽喉"。

半夏散及汤方。成无己本："上"字作"已上"两字。《玉函经》："筛"字下无"已"字；"散服"下无"者"字；"两方寸匕"作"一二方寸匕"；"更煮"作"更煎"；无"咽之"以下八字，成无己本亦无。

【串解】《医宗金鉴》云："少阴病，咽痛者，谓或左或右，一处痛也，咽中痛者，谓咽中皆痛也，较之咽痛而有甚焉，甚则深缠于咽中，故主以半夏散，散风邪，以逐涎也。"

本条亦为急性咽炎一类病症。

【语译】患少阴病，如果咽头疼痛颇像急性咽炎症状的，可以酌用"半夏散"或者"半夏汤"。

【释方】钱潢云："咽中痛，则阳邪较重，故以半夏之辛滑，以利咽喉，而开其黏饮，仍用桂枝，以解卫分之风邪，又以甘草和之。"

本方的取舍，在于是否有表证，否则，纵然阴虚火动，亦不适合。

314

【原文】少阴病，下利，白通汤主之。

白通汤方；

葱白四茎　干姜一两　附子一枚，生，去皮，破八片

上三味，以水三升，煮取一升，去滓，分温再服。

【校勘】白通汤方。成无己本、《玉函经》：附子"生"字下有"用"字。

【串解】钱潢云："下利已多，皆属寒在少阴，下焦清阳不升，胃中阳气不守之病，而未有用白通汤者，此条但云下利，而用白通汤者，以上有少阴病三字，则知有脉微细，但欲寐，手足厥之少阴证，观下文下利脉微，方与白通汤，则知之矣。"

【语译】患少阴病，腹泻，有心力衰竭情况的，可以用白通汤。

【释方】方有执云："用葱白，而曰白通者，通其阳，则阴自消也。"

315

【原文】少阴病，下利脉微者，与白通汤，利不止，厥逆无脉，干呕烦

者，白通加猪胆汁汤主之。服汤脉暴出者死，微续者生。

白通加猪胆汁汤方：

葱白四茎　　干姜一两　　附子一枚，生，去皮，破八片　　人尿五合　　猪胆汁一合

上五味，以水三升，煮取一升，去滓，内胆汁、人尿，和令相得，分温再服。若无胆，亦可用。

【校勘】《玉函经》："脉微"下无"者"字；"与"字作"服"字。

白通加猪胆汁汤方。成无己本："上"作"已上"两字；"五味"作"三味"。

【串解】张志聪云："少阴病，下利，阴寒在下也。脉微，邪在下，而生阳气微也，故当用白通汤，接在表在上之阳以下济，如利不止，阴气泄而欲下脱矣。干呕而烦，阳无所附，而欲上脱矣。厥逆无脉，阴阳之气，不相交接矣。是当用白通汤以通阳，加水畜之胆，引阴中之阳气以上升，取人尿之能行故道，导阳气以下接，阴阳和而阳气复矣。"

方有执云："暴出，烛欲烬而炎烈也。微续，真阳回而渐复也。"

本条是伤津亡阳、阴阳两竭的证候。脉微，厥逆无脉，是亡阳；下利不止，干呕烦，是伤津。干姜、附子是救阳，人尿、猪胆是救阴。阳得救，便脉可持续而手足转温，阴得救，便津液恢复而干呕、烦等症消失。张氏之说，只在可通、不可通之间。

【语译】患少阴病，腹泻而脉搏现微弱的，这是阳虚了，可以用"白通汤"扶阳；假如吃了药，不惟腹泻不止，甚至现手足厥冷，干呕烦躁症状，脉搏也不现了，这已演变成阴阳两竭的证候，应该服用"白通加猪胆汁汤"来扶阳救阴。吃了药以后，如脉搏突然地好转，这是心脏一时的冲击作用，转瞬便会衰竭下去，往往是不良的征兆；如脉搏逐渐地恢复过来，这说明生理机能的基本好转，才是真正的良好转归。

【释方】附子、干姜，就是四逆汤的作用；人尿，含尿酸钙、磷酸钙、氯化钙和激素等，为强壮药；猪胆，含胆酸、胆色素、胆脂、无机盐类、解毒素等，为健胃理肠药，能乳化脂肪，有促进肝脏的分泌机能作用。葱白，含苹果酸、磷酸醣、丙烯硫醚等，能刺激神经，促进消化液的分泌。因此，人尿、葱白、猪胆都有补充体液的滋阴作用，干姜、附子责在扶阳了。

【原文】少阴病，二三日不已，至四五日，腹痛，小便不利，四肢沉重疼痛，自下利者，此为有水气，其人或咳，或小便利，或下利，或呕者，真武汤主之。

真武汤方：

茯苓三两　芍药三两　白术二两　生姜三两，切　附子一枚，炮，去皮，破八片

上五味，以水八升，煮取三升，去滓，温服七合，日三服。若咳者，加五味子半升，细辛一两，干姜一两；若小便利者，去茯苓；若下利者，去芍药，加干姜二两；若呕者，去附子加生姜，足前为半斤。

【校勘】《玉函经》："自下利"作"而利"，并无"者"字；"小便利"作"小便自利"。《千金方》《千金翼方》："真武汤"作"玄武汤"。

真武汤方。《外台秘要》：白术作"三两"；"右五味"下有"切"字。成无己本："细辛"下无"一两"二字，"干姜"下有"各"字。《千金翼方》："半斤"句下，有"利不止，便脓血者，宜桃花汤"十一字。

【串解】《医宗金鉴》云："论中心下有水气，发热有汗，烦渴引饮，小便不利者，属太阳中风，五苓散证是也（按：第71、72、73、74各条）。发热无汗，干呕不渴，小便不利者，属太阳伤寒，小青龙汤证也（按：第40、41条）。今少阴病，二三日不已，至四五日，腹痛下利，阴寒深矣，设小便利，是纯寒而无水，乃附子汤证也（按：第305条）。今小便不利，或咳或呕，此为阴寒兼有水气之证。故水寒之气，外攻于表，则四肢沉重疼痛；内盛于里，则腹痛自利也；水气停于上焦胸肺，则咳喘而不能卧；停于中焦胃腑，则呕而或下利；停于下焦膀胱，则小便不利，而或少腹满。种种诸证，总不外乎阴寒之水，而不用五苓者，以非表热之饮也，不用小青龙者，以非表寒之饮也，故惟主以真武汤，温寒以制水也。"

本条的"有水气"，主要是由于机能衰减的阳虚所造成，所以"真武汤"主要作用在温经扶阳，而不在利水，因为机能好转了，水气便自然消失。

【语译】患少阴病，到了四五天以上，现肚子疼痛、小便不通畅，手足有沉重感，甚而发疼，有腹泻症状的，这是阳虚蓄水的证候。由于蓄水情况

的不同，有的现咳嗽，有的小便亦比较通畅，有的腹泻，有的现呕，但是，无论其是否都具有这些症状，都可以用"真武汤"来温经扶阳。

【释方】张璐云："此方本治少阴病水饮内结，所以首推术附，兼茯苓生姜之运脾渗水为务，此人所易明也。至用芍药之微旨……则知其人不但真阳不足，真阴亦已素亏，若不用芍药固护其阴，岂能胜附子之雄烈乎，即如附子汤、桂枝加附子汤、芍药甘草附子汤，皆芍药与附子并用，其温经护营之法，与保阴回阳不殊。"

本方有强心利水作用，附子强心，芍药畅血行，生姜振胃肠，茯苓白术利水，在临床上颇有显效。

317

【原文】少阴病，下利清谷，里寒外热，手足厥逆，脉微欲绝，身反不恶寒，其人面色赤，或腹痛，或干呕，或咽痛，或利止脉不出者，通脉四逆汤主之。

通脉四逆汤方：

甘草二两，炙　附子大者一枚，生用，去皮，破八片　干姜三两，强人可四两

上三味，以水三升，煮取一升二合，去滓，分温再服，其脉即出者愈。面色赤者，加葱九茎；腹中痛者，去葱，加芍药二两；呕者，加生姜二两；咽痛者，去芍药，加桔梗一两；利止脉不出者，去桔梗，加人参二两。病皆与方相应者，乃服之。

【校勘】成无己本、《玉函经》："色赤"作"赤色"。《玉函经》："利止"下有"而"字；"不出"下无"者"字。

通脉四逆汤方。《仲景全书》：甘草作"三两"。《千金翼方》："加葱"下有"白"字。《玉函经》：桔梗作"二两"。《仲景全书》：人参作"一两"。成无己本、《玉函经》：无"病皆"以下十字。《玉函经》：亦无"去葱""去芍药""去桔梗"八字。《千金翼方》："乃服"作"乃加减服"。

【串解】成无己云："下利清谷，手足厥逆，脉微欲绝，为里寒，身热不恶寒，面色赤为外热，此阴甚于内，格阳于外，不相通也，与通脉四逆汤散阴通阳。"

所谓里寒外热，就是真寒假热证。下利清谷，手足厥逆，脉微欲绝，这是生理机能的衰竭，也就是真寒；反不恶寒、面色赤，是衰弱型的虚性兴奋的假象，也就是假热。所有或然症，也是亡阳伤津的症状，所以都属于"四逆汤"的主治范围。

【语译】患少阴病，腹泻，排泄些消化不良的粪便，手足厥冷，脉搏的波动细弱得很，但身上反而不作冷，脸上亦常常发红，这是真寒假热证，无论有无肚子痛、干呕、咽头痛，甚至腹泻稍好而脉搏反而不现了等症状，都可以用"通脉四逆汤"来回阳救里。

【释方】本方即四逆汤干姜加重二倍，作用与四逆汤同。参看第 29 条。

318

【原文】少阴病，四逆，其人或咳，或悸，或小便不利，或腹中痛，或泄利下重者，四逆散主之。

四逆散方：

甘草炙　枳实破, 水渍炙干　柴胡　芍药

上四味，各十分，捣筛，白饮和，服方寸匕，日三服。咳者，加五味子、干姜各五分，并主下利；悸者，加桂枝五分；小便不利者，加茯苓五分；腹中痛者，加附子一枚炮令坼；泄利下重者，先以水五升，煮薤白三升，煮取三升，去滓，以散三方寸匕，内汤中，煮取一升半，分温再服。

【校勘】四逆散方。《玉函经》：无"捣筛"两字；"并主下利"作"并主久痢"；"炮"字下无"令坼"两字；"取三升"上无"煮"字。

【音义】坼，音彻，分裂也。

【串解】《医宗金鉴》云："四逆，虽阴盛不能外温，然亦有阳为阴郁，不得宣达，而令四肢逆冷者……但四逆而无诸寒热证，是既无可温之寒，又无可下之热，惟宜疏畅其阳，故用四逆散主之。"

本条少阴病，是就病人体质言，并不是有严重的少阴病，而是一种肝郁实证，诚如《金鉴》所说，既非寒证，亦非热证，所以用"四逆散"的和解剂。

【语译】凡属少阴病的人，一患病就有四肢厥冷的情况，但他并没有严重地阳虚现象，只是有的时候咳嗽，有的时候心脏悸动，有的时候小便不通畅，有的时候肚子疼痛，有的时候腹泻坠胀，都可以用"四逆散"的和解剂。

【释方】陆渊雷云："柴胡、芍药，俱能镇静交感神经，本方治神经衰弱之证见于胸胁部（枳实可随证改枳壳），其人不虚者，后世平肝诸方，以此为祖，《局方》逍遥散，其嫡裔也。"

319

【原文】少阴病，下利六七日，咳而呕渴，心烦不得眠者，猪苓汤主之。

【校勘】《千金翼方》："下利"作"不利"。

【串解】《医宗金鉴》云："凡少阴病，下利清谷，咳呕不渴，属寒饮也（按：第317条），今少阴病六七日，下利黏秽，咳而呕渴，烦不得眠，是少阴热饮为病也。饮热相抟，上攻则咳，中攻则呕，下攻则利，热耗津液，故渴，热扰于心，故烦不得眠，宜猪苓汤利水滋燥，饮热之证，皆可愈矣。"

本条非少阴本病，是少阴的变证，少阴本病为但欲寐，本条为烦不得眠，少阴本病的脉微细，猪苓汤证的脉浮（按：第223条），可以概见。

【语译】少阴病本为里寒证，所以有下利清谷等症状，但在六七天以后，也有转变而为里热证，现咳嗽、干呕、口渴、烦躁不眠等症状的，这时便应当用"猪苓汤"的滋阴清热剂了。

320

【原文】少阴病，得之二三日，口燥咽干者，急下之，宜大承气汤。

【串解】舒驰远云："少阴挟火之证，复转阳明，而口燥咽干之外，必更有阳明胃实诸证兼见，否则大承气汤不可用也。"

陆渊雷云："少阴篇用大承气急下者三条，其病皆是阳明，盖亦热论家之旧文，故称少阴耳。"

因为《素问·热论》有"五日少阴受之，少阴脉贯肾，络于肺，系舌本，故口燥舌干而渴"的记载，陆氏之意即指此，如用大承气汤，当然应有大承气汤的症状存在，不得仍称为少阴，因此，少阴仍应指体质而言。

【语译】患者虽是少阴病的体质，但得病两三天以后，便现口干燥、大便秘结等里实证的，仍得用"大承气汤"的泻下剂。

321

【原文】少阴病，自利清水，色纯青，心下必痛，口干燥者，可下之，宜大承气汤。（原注："一法用大柴胡汤"。）

【校勘】《玉函经》《脉经》："自利"作"下利"。成无己本、《玉函经》："可"作"急"。《脉经》："宜大承气汤"句作"属大柴胡汤大承气汤证"十字。

【串解】陆渊雷云："自利清水，即后人所谓热结旁流也，因肠中有燥屎，刺激肠黏膜，使肠液分泌异常亢进所致。色纯青，则胆汁之分泌亦亢进矣，体液之分泌及排除两皆过速，大伤阴液，急下所以存阴也。"

心下痛，亦是由于有燥屎的缘故，水分排泄过多了，所以现口干燥。

【语译】患者虽是少阴病的体质，但腹泻带胆汁色的清水，腹部常常发痛，口干舌燥，这仍是里热证，可以用"大承气汤"的泻下剂。

322

【原文】少阴病，六七日，腹胀不大便者，急下之，宜大承气汤。

【校勘】《玉函经》《脉经》《千金方》《千金翼方》："胀"并作"满"。

【串解】舒驰远云："少阴复转阳明之证，腹胀不大便者，然必兼见舌胎干燥，恶热饮冷，方为实证。"

【语译】虽然是少阴病的体质，但确有腹部胀满、大便秘结等症状时，仍得用"大承气汤"的泻下剂。

323

【原文】少阴病，脉沉者，急温之，宜四逆汤。

【串解】汪琥云："少阴病，脉本微细，但欲寐，今者轻取之微脉不见，重取之细脉几亡，伏匿而至于沉，此寒邪深中于里，殆将入脏，温之不容以不急也，少迟则恶寒身蜷，吐利躁烦，不得卧寐，手足逆冷，脉不至等死证立至矣，四逆汤之用，其可缓乎。"

本条重在少阴病的全身症状，而不完全注重脉沉。而脉沉固为少阴证之一，如麻附细辛汤证（按：第301条）、附子汤证（按：第305条）都是。

【语译】患少阴病，脉搏到了极沉细的时候，这是心脏衰弱的征象，急用"四逆汤"的温中剂。

324

【原文】少阴病，饮食入口则吐，心中温温欲吐，复不能吐，始得之，手足寒，脉弦迟者，此胸中实，不可下也，当吐之。若膈上有寒饮，干呕者，不可吐也，当温之，宜四逆汤。

【校勘】《玉函经》："心中温温"作"心下嗢嗢"。《千金方》："心中温温"作"心中嗢嗢"。《玉函经》、成无己本："当"作"急"。《玉函经》："则吐"作"即吐"；"不可吐"下无"也"字。

【音义】温温，同愠愠，即闷闷欲吐的自觉症状。

【串解】《医宗金鉴》云："饮食入口即吐，且心中嗢嗢欲吐，复不能吐，恶心不已，非少阴寒虚吐也，乃胸中寒实吐也。故始得之，脉弦迟，弦者饮也，迟者寒也，而手足寒者，乃胸中阳气，为寒饮所阻，不能通于四肢也，寒实在胸，当因而越之，故不可下也。若膈上有寒饮，但干呕有声，而无物出，此为少阴寒虚之饮，非胸中寒实之饮也，故不可吐，惟急温之，宜四逆汤，或理中汤加丁香、吴茱萸亦可也。"

"当吐之"句以上，是瓜蒂散证，"当温之"句以下是四逆汤证，两证都有手足寒，脉弦迟，欲吐干呕等症。但瓜蒂散证，饮食进口才吐，而四逆汤证，不因饮食也会呕吐，所以前者是实证，后者是虚证。

胸中有实证而手足亦寒，这是由于胸部充血抵抗疾病，而形成四肢暂时的缺血的缘故，这就是《金鉴》所谓"胸中阳气为寒饮所阻，不能通于四肢"的道理。

【语译】尽管他是少阴病体质的人，现在饮食进口便吐，甚至还现欲吐不吐，心里很难过的情况，手足发冷，脉搏至数虽不够，但却弦紧，这是胃部的里实证，病在上，不可用泻下剂，只合用催吐剂。假如是官能性的虚寒证，虽然时时干呕，便不能用催吐剂，只合用温中的"四逆汤"一类的方剂了。

325

【原文】少阴病，下利，脉微涩，呕而汗出，必数更衣，反少者，当温其上，灸之。(原注："《脉经》云，灸厥阴可五十壮"。)

【校勘】《玉函经》：原注"五十壮"上无"可"字。

【句释】"必数更衣，反少者"，钱潢云："即里急后重之谓也。"舒驰远云："数更衣而出弓反少也，出弓者，矢去也。""温其上，灸之"，方有执云："上，谓顶百会是也。"汪琥云："百会，治小儿脱肛不差，此证亦灸之者，升举其阳也。"

【串解】成无己云："脉微为亡阳，涩为亡血，下利呕而汗出，亡阳亡血也，津液不足，里有虚寒，必数更衣反少者，温其上以助其阳也，灸之以消其阴。"

这是较重的衰弱性的腹泻，也就是慢性的胃肠炎病，所以用温灸疗法强壮其机能。

【语译】患少阴病，腹泻，脉搏微细而滞涩，呕吐出汗，大便时里急后重，排便却少，这是阴阳两虚的证候，可以先在头上"百会"穴进行温灸治疗，振奋其活力。

复习题

1. 试述麻黄附子细辛汤和麻黄附子甘草汤在临床应用上的区别。

2. 试述白通汤和白通加猪胆汁汤在临床应用上的区别。

3. 试述四逆汤和通脉四逆汤，在临床应用上的区别。

4. 为什么腹胀不大便和自利清水两症，都用承气汤呢？

5. 试述附子汤、真武汤两个方剂的共通作用和不同作用。

表 33　第 301 至 325 条内容表解

少阴病
- 表证
  - 麻黄附子细辛汤证
    - 脉象：沉（301）
    - 症状：始得之，反发热（301）
  - 麻黄附子甘草汤证：二三日无里证（302）
- 里证
  - 附子汤证
    - 脉象：沉（305）
    - 症状：口中和，背恶寒，身体痛，手足寒，骨节痛（304，305）
  - 真武汤证
    - 症状：腹痛，小便不利，四肢沉重疼痛，自下利，或咳，或小便利，或呕（316）
    - 病理：此为有水气（316）
- 寒证
  - 桃花汤证：下利便脓血，腹痛，小便不利（306，307）
  - 吴茱萸汤证：吐利，手足逆冷，烦躁欲死（309）
  - 白通汤证
    - 脉象：微（315）
    - 症状：下利（314，315）
  - 白通加猪胆汁汤证
    - 脉象：无脉（315）
    - 症状：利不止，厥逆，干呕烦（315）
    - 预后：服汤脉暴出者死，微续者生（315）
  - 通脉四逆汤证
    - 脉象：微欲绝（317）
    - 症状：下利清谷，手足厥逆，反不恶寒，面色赤（317）
    - 病理：里寒外热（317）
  - 四逆汤证
    - 脉象：沉（323）
    - 症状：膈上有寒饮，干呕（324）
  - 可温灸证
    - 脉象：微涩（325）
    - 症状：下利，呕而汗出，必数更衣，反少者（325）
- 热证
  - 黄连阿胶汤证：心中烦，不得卧（303）
  - 甘草汤证 桔梗汤证：咽痛（311）
  - 苦酒汤证：咽中伤生疮，不能语言，声不出（312）
  - 半夏散及汤证：咽中痛（313）
  - 四逆散证：四逆，或咳，或悸，或小便不利，或腹中痛，或泄利下重（318）
  - 猪苓汤证：下利咳呕渴，心烦不得眠（319）
- 虚证——猪肤汤证：下利咽痛，胸满心烦（310）
- 实证
  - 大承气汤证：口燥咽干，自利清水，色纯青，心下痛，腹胀不大便（320，321，322）
  - 可吐证
    - 脉象：弦迟（324）
    - 症状：欲吐不吐，胸中实（324）

辨厥阴病脉证并治

程应旄云："厥阴者，两阴交尽，阴之极也，极则逆，逆固厥。"《玉篇》

云："厥，短也。"阴由"少"而"短"，其衰竭的程度可以概见。程氏解释"厥阴"为两阴交尽，便是体会得这个意义而来。所以条文中总以"厥"少为有生机，"厥"多便为危证，因此，厥阴病的机转，比少阴病更趋恶化了。

——从第 326 条至第 381 条。

第一节　第 326 至 330 条

第 326 至 330 条等 5 条，概述厥阴病的症状、性质、机转、治疗原则等。

326

【原文】厥阴之为病，消渴，气上撞心，心中疼热，饥而不欲食，食则吐蚘，下之利不止。

【校勘】《玉函经》："食则"上有"甚者"二字；"利不止"作"不肯止"；"饥"字下无"而"字，《脉经》《千金翼方》并同；"则吐蚘"上无"食"字。

【音义】蚘，音蛔，即肠寄生虫。

【句释】"气上撞心，心中疼热"，为抵抗力渐有回复的趋势，血液循环亢进，生温机能随之增强而发生的自觉症。

【串解】舒驰远云："按此条，阴阳杂错之证也，消渴者，膈有热也，厥阴邪气上逆，故上撞心，疼热者，热甚也，心中疼热，阳热在上也，饥而不欲食者，阴寒在胃也，强与之食，亦不能纳，必与饥蚘俱出，故食则吐蚘也，此证上热下寒，若因上热误下之，则上热未必即去，而下寒必更加甚，故利不止也。"

本条旧注都以为是厥阴病的提纲，其实只是厥阴病过程中的病理机转之一，即是胃机能已逐渐开始恢复，而肠机能仍相当衰减的现象，也就是称为上热下寒的由来，惟其肠机能还衰减，所以"下之利不止"。

【语译】患病已到了厥阴的阶段，而现口渴、小便通畅的消渴症状，同时还感觉到胃部一阵阵地有气上冲似的热疼，虽然有饥饿感，却不很想吃，偶尔还吐出蛔虫，这是胃机能已逐渐恢复的象征，但是肠机能还不太强，不要因上部有热象而随便施用泻下剂，误下了，往往又会引起严重的腹泻。

327

【原文】厥阴中风，脉微浮为欲愈，不浮为未愈。

【校勘】《玉函经》《千金翼方》："脉"字上有"其"字。

【串解】《医宗金鉴》云："厥阴中风，该伤寒而言也，脉微，厥阴脉也，浮，表阳脉也，厥阴之病，既得阳浮之脉，是其邪已还于表，故为欲愈也。不浮则沉，沉，里阴脉也，是其邪仍在于里，故为未愈也。"

"厥阴中风"，不是一个病名，或者一种证候，而是患厥阴里证的出现了"中风"表证，即《金鉴》所谓"邪已还于表"的意思，这样解释与下文脉"浮""不浮""愈""不愈"，亦是相应的。

【语译】患厥阴里证，出现了中风脉微浮等表证现象时，这是病逐渐好转的象征，如果未现中风脉浮等现象，是病还没有开始好转的情况。

328

【原文】厥阴病欲解时，从丑至卯上。

【校勘】《玉函经》《千金翼方》："至"字作"尽"，没有"上"字。

329

【原文】厥阴病，渴欲饮水者，少少与之愈。

【校勘】《玉函经》《千金翼方》："愈"字上有"即"字。

【串解】成无己云："渴欲得水者，少少与之，胃气得润则愈。"

《伤寒论》渴欲饮水的，除"白虎证"可以恣饮外，其余都是"少少与之"（如第71条），厥阴病体力已经衰弱，当然少少给予为妙。

【语译】患厥阴病，如现口渴时，应当少少地给水予他，这样既不会增加他胃肠的负担，口渴亦自然解除了。

【原文】诸四逆厥者，不可下之，虚家亦然。

【校勘】《玉函经》从这条以下，另成一篇，题名为"辨厥利呕哕病形证治第十"。

【串解】张锡驹云："诸病而凡四逆厥者，俱属阴寒之证，故不可下，然不特厥逆为不可下，即凡属虚家，而不厥逆者，亦不可下也。张均卫曰：虚家伤寒，未必尽皆厥逆，恐只知厥逆为不可下，而不知虚家虽不厥逆，亦不可下，故并及之。"

张说固是，但白虎汤证（第219条）、承气汤证，亦有"四逆厥"的，应该参合全身证候来做决定。本条的"四逆厥"，正是指虚寒性质的厥阴病而言。

【语译】凡属虚寒证，而现四肢厥冷，不能用泻下药，只要是虚寒证，即使四肢不发厥冷，也不能用泻下剂。

表34　第326至第330条内容表解

厥阴病 { 主要症状：消渴，气上撞心，心中疼热，饥而不欲食，四逆厥（326，329，330）
兼表证：中风脉浮（327）
治法：不可下（330）

复习题

1. 什么叫作厥阴病？

2. 根据临床经验，厥阴病一定有吐蛔的症状吗？

第二节　第331至342条

第331至342条等17条，辨论蛔厥、脏厥和厥热胜衰的病理变化。

331

【原文】伤寒先厥后发热而利者，必自止，见厥复利。

【串解】成无己云："阴气胜则厥逆而利，阳气复则发热，利必自止，见厥则阴气还胜，而复利也。”

成氏所说“阴气”代表机能的衰减，“阳气”代表机能的亢奋，生温机能衰减而“厥逆”，吸收机能衰减而“下利”，生温机能亢奋而“发热”，吸收机能亢奋而“利止”，这是一般的生理与病理两种机转的变化。

【语译】患伤寒病，先现四肢厥冷而腹泻的，这是机能衰减的征象，如果手足转热而腹泻止，这是机能已逐渐亢奋而好转，如果再转变为四肢厥冷，腹泻会再次发作，这又是机能转向衰减的道路了。

332

【原文】伤寒始发热六日，厥反九日而利，凡厥利者，当不能食，今反能食者，恐为除中（原注：“一云消中”。）。食以索饼，不发热者，知胃气尚在，必愈。恐暴热来出而复去也，后日脉之，其热续在者，期之旦日夜半愈。所以然者，本发热六日，厥反九日，复发热三日，并前六日，亦为九日，与厥相应，故期之旦日夜半愈。后三日脉之，而脉数，其热不罢者，此为热气有余，必发痈脓也。

【校勘】《玉函经》：“反能食”下无“者”字；“除中”下无“一云消中”四字注文；“后日脉之”作“后三日脉之”，成无己本同；“其热续在”下无“者”字；亦无“所以然者”以下三十八字；“而脉数”作“而数”；“其热不罢”下无“者”字；“痈脓”下无“也”字。《千金翼方》：“食以索饼”作“食之黍饼”。

【句释】“除中”，成无己云：“除，去也，中，胃气也，言邪气太甚，除去胃气，胃欲引食自救，故暴能食。”柯韵伯云：“除中，则反见善食之状，如中空无阳，今俗云食禄将尽者，是也。”“索饼”，钱潢云：“疑即今之条子面，及徽子之类，取其易化也。”来集之《倘湖樵书》云：“今俗以麦面之线索而长者，曰面，其圆块而匾者，曰饼。考之古人，则皆谓饼也，汉张仲景《伤寒论》云，食以索饼，饼而云索，乃面耳。”

【串解】陆渊雷云：“此条大旨，谓热与厥利互发之病，其热与厥利之日数相当者，必自愈。若热多于厥，必发痈脓，条文自凡厥利者，至胃气尚在必愈，为插入之笔，自所以然者，至夜半愈，盖后人之傍注，传钞者混入正文也。言伤寒初起发热仅六日，继之以厥利九日，较发热多三日，似是病进，后三百四十五条（按：本书第342条）云，伤寒厥四日，热反三日，复厥五日，其病为进，是热少厥多者为病进也。既似病进，则九日厥利止而发热，恐是暴热来出，须臾复去，暴热来出犹白通汤加猪胆汁汤之脉暴出（按：第315条），俗所谓回光返照，乃垂死之象，故于后日脉之，后日谓发热之第二日，脉谓诊察也，此时热若仍在，则非暴出之热，仍是厥去热复之热，而病有向愈之象矣。先是发热六日，厥九日，今又发热二日，并前共八日，若续热一日，则热亦九日，与厥相当而病愈，故期之旦日夜半愈，期，预期也，旦日，明日也。若于发热之第三日后脉之，其脉数，热犹不罢者，则为热气有余，将发痈脓。此病当厥利时，多不能食，今反能食，恐是除中，次条云，除中必死，欲知之法，可试食以索饼，若除中者，食饼当发热，今不发热，则是胃气尚在而能食，非除中，知其可愈也。"

【语译】患伤寒病，如开始接连发六天的热后，便转变而四肢厥冷，接连便厥冷九天，而且腹泻，这种发厥而腹泻的证候，病人常常是食欲不好的。假使食欲还好，要提防它是"除中"病。但是"除中"病吃了饮食，多半是要发热的，如把索饼给他吃，并不发热，这便不是得"除中"病，而是他的胃机能还好，这病是可能好转的。但有些时候还要防他出现"暴热"的假象，一下子又退去而发厥，在第二天可以继续进行诊断，如果复发热后，第二天热还持续存在，这才是他的机能真正恢复了，可能在明天晚上便会逐渐好转的。这是什么道理呢？因为病开始便是发的六天热、九天厥，现在又发了三天热，把以前发热的六天日子合并算起来，便仍然是发的九天热，发厥九天，发热也是九天，厥和热的天数两两平衡相应，所以预料他第二天晚上便会基本好转。如果热恢复后的第三天，脉搏反而加快了，热型亦持续地发展下去，是本来是阴虚不足的证候，一转变而为阳实有余的证候，充血太甚，这时又要当心他发生痈肿等病变。

333

【原文】伤寒脉迟，六七日，而反与黄芩汤彻其热，脉迟为寒，今与黄芩汤，复除其热，腹中应冷，当不能食，今反能食，此名除中，必死。

【校勘】《玉函经》："今与"作"而与"。《玉函经》《千金翼方》："此名"都作"此为"。

【串解】汪琥云："脉迟为寒，不待智者而后知也，六七日反与黄芩汤者，必其病初起，便发厥而利，至六七日，阳气回复，乃乍发热，而利未止之时，粗工不知，但见其发热下利，误认以为太少合病，因与黄芩汤彻其热，彻，即除也。又脉迟云云者，是申明除其热之误也。"

本条旨在说明里寒证，不用温中药而用清里剂，以致发生"除中"的坏证，而"除中"是胃机能衰减至极的证候，所以多死。

【语译】患伤寒病，脉搏现迟，已经六七天来都是如此，不惟不给以温中药，反而用"黄芩汤"的清热剂，这是绝大的错误，因为"脉迟"是里寒证的征象，里寒证而用黄芩汤清热，胃机能势必愈受损伤，而食欲也会大大地减退。可是，病人的食欲反而增加起来了，要知道，这却是胃阳将绝，一时兴奋的"除中"症，总是凶多吉少的。

334

【原文】伤寒先厥后发热，下利必自止，而反汗出，咽中痛者，其喉为痹，发热无汗，而利必自止，若不止，必便脓血，便脓血者，其喉不痹。

【校勘】《玉函经》："若不止"作"不止者"。

【串解】汪琥云："先厥后发热，下利必自止，阳回变热，热邪太过，而反汗出，咽中痛者，此热伤上焦气分也。其喉为痹，痹者，闭也，此以解咽中痛甚，其喉必闭而不通。以厥阴经，循喉咙之后，上入颃颡故也。又热邪太过，无汗而利不止，便脓血者，此热伤下焦血分也。邪热泄于下，则不干于上，故云其喉不痹。"

本条旨在说明先厥后发热，可能有两种不同的病变情况。热盛于上，便会汗出、喉痹；热盛于下，便会无汗、便脓血。热盛于上，常器之用"桔梗汤"；热盛于下，汪琥用"黄芩汤"。先厥而后热盛，阴虚证不断地过用辛热药时，临床上往往有这等病变。

【语译】患伤寒病开初四肢厥冷、腹泻，后来逐渐转温而发热，腹泻亦同时终止了。但是由于发热的加剧，竟不断地出汗，咽喉疼痛，甚至肿痛，这是阴证转变为阳证的现象。一般的先厥后热，腹泻必会终止，如果发热不出汗，还是不断地腹泻，甚至还有便血的可能。便血是说明下部有热，热既从下泄，咽喉部便不会肿痛了。

335

【原文】伤寒一二日至四五日厥者，必发热，前热者后必厥，厥深者热亦深，厥微者热亦微。厥应下之，而反发汗者，必口伤烂赤。

【校勘】《玉函经》："四五日"下有"而"字；成无己本同。《玉函经》："发汗者"作"发其汗"，无"者"字。

【串解】程应旄云："伤寒毋论一二日至四五日，而见厥者，必从发热得之，热在前厥在后，此为热厥，不但此也，他证发热时不复厥，发厥时不复热，盖阴阳互为胜复也。唯此证孤阳操其胜势，厥自厥，热仍热，厥深则发热亦深，厥微则发热亦微，而发热中，兼夹烦渴不下利之里证，总由阳陷于内，菀其阴于外，而不相接也，须用破阳行阴之法，下其热而使阴气得伸，逆者顺矣。不知此而反发汗，是徒从一二日，及发热上起见，认为表寒故也。不知热得辛温，而助其升散，厥与热两不除，而早口伤烂赤矣。"

程氏所谓"厥自厥，热仍热"，就是说手足厥冷，同时身面部亦在发热。第330条既说"诸四逆厥者，不可下之"，这是寒厥。这条说"厥应下之"，便是热厥无疑。"寒厥"是心脏衰弱的虚证，"热厥"是循环障碍的实证，所以程应旄主张用"破阳行阴"之法，也就是通畅血循环的意思。

【语译】患伤寒病，无论一二天也好，三四天也好，往往有手足厥冷，而身面部发热的，这种症状是先有里热而后四肢发厥的循环障碍的热厥证候，这种证候的病理变化，当随其循环障碍程度的轻重而不同，如障碍的程度严重，手足厥冷和身面发热的症状亦严重，如障碍的程度轻微，手足厥冷和身面发热的症状亦轻微。这样的热厥里证，应该用泻下剂清里，如错误地用发汗剂，可能引起血热上溢，而致口腔充血发炎溃烂。

336

【原文】伤寒病，厥五日，热亦五日，设六日，当复厥，不厥者自愈，厥终不过五日，以热五日，故知自愈。

【串解】《医宗金鉴》云："盖厥热相胜则逆，逆则病进；厥热相平则顺，顺则病愈，今厥与热日相等，气自平，故知阴阳和而病自愈也。"

魏荔彤云："厥热各五日，皆设以为验之辞，俱不可以日拘，如算法设为问答，以明其数，使人得较量其亏盈也。"

总之，务求"热"与"厥"的平衡，"热"代表亢奋，"厥"代表衰减，过于亢奋便成热证、实证，过于衰减便成寒证、虚证，既不亢奋亦不衰减，恢复了调节机能的本态，也就是恢复了它的正常作用，所以主"自愈"。但正如魏氏所说，这无非是假设以说明病变的机势，并不是真有"厥"五日"热"亦五日的病证。

【语译】患伤寒病，如果要观测病变好转的机势，当决定于调节机能的是否趋于平衡，如发厥五天，发热亦是五天，说明调节机能平衡了，又如发热六天，发厥也是六天，并没有多发厥一天，还是说明机体调节可趋于平衡，这都是病变好转的主要象征，因为发热五天的时候，发厥终于没有超过五天，说明机能并没有过分衰减的情况，所以能够预料它会好转。

337

【原文】凡厥者，阴阳气不相顺接，便为厥，厥者，手足逆冷者是也。

【校勘】《玉函经》、成无己本："逆冷"下无"者"字。《玉函经》：本条列在第 336 条之前。

【串解】成无己云："阳气内陷，阳不与阴相顺接，故手足为之厥冷也。"

"阳"指机能，"阴"指物质，机能和物质都衰减，不能适应机体生活的需要，便叫作不相顺接。阴阳两虚的人，生温机能既不好，血液循环也不够充沛，所以手足便发厥冷，这就是一般性的"寒厥"，本条也就是在解释寒厥的意义。

【语译】凡是虚寒发厥的，总是由于阴阳两虚，不能适应生理机能的需要，所以才发"厥"，什么是发厥呢？就是手足四肢的厥冷。

【原文】伤寒脉微而厥，至七八日肤冷，其人躁无暂安时者，此为脏厥，非蚘厥也。蚘厥者，其人当吐蚘，令病者静，而复时烦者，此为脏寒，蚘上入其膈，故烦，须臾复止，得食而呕，又烦者，蚘闻食臭出，其人当自吐蚘，蚘厥者，乌梅丸主之，又主久利。

乌梅丸方：

乌梅三百枚　细辛六两　干姜十两　黄连十六两　当归四两　附子六两，炮，去皮
蜀椒四两，出汗　桂枝去皮，六两　人参六两　黄柏六两

上十味，异捣筛，合治之，以苦酒渍乌梅一宿，去核，蒸之五斗米下，饭熟捣成泥，和药令相得，内臼中，与蜜杵二千下，丸如梧桐子大，先食饮服十丸，日三服，稍加至二十丸，禁生冷、滑物、臭食等。

【校勘】成无己本："非蚘厥也"句"蚘"字上有"为"字。王肯堂校本《千金翼方》："非蚘厥也"句作"死"一字。《玉函经》："令病者"作"今病者"。成无己本、《玉函经》："时烦"下无"者"字；"蚘上入"下无"其"字。《玉函经》："丸"作"圆"；"主之"下无"又主久利"四字。《千金翼方》："又主久利"四字只作为细注。

乌梅丸方。成无己本：乌梅下"枚"字作"个"。成无己本：黄连下"十六两"作"一斤"，《千金方》作"十两"。成无己本：附子下无"去皮"两字。《千金方》：黄柏下有"一方用麦柏"六字小注。成无己本："丸"字都作"圆"。《千金方》："五斗米"作"五升米"；"泥"作"埿"；"和药"作"盘中搅"三字。《玉函经》："饭熟"下有"取"字；"臭食"作"食臭"。

【串解】《医宗金鉴》云："伤寒脉微而厥，厥阴脉证也。至七八日不回，手足厥冷，而更通身肤冷，躁无暂安之时者，此为厥阴阳虚阴盛之脏厥，非阴阳错杂之蛔厥也。若蛔厥者，其人当吐蛔，今病者静，而复时烦，不似脏厥之躁无暂安时，知非脏寒之躁，乃蛔上膈之上也，故其烦须臾复止也，得食而吐，又烦者，是蛔闻食臭而出，故又烦也。得食，蛔动而呕，蛔因呕吐而出，故曰：其人当自吐蛔也。蛔厥，主以乌梅丸，又主久利者，以此药性味酸苦辛温，寒热并用，能解阴阳错杂，寒热混淆之邪也。"

本条在辨别"脏厥"与"蚘厥"的不同。"脏厥"是生理机能的衰竭，蚘厥是肠寄生虫病，"乌梅丸"主治蚘厥，不治脏厥，脏厥是厥阴病，蚘厥不是厥阴病，所以乌梅丸不得为厥阴病的主方。但乌梅丸的蚘厥证，亦属于胃肠机能衰弱的这一类型，所以称"此为脏寒"，而"乌梅丸"亦用干姜、附子、人参等的强壮药。蚘虫的成虫，常常寄生在小肠的上段，所以亦有到胃里被吐出的机会，这就是"蚘上入其膈"的所以然。

【语译】患伤寒病，脉搏既微弱而又手足厥冷，到了七八天后，甚至周身皮肤都发冷，心里烦躁不安，这是生理机能衰竭的脏厥证，并不同于寄生虫病的蚘厥证。所谓蚘厥证，不仅有吐蚘的显著症状，同时患者亦比较安静，纵然有时发烦，也不一定像脏厥证那样的躁，其所以现烦，是因为胃肠机能不好，而胃里又有蚘虫的关系。所以他虽发烦，并不太厉害，一会儿就停止了，但是，稍一吃点饮食，便又发烦而呕吐，甚至蚘虫便随着呕吐出来了，像这样的蚘厥证，可以服用"乌梅丸"，乌梅丸有强壮胃肠机能和消炎杀虫的作用，所以对于慢性腹泻病亦有疗效。

【释方】祝味菊云："本方以乌梅为主药，干姜、黄连为重要副药，其适用标准，在伤寒厥阴病抵抗未复，脏寒吐蚘而厥者，故用乌梅之安胃除烦痹，干姜、黄连温中杀虫，辛、附、椒、桂，宣达诸阳，参、归益气利血，而黄柏则为黄连之辅佐也。盖仲景于本条已有明文，故谓为治蚘厥之主剂则可，若以之为治厥阴病之主剂，则期期以为未可也。煮服法中所云'以苦酒渍乌梅一宿'者，盖以苦酒能助胃液之消化而制蚘之上逆也。"

339

【原文】伤寒热少微厥，指（原注云："一作稍"。）头寒，嘿嘿不欲食，烦躁，数日小便利，色白者，此热除也。欲得食，其病为愈。若厥而呕，胸胁烦满者，其后必便血。

【校勘】成无己本、《玉函经》："微厥"作"厥微"；《千金翼方》："指头"作"稍头"。

【串解】程应旄云："热既少厥微，而仅指头寒，虽属热厥之轻者，然热与厥并现，实与厥微热亦微者，同为热厥之例。故阴阳胜复，难以揣摩，但以嘿

嘿不欲食烦躁，定为阳胜。不欲食，似属寒，以烦躁，知其热。小便利色白，欲得食，定为阴复，盖阴阳不甚在热厥上显出者。若此证，热虽少，而厥则不仅指头寒，且不但嘿嘿不欲食，而加之呕，不但烦躁，而加之胸胁满，则自是厥深热亦深之证也。微阴当不能自复，必须下之，而以破阳行阴为事矣，苟不知此，而议救于便血之后，不已晚乎。此条下半截曰，小便利色白，则上半截小便短色赤可知，是题中二眼目，嘿嘿不欲食，欲得食，是二眼目，胸胁满烦躁与热除，是二眼目，热字包有烦躁等证，非专指发热之热也。"

【语译】患伤寒热厥证，尽管"热"和"厥"都很轻微，只是指头稍有点冷感，沉默不想吃东西，但一阵阵地还是现烦躁，这仍然是属于热厥证。如果几天后小便通畅，颜色转白，这说明热已经在不断地消除了。如食欲都渐次有增加，更证明病机有进一步的好转。假如"厥"加剧而现呕，胸胁部也烦闷不安，甚至大便便血，这便是热厥病变转严重了。

340

【原文】病者手足厥冷，言我不结胸，小腹满，按之痛者，此冷结在膀胱关元也。

【句释】"关元"，为任脉穴位，在脐下三寸腹白线中，分布着第十一、第十二肋间神经前皮支，深部容小肠，凡慢性肠炎、水肿、肾脏炎、淋病、尿闭等，选用多效。

【串解】《医宗金鉴》云："病者手足厥冷，言我不结胸，是谓大腹不满，而惟小腹满，按之痛也。论中有小腹满，按之痛，小便自利者，是血结膀胱证（按：第124、125、126条），小便不利者，是水结膀胱证（按：第125、126条），手足热，小便赤涩者，是热结膀胱证，此则手足冷，小便数而白，知是冷结膀胱证也。"

但手足热、小便赤涩，是热结膀胱，《伤寒论》里并没有明文根据，系以本条为对比的假设词。冷结膀胱关元，即指出小腹满的病因，因为膀胱的穴位在小腹，本条当是寒厥，为阴证虚证，所以有主张灸"关元"或用"真武汤"的。

【语译】病人的手足厥冷，虽不结胸，小腹却膨满，按摩它发疼痛，这是由于小腹部脏器的机能衰减的缘故。

341

【原文】伤寒发热四日，厥反三日，复热四日，厥少热多者，其病当愈，四日至七日，热不除者，必便脓血。

【校勘】《玉函经》：无两"者"字；"便"字作"清"字。成无己本："热多"下无"者"字，"热不除者"句下，有"其后"两字。

【串解】《医宗金鉴》云："伤寒发热四日，厥亦四日，是相胜也，今厥反三日，复热四日，是热多厥少，阳胜阴退，故其病当愈也。当愈不愈，热仍不止，则热郁于阴，其后必便脓血也。"

从"厥"和"热"的多寡来观察病变，这和第 336 条是一致的。厥少热多，是机体抗力战胜病变的象征，所以主"病当愈"。

【语译】患伤寒病，发四天热，发三天冷，又发四天的热而不再发冷了，这样寒少热多，是抗力升高病变好转的象征，假如四至七天以上，发热一直不退，高度充血的结果，那可能引起便血，这不得不注意。

342

【原文】伤寒厥四日，热反三日，复厥五日，其病为进，寒多热少，阳气退，故为进也。

【音义】"进"，方有执云："谓加重也"。

【串解】程应旄云："热多厥少，知为阳胜，阳胜病当愈，厥多热少，知为阴胜，阴胜病曰进，热在后而不退，则为阳过胜，过胜而阴不能复，遂有便血诸热证；厥在后而不退，则为阴过胜，过胜而阳不能复，遂有亡阳诸死证。所以调停二者，治法须合乎阴阳进退之机，阳胜宜下，阴胜宜温，若不图之于早，坐令阴竭阳亡，其死必矣。"

本条和前条，总的在说明机体阴阳的消长，关于病变的进退，不一定真有这种病证的出现。

【语译】患伤寒病，发四天冷，发三天热，又发四天冷而不再发热了，这是病变愈来愈严重的现象。因为寒多热少，是机体抵抗力减退的象征，相反的就说明了病变在不断地发展着。

表35　第331至342条内容表解

— 任启林 医学全集 —

```
                                   ┌ 定义：厥者，手足逆冷者是也（337）
                                   │ 病理：阴阳气不相顺接（337）
                                   │ 机转 ┌ 好转：发热四日，厥反三日，复热四日，厥少热多者，其病当愈（341）
                                   │      └ 恶化：厥四日，热反三日，复厥五日，其病为进（342）
                    ┌ 厥证 ────────┤
                    │              │              ┌ 厥利 ┌ 症状：厥反九日而利，当不能食（332）
                    │              │              │      └ 机转 ┌ 好转：胃气尚在，必愈（332）
                    │              │              │            └ 并发症：热气有余，必发痈脓（332）
                    │              │              │
                    │              │              │ 除中 ┌ 脉象：迟（333）
                    │              └ 辨证 ────────┤      ├ 症状：腹中冷，反能食（333）
                    │                             │      └ 预后：必死（333）
                    │                             │
                    │                             │ 脏厥 ┌ 脉象：微（338）
厥热 ───────────────┤                             │      └ 症状：肤冷，躁无暂时安（338）
                    │                             │
                    │                             │ 蛔厥 ┌ 症状：肤冷时烦，得食而呕，吐蛔（338）
                    │                             │      └ 治疗：乌梅丸（338）
                    │                             │
                    │                             └ 冷结膀胱 ┌ 症状：手足厥冷，不结胸，小腹满，按之痛（340）
                    │                                        └ 病理：冷结在膀胱关元（340）
                    │
                    ├ 厥转热证 ┌ 热盛于上：汗出，咽中痛，其喉为痹（334）
                    │          └ 热盛于下：利不止，便脓血（334）
                    │
                    └ 热厥证 ┌ 症状：厥深热亦深，厥微热亦微，嘿嘿不欲食，烦躁（335，339）
                             ├ 机转 ┌ 好转：小便利，色白，欲得食（339）
                             │      └ 恶化：厥而呕，胸胁烦满，便血（339，341）
                             ├ 治疗：应下之（335）
                             └ 禁忌：发汗（335）
```

复习题

1. 什么叫作厥证？

2. 什么叫作热厥证？

3. 厥多热少，为什么主病进？厥少热多，为什么主病当愈？

4. 乌梅丸是否厥阴病的主方，为什么？

第三节　第343至352条

第343至352条等10条，辨论发厥一类证治。

1454

343

【原文】伤寒六七日，脉微，手足厥冷，烦躁，灸厥阴，厥不还者，死。

【校勘】《玉函经》《千金翼方》："脉"字上有"其"字。《千金翼方》："脉微"作"脉数"。

【句释】"灸厥阴"，汪琥云："常器之云，可灸太冲穴，以太冲二穴，为足厥阴脉之所注，穴在足大趾下后二寸，或一寸半陷中，可灸三壮，武陵陈氏云，灸厥阴，如关元气海之类。""太冲穴"在足背部第1、第2跖骨连接部的前方，布有腓深神经终支，治足胫厥冷有效。"关元"，见第340条。"气海"穴，即一般叫的"丹田"，在脐下一寸五分，布有肋间神经前穿行支，它和"关元"专治泌尿生殖器的疾病，凡慢性全身性疾患、痛症等灸五至十五壮多效。

【串解】《医宗金鉴》云："此详申厥阴脏厥之重证也，伤寒六七日脉微，手足厥冷烦躁者，是厥阴阴邪之重病也，若不图之于早，为阴消阳长之计，必至于阴气寖寖而盛，厥冷日深，烦躁日甚，虽用茱萸、附子、四逆等汤，恐缓不及事，惟当灸厥阴，以通其阳，如手足厥冷，过时不还，是阳已亡也，故死。"

脉微而手足厥冷、烦躁，是心机能衰惫已极的征象，虽用艾灸刺激，而心机能仍不能持续时，自然多属死证。这也就是亡阳急证。

【语译】患伤寒病在六七天以上，如现脉搏微细，四肢厥冷，心里烦躁等症状，这是"亡阳"险证，应及时灸"气海""关元"等扶阳的经穴，如果灸了厥冷并不转温，便多属死证无疑了。

344

【原文】伤寒发热，下利厥逆，躁不得卧者，死。

【串解】成无己云："伤寒发热，邪在表也，下利厥逆，阳气虚也，躁不得卧者，病胜脏也，故死。"

发热病一变而为厥冷，当是心脏衰弱所致，救不及时，常有危险。

【语译】伤寒开始还发热，突然转变为腹泻不止，四肢厥冷，而又极度躁扰，不能安睡，这是严重的心脏衰弱和失神的征象，往往预后不良。

345

【原文】伤寒发热，下利至甚，厥不止者，死。

【校勘】《玉函经》：没有这条。

【串解】成无己云："《金匮要略》曰：六腑气绝于外者，手足寒；五脏气绝于内者，利下不禁。伤寒发热，为邪气独甚，下利至甚，厥不止，为腑脏气绝，故死。"

本条与上条基本是同一性质，所以《玉函经》不列这条。

【语译】患伤寒病，本来还发热，但一腹泻便很严重，手足亦跟着厥冷下去，而不好转，这种证候的预后，仍然是极坏的。

346

【原文】伤寒六七日不利，便发热而利，其人汗出不止者，死，有阴无阳故也。

【校勘】《玉函经》："不利"作"不便利"；"便发热"作"忽发热"。

【串解】成无己云："伤寒至七日，为邪正争之时，正胜则生，邪胜则死，始不下利，而暴忽发热下利，汗出不止者，邪气胜，正气脱也，故死。"

忽发热下利而汗出不止，这是亡阳急证，所以多死。

【语译】患伤寒病，六七天来本不下利，忽而发热腹泻，大汗不止，这是遽变亡阳，多属死证，因为病变严重，抗力衰竭的缘故。

347

【原文】伤寒五六日，不结胸，腹濡，脉虚复厥者，不可下，此亡血，下之死。

【校勘】成无己本、《玉函经》："亡血"上有"为"字。《千金方》："不可下，此亡血，下之死"三句，作"不可下之，下之亡血死"两句。

【串解】成无己云："伤寒五六日，邪气当作里实之时，若不结胸而腹濡者，里无热也。脉虚者，亡血也，复厥者，阳气少也，不可下。下之为重虚，故死，《金匮玉函》曰：虚者重泻，真气乃绝。"

本条旨在说明伤寒五六日后，不一定再传三阳而为阳证，务须辨证施治，不可执一。

【语译】一般说伤寒五六天后，就会传变为三阳证，这不能一概而论，如果五六天后并没有出现"结胸证"的症状，反而腹部还是濡软的，脉搏亦虚弱，手足现厥冷，这纯是阴证，万不可轻用泻下剂，因为脉虚、厥冷，都是血虚已极的现象，万一误下了，只有促其死亡的早日到来。

348

【原文】发热而厥，七日下利者，为难治。

【校勘】《玉函经》《千金翼方》："发热"上有"伤寒"两字。

【串解】钱潢云："厥多而寒盛于里，复至下利，则腔腹之内，脏腑经络，纯为阴邪，全无阳气，虽真武四逆白通等温经复阳之法，恐亦未能挽回阳气，故曰难治。"

【语译】患伤寒病，开始虽然发热，但一转变为手足厥冷的时候，便六七天一直不好转，甚而腹泻不止，这种伤津亡阳的证候，是很难治疗的。

349

【原文】伤寒脉促，手足厥逆，可灸之。（原注："促，一作'纵'"。）

【校勘】成无己本、《玉函经》："厥逆"下有"者"字。

【串解】成无己云："脉促则为阳虚不相续，厥逆则为阳虚不相接，灸之以助阳气。"

"促脉"，本是亢奋的阳脉（按：第21条），但机能衰弱，到了虚性兴奋的时候，脉搏也现促，所以临床上脉症不要割裂。灸法可参看第343条。

【语译】患伤寒病，脉搏现促而手足厥冷，这是心脏机能衰弱，呈现虚性兴奋的脉搏，可以急用艾灸，扶阳温经。

350

【原文】伤寒脉滑而厥者，里有热，白虎汤主之。

【校勘】成无己本、《玉函经》："热"字下有"也"字。

【句释】"脉滑而厥"，《活人书》云："其脉虽沉伏，按之而滑。"
是发厥的滑脉，当在沉伏部见。

【串解】钱潢云："滑者，动数流利之象，无沉细微涩之形，故为阳脉。
乃伤寒郁热之邪在里，阻绝阳气，不得畅达于四肢而厥，所谓厥深热亦
深也。"

这即是血循环障碍的热厥证。

【语译】患伤寒病，脉搏在沉部见滑，四肢发厥冷，这是由于里热而引
起血循环障碍的热厥证，可以用"白虎汤"的清热剂。

351

【原文】手足厥寒，脉细欲绝者，当归四逆汤主之。

当归四逆汤方：

当归三两　桂枝三两，去皮　芍药三两　细辛三两　甘草二两，炙　通草二两
大枣二十五枚，擘，一法十二枚

上七味，以水八升，煮取三升，去滓，温服一升，日三服。

【校勘】《玉函经》《千金翼方》："脉细"句作"脉为之细绝"，无
"者"字。

当归四逆汤方。《玉函经》：细辛作"一两"。成无己本：大枣下"枚"
字作"个"字。

【句释】柯韵伯云："此条证为在里，当是四逆本方加当归，如茯苓四逆
之例，若反用桂枝汤攻表，误矣，即名四逆汤，岂得无姜、附。"钱潢亦说
本方"不能无疑"。

【串解】钱潢云："四肢为诸阳之本，邪入阴经，致手足厥而寒冷，则真

阳衰弱可知，其脉微细欲绝者，《素问·脉要精微论》云：脉者血之府也，盖气非血不附，血非气不行，阳气既已虚衰，阴血自不能充实，当以四逆汤温复其真阳，而加当归以营养其阴血，故以当归四逆汤主之。"

这即是血弱气尽，阴阳两虚的证候。

【语译】患病而致手足厥冷，脉搏亦细微欲绝，这是血虚阳绝证，应该用"当归四逆汤"补血回阳。

【释方】本方为肌表活血剂，用于末梢贫血较好，用于救里回阳，尚少经验。

352

【原文】若其人内有久寒者，宜当归四逆加吴茱萸生姜汤。

当归四逆加吴茱萸生姜汤方：

当归三两　芍药三两　甘草二两，炙　通草二两　桂枝三两，去皮　细辛三两　生姜半斤，切　吴茱萸二升　大枣二十五枚，擘

上九味，以水六升，清酒六升，和煮取五升，去滓，温分五服。（原注："一方水酒各四升"。）

【校勘】《玉函经》：与前条紧接，成为一条；"久寒"下无"者"字。

当归四逆加吴茱萸生姜汤方。《玉函经》：芍药作"三两"；通草作"三两"。《千金翼方》：生姜作"八两"。《玉函经》《千金翼方》：吴茱萸作"二两"；水酒各四升。

【句释】柯韵伯云："此本是四逆与吴茱萸相合，而为偶方也，吴茱萸配附子，生姜佐干姜久寒始去。"

【串解】钱潢云："此承上文言，手足厥寒，脉细欲绝，固当以当归四逆治之矣，若其人平素内有久寒者，而又为客寒所中，其涸阴沍寒，难于解散，故更加吴茱萸之性燥苦热及生姜之辛热以泄之，而又以清酒扶助其阳气，流通其血脉也。"

"久寒"，即指素有痰饮等证而言，所以便得用吴茱萸、生姜等散陈寒的药。

【语译】已经是血虚阳绝的患者，而又是素来有痰饮的人，还可以用"当归四逆加吴茱萸生姜汤"，补血回阳之中并兼温散痰饮。

【释方】陆渊雷云:"久寒,言其因,其证则呕吐上逆,从吴茱萸、生姜之药效,可知也。"

表36　第343至352条内容表解

厥证
- 脏厥
  - 脉象:微,虚,促,细欲绝(343,347,349,351)
  - 症状:手足厥冷,烦躁,下利至甚,腹濡(343,344,345,347)
  - 治疗
    - 急救:灸厥阴(343)
    - 处方:当归四逆汤,当归四逆加吴茱萸生姜汤(351,352)
    - 禁忌:不可下(347)
  - 预后:厥不还者死,燥不得卧者死,汗出不止者死(343,344,345,346)
- 热厥
  - 脉象:滑(350)
  - 症状:厥(350)
  - 病理:里有热(350)
  - 治疗:白虎汤(350)

复习题

1. 当归四逆汤证与当归四逆加吴茱萸生姜汤证的区别在什么地方?

2. 当归四逆汤与当归四逆加吴茱萸生姜汤比较,两方的配伍用药究竟有无疑义?

第四节　第353至375条

第353至375条等23条,辨论下利一类的证治。

353

【原文】大汗出,热不去,内拘急,四肢疼,又下利厥逆而恶寒者,四逆汤主之。

【校勘】《千金翼方》:"拘急"上无"内"字;"又"字作"若"字。

【句释】"内拘急",汪琥云:"此寒气深入于里,寒主收引,当是腹以内拘急。"即是腹内有极不舒适的感觉。

【串解】《医宗金鉴》云:"通身大汗出,热当去矣,热仍不去,而无他证,则为邪未尽而不解也。今大汗出,热不去,而更见拘急肢疼,且下利厥逆而恶寒,是阳亡于表,寒盛于里也,故主四逆汤,温经以胜寒,回阳而敛汗也。"

这是为"下脱"而非"外脱",所以"大汗出"时还有热象,一经"下利"便四肢厥逆而恶寒了。

【语译】当不断出汗的时候,还有热象,并不发厥,只是心里难过,手足现疼,后来又突然腹泻,体温便低落而厥冷恶寒,这是阳将下脱的现象,急应服"四逆汤"回阳固脱。

354

【原文】大汗,若大下利而厥冷者,四逆汤主之。

【校勘】《玉函经》《千金翼方》:"汗"字下有"出"字。

【串解】成无己云:"大汗若大下利,内外虽殊,其亡津液,损阳气则一也,阳虚阴胜,故生厥逆,与四逆汤固阳退阴。""阴胜",只是阳虚的结果,也就是指厥冷而言。

【语译】汗既出得不少,腹泻亦很厉害,伤阴亡阳太甚,便发厥冷,所以应急服"四逆汤"来回阳。

355

【原文】病人手足厥冷,脉乍紧者,邪结在胸中,心下满而烦,饥不能食者,病在胸中,当须吐之,宜瓜蒂散。

【校勘】"辨可吐篇":"乍紧"作"乍结"。成无己本、《玉函经》:"心下"作"心中"。

【句释】"病人",张志聪云:"病人者,非厥阴之为病,而亦非外受之寒邪也,以手足厥冷,故列入厥阴篇中。"

【串解】《医宗金鉴》云:"寒饮实邪,壅塞胸中,则胸中阳气为邪所遏,不能外达四肢,是以手足厥冷,胸满而烦,饥不能食也,当吐之,宜瓜蒂散,涌其在上之邪,则满可消而厥可回矣。"

胃部有炎症而高度充血,所以不仅满而烦,饥不欲食,甚至循环障碍,四肢呈一时性的贫血而厥冷,炎症过久,胃里的分泌物势必增加,也是"满烦"原因之一，所以主张用催吐剂。"饥"是营养缺乏的感觉，并不是食欲的需要，所以"饥不欲食"，可参看第 326 条。

【语译】有一种患急性胃病的人，手足现厥冷，脉搏亦歇至（据"可吐篇"作"结脉"），很像厥阴病，但却是由于胃炎病的发作，所以才胃部胀满烦躁，不想吃东西，既是胃上的病，便须用"瓜蒂散"的催吐剂，排除它的炎性产物。

356

【原文】伤寒厥而心下悸，宜先治水，当服茯苓甘草汤，却治其厥，不尔，水渍入胃，必作利也。

【校勘】成无己本、《玉函经》："悸"字下有"者"字。《玉函经》："当服"作"当与"。

【串解】《医宗金鉴》云："此先水后厥之治也，盖停水者必小便不利，若不如是治之，则所停之水渍入胃中，必作利也……此证虽不曰小便不利，而小便不利之意自在，若小便利，则水不停，而厥悸属阴寒矣，岂宜发表利水耶。"

"停水"就是因于循环障碍，所以甚而发厥，先利水减轻心脏负担，当然厥可转温，"桂枝"在这里是畅通血循环作用，不必是发表。

【语译】患伤寒病而脏器里有蓄水的情况时，由于循环障碍，亦常常四肢厥冷，心下悸动，必须用"茯苓甘草汤"排出了蓄水以后，再加重强心药治疗厥冷，否则，水在肠道里蓄积多了，还会引起严重的腹泻。

357

【原文】伤寒六七日，大下后，寸脉沉而迟，手足厥逆，下部脉不至，喉咽不利，唾脓血，泄利不止者，为难治，麻黄升麻汤主之。

麻黄升麻汤方：

麻黄二两半，去节　升麻一两一分　当归一两一分　知母十八铢　黄芩十八铢　葳蕤十八铢，一作菖蒲　芍药六铢　天门冬六铢，去心　桂枝六铢，去皮　茯苓六铢　甘

草六铢，炙　石膏六铢，碎绵裹　白术六铢　干姜六铢

上十四味，以水一斗，先煮麻黄一两沸，去上沫，内诸药，煮取三升，去滓，分温三服，相去如炊三斗米顷令尽，汗出愈。

【校勘】《玉函经》："脉沉"下无"而"字；"喉咽"作"咽喉"，成无己本同；"泄利"作"洩利"。成无己本、《千金翼方》：无"寸"字。

麻黄升麻汤方。《玉函经》《千金翼方》：升麻、当归作"各一两六铢"；"天门冬"作"麦门冬"。

【句释】"下部脉不至"，指足部的趺阳脉而言。

【串解】柯韵伯云："寸脉沉迟，气口脉平矣，下部脉不至，根本已绝矣；六腑气绝于外者，手足寒，五脏气绝于内者，利下不禁，咽喉不利，水谷之道绝矣；汁液不化而成脓血，下濡而上逆，此为下厥上竭，阴阳离决之候，生气将绝于内也。旧本有麻黄升麻汤，其方味数多而分两轻，重汗散而畏温补，乃后世粗工之伎，必非仲景方也。此证此脉，急用参、附以回阳，尚恐不救，以治阳实之品治亡阳之证，是操戈下石矣，敢望其汗出而愈哉？绝汗出而死，是为可必。仍附其方，以俟识者。"

本条是阴阳两竭的证候，所以主"难治"。《伤寒论》中凡言"难治"的，多不出方，"麻黄升麻汤"又不纯，柯氏的怀疑是正确的。

【语译】患伤寒病，才经过六七天，便腹泻得很厉害，两手寸口的脉搏现沉迟，四肢厥冷，两足的脉搏根本诊察不到了，喉咽既吃不下东西，还咳嗽唾血，腹泻又越来越严重，这样阴阳两竭的险证，是很难治疗的。

【释方】本方仅具解表热清里热的作用，犹嫌其杂而不纯，阴阳两竭的重证，更不能应用。

358

【原文】伤寒四五日，腹中痛，若转气下趣少腹者，此欲自利也。

【校勘】《玉函经》："此"字作"为"字。

【音义】趣，音促，作"疾"字解。《广韵》解释为"趣向"，一般俗本多改作"趋"，殊无义。《玉函经》、成无己本、《千金翼方》等都作"趣"，这字本来不错的。

【串解】成无己云："伤寒四五日，邪气传里之时，腹中痛，转气下趣少腹者，里虚遇寒，寒气下行，欲作自利也。"

生姜泻心汤证的"胁下有水气，腹中雷鸣下利"（第157条），《金匮要略》附子粳米汤证的"腹中寒气，雷鸣切痛"，两证都和本条相似，究竟属寒属热，应配合全身症状来处理。

【语译】患伤寒病，到了四五天以后，肚子现痛，好像有股气从上腹部疾走到少腹部一样，这就可能是腹泻要发作了。

359

【原文】伤寒本自寒下，医复吐下之，寒格更逆吐下，若食入口即吐，干姜黄芩黄连人参汤主之。

干姜黄芩黄连人参汤方：

干姜　黄芩　黄连　人参各三两

上四味，以水六升，煮取二升，去滓，分温再服。

【校勘】《玉函经》《千金翼方》《仲景全书》："复吐下之"作"复吐之"，无"下"字。《玉函经》：无"若"字；"即吐"作"即出者"；"黄连"下无"人参"两字。《千金翼方》："寒格"上有"而"字。

【音义】格，变革也，不服，也叫作"格"。

【句释】"寒下"，即肠功能衰减而下利。"寒格"，即胃肠机能愈趋衰减的意思。

【串解】成无己云："伤寒邪自传表，为本自寒下，医反吐下，损伤正气，寒气内为格拒。经曰：格则吐逆。食入口即吐，谓之寒格，更复吐下，则重虚而死，是更逆吐下，与干姜黄连黄芩人参汤以通寒格。"

本条为衰弱型的胃肠炎症，惟其为炎症，所以用黄连、黄芩，惟其为衰弱型，所以用干姜、人参。

【语译】患伤寒病，肠功能本来已经衰减而腹泻了，医生又连续地使用催吐和泻下剂，于是更引起胃肠功能的衰减变化，腹泻既严重，更加呕吐，连饮食都吃不下了，这时可以用"干姜黄芩黄连人参汤"消炎，并振奋肠胃功能。

【释方】陆渊雷云："凡朝食暮吐者，责其胃寒，食入即吐者，责其胃热，胃热，故用芩连，本方证，胃虽热而肠则寒，故芩连与干姜并用。""人参"在本方尤具有强壮作用。

360

【原文】下利有微热而渴，脉弱者，今自愈。

【校勘】《玉函经》：无"今"字。

【串解】程应旄云："下利脉绝者死，脉实者亦死，必何如而脉与证合也，缘厥阴下利，为阴寒胜，微热而渴，则阳热复也，脉弱知邪已退，而经气虚耳，故令自愈。"

有"微热"而"脉弱"，说明正气虽弱，已有亢奋的机势，"自愈"正说明有这种转机的可能性，并不是勿药而愈。

【语译】患厥阴病腹泻，渐次有些微的发热、发渴现象，脉搏虽稍弱，但已有好转的征象了。

361

【原文】下利脉数，有微热汗出，今自愈，设复紧，为未解。(原注："一云设脉浮复紧"。)

【校勘】《千金翼方》："有"作"若"；"汗出"下有"者"字；"自愈"上无"今"字，《玉函经》同。

【串解】成无己云："下利，阴病也，脉数，阳脉也，阴病见阳脉者生，微热汗出，阳气得通也，利必自愈，诸紧为寒，设复脉紧，阴气犹胜，故云未解。"

下利、微热、汗出，而脉数，是阳证，"设复紧"，是阴证，也就是体力衰竭的阴寒证。可参看第283条。

【语译】腹泻，有轻微的发热、出汗，脉搏至数亦稍快一点，这种阳性病是容易治疗的，假如体液未得补充而脉搏现紧，这是体力衰弱的阴寒征象，可能病变还在发展着。

【原文】下利手足厥冷，无脉者，灸之不温，若脉不还，反微喘者，死。少阴负趺阳者，为顺也。

【校勘】《玉函经》："若"作"而"。《玉函经》、成无己本："少阴"以下，均另立一条。

【音义】负，依也，荷也。

【句释】"少阴负趺阳"，"少阴"指足太溪脉，即后胫骨动脉，"趺阳"即胫前动脉，后胫动脉和前胫动脉都很调匀，好像相互依荷一般，所以"为顺"。

【串解】成无己云："下利手足厥逆无脉者，阴气独胜，阳气大虚也，灸之，阳气复，手足温而脉还，为欲愈。若手足不温，脉不还者，阳已绝也，反微喘者，阳气脱也。"

"少阴负趺阳者，为顺也"，历代注家均以"水土"穿凿解说，其实即足动脉的调匀，说明心脏还没有十分衰竭，所以为顺。

【语译】腹泻而四肢厥冷，脉搏的搏动也诊察不到了，急用艾灸温经回阳。假如灸了手足还是厥冷，脉搏还是诊察不到，甚而又现喘息，多半都属死证。假如足部少阴和趺阳两动脉还很调匀，便还有一线生机的希望。

【原文】下利，寸脉反浮数，尺中自涩者，必清脓血。

【串解】成无己云："下利者，脉当沉而迟，反浮数者，里有热也。涩为无血，尺中自涩者，肠胃血散也，随利下必便脓血。清与圊通，《脉经》曰：清者，厕也。"

清脓血后，脉搏才现涩，这仍是倒装句法。

【语译】腹泻而现浮数的脉搏，里热太重，是便血的征象，便血以后，脉搏自然又会转变为滞涩了。

364

【原文】下利清谷，不可攻表，汗出必胀满。

【校勘】《玉函经》："不可攻"下有"其"字。

【串解】成无己云："下利者，脾胃虚也，胃为津液之主，发汗亡津液，则胃气愈虚，必胀满。"

陆渊雷云："虚胀之故，营养液停潴而不被吸收，所谓脾不健运，一也，胃肠之内容物不消化不下降，发酵而产生气体，二也。"

【语译】腹泻排消化不良性的粪便，是由于胃肠功能的不健康，不要轻率地使用发汗剂，汗出多了，反会引起虚胀的症状来。

365

【原文】下利，脉沉弦者，下重也。脉大者，为未止。脉微弱数者，为欲自止，虽发热，不死。

【校勘】《玉函经》《千金翼方》："下重"下无"也"字。《千金翼方》："脉大"上有"其"字。

【串解】汪琥云："此辨热利之脉也。脉沉弦者，沉主里，弦主急，故为里急后重，如滞下之证也。脉大者，邪热甚也，经云，大则病进，故为利未止也。脉微弱数者，此阳邪之热已退，真阴之气将复，故为利自止也。下利一候，大忌发热，兹者脉微弱而带数，所存邪气有限，故虽发热，不至死耳。"

本条是从脉搏的性状来辨识病理变化的机转，老于临床的，常有这些经验，但并不是单凭脉以定治疗。

【语译】患腹泻而里急后重的，常见到沉弦的脉搏，假使脉搏现浮大，每每是病势在发展的征象，相反，脉搏如见微弱带数，是邪去正愈，病变不会再发展的了，这时虽小有发热，也是无甚关系的。

366

【原文】下利脉沉而迟，其人面少赤，身有微热，下利清谷者，必郁冒汗出而解，病人必微厥，所以然者，其面戴阳，下虚故也。

【校勘】《玉函经》："清谷"下无"者"字。

【串解】成无己云："下利清谷，脉沉而迟，里有寒也，面少赤，身有微热，表未解也。病人微厥，《针经》曰：下虚则厥。表邪欲解，临汗之时，以里先虚，必郁冒然后汗出而解也。"

成氏所解虽是，但把"戴阳"和"面赤"混为一谈了，本条的精神，全在辨识这点，因为面少赤、微热，属阳证，可以郁冒汗出而解；戴阳是阴证，为下虚，其人必微厥。一实一虚，不可混为一谈。

【语译】患腹泻病，脉搏现沉迟，如周身轻度发热，面部有充血的情况，虽然胃肠功能不好，排泄消化不良的粪便，但一经郁冒出汗，病证必然会随汗出而减轻。假如病人四肢厥冷，而面部有戴阳的情况时，应该防止虚脱，因为这是下元虚损的证候。

367

【原文】下利脉数而渴者，今自愈，设不差，必清脓血，以有热故也。

【校勘】《玉函经》《千金翼方》："脉"字下有"反"字。《仲景全书》："今"作"令"。

【串解】周扬俊云："下利脉数而渴，邪虽未尽，而数为热征，则亦阳气自复之候，而无利久入阴之虞。亦可自愈，而不愈者，必热势向盛，此不但利不止，而必至圊脓血耳。以此推之，则其脉必数而有力者也。"

本条为热利候，所以常器之用"黄芩汤"，王宇泰用"黄连汤"。

【语译】腹泻、口渴，而脉搏加快，如服药能逐渐好转，是病势不重，如不好转，甚至便血便，这是里热增高了的缘故。

368

【原文】下利后脉绝，手足厥冷，晬时脉还，手足温者生，脉不还者死。

【校勘】《玉函经》："脉"字上有"其"字，无"冷"字；"生"字下无"脉"字；"不还"下有"不温"二字。《千金方》："脉不还者死"作

"不还不温者死"。

【句释】"晬时"，成无己云："周时也"，就是一般说的"对朝"。

【串解】钱潢云："寒邪下利，而六脉已绝，手足厥冷，万无更生之理，而仲景犹云周时脉还，手足温者生，何也？夫利有新久，若久利脉绝，而至手足厥冷，则阳气以渐而虚，直至水穷山尽，阳气磨灭殆尽，脉气方绝，岂有复还之时。惟暴注下泄，忽得之骤利，而厥冷脉绝者，则真阳未至陡绝，一时为暴寒所中，致厥利脉伏，真阳未至陡绝，故阳气尚有还期。此条乃寒中厥阴，非久利也，故云晬时脉还，手足温者生，若脉不见还，是孤阳已绝而死也。"

本条为暴泄利，钱说固是，如急性肠炎、霍乱等，多有这类证候。

【语译】患腹泻而手足厥冷，脉搏停止，如果是急性病，救治及时，等一些时候脉搏又开始波动，手足渐次转暖，这还有好转的希望，否则，便没有生机了。

369

【原文】伤寒下利日十余行，脉反实者，死。

【校勘】《千金翼方》："脉"字上有"其人"二字。

【串解】成无己云："下利者，里虚也，脉当微弱，反实者，病胜脏也，故死。"

陆渊雷云："凡病脉证不相应者，难治，事实上诚有之，旧说谓阴证见阳脉者生，阳证见阴脉者死，则迷信脉法之言，殊非事实。即如此条，下利脉实，非阴证见阳脉乎，何以主死？暑病人参白虎证，其脉弦细芤迟（《金匮要略·痓湿暍篇》），非阳证见阴脉乎，何以可治？其不足信明矣。下利脉实，乃心脏起虚性兴奋，以图背城借一，卒之心脏愈益疲敝以死，余所经验，但觉血液在血管中劲疾直前，不复有波动起落，盖脉管已失弹力，而心脏之虚性兴奋未已也，若是者，其死不出一周时，所谓真脏脉见者，盖亦不外此理，若《内经》所言真脏之象，竟未一遇，殆古人想当然之说，非纪实也。"

【语译】患伤寒病，严重的腹泻，一天要上厕所十多次，而又出现心脏虚性兴奋脉搏的，往往预后不良。

【原文】下利清谷，里寒外热，汗出而厥者，通脉四逆汤主之。

【校勘】《玉函经》："厥"字下无"者"字。

【串解】汪琥云："下利清谷，为里寒也，外热，为身微热，兼之汗出，此真阳之气，外走而欲脱也，前条汗出为欲解（按：第366条），此条汗出而反厥，乃阳气大虚也，与通脉四逆汤，以温经固表，通内外阳气。"

第317条云："少阴病，下利清谷，里寒外热，手足厥逆，脉微欲绝，身反不恶寒，其人面色赤……脉四逆汤主之。"与本条比较，虽一在少阴，一在厥阴，这两证是有共通性的，因为两条都有下利清谷、里寒外热、发厥等主要症状，所不同的，一个"汗出"，一个"面色赤"，但总是虚阳欲脱的现象，所以都用"通脉四逆汤"，因此，本条也应有"脉微欲绝"，可以想见。

【语译】患腹泻，排泄的尽是些消化不良性粪便，汗水不断地出，而手足厥冷，这是真寒假热证，可以用"通脉四逆汤"回阳救里。

【原文】热利下重者，白头翁汤主之。

白头翁汤方：

白头翁二两　黄柏三两　黄连三两　秦皮三两

上四味，以水七升，煮取二升，去滓，温服一升，不愈，更服一升。

【校勘】《玉函经》：无"者"字。

白头翁汤方。《金匮要略》《仲景全书》《玉函经》：白头翁都作"三两"。

【句释】"下重"，即里急后重，一般叫坠胀，为肛门括约肌挛缩的结果。

【串解】《医宗金鉴》云："热利下重，乃火郁湿蒸，秽气奔逼广肠。魄门重滞而难出，即《内经》所云，暴注下迫者，是也。"

下利而有多种热性症状的，便叫作"热利"，并可以概肠炎、痢疾而言。

【语译】无论腹泻或痢疾，只要是属于热性，而有里急后重情况的，都可以用"白头翁汤"。

【释方】钱潢云："白头翁，《神农本草经》言其能逐血止腹痛，陶弘景谓其能止毒痢，故以治厥阴热痢，黄连苦寒，能清湿热，厚肠胃，黄柏泻下焦之火，秦皮亦属苦寒，治下痢崩带，取其收涩也。"

本方经实验，抗生作用很大，凡属热性下痢，无论肠炎、痢疾，疗效都很高。

372

【原文】下利腹胀满，身体疼痛者，先温其里，乃攻其表，温里宜四逆汤，攻表宜桂枝汤。

【校勘】成无己本：无两"宜"字。《玉函经》：无"者"字。

【串解】成无己云："下利腹满者，里有虚寒，先与四逆汤温里，身疼痛为表未解，利止里和，与桂枝汤攻表。"

本条与第91条同一意义，可参看。

【语译】腹泻并见腹部胀满，如果是由于胃肠功能的衰减，虽然有身体疼痛的表证，仍应当先行强壮胃肠功能，再行解表，强壮胃肠功能，可以用"四逆汤"，解表可用"桂枝汤"。

373

【原文】下利欲饮水者，以有热故也，白头翁汤主之。

【校勘】《玉函经》《千金翼方》："以有"作"为有"；"也"字上无"故"字。

【串解】钱潢云："此又申上文热利之见证，以证其为果有热者，必若此治法也。夫渴与不渴，乃有热无热之大分别也，里无热邪，口必不渴，设或口干，乃下焦无火，气液不得蒸腾，致口无津液耳，然虽渴亦不能多饮。若胃果热燥，自当渴欲饮水，此必然之理也。宁有里无热邪，而能饮水者乎。"

高热水分消失过多了，所以便缺水发渴。

【语译】腹泻口渴，要多喝水，这是里热证的现象，可以用"白头翁汤"的清热剂。

374

【原文】下利谵语者，有燥屎也，宜小承气汤。

【校勘】《千金翼方》："下利"下有"而"字；"谵语"下无"者"字；"有"字上有"为"字；"燥屎"下无"也"字。

【串解】《医宗金鉴》云："下利里虚，谵语里实，若脉滑大，证兼里急，知其中必有宿食也。其下利之物，又必稠黏臭秽，知热与宿食，合而为之也，此可决其有燥屎也，宜以小承气汤下之。于此推之，可知燥屎不在大便硬与不硬，而在里之急与不急，便之臭与不臭也。"

诚如《医宗金鉴》所说，下利用泻下剂的，不一定在"燥屎"，凡是肠道里有炎性渗出物，和一些有毒物质，可以助长炎症的发展时，都可以用泻下剂，洗涤肠内容物，《医宗金鉴》说在里之"急"与"不急"，便之"臭"与"不臭"，确是临床着眼处。

【语译】腹泻而高热神昏谵语，这时肠道里可能有许多炎性有毒物质的存在，可以用"小承气汤"来涤除它。

375

【原文】下利后更烦，按之心下濡者，为虚烦也，宜栀子豉汤。

【校勘】《玉函经》："栀子"上无"宜"字；"汤"字下有"主之"两字。

【串解】方有执云："更烦，言本有烦，不为利除而转甚也。"柯韵伯云："虚烦，对胃家实热而言，是空虚之虚，不是虚弱之虚。"

惟其空虚，所以按之而濡，这是余热未尽，不是胃实不除，所以不用承气而用"栀子豉汤"。

【语译】腹泻虽稍为减轻一点，但更加烦躁了，按摩腹部却是濡软的，这是余热未尽的虚烦证，可以用"栀子豉汤"清除余热。

表 37　第 353 至 375 条内容表解

下利
- 性质：里证（370，372）
- 机转
  - 泻下征象
    - 脉象：紧，大（361，365）
    - 自觉症：腹中痛，转气下趣少腹（358）
  - 好转
    - 脉象：弱，数，微弱数，少阴负趺阳（360，361，362，365，367）
    - 症状：有微热而渴，汗自出，面少赤，身有微热，手足温（360，361，366，367，368）
  - 预后不良
    - 脉象：无脉，脉不还，脉反实（362，368，369）
    - 症状：手足厥冷，灸之不温，反微厥，戴阳（362，366）
  - 热甚：脉浮数（363）
  - 失血：尺中自涩（363）
  - 下重：脉沉弦（365）
- 治疗
  - 原则：不可攻表（364）
  - 里寒兼表证：先温其里，乃攻其表（372）
- 辨证施治
  - 寒证
    - 四逆汤证：下利厥逆恶寒，内拘急，四肢疼（353，354，372）
    - 通脉四逆汤证：下利清谷，里寒外热，汗出而厥（370）
  - 麻黄升麻汤证
    - 脉象：寸脉沉而迟，下部脉不至（357）
    - 症状：手足厥逆，喉咽不利，唾脓血，泄利不止（357）
  - 热证
    - 白头翁汤证：热利下重，欲饮水（371，373）
    - 栀子豉汤证：下利后更烦，按之心下濡（375）
  - 实证：小承气汤证——下利，谵语，有燥屎（374）
  - 蓄水证：茯苓甘草汤证——厥而心下悸（356）
  - 上热下寒证：干姜黄芩黄连人参汤证——本自寒下，更逆吐下，食入即吐（359）
  - 兼胃实证
    - 脉象：乍紧（355）
    - 症状：心下满而烦，饥不能食（355）
    - 病理：邪结在胸中（355）
    - 处方：瓜蒂散（355）

复习题

1. 表里两病，先解表后攻里，是治疗法则，为什么第 372 条说先温其里，乃攻其表呢？

2. 为什么手足厥逆不温和戴阳，都是预后不良的征象？

3. 干姜黄芩黄连人参汤中温补药与苦寒药并用，是什么作用？

4. 麻黄升麻汤的配伍，和它所主治的证候，是相符合的吗？

第五节 第 376 至 381 条

第 376 至 381 条等 6 条，辨论呕哕一类的证治。

376

【原文】呕家有痈脓者，不可治呕，脓尽自愈。

【校勘】《玉函经》："痈脓"下无"者"字；"呕"字作下句读。

【串解】陆渊雷云："呕本是病理机转，其人甚困苦，本当以法止之，若呕出痈脓者，则其呕为排除有害物之天然作用，当与排脓汤散（皆《金匮要略》方）等助其祛脓，脓尽则呕自止。若强止其呕，则脓不得出，生他变矣。此条旧注多以为肺痈，余谓是胃或食道之溃疡，当云胃痈，若肺痈，则其脓咯出，非呕出者。"

【语译】体内有脓疡病灶而作呕的，不要单独治呕，应着重排脓，脓排除完了，呕便好了。

377

【原文】呕而脉弱，小便复利，身有微热，见厥者难治，四逆汤主之。

【串解】成无己云："呕而脉弱，为邪气传里，呕则气上逆，而小便当不利，小便复利者，里虚也，身有微热见厥者，阴胜阳也，为难治，与四逆汤温里助阳。"

呕而脉弱，微热见厥，这是用四逆汤的关键，小便利不利，并不是主要的。

【语译】呕吐而脉搏微弱，热并不显著，而四肢厥冷，兼以小便清利，这是里虚证，不很好地掌握住病情，是很难治的，可以用"四逆汤"温里扶阳。

378

【原文】干呕吐涎沫，头痛者，吴茱萸汤主之。

【校勘】《玉函经》《千金翼方》："头痛"上有"而复"两字，下无"者"字。

【句释】"涎沫"，钱潢云"黏饮白沫也"，即浆液性痰之类。

【串解】舒驰远云："此条多一干字，既吐涎沫，何为干呕，当是呕吐涎沫，盖为阴邪协肝气上逆，则呕吐涎沫。"

这颇像慢性胃炎，一阵干呕之后，又吐出酸性黏液物，头痛，即由于这等物质的刺激所引起反射性的痛。吴茱萸为制酸药，人参、生姜、大枣，强壮胃功能用之多效。第 324 条的少阴病，膈上有寒饮干呕，用四逆汤，"寒饮"，正是这条所吐的"涎沫"。

【语译】患慢性胃炎病，干呕之后，又吐一些浆液性的东西，甚而还有头痛的，都可以用"吴茱萸汤"。

379

【原文】呕而发热者，小柴胡汤主之。

【校勘】《玉函经》：本条列在第 377 条前。

【串解】成无己云："经曰：呕而发热者，柴胡证具（按：第 149 条）。"

呕吐发热，固然是小柴胡证之一，但还须配合全面的证候来决定。

【语译】呕吐，而有往来寒热等柴胡汤证候的，可以用"小柴胡汤"。

380

【原文】伤寒大吐大下之，极虚，复极汗者，其人外气怫郁，复与之水，以发其汗，因得哕，所以然者，胃中寒冷故也。

【校勘】成无己本、《玉函经》："极汗"下有"出"字；"其人"上有"以"字。

【句释】"外气怫郁"，即表闭不得出汗的形容，见第 48 条。"复与之水"，钱潢云"复与之暖水，以发其汗"，这与服桂枝汤啜热稀粥以助药力发汗是一个道理。

【串解】成无己云："大吐大下，胃气极虚，复极发汗，又亡阳气，外邪佛郁于表，则身热，医与之水，以发其汗，胃虚得水，虚寒相搏成哕也。"

外气佛郁，正是"复与之水以发其汗"的动机，并不是发汗以后，还在外气佛郁。得水作哕，与第 209 条、226 条的哕，同一理由，为胃功能的衰减所致，所以叫作"胃中虚冷"。

【语译】患伤寒病，经过催吐或泻下以后，体力已经虚弱极了，但医生见着它有汗闭不出的现象，便多给以热水吃，使其出汗，汗虽然出了，但是，引起了哕逆的发作，这是由于胃功能相当衰弱的缘故。

381

【原文】伤寒哕而腹满，视其前后，知何部不利，利之即愈。

【校勘】《玉函经》："视"作"问"。成无己本："即愈"作"则愈"。

【串解】《医宗金鉴》云："伤寒哕而不腹满者，为正气虚，吴茱萸汤证也；哕而腹满者，为邪气实，视其二便，何部不利，利之则愈也。"

汪琥云："常器之云，前部不利，猪苓汤，后部不利，调胃承气汤，愚以须小承气汤利之。"

哕，总是横隔膜的神经反射性症状，无论前部或后部不利，总是由于有害物质的刺激所引起，所以"利之即愈"。

【语译】患伤寒病以后，现干哕而腹部胀满的，这总是里实证居多，观察是否大小便的某一方面有所障碍，只要把有阻碍的一方面通畅了，干哕和腹满的症状自然就会消失的。

表 38　第 376 至 381 条内容表解

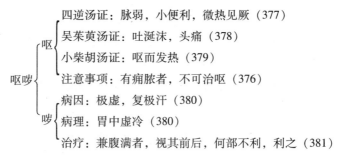

复习题

1. 呕家有痈脓病灶，为什么不必要治呕？

2. 哕证有虚有实，怎样鉴别？

1476

辨霍乱病脉证并治

霍乱菌毒，有麻痹腹部神经的作用，所以真性霍乱多半都没有腹痛症。有些人便凭这个理由认为古时中国并没有真性霍乱，约于 1817 年后，中国才开始有真性霍乱的记载，遽闻之，似有理由。但《素问》说："太阴所至，为中满，霍乱吐下。"并不曾有"腹痛"的症状，本篇记载的 10 条，也不曾有"腹痛"的症状，如"腹满而吐，食不下，自利益甚，时腹自痛"（按：第273条），仲景已经把它叫作"太阴病"，而不叫作"霍乱"了。又《诸病源候论》的霍乱腹心胀满候、霍乱下利不止候、霍乱欲死候、霍乱呕哕候、霍乱烦渴候、霍乱心烦候、霍乱干哕候等，都不曾有"腹痛"症状，因此，欲据这一理由，来否定 18 世纪以前的中医药文献都不记载真性霍乱是不够正确的。并且急性胃肠炎很少有腓肠肌挛痛或痉挛的症状，而古代文献记载的霍乱，一再提到转筋、筋急、结筋等，急性胃肠炎无有不吐或不利的，但在《诸病源候论》里却记载有不吐不利的干性霍乱，这亦是有力的反证。不过古代文献所记载的霍乱，包括有急性胃肠炎病，这是毫无问题的，但却不能因此便否定它丝毫没有真性霍乱的记载了。《太平御览》引《春秋考异邮》说："襄公朝荆，士卒度岁，愁悲失时，泥雨暑湿，多霍乱之病。"《汉书·严助传》说："夏月暑时，呕泄霍乱之病，相随属也。"这说明霍乱病在古时仍然是按照季节性流行着的，为什么要叫作霍乱呢？《诸病源候论》说："霍乱，言其病挥霍之间便致缭乱也。"

——从第 382 条至第 391 条。

第 382 至 391 条等 10 条，辨识霍乱（包括急性胃肠炎）一类证治。

382

【原文】问曰：病有霍乱者何？答曰：呕吐而利，此名霍乱。

【校勘】成无己本、《玉函经》："此名"作"名曰"。《千金翼方》："何"字下有"也"字；"此名"作"此为"。

【句释】"霍乱"，《千金方》云："原夫霍乱之为病也，皆因食饮，非关鬼神，夫饱食肫胲，复餐乳酪，海陆百品，无所不啖，眠卧冷席，多饮寒浆，胃中诸食，结而不消，阴阳二气，拥而反戾，阳气欲升，阴气欲降，阴阳乖隔，变成吐痢，头痛如破，百节如解，遍体诸筋，皆为回转，论证虽小，卒病之中，最为可畏。"

这样急遽的吐利，并不腹痛而转筋，殆为真性霍乱。

而《诸病源候论》云："霍乱者，人温凉不调，阴阳清浊二气有相干乱之时，其乱在于肠胃之间者，因遇饮食而变，发则心腹绞痛，其有先心痛者，先吐；先腹痛者，则先痢；心腹并痛者，则吐利俱发。""心"指胃，"腹"指肠，胃肠疼痛、呕吐、下利，这确又是急性胃肠炎症了。

【串解】成无己云："邪在中焦，则即吐且利，以饮食不节，寒热不调，清浊相干，阴阳乖隔，遂成霍乱，轻者止曰吐利，重者挥霍撩乱，名曰霍乱。"

呕吐而利，是中医认识霍乱的主要症状，但仍须配合特有的面容，皮肤干燥，富有皱襞，体温低落，米泔汁样的无臭粪便等方面，才可能作疑似的判断。

【语译】问：什么样叫作霍乱病？答：上吐下泻，这便是霍乱病的主要症状。

383

【原文】问曰：病发热头痛，身疼恶寒吐利者，此属何病？答曰：此名霍乱，霍乱自吐下，又利止，复更发热也。

【校勘】成无己本："自吐下"上无"霍乱"两字。《玉函经》："恶寒"下有"不复"两字；"此名"作"当为"；无"自"字和"又"字。《千金翼方》："恶寒"下有"而复"两字。

【串解】成无己云："发热头痛，身疼恶寒者，本是伤寒，因邪入里，伤于脾胃，上吐下利，令为霍乱，利止里和，复更发热者，还是伤寒，必汗出而解。"

本条是急性胃肠炎症，并不是霍乱，因为霍乱的初起和末尾，都很少有发热的，所以成无己解释为"本是伤寒"。

【语译】问：有个病症，现发热恶寒，头痛身疼，上吐下利等症，究竟这是什么病呢？答：这是急性胃肠炎症，所以它虽然上吐下泻，一直到腹泻终止，还呈现着发热的症状。

384

【原文】伤寒，其脉微濇者，本是霍乱。今是伤寒，却四五日，至阴经上，转入阴必利。本呕下利者，不可治也。欲似大便，而反失气，仍不利者，此属阳明也，便必硬，十三日愈，所以然者，经尽故也。下利后，当便硬，硬则能食者愈。今反不能食，到后经中，颇能食，复过一经能食，过之一日当愈，不愈者，不属阳明也。

【校勘】《玉函经》："必利"作"当利"；"本呕下利者"句，"本"字下有"素"字；"不可治"作"不治"两字；"欲似"作"似欲"；"而反"作"但反"；"仍不利者"作"而仍不利"；"此属阳明也"句作"是为属阳明"；"必硬"作"必坚"；"下利后"句以下，另立一条，成无己本同。《玉函经》：两"硬"字都作"坚"；"不愈者"作"若不愈"。

【串解】《医宗金鉴》云："此承上条，辨发热、头痛、身疼、恶寒、吐利等证，为类伤寒之义也。若有前证而脉浮紧，是伤寒也。今脉微涩，本是霍乱也，然霍乱初病，即有吐利，伤寒吐利，却在四五日后，邪传入阴经之时，始吐利也。此本是霍乱之即呕吐、即下利，故不可作伤寒治之，俟之自止也。若止后，似欲大便，而去空气，仍不大便，此属阳明也。然属阳明者，大便必硬，虽大便硬，乃伤津液之硬，未可下也，当俟至十三日经尽，胃和津回，便利自可愈矣。若过十三日，大便不利，为之过经不解，下之可也……下利后，肠胃空虚，津液匮乏，当大便硬，硬则能食者，是为胃气未复，至十三日经回便利，当自愈也。今反不能食，是为未复，俟到十三日后，过经之日，若颇能食，亦当愈也，如其不愈，是为当愈不愈也，当愈不愈者，则可知不属十三日过经便硬之阳明，当属吐利后胃中虚寒不食之阳明，或属吐利后胃中虚燥之阳明也，此则非药不可，俟之终不能自愈也，理中、脾约，择而用之可矣。"

本条应分做五段看："伤寒"至"霍乱"是一段，说明霍乱本病；"今是"至"必利"是二段，解释"伤寒"和"霍乱"的不同；"本呕"至"故也"是三段，介绍阳明病的病变经过；"下利"至"当愈"是四段，申叙利后好转的机势；最末两句是五段，说明下利后的其他病变。《金鉴》所释，穿凿仍多。陆渊雷云："却四五日以下，词理俱不可通，不可强解"，虽未免失之太苛，本条究于临床上无甚益处。所指"霍乱"，仍是胃肠炎症。

【语译】有发热恶寒，头痛身疼等伤寒症状，而又呕吐腹泻，呈现微涩的脉搏时，这是急性胃肠炎症的证候。假使是伤寒，绝不会开始就发生吐泻的，一定要是在四五天以后，胃肠功能有了三阴经的病变时，才能渐次地发生腹泻。但本病开始就见呕吐、腹泻，所以不要把它当作一般的伤寒来医治。假如泻下以后，仅有点坠胀，常常放屁，并不再泄泻，这是有转向阳明经的机势，大便会逐渐变得干燥。如大便干燥并不太严重，不到十多天，肠液慢慢地增加起来，把宿粪排泄了，自然就会好的。本来腹泻过后，由于津液的损伤，大便往往会变干燥，只要对于食欲并无妨碍，短时期自然会好转的。即或食欲稍有妨碍，再经过一天两天，还是会好转的。一旦食欲从此衰减下去，长时间不好，这是发生了其他的病变，就不是阳明的问题了。

385

【原文】恶寒脉微（原注"一作缓"。）而复利，利止，亡血也，四逆加人参汤主之。

四逆加人参汤方：

甘草二两，炙　附子一枚，生，去皮破八片　干姜一两半　人参一两

上四味，以水三升，煮取一升二合，去滓，分温再服。

【校勘】《玉函经》：无"一作缓"三字旁注，成无己本同。

四逆加人参汤方。《千金方》《外台秘要》：人参作"三两"。成无己本：不载本方，只于第10卷云："于四逆汤方内，加人参一两，余依四逆汤法服。"

【句释】"亡血"，与亡津液同一意义。

【串解】成无己云："恶寒脉微而利者，阳虚阴胜也，利止，则津液内竭，故云亡血。《金匮玉函》曰：水竭则无血，与四逆汤温经助阳，加人参生津液益血。"

下利，到了恶寒脉微的时候，便要注意到扶阳益阴的方法，"四逆加人参汤"便是这一类的有效方剂。万一到了利止亡血的时候，也就是利无可利，血弱气尽，病势危急了。

【语译】腹泻到了体温低落、脉搏微弱的时候，便要用"四逆加人参汤"的强心剂，万一到了肚子里已经没有东西可泻，血循环都发生了障碍时，病势就危险极了。

【释方】魏荔彤云："于温中之中，佐以补虚生津之品，凡病后亡血津枯者，皆可用也，不止霍乱也，不止伤寒吐下后也。"所以张景岳以本方为"四味回阳饮"，治元气虚脱，危在顷刻者。

386

【原文】霍乱，头痛发热，身疼痛，热多欲饮水者，五苓散主之，寒多不用水者，理中丸主之。

理中丸方：（原注云："下有作汤加减法"。）

人参　干姜　甘草炙　白术各三两

上四味，捣筛，蜜和为丸，如鸡子黄许大，以沸汤数合，和一丸，研碎，温服之，日三四，夜二服，腹中未热，益至三四丸，然不及汤。汤法，以四物依两数切，用水八升，煮取三升，去滓，温服一升，日三服。若脐上筑者，肾气动也，去术，加桂四两；吐多者，去术，加生姜三两；下多者还用术；悸者，加茯苓二两；渴欲得水者，加术，足前成四两半；腹中痛者，加人参，足前成四两半；寒者，加干姜，足前成四两半；腹满者，去术，加附子一枚。服汤后如食顷，饮热粥一升许，微自温，勿发揭衣被。

【校勘】成无己本："丸"作"圆"，《玉函经》作"汤"，《千金翼方》同。

理中丸方。《玉函经》："丸"作"圆"；"筛"字下有"为末"两字；"如鸡子黄许大"句作"如鸡子黄大"；"日三服"句下有"加减法"三字。"差后病篇"、《玉函经》、成无己本："日三四"均作"日三服"。

【串解】陆渊雷云："此条言霍乱即转全身症状时，分热多、寒多两种治法，热多、寒多，是言其因，非言其证，从欲饮水与不用水上勘出，病虽转属全身症状，其吐利仍未止，何以知之，以五苓散主水入则吐，理中丸亦主吐利故也。五苓散必小便不利，此条不言者，省文也，凡霍乱小便不利者，预后多恶，故五苓为霍乱要药，由药效以测病理，知头痛发热身疼，皆尿中毒所致，其证颇近于表，理中则专治胃肠，其证仍在于里，虽有全身症状，自较五苓为少也。"

"五苓"和"理中"都是真性霍乱的主方，但本条是否真霍乱，很难肯定，因真霍乱的发热身疼等症，在临床上究属少见。

【语译】患霍乱病，同时还出现头痛、发热、周身疼痛等症状，如果是因于热多而口渴喝水的，可以用"五苓散"；如果是因于寒多而不口渴喝水的，可以用"理中丸"。

【释方】陆渊雷云："理中丸、人参汤为太阴病主方，其证心下痞硬，腹痛吐利。心下痞硬且吐者，胃机能衰弱也，人参、干姜主之，腹痛者，肠寒而蠕动亢进也，干姜主之，下利者，小肠有卡他性炎症，肠内容物不被吸收，反有炎性渗出物流于肠道也，术主之，吐利腹痛，则急迫可知，甘草主之……今以治霍乱者，以霍乱之吐利，由胃肠感寒而起，补救本体之弱点，即所以抵抗毒害性物质也。"

387

【原文】吐利止，而身痛不休者，当消息和解其外，宜桂枝汤小和之。

【句释】"消息""小和"，方有执云："消息，犹言斟酌也，小和，言少少与服，不令过度之意也。"

【串解】成无己云："吐利止，里和也，身痛不休，表未解也，与桂枝汤小和之。《外台》云：里和表病，汗之则愈。"

吐利是里证，身痛是表证，里急便先治里后解表，急则治其急，缓则治其缓，这也是治疗原则之一。

【语译】呕吐、腹泻的里急证，已经逐渐好转了，但周身疼痛的表证还存在，便当斟酌表证的情况，给以和解，如"桂枝汤"一类的轻度解表方剂就行了。

388

【原文】吐利汗出，发热恶寒，四肢拘急，手足厥冷者，四逆汤主之。

【串解】陆渊雷云："此霍乱极期之正治法，四肢拘急，盖即所谓转筋，俗称吊脚痧者是也。凡真性霍乱，于极期无有不作四逆证者，俗传霍乱有寒热二种，热者宜黄连剂，热多寒少，因议四逆汤之不可用，不知所谓热霍乱者，不过急性胃肠炎症，服泻心汤，病即良已，不若真霍乱之危急。"陆氏之说良是，就是发热者亦很少见。

【语译】患霍乱病，呕吐腹泻，出汗恶寒，虽曾一度轻微发热，但四肢厥冷，甚至发生痉挛，宜急用"四逆汤"的强心剂。

389

【原文】既吐且利，小便复利，而大汗出，下利清谷，内寒外热，脉微欲绝者，四逆汤主之。

【校勘】《玉函经》："内寒"作"里寒"。

【串解】钱潢云："吐利，则寒邪在里，小便复利，无热可知，而大汗出者，其阳虚衰，而卫气不密，阳虚汗出也，下利清谷，胃寒不能杀谷也，内寒外热，非表邪发热，乃寒盛于里，格阳于外也，阴寒太甚，阳气寖微，故脉几欲绝也，急当挽救真阳，故以四逆汤主之。"

第 317 条云："少阴病，下利清谷，里寒外热，手足厥逆，脉微欲绝……通脉四逆汤主之。"第 370 条云："下利清谷，里寒外热，汗出而厥者，通脉四逆汤主之。"是本条仍然是通脉四逆汤证为妥。

【语译】呕吐腹泻，小便和汗水都多，尽排些消化不良性粪便，脉搏极其微弱，这是真寒假热的证候，应该急用"四逆汤"一类的强心剂。

390

【原文】吐已下断，汗出而厥，四肢拘急不解，脉微欲绝者，通脉四逆加猪胆汤主之。

通脉四逆加猪胆汁汤方：

甘草二两，炙　干姜三两，强人可四两　附子大者一枚，生去皮破八片　猪胆汁半合

上四味，以水三升，煮取一升二合，去滓，内猪胆汁，分温再服，其脉

即来。无猪胆，以羊胆代之。

【校勘】成无己本、《玉函经》："猪胆"下有"汁"字。《外台秘要》：不用猪胆汁，《千金方》同，并作"吐下已断"。

成无己本不载本方，只于第10卷云："于四逆汤方内，加入猪胆汁半合，余依前法服，如无猪胆以羊胆代之。"

【串解】张锡驹云："吐已下断者，阴阳气血俱虚，水谷津液俱竭，无有可吐而自已，无有可下而自断也，故汗出而厥，四肢拘急之亡阴证，与脉微欲绝之亡阳证，仍然不解，更宜通脉四逆加猪胆，启下焦之生阳，而助中焦之津液。"这是阳亡津竭的危证。

【语译】急剧呕吐腹泻的结果，已经到了无物可吐，无物下泻的时候，又兼以大汗亡阳，四肢厥冷挛急，脉搏也极度的微弱，这是阳亡阴绝的险证，急用"通脉四逆加猪胆汁汤"以图万一。

【释方】吴仪洛云："汗出而厥，阳微欲绝，而四肢拘急，全然不解，又兼无血以柔其筋，脉微欲绝，固为阳之欲亡，亦兼阴气亏损，故用通脉四逆以回阳，而加猪胆汁以益阴，庶几将绝之阴，不致为阳药所劫夺也。注认阳极虚，阴极盛，故用反佐之法，以通其格拒，误矣。"

猪胆汁在方里还有一种刺激性增加体液的作用。

391

【原文】吐利发汗，脉平，小烦者，以新虚不胜谷气故也。

【校勘】"发汗吐下后篇"："发汗"下有"后"字。

【串解】魏荔彤云："吐利发汗后，脉遂就平，病遂差可，此尤为素日胃气有余，而病邪轻微之效也，但余小烦，乃胃气暴为吐下所虚，非素虚乃新虚也，胃既新虚，仍与以旧日之谷数，则谷气多于胃气，所以不胜谷气，而作小烦也，仲景不言治法，盖损其谷则愈之治，见于大病差后之条矣（按：第398条)，故不复赘此，凡病可云然也。"

【语译】呕吐、腹泻、出汗等症已经好转，脉搏已恢复正常，只是随时都稍微有点现烦闷，这是胃肠功能在大病后才开始好转，还没有完全康复的现象。

表 39　第 382 至第 391 条内容表解

```
              ┌主症┌脉象：微涩（384）
              │    └症状：呕吐而利（382）
              │
              │鉴别┌霍乱（急性肠炎）：发热头痛，身疼恶寒，吐利（383）
              │    └伤寒：却四五日，至阴经上，转入阴必利（384）
              │
              │    ┌四逆加人参汤┌脉象：微（385）
              │    │            └症状：恶寒复利（385）
              │    │
              │    │五苓散：头痛发热，身疼痛，热多欲饮水者（386）
              │    │
              │    │理中丸：寒多不用水者（386）
霍乱─┤治疗┤            ┌脉象：微欲绝（389）
              │    │四逆汤┤症状：吐利汗出，发热恶寒，四肢拘急，手足厥冷，
              │    │      └      小便利，清谷，里寒外热（388，389）
              │    │
              │    │通脉四逆┌脉象：微欲绝（390）
              │    └加猪胆汤└症状：吐已下断，汗出而厥，四肢拘急不解（390）
              │
              └调理┌桂枝汤证：吐利止，身痛不休（387）
                   └损谷：脉平小烦，新虚不胜谷气（391）
```

复习题

1. 真性霍乱与急性肠炎应怎样鉴别？

2. 五苓散与理中丸对霍乱病怎样掌握应用？

3. 四逆汤加人参与不加人参，在临床上怎样取舍？

辨阴阳易差后劳复病脉证并治

《诸病源候论》云："阴阳易病者，是男子妇人伤寒病新瘥未平复，而与之交接得病者，名为阴阳易也。其男子病新瘥未平复，而妇人与之交接得病者，名阳易；其妇人得病新瘥未平复，而男子与之交接得病者，名阴易，若二男二女，并不相易，所以呼为易者，阴阳相感动，其毒度著于人，如换易也。"（《伤寒病诸候下》）巢元方虽如此说，历来注《伤寒论》的亦据此以为解释，但在临床上究系何病，颇难臆测。据巢氏的说法，就是一种性交接触传染病，而条文和处方，又绝不是性病，只得存疑。

《诸病源候论》又云："伤寒病新瘥，津液未复，血气尚虚，若劳动早，更复成病，故云复也，若言语思虑则劳神，梳头澡洗则劳力，劳则生热、热

气乘虚，还入经络，故复病也。"是所谓"差后劳复"，就是疾病初好，还没完全复原，又因为过度的劳动，病又复发，这并不限于某一种病，所以《诸病源候论》里，凡伤寒、时气、热病、温病等，都列有"劳复候"。

——从第 392 条至 398 条。

第一节 第 392 条

第 392 条 1 条，辨阴阳易证治。

392

【原文】伤寒阴阳易之为病，其人身体重，少气，少腹里急，或引阴中拘挛，热上冲胸，头重不欲举，眼中生花 (原注："花，一作眵"。)，膝胫拘急者，烧裈散主之。

烧裈散方：

妇人中裈近隐处，取烧作灰。

上一味，水服方寸匕，日三服，小便即利，阴头微肿，此为愈矣。妇人病取男子裈烧服。

【校勘】《玉函经》："花"字下有"眼胞赤"三字。《千金翼方》："眼中生花"作"痂胞赤花"四字。《诸病源候论》："眼中生花"作"眼内生眯"。成无己本："裈"作"裩"。

烧裈散方。成无己本、《玉函经》"烧裈散"作"烧裩散"，并云："右取妇人中裩近隐处，剪烧灰，以水和服寸匕，日三服，小便即利，阴头微肿则愈，妇人病取男子裩当烧灰。"

【音义】裈，音昆，《玉篇》云："裠衣。"《急就篇》注云："合裆谓之裈。"《释名》云："裈，贯也，贯两脚上系腰中也。"据此，裈，即是成年人穿的下装，俗称"封裆裤"。

【串解】成无己云："其人病身体重，少气者，损动真气也。少腹里急，引阴中拘挛，膝胫拘急，阴气极也。热上冲胸，头重不欲举，眼中生花者，感动之毒，所易之气，熏蒸于上也。与烧裈散以道阴气。"

1486

综合本病的身体重，少气、少腹里急，或引阴中拘挛，膝胫拘急等，这是"下寒"证，热上冲胸，头重不欲举，眼中生花，这是"上热"证，"下寒"是真寒，也就是阴阳两虚的现象，"上热"是假热，也就是虚阳上扰的现象，成无己称前者为"阴气极"，称后者为"毒气熏蒸"。

【语译】伤寒病里有一种叫作"阴阳易"证候的，它的主要症状是，病人周身有沉重的感觉，呼吸障碍，小腹部感到急迫难过，甚至牵掣着外阴部和两膝胫亦发生痉挛，同时还觉得有热气上冲胸部，头重眼花的，可以服用"烧裈散"。

【释方】王好古云："若阴阳易果得阴脉，当随证用之，若脉在厥阴，当归四逆汤送下烧裈散。若脉在少阴，通脉四逆汤送下烧裈散，若脉在太阴，四顺理中丸送下烧裈散。"

王宇泰云："尝治伤寒病未平复，犯房室，命在须臾，用独参汤调烧裈散，凡服参一二斤余，得愈者三四人，信哉，用药不可执一也。"

可见他们都不相信独味"烧裈散"的作用，主要还是在随证处方，"烧裈散"在临床上究无治验报告。

复习题

试提出你对阴阳易病的意见。

第二节　第 393 至 398 条

第 393 至 398 条等 6 条，辨识差后劳复一类的证治。

393

【原文】大病差后劳复者，枳实栀子汤主之。

枳实栀子汤方：

枳实三枚，炙　栀子十四个，擘　豉一升，绵裹

上三味，以清浆水七升，空煮取四升，内枳实、栀子，煮取二升，下豉，更煮五六沸，去滓，温分再服，覆令微似汗。若有宿食者，内大黄如博棋子五六枚，服之愈。

【校勘】《玉函经》、成无己本："主之"句下有"若有宿食者，加大黄如博棋子大五六枚"十六字。

枳实栀子汤方。成无己本、《玉函经》："汤"字上有"豉"字。《千金方》《千金翼方》："清浆水"作"酢浆"。《玉函经》："空煮取四升"作"空煎减三升"。成无己本："内大黄"作"加大黄"；"棋子"下有"大"字；无"服之愈"三字。《千金方》《外台秘要》："五六枚"作"一枚"。

【句释】"大病"，《诸病源候论》云："大病者，中风、伤寒、热劳、温疟之类是也。"

"清浆水"，《伤寒类方》云："浆水即淘米泔水，久贮味酸为佳。"《本草蒙筌》云："浆水造法，炊粟米，热投冷水中，浸五六日，生白花，色类浆者。"《医方祖剂》中解释云："浆水，乃秫米和麴酿成，如酢而淡。"《字汇》曰："浆，米汁也。"吴仪洛云："清浆水，一名酸浆水，炊粟米，热投冷水中，浸五六日，味酢，生白花，色类浆，故名，若浸至败者，害人，其性凉，善走，能调中宣气，通关开胃，解烦渴，化滞物。"惟李时珍引嘉谟的说法，"浆水"就是"酢"，这是错误的。

【串解】钱潢云："凡大病新差，真元大虚，气血未复，精神倦怠，余热未尽，但宜安养，避风节食，清虚无欲，则元气日长，少壮之人，岂惟复旧而已哉。若不知节养，必犯所禁忌，而有劳复、女劳复、食复、饮酒复剧诸证矣。夫劳复者，如多言、多虑、多怒、多哀，则劳其神，梳洗澡浴，早坐早行，则劳其力，皆可令人重复发热，如死灰之复然，为重复之复，故谓之复。但劳复之热，乃虚热之从内发者，虽亦从汗解，然不比外感之邪，可从辛温发散取汗也，故以枳实栀子豉汤主之。惟女劳复虽为劳复之一，而其见证危险，治法迥别，多死不救。"

大病后不能过劳，这是一般调护的原则，过劳了可能复发旧病，亦可能新感，亦可能为寒，亦可能为热，进行治疗，仍应以随证施治为准。

【语译】害大病才好了以后，因过度劳动又复发了，假使这时有烦热的症状，可以用"枳实栀子汤"。

【释方】汪琥云："劳复证，以劳则气上，热气浮越于胸中也。故用枳实为君，以宽中下气，栀子为臣，以除虚烦，香豉为佐，以解劳热，煮以清浆水者，以差后复病，宜助胃气也。"

394

【原文】伤寒差以后，更发热，小柴胡汤主之，脉浮者，以汗解之，脉沉实（原注："一作紧"。）者，以下解之。

【校勘】成无己本、《玉函经》："发热"下有"者"字。

【串解】钱潢云："伤寒既差已后，更发热者，若病后余气作虚热，固当以柴胡、黄芩清解余热，以人参补其病后之虚，而以姜枣和之。若复感外邪而发热，亦属病后新虚，理宜和解，但察其脉证之有类于半表半里之少阳者，以小柴胡汤主之。若脉浮，邪盛于表，必有可汗之表证，仍当以汗解之，但病后新虚，不宜用麻黄过汗，使伤卫亡阳。若脉沉实者，沉为在里，实则胃实，仍当用下法解之，但卫气已虚，不宜用承气峻下，宜消息其虚实，或小承气，或调胃，或如博棋子之法，随其轻重，以为进止可也。"钱氏之说极允当可从。

【语译】患伤寒病才好转了以后，又有发热的情况，假如是近乎少阳证，可以酌用"小柴胡汤"；假如脉搏现浮而有表证，也可以发汗解表；假如脉搏沉实而有里实证时，也可以用泻下剂。

395

【原文】大病差后，从腰以下有水气者，牡蛎泽泻散主之。

牡蛎泽泻散方：

牡蛎熬　泽泻　蜀漆暖水洗去腥　葶苈子熬　商陆根熬　海藻洗去咸　栝楼根各等分

上七味，异捣，下筛为散，更于臼中治之，白饮和，服方寸匕，日三服，小便利，止后服。

【校勘】《玉函经》："水气"下无"者"字。

牡蛎泽泻散方。成无己本："葶苈"下无"子"字；"于臼"作"入臼"。

【串解】钱潢云："大病后，若气虚，则头面皆浮，脾虚则胸腹胀满，此因大病之后，下焦之气化失常，湿热壅滞，膀胱不泻，水性下流，故但从腰以下，水气壅积，膝胫足跗，皆肿重也。以未犯中上二焦，中气未虚，为有余之邪，脉必沉数有力，故但用排决之法，而以牡蛎泽泻散主之。"

"牡蛎泽泻散"是治实肿阳水的验方，不治虚肿阴水。同时腰以下水肿，是心脏性的居多。钱氏辨虚实的方法，值得我们在临床上参考。

【语译】害大病才好以后，腰部以下又发生水肿，如果系实证，可以服用"牡蛎泽泻散"。

【释方】钱潢云："牡蛎咸而走肾，同渗利，则下走水道，泽泻利水入肾，泻膀胱之火，为渗湿热之要药，栝楼根解烦渴而行津液导肿气。蜀漆能破其澼，为驱痰逐水必用之药，苦葶苈泄气导肿，去十肿水气，商陆苦寒，专于行水治肿满，小便不利，海藻咸能润下，使邪气自小便出也。"

商陆根、葶苈、泽泻，是排水的峻快药，海藻有催促淋巴环流的作用，《医宗金鉴》云："此方施之于形气实者，其肿可随愈也，若病后土虚不能制水，肾虚不能行水，则又当别论，慎不可服也。"这的是经验之谈。

396

【原文】大病差后，喜唾，久不了了，胸上有寒，当以丸药温之，宜理中丸。

【校勘】《玉函经》、成无己本："胸上"作"胃上"。《玉函经》：并无"以丸药"三字。

【句释】"唾"，方有执云："口液也"。"寒"，方有执云："寒以饮言"。

【串解】张锡驹云："大病差后喜唾者，脾气虚寒也，脾之津为唾，而开窍于口，脾虚不能摄津，故反喜从外窍而出也，久不了了者，气不清爽也，所以然者，以胃上有寒，故津唾上溢，而不了了也。"

这条胃寒唾多，与"吴茱萸汤证"的吐涎沫（按：第378条）基本相同，是黏液性慢性胃炎的一类疾病，所以用"理中丸"来振奋胃机能。

【语译】害过大病以后，唾液很多，常常感到胃里和口腔里都不清爽，这是并发慢性胃炎，黏液的分泌增多了的缘故，可以用"理中丸"一类的方剂来振奋胃机能。

397

【原文】伤寒解后，虚羸少气，气逆欲吐，竹叶石膏汤主之。

竹叶石膏汤方：

竹叶二把　石膏一斤　半夏半升，洗　麦门冬一升，去心　人参二两　甘草二两，炙　粳米半升

上七味，以水一斗，煮取六升，去滓，内粳米，煮米熟，汤成去米，温服一升，日三服。

【校勘】成无己本："欲吐"下有"者"字。

竹叶石膏汤方。《玉函经》、成无己本：人参作"三两"。

【句释】"羸"，方有执云："病而瘦也。""少气"，方有执云："谓短气不足以息也。"就是呼吸迫促。

"二把"，《本草·序例》云："凡云一把者，二两为正。"

【串解】成无己云："伤寒解后，津液不足而虚羸，余热未尽，热则伤气，故少气、气逆欲吐，与竹叶石膏汤调胃散热。"

钱潢云："仲景虽未言脉，若察其脉虚数而渴者，当以竹叶石膏汤主之，虚寒者，别当消息也。"

钱氏肯定这条要有热证，这是经验之谈，不能偏执。

【语译】伤寒病才好后，身体自然还羸瘦虚弱，但突现呼吸迫促，有欲吐的感觉，如诊察这时确有里热，可以用"竹叶石膏汤"，一面解热，一面补虚。

【释方】钱潢云："竹叶性寒而止烦热，石膏入阳明而清胃热，半夏蠲饮而止呕吐，人参补病后之虚，同麦冬而大添胃中之津液，又恐寒凉损胃，故用甘草和之，而又以粳米助其胃气也。"

398

【原文】病人脉已解，而日暮微烦，以病新差，人强与谷，脾胃气尚弱，不能消谷，故令微烦，损谷则愈。

【校勘】《玉函经》："病人"作"伤寒"；"微烦"下有"者"字；"则愈"作"即愈"。

【句释】"损"，即"除"字和"少"字的意思。

【串解】喻嘉言云："脉已解者，阴阳和适，其无表里之邪可知也，日暮微烦者，日中卫气行阳，其不烦可知也，乃因脾胃气弱，不能消谷所致，损谷则脾胃渐趋于旺，而自愈矣。"

人体到了日暮，体温略有升高，所以这时便感觉微烦。

【语译】病后，症状已消失，脉象也很好，只是到了日暮的时候，有点轻度的发烦，这是因为病才好，多吃了一点饮食，胃的消化机能还不够强，饮食消化不了的缘故，以后把饮食节制一下就行了。

表 40　第 393 至 398 条内容表解

```
        ┌ 表证 ┌ 太阳病：脉浮者，以汗解之（394）
        │      └ 少阳病：更发热，小柴胡汤（394）
        │      ┌ 里 热：枳实栀子豉汤（393）
        │      │ 里 寒：喜唾，不了了，胸上有寒，宜理中丸（396）
劳复 ──┤ 里证 ┤ 里 水：从腰以下有水气，牡蛎泽泻散（395）
        │      └ 里 实：脉沉实，以下解之（394）
        │ 虚热证：虚羸少气，气逆欲吐，竹叶石膏汤（397）
        └ 胃气弱：日暮微烦，不能消谷，损谷则愈（398）
```

复习题

1. 什么叫作劳复病？

2. 劳复病应怎样治疗？

学习《伤寒论》应首先了解的几个主要问题

一、《伤寒论》版本原委

读《伤寒论》张仲景的自序说"勤求古训，博采众方……为《伤寒杂病论》合十六卷"，是《伤寒论》本来叫作《伤寒杂病论》，《伤寒论》只是《伤寒杂病论》的简称。所以《外台秘要》王焘亦说："仲景之书，一而已矣，判为要略者，盖自王叔和始。"明徐镕又说："宋时才分《伤寒论》《金匮要略》为二书。"无论分于晋，分于宋，"伤寒"与"杂病"分家，总是仲景以后的事，并不是仲景著有独立的《伤寒论》和《杂病论》两部书。宋孙奇林亿等校《金匮玉函要略方论》的序说："王洙在馆阁日，于蠹简中得仲景《金匮玉函要略方》三卷，上则辨伤寒，中则论杂病，下则载其方并疗妇人。"说明在宋朝也还发现了包括伤寒、杂病在一块，近似仲景《伤寒杂病论》的原书。孙奇等校《金匮玉函要略方论》的结果，"以其伤寒文多节略，故断自杂病以下，终于饮食禁忌，凡二十五篇，除重复合二百六十二方，勒成上中下三卷，依旧名曰《金匮方论》"（见《金匮要略》孙奇等序），这是一般把《金匮要略》当作仲景杂病论的由来，并不是仲景原书的本来面目如此。

《伤寒论》的通行本，目前可以看到两种：一是金成无己的注本，即《注解伤寒论》，一是宋镌治平（1065）本，即高保衡等的校刻本，陆渊雷说："成本辗转翻刻，已非聊摄之旧，如《明理论》所引论文，与正文或异，《本草纲目》谓人参、柴胡，惟张仲景《伤寒论》作人蓡、茈胡，今所见《伤寒论》本，未有作蓡作茈者，惟成本释音，有蓡音参，茈音柴之文（按：两字均见卷三释音），则知成本多存古字，李氏所见犹尔。今为浅人改易尽矣。"（《伤寒论今释·叙例》）金本以明嘉靖间汪济明的刊本最好，宋本原刻早已看不到了，现在仅能见到明代赵开美的复刻本。两者比较，成氏注解本，已掺入了不少己见，又经一再翻雕，出入更大；赵开美复刻本，是照宋本复制的，可能逼近治平雕印面目。

赵开美的复刻宋本，坊间还是不易多见，因而许多人对宋本《伤寒论》的具体内容，仍然不太明了，兹介绍如下。全书共分十卷，第一卷：辨脉法、平脉法；第二卷：伤寒例、辨痉湿暍脉证、辨太阳病脉证并治上；第三卷：辨太阳病脉证并治中；第四卷：辨太阳病脉证并治下；第五卷：辨阳明病脉证并治、辨少阳病脉证并治；第六卷：辨太阴病脉证并治、辨少阴病脉证并治、辨厥阴病脉证并治；第七卷：辨霍乱病脉证并治、辨阴阳易差后病脉证并治、辨不可发汗病脉证并治、辨可发汗病脉证并治；第八卷：辨发汗后病脉证并治、辨不可吐、辨可吐；第九卷：辨不可下病脉证并治、辨可下病脉证并治；第十卷：辨发汗吐下后病脉证并治，共二十二篇。成注本卷篇与复宋本是一致的，只是字句有许多出入，并将辨太阳病以下十八篇，合三百九十七法的条文删去就是了。而一般通行本，则去掉了辨痉湿暍脉证前四篇，辨不可发汗病脉证并治以后八篇，仅存"辨太阳病脉证并治上"至"辨阴阳易差后病脉证并治"等十篇。

此外，另有一《伤寒论》别本，叫作《金匮玉函经》，共八卷，还是经宋朝高保衡、孙奇、林亿等校刻的。他们在校刻的序文里说："《金匮玉函经》，与《伤寒论》同体而别名，欲人互相检阅，而为表里，以防后世之亡逸，其济人之心，不已深乎！细考前后，乃王叔和撰次之书。缘仲景有《金匮录》，故以'金匮玉函'名，取宝而藏之之义也……其文理或有与《伤寒论》不同者，然其意义，皆通圣贤之法，不敢臆断，故并两存之，凡八卷，依次归目，总二十九篇，一百一十五方。"这书的流行本更不多，目前仅能得见清康熙末年何焯以宋钞本授上海陈世杰的雕版本，因书名和《金匮玉函要略方论》很近似，所以宋朝晁公武的《郡斋读书志》，马端临的《文献通考》，明朝徐镕序《要略》时，都把它混为一谈了。是否真出于王叔和，其中的问题还多，它和《伤寒论》不同的地方，主要是：一是没有仲景自序；二是没有"伤寒例"；三是有"辨脉"，无"平脉"；四是第一卷有证治总例；五是第七卷有方药炮制；六是"痉湿暍篇"列在"辨脉"的前面；七是"厥利呕哕"篇和"厥阴"篇分列成两篇；八是"可不可"等篇，除"汗吐下"外，增加了可温、不可火、可火、不可灸、可灸、不可刺、可刺、不可水、可水、热病阴阳交并生死证等十篇（十篇都载于《脉经》）。其中"证治总例"的内容，大体与《千金方》"治病略例""诊候"等篇相类似，不仅篇中有引用张仲景的话，说明不是仲景的作品，而且篇中有"地水风火，和合成人，一气不调，百一病生，四神动作，四百四病，同时俱起"等佛经上的话，是它的产生年代，可能还在魏晋以后。

《伤寒论》流行版本的原委大略如此，它之所以能够辗转流传，一直为历代医家所崇奉，主要由于它是临床有效的实用典籍，诚如李东垣所说："易水张先生云：仲景药为万世法，号群方之祖，治杂病若神。"(《内外伤辨惑论》)，而不是徒存空洞的理论。即是说，它的精粹在平脉辨证，证候方药。这种精粹，全部存在于"辨太阳病脉证并治"以下至"辨阴阳易差后病脉证并治"10篇中，除此，前后的12篇，大多数为重复出，少数为《脉经》

家言，于临床上作用不大，有的甚至不可能是临床事实，所以太阳病等 10 篇，最为医学界所传诵，其余 12 篇，仅为极少数人所研习，大多数都白首不一见了。

二、对伤寒病的认识

中国在汉唐（公元前 202 －公元 907）时期，一般热性病都叫作"伤寒"。所以《素问》（公元前 200 －公元 100）说："今夫热病者，皆伤寒之类也"，又说："人之伤于寒也，则为病热"（《热论》），这无异乎说明了一切热性病都是属于伤寒类疾病的理由是：热病的发热，总是由于伤寒而来的。后来《难经》也说："伤寒有五：有中风、有伤寒、有湿温、有热病、有温病"，这仍然说明"伤寒"是广义的热性病。到了唐朝孙思邈（581 －682）著《千金要方》引《小品》说："伤寒是雅士之辞，天行温疫是田舍间号耳，不说病之异同也。"可见李唐时候一般所称的"伤寒"，与汉代是没有二样的，仍包括一般热性病而言。张仲景生在《素问》《难经》之后，《千金要方》之前，是他所称的"伤寒"，当亦不能超越这个范围，所以《伤寒论》里"太阳病篇"便有中风、温病、风温等不同的疾病，而且它明白指出"太阳病、发热而渴，不恶寒者，为温病"，即是说"温病"与"伤寒"（广义的，不同于太阳病的伤寒）是二而一，同属于热性疾病，只是所表现的症状有所不同就是了。

为什么要把热性病称作"伤寒"呢？日本惟忠子文氏说："伤寒也者，为邪所伤害也，谓邪而为寒，盖古义也。故寒也者，邪之名也，而邪之伤害人，最多端矣。"（《伤寒之研究·卷一》）我同意惟忠氏的说法，因为"寒"字带有"邪"字的意义是较早的，孟子说："吾退而寒之者至矣"（《孟子·告子章句上》），就是证明，同时孟子也有"有寒疾，不可以风"（《孟子·公孙丑章句下》）的记载。《伤寒例》说："冬时严寒，万类深藏，君子固密，则不伤于寒，触冒之者，乃名伤寒耳，其伤于四时之气，皆能为病，以伤寒为毒者，以其最成杀厉之气也，中而即病者，名曰伤寒，不即病者，寒毒藏于肌肤，至春变为温病，至夏变为暑病，暑病者，热极重于温也。"即是说：四季不同气温的变化，人体不能适应时，都会受到邪气（寒）的伤害，不过所伤害的程度有轻重不同就是了。《品字笺》的"寒"字注说:"事之弃而不举,亦可曰寒,《左传》哀十二年,若可寻也,亦可寒也是也。"身体机能不能适应(弃而不举)环境时,便要发生病变,以此解释"伤寒",亦有它一定的意义。

苏联 B. И. 克里斯特曼说:"身体寒冷,即所谓感冒,有很大临床意义,是发生各种疾病的普通原因。感冒可以理解为全身或个别体部突然遇冷,例如足部浸湿或寒冷,咽喉剧烈寒冷等。所谓感冒病,如流行性感冒、鼻感冒、支气管炎、咽峡炎、肺炎等皆属于其中,是某种传染物所引起。身体遇冷——感冒,只能使身体的抵抗力减弱(也是弃而不举的含义),而在各组织及器官中为体内既存的细菌发育上构成较好的条件。由此可知,在此类疾患时,传染物是发病的原因,而感冒是促成感染的诱因。"(《内科学》25页)广义的伤寒,可能也就是如此。因而它的内容可能包括有其他若干的具体疾病,可能也就是仲景伤寒、杂病连住一块的实际意义。

所以柯韵伯说:"按仲景自序,言作《伤寒杂病论》,合十六卷,则伤寒、杂病,未尝分两书也,凡条中不冠伤寒者,即与杂病同义。如太阳之头项强痛,阳明之胃实,少阳之口苦、咽干、目眩,太阴之腹满吐利,少阴之欲寐,厥阴之消渴、气上撞心等症,是六经之为病,不是六经之伤寒,乃是六经分司诸病之提纲,非专为伤寒一证立法也。观五经提纲,皆指内证,惟太阳提纲,为寒邪伤表立;五经提纲,皆指热证,惟太阴提纲,为寒邪伤里立。然太阳中暑,发热而亦恶寒,太阴伤热,亦腹痛而吐利,俱不离太阳主外,太阴主内之定法,而六经分症,皆兼伤寒、杂病也明矣……其他结胸、脏结、阳结、阴结、瘀热发黄、热入血室、谵语如狂等症,或因伤寒,或非伤寒,纷纭杂沓之中,正可思伤寒、杂病合论之旨矣。盖伤寒之外皆杂病,病名多端,不可以数计,故立六经而分司之。伤寒之中,最多杂病,内外夹杂,虚实互呈,故将伤寒、杂病而合参之,正以合中见泾渭之清浊,此扼要法也……仲景约法,能合百病,兼该于六经,而不能逃六经之外,只在六经上求根本,不在诸病名目上寻枝叶。"(《伤寒论翼·全论大法第一》)

于此说明《伤寒论》的"伤寒"是广义的,不仅是一般热病,而且包括身体失去安定性时所遭致的一切疾病。因此,学习《伤寒论》,是学习它对一切疾病的辨证论治方法,并且不限于狭义的伤寒,甚至指"伤寒"为急性热病，仍是狭义的，凡说"伤寒方"不能治杂病，把杂病或温病等与《伤寒论》对立起来，都是极其错误的。

三、"热论"与仲景的三阴三阳基本不同

太阳、阳明等"三阴三阳"的名称来源很早，而其意义各有不同，约大别之为三种。一是指经络而言，"三阴三阳"各分手足，如手太阳小肠、足太阳膀胱、手阳明大肠、足阳明胃、手少阳三焦、足少阳胆、手少阴心、足少阴肾、手太阴肺、足太阴脾、手厥阴心包、足厥阴肝，共为十二经，这是针灸家所谈的，《灵枢经》《甲乙经》《素问》里的一部分所谈的"三阴三阳"，大半是属于这种性质。二是指气化而言，子午少阴君火、丑未太阴湿土、寅申少阳相火、卯酉阳明燥金、辰戌太阳寒水，巳亥厥阴风木，少阴司天阳明在泉，太阴司天太阳在泉，少阳司天厥阴在泉，阳明司天少阴在泉，太阳司天太阴在泉，厥阴司天少阳在泉，如此往复加临，循环无已，这是运气家所讲的，王冰附入《素问》的"天元纪大论"，是其专篇。三是指热病的症候群而言，如"伤寒一日，巨阳（太阳）受之，故头项痛，腰脊强。二日阳明受之，阳明主肉，其脉夹鼻，络于目，故身热目疼而鼻干不得卧也。三日少阳受之，少阳主胆，其脉循胁络于耳，故胸胁痛而耳聋；三阳经络皆受病，而未入于脏者，故可汗而已。四日太阴受之，太阴脉布胃中，络于嗌，故腹满而嗌干。五日少阴受之，少阴脉贯肾，络于肺，系舌本，故口燥舌干而渴。六日厥阴受之，厥阴脉循阴器而络于肝，故烦满而囊缩。三阴三阳，五脏六腑皆受病，荣卫不行，五脏不通，则死矣。"这是汤液家所说的，《素问·热论》篇是其代表。

仲景的"三阴三阳"，和针灸家、运气家完全不同，这是很显然的，就和"热论"的"三阴三阳"，亦基本是两样，如"热论"的三阳经证候，都是仲景的太阳证；"热论"的三阴经证候，都是仲景的阳明承气证；而仲景的少阳证和三阴证，"热论"里没有谈到。因此，不能把"热论"与《伤寒论》的"三阴三阳"混为一谈，抹煞了临床事实，来作回曲附会之词。所以柯韵伯说："夫热病之六经（按：三阴三阳），专主经脉为病，但有表里之实热，并无表里之虚寒，虽因于伤寒，而已变成热病，故竟称热病，而不称伤寒。

要知《内经》热病，即温病之互名，故无恶寒证，但有可汗可泄之法，并无可温可补之例也。观温病名篇，亦称《评热病论》，其义可知矣……夫仲景之六经，是分六区地面，所该者广，虽以脉为经络，而不专在经络上立说，凡风寒温热，内伤外感，自表及里，有寒有热，或虚或实，无乎不包，故以伤寒、杂病合为一书，而总名为《伤寒杂病论》。所以六经提纲，各立一局，不为经络所拘，弗为风寒划定也。"（《伤寒论翼·六经正义第二》）

于此可见仲景的"三阴三阳"，是把一切疾病（包括伤寒、杂病）的证候群分为六类，无以名之，只好权且借用《素问》太阳、少阴等名目来给它命名，于是名则同，而实则异，正如人的姓名相同，同名同姓的人，他们的行为品德是绝对不同的。假如闻其名而不访其人，是会弄坏事情的。

余杭章太炎说："太阳阳明等六部之名，昔人拘于脏腑，不合则指经络，又不合则罔以无形之气，卒未有使人厌服者，近世或专以虚实论，又汗漫无所主。夫仲景自言撰用《素问》，必不事事背古。自有《素问》以至汉末，五六百岁，其间因革损益亦多矣，亦宁有事事牵于旧术哉。余谓少阴病者，心病也，心脏弱，故脉微细，血行懈，故不能逐客邪，而为厥冷，偶有热证，亦所谓心虚者热收于内也。若太阳病，则对少阴为言，心脏不弱，血行有力，故能排其客邪，外抵孙络肌肤，而为发热，此不必为膀胱小肠也（篇中唯桃核承气证为热结膀胱，抵当汤丸证为小肠瘀热，然只其一端）。阳明病者，胃肠病也，胃家实之文，仲景所明著，其极至于燥屎不下。若太阴病则对阳明病为言，以胃肠虚，故腹满而吐，自利益甚，此不必为脾也（篇中有胃气弱之文，又有脾家实之文，知脾本胃之通称）。少阳病者，三焦病也，津液搏于邪而不能化，故口苦咽干，其自太阳转入者，则上中二焦皆肿硬，故干呕胁满，津液与邪相结，邪热被阻，不得外至孙络，故往来寒热。若厥阴病，则以进于少阳为言，消渴，甚于口苦咽干也，吐蛔，甚于干呕也，热厥相间，甚于往来寒热也，或在上，则气上撞心，心中疼热，甚于胁满也，或在下，则下利脓血，是为下焦腐化，甚于上中二焦肿硬也，此不必为肝与心主也。然则少阴、阳明、少阳三者，撰用《素问》，不违其本，太阳、太阴、厥阴三者，但以前者相校，或反或进名之，又不规规于《素问》之义也。"（《伤寒论今释·序》）

章氏之说，个别的地方虽不无可商，但他认为"仲景自言撰用《素问》，必不事事背古，亦宁有事事牵于旧术"，太阳、阳明等六部分的名称，是和"热论"有所不同，这一点是与柯韵伯的意见是一致的。所以学习《伤寒论》的三阴三阳，不与《素问·热论》分别对待，很难融会通达，若张隐庵、陈念祖等既附会手足经络，又拘于标本胜复，把《伤寒论》解释得千疮百孔，其文则是，其义多非，其距离仲景真意以及临床事实，都不下十万八千里了。

四、三阴三阳在临床上的应用

根据以上的说法，仲景的"三阴三阳"，既不同于针灸、运气、热论所言，它的真实意义和作用究竟在哪里呢？

陆渊雷说："伤寒杂病之分，于科学的病理学上，无可据依，然于中医的治疗法上，则有绝大便利，中医治疗流行性热性病，不问其病原为何，皆视其证候而归纳为若干种证候群，于以施药治而知其宜忌。在《伤寒论》，即太阳、少阳、阳明、太阴、少阴、厥阴，所谓六经者是也，六经所用方药，固各有子目，粗工固未易一蹴中肯，然能分辨六经，虽子目稍有蹉错，其药犹有相当效力而不致偾事。夫病变万端，欲详为辨析，虽上智犹所难周，今约其大纲而分为六经，则中人之材，亦所优为，岂非治疗上之绝大便利乎？至于杂病，各有特殊显明之证候，诊察较易，而其疗法，又各有特效药，不若伤寒方之可以广泛应用，故就中医之治疗法言，伤寒有共同性，杂病为个别性，而杂病中若干宜忌，亦与伤寒六经无异，此伤寒杂病之所以分，而学医者，尤须先读《伤寒论》，次读《金匮要略》也。"（《伤寒论今释·卷一》）

不错，《伤寒论》的六经，"有共同性"，能够包括"病变万端"，即是说只要你能掌握认识疾病的"三阴三阳"六大纲，对任何一种疾病，都可以下判断，定治疗，这确是"中人之材，亦所优为"的事，因此"三阴三阳"的真实价值，亦在乎此。

《伤寒论》论病，既是以"三阴三阳"囊括无遗，它的阴阳标准，从何确定呢？它是从两种不同性质的病变来确定的，如正气充实，抗病力强盛的为阳；正气不足，抗病力衰弱的为阴。病情属表、属实、属热的为阳；属里、属虚、属寒的为阴。这样有系统、有条理，既有它的一致性，尤有它的灵活性，所以用于伤寒杂病而皆准。兹将"三阴三阳"六大证候群的主要证候及其基本性质分说于后，而为学习《伤寒论》的先导。

（一） 太阳病

主要证候：

1. "太阳之为病，脉浮，头项强痛而恶寒。"（第 1 条）

2. "太阳病，发热汗出，恶风，脉缓者，名为中风。"（第 2 条）

3. "太阳病，或已发热，或未发热，必恶寒，体痛呕逆，脉阴阳俱紧者，名为伤寒。"（第 3 条）

根据以上三条，所谓"太阳病"，就是由脉浮（浮缓、浮紧），头痛、项强、发热，恶寒（或恶风）、出汗（或无汗）、体痛等症状所构成。这些症状，都是可以从体表诊察得出的疾患，所以它的性质，属于表证，《伤寒论》里所有的表已解、表未解的"表"字，统通是指这等症状而言。脉浮，是血管运动神经亢奋，桡骨动脉血液充盈的缘故；头项强痛，可能亦是头项部末梢神经受到充血刺激的反射所造成；恶寒，当是在未发热之初，体表末梢血管收缩时的感觉；发热，总是由于产温与散温的失掉平衡；这时如汗腺弛张，便会出汗；如汗腺紧缩，便会无汗。这些"表证"，是一般疾病开始最易见到的，所以《伤寒论》说"伤寒一日，太阳受之"（第 4 条），因而"太阳"便含有"初期"两字的意义。

这里还要注意的另一问题，即太阳病又分作了"中风""伤寒"两类型。惟此所谓"中风"，并不是"脑溢血"，只是一般叫"伤风"的意思；所谓"伤寒"，也不同于书名《伤寒论》的"伤寒"，更不是"肠热症"，也只是一般叫"感寒"的意思。这"中风"与"伤寒"都是隶属于太阳病的，都有脉浮、发热、恶寒的症状，不过"中风"的脉浮缓，"伤寒"的脉浮紧，"中风"为恶风，"伤寒"为恶寒。而主要的分别点，还在中风的"有汗"，伤寒的"无汗"。这里条文虽没有明白指出伤寒的无汗，但在其他条文里"紧脉"与"无汗"往往是同时出现的，可以证明。

（二）阳明病

主要证候：

1. "阳明之为病，胃家实是也。"（第180条）

2. "伤寒三日，阳明脉大。"（第186条）

3. "问曰：阳明病外证云何？答曰：身热汗自出，不恶寒，反恶热也。"（第182条）

4. "伤寒若吐若下后不解，不大便五六日，上至十余日，日晡所发潮热，不恶寒，独语如见鬼状，若剧者，发则不识人，循衣摸床，惕而不安，微喘直视，脉弦者生，涩者死，微者但发热谵语者，大承气汤主之，若一服利，则止后服。"（第212条）

5. "阳明病，汗出多而渴者，不可与猪苓汤，以汗多胃中燥，猪苓汤复利其小便故也。"（第224条）

高热（身热、恶热、潮热）、便秘（胃家实，不大便五六日，上至十余日）、出汗、谵语、燥渴、脉大等，是阳明病轻重不同的基本证候，这些症状，比太阳病加重了，而且严重地影响了内在的器官，它的性质属于里证。不断地出汗，仍然高烧不止，这是产温和散温机能同时亢奋；出汗太多，脏器缺乏水分的补充，表现在唾腺方面是燥渴，表现在肠道（胃家）方面是便秘；血循环加快，脉搏现大；高热和缺水对大脑的刺激，便出现谵语、直视、循衣摸床等神经症状。这些症状，总的说明了病变和机体抗力两俱极盛，相当于热性病的峰极期，因而它是属于里证的实证和热证，凡属于《伤寒论》里的阳明病，都应作如此看待。

（三）少阳病

主要证候：

1. "少阳之为病，口苦咽干目眩也。"（第263条）

2. "伤寒五六日，中风，往来寒热，胸胁苦满，嘿嘿不欲饮食，心烦喜呕，或胸中烦而不呕，或渴、或腹中痛、或胁下痞硬、或心下悸，小便不利、

或不渴，身有微热或咳者，小柴胡汤主之。"（第96条）

3. "本太阳病不解，转入少阳者，胁下硬满，干呕不能食，往来寒热，尚未吐下，脉沉紧者，与小柴胡汤。"（第266条）

往来寒热，胸胁苦满，心烦喜呕，口苦、咽干、目眩等症状，是少阳病的基本证候。往来寒热，就是指寒和发热的间代发作，也就是间歇型热；胸胁满（"满"与"懑"通），是肋骨弓下面有困闷的自觉症，可能是胸胁部（胸膜、肋膜）及其附近脏器有炎症的缘故；假若炎症影响了胃机能，便会有心烦、口苦、不欲食等症状。这些症状较阳明病轻，较太阳病重，病变的机势和性质，在太阳表证、阳明里证之间，所以把它叫作"半表半里"，就是既非纯全表证，也非纯全里证的意思，这时的病变机势，如机体的抵抗力强，可以出表而愈，如抵抗力弱，可以入里而剧，因此，少阳病在临床上是具有一种动摇性的含义。

（四）太阴病

主要证候：

"太阴之为病，腹满而吐，食不下，自利益甚，时腹自痛，若下之，必胸下结硬。"（第273条）

腹满、下利、吐、食不下、腹痛等症状，是太阴病的主要证候。这些症状，可说是胃肠机能衰减，消化不良。肠道里有由于发酵的气体存在，所以腹满；如肠蠕动亢进，便会腹痛；肠道的吸收机能不好，便会下利、吐和食不下，当然是消化不良的具体表现。这种消化系统衰减性的病理变化，它的性质属于里证和寒证，恰与阳明病相反。

（五）少阴病

主要证候：

1. "少阴之为病，脉微细，但欲寐也。"（第281条）

2. "少阴病，恶寒身踡而利，手足逆冷者，不治。"（第295条）

脉细微、但欲寐、恶寒，是少阴病的主要症状，下利、踡卧、手足逆冷，

任应秋 医学全集

病剧时亦可以见到，主要是由于心力不振，全身机能衰减的缘故。如体温不足便恶寒；心脏衰弱，脉搏便细微；脑神经贫血而衰弱，势必疲惫而但欲寐；体温不断地低落，以致手足逆冷；胃肠机能减退，则见下利清谷；踡卧，也就是"但欲寐"进一步的现象。这些证候的性质，同样是里证、寒证、虚证。时或有表证，亦当属表虚证，如第 301、302 两条都是。

（六）厥阴病

主要证候：

1. "伤寒脉微而厥，至七八日肤冷，其人躁无暂安时者，此为脏厥。"（第 338 条）

2. "伤寒发热四日，厥反三日，复热四日，厥少热多者，其病当愈，四日至七日热不除者，必便脓血。"（第 341 条）

3. "伤寒厥四日，热反三日，复厥五日，其病为进，寒多热少，阳气退，故为进也。"（第 342 条）

厥阴病，是少阴病的进一步发展，也就是到了心脏衰竭的时候，所以它的主要症状就是体温低落而现"厥冷"。这是机体抗力和疾病作斗争，消长进退的生死关头。如热多于厥，便是机体抗力有战胜疾病，恢复其原有机能的希望，所以说"其病当愈"；假使厥多于热，是机体抗力不能战胜疾病，有愈趋愈下的机势；假使但厥无热，体力将一蹶不振，毫无希望了，所以说"其病为进"。因而厥阴病的基本性质仍是里证、寒证、虚证，但在"厥"和"热"互为进退的时候，也有一种半表半里的动摇性质存在。

五、正确认识"传经"

伤寒"传经"之说，历来注家，除柯韵伯而外，都陷于泥泞而不能自拔。张志聪虽不信"一日太阳，二日阳明，三日少阳"之说，但强调"本论中纪日者，言正气也，传经者，言病气也，正气之行，每日相移，邪病之传，一传便止""从阴而阳，由一而三""从阳而阴，由三而一"等说法，仍是五十步笑百步，所说所云，莫名其妙，其实都是莫须有的附会。

"传"，即是"传变"，即是病机的变换，病程的进行，究竟如何变换，怎样进行，是以机体的强弱，年龄的盛衰，饮食、服御、操作的丰俭种种环境条件的不同而不同，并不是印板式的。明乎此，"传经"的道理是否完全可信，不待辩而自明。

柯韵伯说："旧说伤寒日传一经，六日至厥阴，七日再传太阳，八日再传阳明，谓之再经，自此说行，而仲景之堂，无门可入矣。夫仲景未尝有日传一经之说，亦未有传至三阴而尚头痛者，曰头痛者，是未离太阳可知。"（《伤寒论注·伤寒总论》）

又说："按本论传字之义，各各不同，必牵强为传经则谬。伤寒一日，太阳受之，脉若静者为不传，是指热传本经，不是传阳明之经络。阳明无所复传，始虽恶寒，二日自止，是指寒传本经，不是传少阳之经络。伤寒二三日，阳明少阳证不见者，为不传，皆指热传本经，不是二日传阳明，三日传少阳之谓。太阳病至七日以上自愈者，以行其经尽故也，言七日当来复之辰，太阳一经之病当尽，非日传一经，七日复传太阳之谓，若复传则不当曰尽，若日传一经，则不当曰行其经矣。若欲再作经，是太阳不罢，而并病阳明，使经不传，是使阳明之经，不传太阳之热，非再传少阳之谓也。"（《伤寒论翼·风寒辨惑第四》）

柯氏总的意见是：病机传变是有的，但绝不是次第相传。所以他又说："传者，即《内经》人伤于寒而传为热之传，乃太阳之气生热而传于表，即发于阳者传七日之谓，非太阳与阳明少阳经络相传之谓也。"（《伤寒论注·伤寒总论》）"传经"之说，导源于"热论"，但仲景撰用《素问》，沿其名而不袭其实，因而《伤寒论》的"传经"不能与"热论"相提并论。关于这点，章太炎解释得最透彻，他说："按论云：病有发热恶寒者，发于阳也，无热恶寒者，发于阴也，发于阳者七日愈，发于阴者六日愈。此为全书起例，阳即太阳（举太阳发热恶寒为例，则阳明少阳可推知），阴即少阴（举少阴无热恶寒为例，则太阴厥阴可推知），七日愈，六日愈，则未传经甚明。病有发于阴者，则阴病不必自阳而传又甚明。又云：伤寒一日，太阳受之，脉若静者为不传，颇欲吐若躁烦脉数急者为传也。伤寒二三日，阳明少阳证不见者，为不传也。伤寒三日，三阳为尽，三阴当受邪，其人反能食而不呕，此为三阴不受邪也。是虽撰用《素问》，而实阴破其义，见伤寒不传者多矣。

又云：太阳病头痛至七日以上自愈者，以行其经尽故也，若欲作再经者，针足阳明，使经不传则愈。柯氏以为经指经界，非指经脉，世多疑柯氏好奇，然以《素问》《伤寒论》比度观之，彼说日行一经，六日则遍历六经，是一日为一经也，此说七日自愈，为行其经尽，是七日为一经也，所谓再经者，或过经不愈，仍在太阳，或热渐向里，转属阳明，以预防其入阳明，故针足阳明尔。要之，阳病以七日为一经，阴病以六日为一经，一经犹言一候，与病脉义不相涉。至于太阳诸篇标题言辨太阳病脉证并治法而已，并不称太阳经，亦不烦改作经界义也。然人之病也，客邪自有浅深，形体亦各有强弱，或不待一经而愈，或过经仍不愈，或不待一经而传，或始终未尝传，其以七日为一经者，特略说大候，以示别于旧义焉尔。若然者，传经之文虽若与《素问》相合，要其取义绝异，则可知也。阳明有太阳阳明、少阳阳明之别，正阳阳明为胃家实，不由太阳少阳所传。少阳阳明为少阳病发汗利小便，致胃中燥烦实大便难。太阳阳明但举脾约，而后又发为问答云。何缘得阳明病？答曰：太阳病，发汗，若下，若利小便，此亡津液，胃中干燥，因转属阳明，不更衣内实大便难者。此名阳明也，以是见太阳阳明所由致。是则少阳阳明、太阳阳明多由误治而成，其自然转属者独于五苓、承气等证偶见之耳。太阳篇又言，太阳病发汗不彻，转属阳明，若太阳病证不罢者，不可下，此虽转属，犹未尽入阳明也。而正阳阳明，不由传致，阳明又无所复传，此与《素问》绝不相谋，更可知也。夫仲景据积验，故六部各自为病。叔和拘旧义，故六经次第相传。彼之失也，则在过尊轩岐，而不暇与仲景辨其同异，后人诋讥叔和，核正序例六日传遍之义，斯可已。若谓叔和改窜仲景真本，以徇己意，何故于此绝相抵牾之处而不加改窜耶？辨论虽繁，持之不得其故矣。"

（《猝病新论·卷五》）

章氏的意见是完全正确的。因为我们在临床上，往往有"太阳"径传"阳明"，并不经过"少阳"的，又有两经、三经的证候同时俱见的，也有后一经的证候已经发见，而前一经证候还没有终了的，旧说"相沿"，这叫作"合病""并病"。至三阴经，"太阴"传"少阴"，"少阴"传"厥阴"，亦偶尔有，但亦有开始即出现"少阴"的，即所谓"少阴直中"。于此我们知道，所谓"传经"，无非是病理变换的过程，究竟如何"传"如何"变"，完全决定于机体内在和外在的环境条件，并不决定于"一日太阳，二日阳明，三日少阳，四日太阴，五日少阴，六日厥阴"这样不合逻辑的说法，这个疑团不打破，学习《伤寒论》是有困难的。

六、依据临床实验是学习《伤寒论》唯一方法

《伤寒论》是仲景书，尤其是临床的实用书，一般读《伤寒论》的往往过于尊重张仲景，忽视了后面一个实际问题，以致遇到许多不容易解说的条文时，不是牵强附会，便是嫁祸于人——王叔和。从成无己起，几乎没有一个注家不有这样的偏向，尤其东人之子——山田正珍、丹波元简等，几乎把全部《伤寒论》稍费理解的地方，都嫁祸于王叔和了。仲景既不是天生的"圣人"，他的工夫还是从"勤求古训，博采众方"得来，当然既有他的长处，也有他的短处，既有他独到的地方，也有他见不到的地方，绝不会有十全十美的。何况如柯韵伯所说："著书者往矣，其间几经兵燹，几番播迁，几次增删，几许抄刻，亥豕者有之，杂伪者有之，脱落者有之，错简者有之。"假如不从临床的实用方面去衡量它，便会如柯氏所说："非依样葫芦，则另寻枝叶，鱼目混珠，碔砆胜玉矣。"以上的两个偏向，就是这样产生的。

廖季平说："按：《甲乙》序：汉有华佗、张仲景，华佗性恶矜伐，终以戮死。仲景论广《汤液》为数十卷（按：当作十数），用之多验（按：仲景成书在前），下云：近世太医令王叔和，撰次仲景（按：指《脉经》言），选论甚精，指事施用（按：《脉经》虽云'脉经'，而因病证乃论脉之同异，与仲景书体例相同，《难经》以后脉书，乃专言脉，创为七表、八里、九道、二十四名词，以脉定病），明谓仲景成书在前，行世已久，明效具在，叔和乃编次之，则指《脉经》言，非谓仲景有法无书，待叔和而后编次，法虽传于仲景，而书实成于叔和也。后人不审文义，误读编次二字，遂生荆棘，或借此以攻仲景，以为书非自作，集矢叔和，而仲景书遂有嫌疑之谤。今考《脉经》中，其引仲景者至数卷之多，《伤寒》中序例可不可诸篇，确为叔和集录。盖序例及可不可诸卷，本在《脉经》中，后人取以附入仲景书，遂与《脉经》重复。故今本宋校序云删其重复，其云补其脱漏者，则以祖《难经》之伪附之，今拟取《伤寒》附入之篇归还《脉经》，伪书五卷，删出别行，离之两美，庶两书不致自相矛盾耳。"（《脉经考》）

这说明王叔和只撰次《脉经》，并没有撰次《伤寒论》，现在学习《伤寒论》的，一遇到读不通的地方，便指责王叔和，遂使王叔和蒙受了1500年不白之冤。

例如第12条说："太阳中风，阳浮而阴弱，阳浮者，热自发，阴弱者，汗自出，啬啬恶寒，淅淅恶风，翕翕发热，鼻鸣干呕者，桂枝汤主之。"像这样很显然的太阳中风桂枝证，日人山田正珍还是指为王叔和搀入之文，但柯韵伯解释说："阳浮者，浮而有力，此名阳也。风为阳邪，此浮为风脉，阳盛则阴虚，沉按之而弱，阳浮者，因风中于卫，两阳相搏，故热自发，是卫强也；阴弱者，因风中于营，血脉不宁，故汗自出，是营弱也，两自字，便见风邪之迅发。"正由于这条有"阳浮阴弱"两句话，便把山田正珍等人骇退了，其实这是一两千年前中医学术的一般术语，并没有什么可怪的，即据人体的生理机转来理解，这也是很自然的事，血循环亢奋而发热的时候，桡骨动脉也充血，轻轻的便诊察到浮脉，但同时又在不断地排汗，以致虽充血并没有达到最高度，重按脉搏，并不觉得十分有力，前者叫作"阳浮"，后者叫作"阴弱"，"发热"是阳浮的因，"阳浮"是发热的果，"汗出"是阴弱的因，"阴弱"是汗出的果。这是临床的事实，这在临床上是可以理会的，无论是仲景的，叔和的，都是合理的，何必另寻枝叶，恶意的强责叔和呢？

又如第326条说："厥阴之为病，消渴，气上撞心，心中疼热，饥而不欲食，食即吐蚘，下之利不止。"从柯韵伯起，都说这是厥阴病的提纲，但后面第337条说："凡厥者，阴阳气不相顺接，便为厥，厥者，手足逆冷者是也。"临床上却很少见到"阴阳气不相顺接，手足逆冷"这样严重的厥阴病变，仅吐两条蛔虫便完事，一剂寒热杂投的"乌梅丸"，在这生死关头（厥不止者，死），即有起死回生之功，这条文虽没有人说不是仲景的，而临床上不是事实，仍然没有多大价值。

所以我们要强调说：以临床事实为依据，是学习《伤寒论》的最高准绳。"何者为仲景言，何者是叔和笔"（柯韵伯语），这并不是学习《伤寒论》的关键。也正如仲景著《伤寒论》一样，"撰用《素问》《八十一难》"，并不是关键，关键在"并平脉辨证"，通过他的临床经验，亦只有通过临床实践，才可能成为流传1700多年不磷不淄的经典著作。

复习题

1. 《伤寒论》的伤寒病，具有怎样的性质？

2. 三阴三阳根据临床应作怎样理解？为什么说《伤寒论》的"三阴三阳"与《素问·热论》的"三阴三阳"有所不同？

3. "传经"究应作如何理解？有它的临床价值吗？

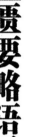
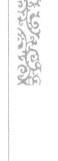

金匮要略语译

1959 年

序

张仲景在《伤寒论》的自序中说："为伤寒杂病论合十六卷。"现在把《伤寒论》作为独立的一部分，杂病又另作为一部分，即《金匮要略》，这是不符合仲景的原来面貌的。仲景整套的著作为什么会发生这样的分化呢？

本书最早名称是《金匮玉函要略方论》，林亿等在校书时所作的序文中说得很明白："张仲景为《伤寒杂病论》，合十六卷，今世但传《伤寒论》十卷，杂病未见其书，或于诸家方中载其一二矣。翰林学士王洙在馆阁日，于蠹简中得仲景《金匮玉函要略方》三卷，上则辨伤寒，中则论杂病，下则载其方，并疗妇人，乃录而传之士流，才数家耳。……国家诏儒臣校正医书，臣奇先校定《伤寒论》，次校定《金匮玉函经》。今又校成此书，仍以逐方次于证候之下，使仓促之际，便于检用也。又采散在诸家之方，附于逐篇之末，以广其法。以其伤寒文多节略，故断自杂病以下，终于饮食禁忌，凡二十五篇，除重复合二百六十二方，勒成上中下三卷，依旧名曰《金匮方论》。"可见仲景的《伤寒杂病论》原书，早在宋朝便已经散失不完整了。所谓的《金匮玉函经》，是《伤寒论》的另一版本；现行的《金匮要略》这个本子，首先是由王洙发现，再经孙奇、林亿等人的校订，才流传下来的。

这里有个问题，张仲景著的是《伤寒杂病论》，王洙在馆阁发现的本子就是伤寒杂病合在一起的，似乎就是原书了。为什么叫《金匮玉函要略方》而不叫《伤寒杂病论》呢？原来古人把极有价值的书册都称作"金匮"，或者叫作"玉函"。首见于《史记·太史公自序》，其曰："迁为太史令，绌史记石室金匮之书。"又《汉书·高帝纪第一下》中云："与功臣剖符作誓，丹书铁契，金匮石室，藏之宗庙。"如淳注释说："金匮，犹金滕也。"（武王害病，周公著一篇祝文来给武王祈祷，此祝文当时就藏在一个金质做的匮里面，所以叫作"金滕"）师古解释道："以金为匮，以石为室，重缄封之，保慎之义。"《王子年拾遗记》中说："周灵王时，浮提之国，献神通善书二人，佐老子撰道德经，写以玉牒，编以金绳，贮以玉函。"葛洪著《神仙传》中说："卫叔卿入太华山，谓其子度世曰，汝归当取吾斋室西北隅，大柱下玉函，函中有神素书，取而按方合服之，一年可乘云而行。"这些都是例子。

那么，尊称仲景书为"金匮玉函"究竟起于什么时候呢？大约始于晋唐时期。理由是：第一，《晋书·葛洪传》说："洪著金匮药方百卷"，《隋书·艺文志》还录有葛洪的《玉函煎方》五卷，葛洪在《肘后备急方》自序中说："凡为百卷，名曰玉函。"是这时的医药方书开始以"金匮"或"玉函"为名；第二，《周礼·天官》中有"疾医"职，贾公彦疏说："张仲景金匮云，神农能尝百药，则炎帝者也。"这是尊称仲景书为"金匮"的较早文献。由此可知，《伤寒杂病论》是仲景原书的名称，"金匮""玉函"是后人欣赏仲景书的誉称，一般简称《伤寒论》为"玉函"，也就是宋朝孙奇、林亿所校订的《金匮玉函经》，称杂病论为"金匮"，也就是本书的原名《金匮玉函要略方论》，实际《金匮玉函经》应该包括"伤寒杂病论"整套文献而言。

书的原委清楚了，进一步来谈谈此书的性质，主要是和《伤寒论》比较，看有哪些相同，有哪些不同，如何来认识这本书。我的看法是，《伤寒论》就是"疾病论"，正如日人中西惟忠氏所说："伤寒也者，为邪所伤害也，谓'邪'而为'寒'，盖古义也，故'寒'也者，'邪'之名也，而邪之伤害人，最多端矣。"（《伤寒之研究》卷一）同时我在《伤寒论语译》里面也提到《孟子·告子章句上》篇中有"吾退而寒之者至矣"的话，证明"寒"作"邪"解，确为古义之一。"伤寒"就是"害病"的意思，即不可以把"伤寒"当作某一个独立的疾病来理解，解释为"外感病"或"热性病"仍是片面的。如巢氏《诸病源候论》中便叙述了伤寒 67 种病证之多，因而我理解，所谓"伤寒论"就是"疾病论"，是泛指一切疾病辨证施治的总则，或者叫作大纲。正因为是"总则"、是"大纲"，所以无论什么疾病，都可以运用《伤寒论》的方法来辨证论治。至于《金匮》的杂病论，正是《伤寒论》的各论，所以王洙在馆阁中发现的书是："上则辨伤寒，中则论杂病，下则载其方，并疗妇人"，相当于现在编书的体例：上篇总论，中篇各论，下篇附方。

再从具体的内容来看，《伤寒论》和《金匮要略》有许多相同的条文，自不必说了，就在各个疾病里，亦贯通了总论（《伤寒论》）辨证施治的精神，试举例来说明。

《伤寒论》第 91 条云："伤寒医下之，续得下利，清谷不止，身疼痛者，急当救里；后身疼痛，清便自调者，急当救表。救里宜四逆汤，救表宜桂枝汤。"这条文告诉我们，凡是里虚而有表证的，总得先"温里"后"解表"，这是辨治表里虚实、轻重缓急的原则之一，任何疾病只要符合这种情况都适用。而《金匮要略》第14条亦说："问曰：病有急当救里救表者，何谓也？师曰：病，医下之，续得下利清谷不止，身体疼痛者，急当救里；后身疼痛，清便自调者，急当救表也。"与《伤寒论》条文两相比较，文字组织的形式尽管两不相同，但精神实质可说都没有二样。

《伤寒论》第117条说："烧针令其汗，针处被寒，核起而赤者，必发奔豚，气从少腹上冲心者，灸其核上各一壮，与桂枝加桂汤，更加桂二两也。"这里指出"烧针"用得不恰当，由于烧针的"火邪"或"惊怖"可以导致奔豚病的发生。而《金匮要略》第110条说："师曰：病有奔豚，有吐脓，有惊怖，有火邪，此四部病，皆从惊发得之。师曰：奔豚病，从少腹起，上冲咽喉，发作欲死，复还止，皆从惊恐得之。"这是在总论（《伤寒论》）的基础上有所发挥了，"惊恐"既能引发奔豚病，而吐脓、惊怖、火邪等疾病，也可以因惊恐发动。

《伤寒论》第136条说："伤寒十余日，热结在里，复往来寒热者，与大柴胡汤。"这是表里两实证，所以用"大柴胡汤"来通里达表，但是仅有"热结在里"一句话，没有具体的症状可以征验。而《金匮要略》的第135条说："按之心下满痛者，此为实也，当下之，宜大柴胡汤。"便把《伤寒论》那句"热结在里"的具体内容完全补充出来了，因为"心下满痛"是大柴胡证，而"腹中满痛"是大承气证，里实则一，但部位悬殊。

这类的例子很多，不能一一细举。从这些例子来分析，充分说明《伤寒论》与《金匮要略》的关系。从形式上讲，一个是"总论"，一个是"各论"；从内容实质上讲，总论的辨证施治方法，基本贯注于各论的各篇，各论各篇的内容，完全体现出总论辨证施治的方法。

《金匮要略》的性质既明确了，应该进一步分析其具体内容。《金匮要略》的内容涉及面广，所载之病也很复杂。例如"痉湿暍病脉证治"篇，"痉"病好像就是"痉"病的一个证，其实并不如此。所谓"刚痉""柔痉"，无非是项背间肌肉筋脉因血燥伤津，失去荣养而引起的麻痹、痉挛症状；而疮家之"痉"，又好像是破伤风；至于第30条的"痉为病，胸满，口噤，卧不着席，脚挛急，必龂齿"，这又好像是脑脊髓系统的病症了。又如"中风历节病脉证并治"篇，涉及现在的脑病、脊髓病、末梢神经病、运动神经系统病、新陈代谢病等，由于这些病都往往有疼痛、不遂等表现，所以都集合在一起了。这样看来，是否古人对某些疾病不很明确呢？却又不然，因为古人观察疾病，以若干症状为一证候，治疗方法主要是以"证候"为基础，不兢兢于症状，更不侧重在器质上的病变，所以不能完全以现代的生理系统来衡量古人的病症。要了解古代病症，仍得以《伤寒论》辨证方法为准。

《金匮要略》全书大的病证（限于篇名提出的），共有 46 个，计为痉病、湿病、暍病、百合病、狐惑病、阴阳毒、疟疾、中风、历节、血痹、虚劳、肺痿、肺痈、咳嗽上气、奔豚、胸痹、腹满、寒疝、宿食、五脏风寒、积聚、痰饮、消渴、小便不利、淋病、水气、黄疸、惊悸、衄血、吐血、下血、瘀血、呕病、吐病、哕病、疮痈、肠痈、浸淫疮、跌蹶、手指臂肿、转筋、狐疝、蛔虫、妊娠病、产后病、妇人杂病等。这些病证都贯穿了阴阳、表里、寒热、虚实的辨证精神，很不容易用现代生理系统来分类。例如"惊悸"，笼统地说是一个病，实际"惊"为阳病，多属热，所以《素问·至真要大论》中云："少阳之胜，热客于胃……善惊。""悸"则不一定是"热"，相反，以虚证为多见，所以《金匮要略》第 278 条云："弱则为悸。"

"何云鹤"先生主张用生理系统为中医的病症进行分类（新中医药杂志 7卷 11 期）。如："中风……神经系统脑部疾患；痉……神经系统脑脊髓部分疾患，也包括破伤风；瘫痫（见第 69 条）……神经系统脑部疾患；血痹……末梢神经疾患；肺痿……呼吸系统肺部疾患；肺痈……呼吸系统肺部疾患；咳嗽上气……呼吸系统肺及支气管疾患；痰饮……呼吸系统支气管，胸膜和消化系统胃部疾患；心痛……消化系统胃部和循环系统心脏疾患；胸痹……消化系统胃部疾患；胃反，呕吐哕……消化系统胃部疾患；奔豚……消化系统胃肠部疾患；腹满、寒疝、宿食……消化系统肠部疾患；黄疸……消化系统肝胆部疾患；五脏风寒积聚……除肺中风中寒，大部分指消化系统疾患；肠痈……消化系统肠部疾患；蛔虫……消化系统肠部疾患；狐疝……消化系统肠部疾患；吐衄下血……消化系统和呼吸系统疾患；狐惑……喉及肛门疾患；水气……泌尿系统肾脏和循环系统心脏，消化系统肝脏疾患；淋……泌尿系统尿道及膀胱疾患；虚劳……贫血结核病；失精（第 85 条）

……生殖系统疾患；历节……运动器官疾患；湿……运动器官病；消渴……内分泌系统病；脚气……营养缺乏病；中暍……物理病；百合……精神病；疟……传染病；阴阳毒……发斑疹传染病；饮食禁忌……饮食中毒。"

这样对《金匮》各篇分类的流弊是很大的。首先分类原则没有明确，究从篇名各病分类呢？还是从全书条文中所述疾病进行分类？何氏好像主要是从篇名分类，但失精、瘫痫等病，又是从条文中提出来的，这样就捣乱了分类的基本交点。同时胸痹、心痛、气短是一个病，胸痹是病名，心痛、短气是胸痹的具体表现，不能将其分割了。其次，假使要从全书所述疾病来分类，所提出的疾病，要比篇名多几倍，便不应简率。如三篇妇人病根本没有提到跌蹶、手指臂肿、转筋等，篇名有的都漏列了，更令人难于理解。又如宿食病，应该包括胃和肠，甚至有时还偏在胃，如第 147 条说："宿食在上脘，当吐之，宜瓜蒂散。"若单指为肠疾病是不合适的。又如中医的湿病，决不仅是一个运动器官的问题。如第 33 条说："湿家，其人但头汗出，背强，欲得被覆向火，若下之早则哕，或胸满，小便不利，舌上如胎者，以丹田有热，胸上有寒，渴欲饮而不能饮，则口燥烦也。"第 34 条说："湿家下之，额上汗出，微喘，小便利者，死，若下利不止者，亦死。"这样严重的寒湿证，谁能等闲视之？又与运动器官有什么关系呢？最后的两篇文献，都是关于饮食禁忌的，也绝不仅仅是"中毒"问题，细阅条文，便自明白。所以读本书各篇，不贯以辨证的精神，一定要走到"割裂条文"的歧路上去。

但亦无可否认，《金匮要略》的条文可能比《伤寒论》的残缺还要严重，尤其是五脏风寒、奔豚、惊悸等篇的残缺更为明显。完璧虽非故，片羽弥足珍，受到学养限制的我，识见只能如此，也只能抱残守缺了。

任应秋

1959 年

体　例

1. 本书的主要目的，是通过现代语言，把这部经典著作的全部词句含义浅显地表达出来，便于学习，所以命名为"金匮要略语译"。

2. 本书以明代赵开美刻《仲景全书》中的《金匮要略方论》为蓝本。

3. 全书 52 篇，608 条，按照次第编号，前后引用时亦径指编码数字，以便于检索。第二十三、第二十四、第二十五等三篇，方药与条文并没有明晰的划分，因而统按照条文计算，故如上数。

4. 每个条文的末尾，若有括弧，括弧里的文字，都是原书的注文。

5. 所引各注家，均直指出他的名字，省略了他的著作名称。所引的主要注家，如成无己的《注解伤寒论》；张从正（子和）的《儒门事亲》、徐彬（忠可）的《金匮要略论注》、程林（云来）的《金匮要略直解》、沈明宗（目南）的《金匮要略编注》、魏荔彤（念庭）的《金匮要略方论本义》、尤怡（在泾）的《金匮心典》、张璐（石顽）的《张璐医学全书》、汪琥（苓友）的《伤寒论辨证广注》、钱潢（天来）的《伤寒溯源集》、张志聪（隐庵）的《金匮要略注》、曹颖甫（家达）的《金匮发微》、陆渊雷（彭年）的《金匮要略今释》，惟《御纂医宗金鉴》是多人编辑的，便径用书名不用人名。

6. 为了"语译"的内容都要有依据，所以每条都引有古今名家的注解，其注解之取去，以能通过临床实践之验证为准则。

7. 《金匮要略》与《伤寒论》原是不可分割而互相发明的两本书，因此本书各条中凡与《伤寒论》有关的条文（包括相互发明和互见等），均注明《伤寒论》的条文号码，便于读者参阅。

8. 本书对某些条文的词句作了较特别的解释，如第 280 条"从春至夏衄者，太阳；从秋至冬衄者，阳明。"第 281 条"汗出必额上陷，脉紧急。"第 362 条的"腹中疠痛"，与第 371 条的"腹中疠痛"，两个疠字，读音不同，意思也不同，等等，都是古今注家所不曾谈过的。

9. 各篇终了都有简单的小结，并用"表解"的方式归纳和分析全篇的主要内容，便于读者对各篇都有一个轮廓的概念，把全篇内容系统起来。

10. 书末的"总复习提要"，意在引导读者读完本书后进行一次全面的复习，以使读者能提纲挈领地抓住各篇的主要内容。

11. 本书初稿成于 1956 年，1958 年重订出版。编写的动机，原为帮助西医同志学习祖国医学而做的，虽经重订，讹谬仍多，希望读者多提出宝贵意见。

（编者按：《金匮要略》条文中涉及封建迷信的文字，原书只列【原文】项，并未予以注解）

脏腑经络先后病脉证第一

脏腑经络先后病脉证内容

《素问·阴阳应象大论》云："帝曰：余闻上古圣人，论理人形，列别脏腑，端络经脉，会通六合，各从其经。"可见脏腑、经络是概括人体而言，并不是谈个别脏器和经脉。《灵枢·病本》云："先病而后逆者，治其本。先逆而后病者，治其本。先寒而后生病者，治其本。先病而后生寒者，治其本。先热而后生病者，治其本。先泄而后生他病者，治其本，必且调之，乃治其他病。先病而后中满者，治其标。先病后泄者，治其本。先中满而后烦心者，治其本。有客气，有同气。大小便不利，治其标；大小便利，治其本。病发而有余，本而标之，先治其本，后治其标。病发而不足，标而本之，先治其标，后治其本。"所谓"标"，即是病变表现，所谓"本"，即是病源（病因、病位、病机）。在临床时，究竟先治"病源"后治"病变"呢？还是先治"病变"后治"病源"呢？这是个关键问题，所以论治时最要掌握先后缓急。

1

【原文】问曰：上工治未病，何也？师曰：夫治未病者，见肝之病，知肝传脾，当先实脾，四季脾王，不受邪，即勿补之；中工不晓相传，见肝之病，不解实脾，惟治肝也。

夫肝之病，补用酸，助用焦苦，益用甘味之药调之。酸入肝，焦苦入心，甘入脾。脾能伤肾，肾气微弱，则水不行；水不行，则心火气盛；心火气盛，则伤肺；肺被伤，则金气不行；金气不行，则肝气盛。故实脾，则肝自愈，此治肝补脾之要妙也。肝虚则用此法，实则不在用之。

经曰：虚虚实实，补不足，损有余，是其义也，余脏准此。

【语译】问：于学识、经验都很丰富的医生，往往在病变还没有急遽发作之前，便能及时进行治疗，他是怎样观察的呢？

答：假使是"肝经"有了病变的征象，便得及时地想到多半会影响到"脾经"，如这时脾经不很健壮，须马上设法使脾健壮起来，以免受到影响。如果一年四季中，脾经都是健壮的，便不会受到影响，亦无须培补之。可是，一般学识经验较差的医生，便不懂得这个道理，见着肝病便治肝，绝不会想到要去健脾。

肝病之后，怎样治疗呢？应该用酸味药来补肝经，用苦味药来清心经，用甘味药来补脾经。这样，肝气得舒，心火不浮，脾阳自健壮了。要知道，脾经健壮便能节制肾经，使肾水不妄动；肾水不妄动心火便不衰，心火不衰就能够节制肺经，使肺金不妄动；肺金不妄动便不会侵袭肝经，而肝经得到安宁，病变自然就会好转。这就是治肝要从脾着手的主要道理。但是，若肝脾两虚的病，才可用这"补肝实脾"的方法，若为肝实证，便不适用了。

经书上说得好：虚证不要再使之更虚，实证不要再使之更实，总是不足的虚证才用补法，有余的实证才能用损法。这点最紧要，把这道理会通了，治疗其他疾病是同样可以适用的。

【注解】《难经·十三难》云："经言知一为下工，知二为中工，知三为上工。上工者，十全九；中工者，十全八；下工者，十全六。"虞注云："工者，万学万全，乃曰工也。"丁注云："上工者谓全知色、脉、皮肤三法，相生相胜本始，故治病十全其九；中工知二，谓不能全收，故治病十全得八；下工知一，谓不解明于全法，一心治已病，故十全得六也。"

《灵枢·逆顺》中云："上工，刺其未生者也，其次刺其未盛者也，其次刺其已衰者也。下工，刺其方袭者也，与其形之盛者也，与其病之与脉相逆者也。故曰，方其盛也，勿敢毁伤；刺其已衰，事必大昌。故曰，上工治未病，不治已病。"可见"上工"就是有水平的医生，"未病"是指病还没有发作或大发作的意思。

《素问·玉机真藏论》中云："肝受气于心，传之于脾，气舍于肾，至肺而死。"可见肝病传脾，是古人对疾病传变规律的认识之一。

《灵枢·五味》中云："谷味酸，先走肝；谷味苦，先走心；谷味甘，先走脾。"不仅与此正合，且与《素问》"肝受气于心，传之于脾"的理论，两相印证。

"伤"，徐忠可、程林都作"制"字解，较为确切。徐、程是根据《三因极一病证方论》来解释的，《三因极一病证方论》中的"伤"字都作"制"字。

《素问·玉机真藏论》说："肾受气于肝，传之于心"，这里说"肾气微弱，则心火气盛"；《素问·玉机真藏论》说："心受气于脾，传之于肺"，这里说："心火气盛，则伤肺"；《素问·玉机真藏论》说："肺受气于肾，传之于肝"，这里说："金气不行，则肝气盛"。两相比较，可见这一认识是以《素问·玉机真藏论》为依据的。

《医宗金鉴》中云："中工不晓虚实，虚者泻之，是为虚虚，实者补之，是为实实，非其义也。上工知其虚实，补其不足，损其有余，是其义也。"《难经·八十一难》云："经言，无实实虚虚，损不足而益有余。"正与此义相合。

2

【原文】夫人禀五常，因风气而生长，风气虽能生万物，亦能害万物，如水能浮舟，亦能覆舟。若五脏元真通畅，人即安和。客气邪风，中人多死。千般疢难，不越三条：一者、经络受邪，入脏腑，为内所因也；二者，四肢九窍，血脉相传，壅塞不通，为外皮肤所中也；三者、房室、金刃、虫兽所伤。以此详之，病由都尽。

若人能养慎，不令邪风干忤经络；适中经络，未流传脏腑，即医治之。四肢才觉重滞，即导引、吐纳、针灸、膏摩，勿令九窍闭塞；更能无犯王法、禽兽灾伤，房室勿令竭乏，服食节其冷、热、苦、酸、辛、甘，不遗形体有衰，病则无由入其腠理。腠者，是三焦通会元真之处，为血气所注；理者，是皮肤脏腑之文理也。

【语译】人的生命，是与宇宙间的五种物质元素分不开的，一定要在大气中才能生存。自然界中的大气虽能长养万物，也能危害万物，这好比水一般，既能载舟亦能覆舟，问题是在于人体如何来适应它。若全身的组织、器官功能正常，便相安无事；若大气发生了异常变化，人体又不能适应，那便会发生各种病变而引发疾病。这些疾病的发生不外乎以下三种情况：第一，体内的脏腑、经络已有了弱点，不能适应大气之异常变化，这是比较内在的原因；第二，四肢、九窍各部的血脉皮肤发病，这是比较外在的原因；第三，还有由于房室撞折、金刃刺创、虫兽咬伤等意外原因而引发疾病。这样就基本概括了一般疾病的情况。

如果能够谨慎地保养好身体，纵然是外界气候恶劣，病邪也不会侵犯到皮肤、经络。或皮肤、经络稍有不适，未影响到脏器时，便应及早治疗。如，四肢稍微有点不轻快的感觉，便斟酌用导引、吐纳、针刺、艾炳、药膏熨摩等方法来医治，那四肢九窍自然就通畅了。若更能循规蹈矩，不触犯国家法律；又处处谨慎小心，避免虫兽等伤害；不贪念女色，起居饮食有节，避免时暖、时寒、时饱、时饥；体质就不会衰弱，皮肤、脏器的调节机能也好，而不致发生疾病了。要知道外在的皮肤、肌腠，内在的脏腑、组织，都是人体很重要的器官，稍有不慎，就会使气血运行障碍，调节功能失常，因此不能不很好地保养。

【注解】五行运化之常道，便叫"五常"。《素问·六元正纪大论》中云："五常之气，太过不及，其发异也。"《素问》第二十卷，有"五常政大论"专篇，可参看。文子云："人者，天地之心，五行之端，是以禀天地五行之气而生。"正与这一论调相合。

徐忠可云："就有形言之，则有五脏；从无形言之，则为元真。""元真"即指各脏器的功能作用而言，是对脏器功能的抽象表达，所以《内经》又叫作"真脏"。《素问·阴阳别论》中云："所谓阴者，真脏也。"王冰注曰："五脏为阴，故曰阴者真脏也。"《灵枢·刺节真邪》中云："真气者，所受于天，与谷气并而充身也。"此论亦和"元真"类似，陆渊雷谓为"调节机能"。

徐忠可云："风与气，皆流行之物，人之脏腑应之，故通畅则安和，四时正气为主气，不正恶气为客气，养物之风为正风，害物之风为邪风，其生物有力，则害物亦有力，所以中人多死。"

中，读如"仲"，伤也。疢，音"趁"，病患也。疢难，犹言"灾患"。

据徐忠可解释，所谓"千般疢难，不越三条"，第一种为内因，第二种为外因，第三种为不内外因。

《一切经音义》云："凡人自摩自捏，申缩手足，除劳去烦，名为导引；

若使别人握搦身体，或摩或捏，即名按摩也。"又《庄子·刻意》云："吹呴呼吸，吐故纳新，熊经鸟申，为寿而已。"又《道书》云："口吐浊气曰吐故，鼻纳清气曰纳新。"所谓的"内丹""外丹"与此近义。

膏摩，即摩膏，如《千金方》所载"丹参赤膏""五物甘草生摩膏"都属此类，即把药物熬成膏，熨摩患处。

尤在泾云："虽有房室而不令竭乏，则精神不敝。"徐忠可云："若房室，其伤在内。"这与原文"房室"之论略微有别。

程林云："腠理一作膲理。三焦出气，以温肌肉，元真之所凑会，血气之所灌渗也。理者，有粗理、有小理、有密理、有分理、有肉理，此皮肤之理也。腑之环迴周叠，脏之厚薄结直，此脏腑之理也。""腠理"即相当于"肌肉"或"黏膜"等组织。

《中藏经》云："三焦者，人之三元之气也，号曰中清之腑，总领五脏六腑、营卫经络、内外左右上下之气也。三焦通，则内外左右上下皆通。其于周身灌体，和内调外，荣左养右，导上宣下，莫大于此也。""三焦"实为总司人身气化的器官。《灵枢·五癃津液别》中说："三焦出气，以温肌肉，充皮肤，为其津。"《难经·六十六难》中说："三焦之所行，气之所留止也。"这些论述，均足以说明"三焦"为气化之所从出也。

3

【原文】问曰：病人有气色见于面部，愿闻其说。师曰：鼻头色青，腹中痛，苦冷者死；(一云腹中冷，苦痛者死) 鼻头色微黑者，有水气；色黄者，胸上有寒；色白者，亡血也；设微赤非时者死；其目正圆者痓，不治。又色青为痛，色黑为劳，色赤为风，色黄者便难，色鲜明者有留饮。

【语译】问：从颜面显现的气色，可以诊察到病变的所在，这是什么道理呢？

答：若鼻头郁血发青色，便象征着腹部冷痛，而且常常是相当严重的；鼻头郁血而带微黑色，象征着循环障碍，有发生水肿的可能。如果面目发黄，这是由于脾家有寒湿之故；面色苍白，多半是贫血的现象；如贫血而两颧又时常发赤，属戴阳危证。如两目直视，伴有痉挛，这是严重的脑病表现，很难治疗了。就一般规律而言，面色发青多是痛证，面色发黑多是虚劳病，面色发赤多是风热证，面色发黄多是湿热证，同时亦往往有出现大便不通畅的情况，面色发亮常常是内有水饮的样子。

【注解】《御纂医宗金鉴》云："色者，青赤黄白黑也，气者，五色之光华也。"

陆渊雷云："此条是四诊中之望法，古人以鼻头为脾之部位，故望色莫重于鼻，其实望色当包括颜额面部，唇舌爪甲，不可专主鼻也。"

尤在泾云："青，肝之色，腹中痛者，土受木贼也，冷则阳亡，而寒水助邪，故死。肾者，主水，黑，水之色，脾负而肾气胜之，故有水气。色黄者，面黄也，其病在脾，脾病则生饮，故胸上有寒。寒，饮也。色白，亦面白也，亡血者，不华于色，故白。血亡，则阳不可更越，设微赤而非火令之时，其为虚阳上泛无疑，故死。目正圆者，阴之绝也，痉为风强病，阴绝阳强，故不治。痛则血凝泣（同涩）而不流，故色青。劳则伤肾，故色黑，经云，肾虚者，面如漆柴也。风为阳邪，故色赤，脾病则不运，故便难。色鲜明者有留饮，经云，水病患，目下有卧蚕，面目鲜泽也。"

"其目正圆"，即直视，为痉病症状之一。

4

【原文】师曰：病人语声寂然喜惊呼者，骨节间病；语声暗暗然不彻者，心膈间病；语声啾啾然细而长者，头中病。（一作痛）

【语译】病人平时静默、语声澄寂，一阵阵地发出惊狂般的叫声，这多半是骨节间阵发性的疼痛之故。如声音经常微弱，甚至听不大清楚，这多半是心膈间不舒服的现象。如声调啾唧细长，这多半是头部疼痛，而不敢高声的缘故。

【注解】徐忠可云："谓静嘿属阴，而厥阴肝木，在志为惊，在声为呼，今寂寂而喜惊呼，知属厥阴，唯厥阴则知病起下焦，而深入骨属筋节矣。"这有可能是阵发性疼痛的表现。

陆渊雷云："暗暗，声气低微也，盖因心膈间窒塞，不能鼓动气息，故使尔。"

徐忠可云："语声啾啾然细而长者，头中有病，则唯恐声音之上攻，故抑小其语声，而引长发细耳。"陆渊雷云："头中病，依或本作头中痛为是。"

5

【原文】师曰：息摇肩者，心中坚；息引胸中上气者，咳；息张口短气者，肺痿唾沫。

【语译】对于呼吸的观察，要注意下列三种情况：呼吸时，肩胛不断地摇动，这是由于胸部窒闷而造成的；呼吸时，感觉有股气向上冲逆，这是造成咳嗽的主要原因；呼吸时，口腔需大大张开，感觉气的进出非常迫促，一般是肺痿病的表现，有的还伴有唾出大量涎沫。

【注解】魏荔彤云："息摇肩，息而肩动也。心中坚，邪气坚痞于心中，格阻其正气之升降，故息而肩摇也，师名其为坚，而邪实正虚，犹当加意也。息引胸中上气者，咳。咳则气乱而逆，故息引胸中，其气逆上，此咳家之息，而虚实之邪又当别为谛审矣。息张口短气者，肺脏津枯气耗之可验者也，故知为肺痿，而兼有唾沫之外证，可征信焉。"

第一种病症表现，是胸部窒闷，有碍呼吸，肩部动摇，正是代偿作用的表现；第二种病症表现，是气体急迫冲开喉咙，造成咳嗽的一般现象；第三种病症表现，是肺脏痿废，气体交换不足，所以张口而气促。

6

【原文】师曰：吸而微数，其病在中焦，实也，当下之即愈，虚者不治。在上焦者，其吸促，在下焦者，其吸远，此皆难治，呼吸动摇振振者，不治。

【语译】辨别"吸气"时也要留心几种情况：如吸入气少而带数促的，当辨虚实两途，属中焦实证，容易治愈，属中焦虚证，便难治疗；上焦有病，而吸气迫促；下焦有病，而吸气深远，如系邪盛正衰，仍很难治疗；呼吸时，全身伴有振振动摇，是极度衰弱之象，很少有医治的办法。

【注解】尤在泾云："息兼呼吸而言，吸则专言入气也。"

陆渊雷云："中焦有病，阻碍膈膜之下压，则吸不得深，而入气少，入气少，故济之以微数，数犹促也，如其中焦之病为实，则当下之而愈，其虚者，乃因膈膜无力鼓动之故，是以不治。病在上焦者，胸腔不能扩张，入气之少，更甚于中焦，故其吸促，促则甚于微数也。病在下焦者，不致障碍呼吸之路，故其吸深远如常人。从上文虚字说来，凡病属虚，而见呼吸障碍者，多难治，若呼吸时全身振振动摇，则虚弱已甚，故不治，此条所言，亦属理所或然，而不必尽然。以此为例，作临床诊察之一助则可，拘泥执著则不可。"

尤在泾云："中焦实，则气之入者不得下行，故吸微数，数犹促也，下之则实去气通而愈，若不系实而系虚，则为无根失守之气，顷将自散，故曰不治。其实在上焦者，气不得入而辄还，则吸促，促犹短也；实在下焦者，气欲归而不骤及，则吸远，远犹长也。上下二病，并关脏气，非若中焦之实，可从下而去者，故曰难治。呼吸动摇振振者，气盛而形衰，不能居矣，故亦不治。"

7

【原文】师曰：寸口脉动者，因其旺时而动，假令肝旺色青，四时各随其色，肝色青而反色白，非其时色脉，皆当病。

【语译】两手寸口脉的搏动，是和四季气候的变化有密切关系的，假使时令当春，脉搏和面色都应肝，肝脉应"弦"，肝色主"青"，如面色不"青"而"白"，脉搏不"弦"而"毛"，这是脉、色不和季节相应之象，为有病变的征象。

【注解】陆渊雷云："古书凡寸口与关上、尺中对举者，指两手寸部也，单举寸口，或与人迎、趺阳对举者，即包括寸关尺三部而言。《内经》举四时之平脉，春弦、夏钩、秋毛、冬石，假令春时肝王，其脉当弦，其色当青，若得毛脉白色，是为克贼，故当病。"王，同"旺"。

8

【原文】问曰：有未至而至，有至而不至，有至而不去，有至而太过，何谓也？师曰：冬至之后，甲子夜半少阳起，少阳之时阳始生，天得温和。以未得甲子，天因温和，此为未至而至也；以得甲子，而天未温和，为至而不至也；以得甲子，而天大寒不解，此为至而不去也；以得甲子，而天温如盛夏五六月时，此为至而太过也。

【语译】问：季节气候的变化是非常复杂的，有时节未到而气候已到，有时节已到而气候未到，有新的时节已到而过时的气候还迟迟不消退过去，有某时节的气候变得很过火，不和季节相适应，这样参差不齐的变化，是应该怎样认识和计算呢？

答：试以太初历法的"冬至"为推算起点，"冬至"后第一个甲子日的半夜，应该是"少阳"的气候开始了，所谓"少阳"就是阳气开始生长，寒冷的天气开始转暖，这就是季节与气候两相适应。假使"冬至"后的第一个甲子日还没有到，天气便转温和了，这是季节没到而气候早到；若甲子日已经到了，天气并没有转变温和，这是季节到而气候不到；若甲子日已经到了，前一个季节的大寒气候还不消退，这是季节来了而气候不退；若甲子日已经到了，遽然变成像五六月间的盛夏天气，这就是气候过分的变得亢阳了。

【注解】陆渊雷云："上至字谓时之至，下至字谓气之至。汉之太初历法，先上推至某年之十一月甲子朔夜半冬至，其时日月五星皆在黄经二百七十度，所谓日月若合璧，五星如贯珠者，以为历元，为推步所从起。既以甲子日为冬至，则冬至后之甲子，正当雨水节，气候当温和，是为少阳起。然自冬至至明岁冬至，即地球绕日一周，约为三百六十五日五小时四十七分四十八秒，则冬至不能常当甲子日。此云冬至后甲子夜半少阳起，据历元而言也，且日月五星之行度，时时有小盈缩，所谓合璧、贯珠之甲子冬至，乃亘古无此时日，故太初历法，不久即废。《素问·六节藏象论》云：'五气更立，各有所胜，春胜长夏，长夏胜冬，冬胜夏，夏胜秋，秋胜春。求其至也，皆归始春。未至而至，此谓太过，则薄所不胜，而乘所胜也，命曰气淫。至而不至，此谓不及，则所胜妄行，而所生受病，所不胜薄之也，命曰气迫。'此即本条所蓝本，其意盖谓六气运行，各以六十日一交替，故一岁则六气一周，六气之太过与不及，影响人身，则生种种疾病，换言之，即疾病随节气为转移也。"

徐忠可云："此论天气之来，有过不及，不言及医，然而随时制宜之意在其中。四时之序，成功者退，将来者进，故概曰至，然参差不齐，故有先至、不至、不去、太过之间。即少阳王时言之，则以未当温和而温和者，为先至；已当温和而不温和者，为不至；或大寒不解，为不去；温热太甚，为太过。其于他时甲子日，亦概以此法推之。若人在气交之中，有因时而顺应者，有反时而衰王者，有即因非时异气而致病者，故须熟审时令之气机。"

9

【原文】师曰：病人脉浮者在前，其病在表；浮者在后，其病在里，腰痛、背强、不能行，必短气而极也。

【语译】先师曾说：同样的浮脉，由其出现在关前、关后之部位的不同，显然有属实、属虚的差别。一般来说，病人关前寸口脉现浮，属于表病，这并没有多大疑问，假使浮脉出现在关后的尺部，不仅往往是里证，如现腰痛背强、不能行走、气逆喘促等症，这还是里虚疲极的证候呢！

【注解】沈明宗云："此以关脉前后分表里，而辨内伤外感也。前者，关前寸口脉也，寸口属阳主表，而浮者在前，邪在于表，即风中于前之外感也。后者，关后尺脉也，尺脉属阴主里，而浮者在后，为病在里，即内伤精血之病也。两尺主肾，其脉贯脊，阴虚阳盛，则见脉浮，精血虚而受邪，痹著不行，不能上贯于脊，腰痛背强不能行，精虚不能摄气归源，气反上逆，故短气而急也。"

"短气而极"之"极"，据杨雄方言训作"疲"，义较妥。

10

【原文】问曰：经云，厥阳独行，何谓也？师曰：此为有阳无阴，故称厥阳。

【语译】问：古医经里有"厥阳独行"一句话，究作怎样解释呢？答：病变到了孤阳外越、内无阴守的时候，这便是"厥阳"。

【注解】尤在泾云："厥阳独行者，孤阳之气，厥而上行，阳失阴则越，犹夫无妻则荡也。《千金方》云：'阴脉且解，血散不通；正阳遂厥，阴不往从。'此即厥阳独行之旨欤。"

"厥阳独行"一语，在《内经》《难经》中均无所据，所谓"经云"，或另有所指。

11

【原文】问曰：寸脉沉大而滑，沉则为实，滑则为气，实气相搏，血气入脏即死，入腑即愈，此为卒厥，何谓也？师曰：唇口青，身冷，为入脏，即死；如身和，汗自出，为入腑，即愈。

【语译】问：有一种气血、邪气两两俱实的"卒厥"证，当它发作的时候，两手寸口出现沉大而滑的脉搏。有人说这种卒厥证，如气血邪气到了五脏，往往病情严重，如邪气到了六腑，预后还好。这两种不同的机转，应怎样认识呢？

答：如果口唇现青紫色，且周身冰冷，这是邪气入脏，病情严重的现象；如周身温和，并不现冷，还不断地出点微汗，这是邪气入腑，预后良好的征象。

【注解】寸脉包括寸、关、尺三部，统叫作"寸口"。重按脉搏而鼓指有力，就是沉大脉象；滑脉，如珠走盘、不进不退，临床上常见于血实风壅的证候。

尤在泾云："实谓血实，气谓气实，实气相搏者，血与气并而俱实也。五脏者，藏而不泻，血气入之，卒不得还，神去机息，则唇青身冷而死。六腑者，传而不藏，血气入之，乍满乍泻，气还血行，则身和汗出而愈。经云：'血之与气，并走于上，则为大厥，厥则暴死，气复反则生，不反则死'是也。"尤氏所引，见《素问·调经论》。卒厥，应为猝厥，即是暴发性的晕蹶假死。所以沈明宗说："邪气入脏，神明昏愦，卒倒无知，谓之卒厥。"

12

【原文】问曰：脉脱入脏即死，入腑即愈，何谓也？师曰：非为一病，百病皆然。譬如浸淫疮，从口起流向四肢者可治，从四肢流来入口者不可治。

病在外者可治，入里者即死。

【语译】问：脉搏一旦沉伏不见了，据说还是要邪气入脏才能死人，假使是入腑，还是不严重的，这个道理有根据吗？

答：这是有根据的，不仅是某一种病证如此，其他任何一种病证都是如此。譬如一个患"浸淫疮"的人，如疮从头上、口面部蔓延到四肢去的，这种疮好治；如系从手足四肢开始，逐步蔓延到头上、口面部的，便不好医治了。这是什么道理呢？也就是说，凡百病证是从里达外（入腑）的好医治，从外入里（入脏）的便不好医治。

【注解】尤在泾云："脉脱者，邪气乍加，正气被遏，经隧不通，脉绝似脱，非真脱也，盖即暴厥之属。经曰：趺阳脉不出，脾不上下，身冷肤鞕。又曰，少阴脉不至，肾气微，少精血，为尸厥，即脉脱之谓也。厥病入脏者，深而难出，气竭不复则死；入腑者，浅而易通，气行脉出即愈。浸淫疮，疮之浸淫不已，《外台》所谓转广有汁，流绕周身者也。从口流向四肢者，病自内而之外，故可治；从四肢流来入口者，病自外而之里，故不可治。李玮西云：'病在外二句，概指诸病而言。'即上文百病皆然之意。入里者死，如痹气入腹，脚气冲心之类。"

所谓入脏、入腑，也就是病势向里、向表的术语。

13

【原文】问曰：阳病十八，何谓也？师曰：头痛，项、腰、脊、臂、脚掣痛。阴病十八，何谓也？师曰：咳、上气喘、哕、咽、肠鸣胀满、心痛拘急。五脏病各有十八，合为九十病。人又有六微，微有十八病，合为一百八病，五劳、七伤、六极、妇人三十六病，不在其中。清邪居上，浊邪居下，大邪中表，小邪中里，䅽饪之邪，从口入者，宿食也。五邪中人，各有法度，风中于前，寒中于暮，湿伤于下，雾伤于上，风令脉浮，寒令脉急，雾伤皮腠，湿流关节，食伤脾胃，极寒伤经，极热伤络。

【语译】问：相传有十八种阳性病，究竟是哪十八种呢？

答：三阳经都各有不同的头痛、项痛、腰痛、脊痛、臂痛、脚痛等病症，这就是十八种"阳病"。

问：阴性病又是哪十八种呢？

答：三阴经也各有不同的咳病、气上逆喘息病、呃逆病、咽塞病、肚腹胀满和肠鸣病、心胸拘急痛楚病，这就是所谓十八种"阴病"。要知道病的变化是多端的，哪里仅限于这一点数字呢？例如五脏还有十八病，累积起来就是九十种病了。六腑也还各有十八种病，累积起来就是一百零八种了。至于一般所说的五劳病、七伤病、六极病，以及妇人的三十六种病，还不在这些数字里。可见病变无穷，无须用数目字来计算。可是，病变虽不必计以数字，而各种病邪侵害人体，还是有一定规律的。例如：清轻之邪气，常侵犯人体的上部；浊重之邪气，常侵犯人体的下部；较大的病邪，往往由外表而入；较小的病邪，往往径入里层；至于饮食邪气却都是经口的，最容易引起消化不良。又如，风邪常侵害前半身，寒邪常侵害后半身，湿邪重浊易伤人下部，雾露清扬易伤人上部。又如，伤于风脉搏常现浮，伤于寒脉搏常现紧，寒雾最易伤人肤腠，湿邪最易流注关节，饮食最易伤人脾胃，寒邪太甚常伤人经脉，热邪太甚常伤人络脉，等等。这些规律，在临床上都是可以体会到的。

【注解】程林云："阳病属表而在经络，故一头痛、二项、三腰、四脊、五臂、六脚掣痛，此病在三阳，三六一十八病。阴病属里而在脏腑，故一欬、二上气喘、三哕、四咽、五肠鸣胀满、六心痛拘急，此病在三阴，三六一十八病。"

哕，即是呃逆。咽，读如"噎"，即咽中哽塞。

沈明宗云："六微者，小邪中里，邪袭六腑。"微字本可作伤痍解，诗小雅云："既微且尰"，就是这个意思。邪伤六腑，所以叫作"六微"，六腑又分做气分、血分、气血两伤三者，三六一十八，六个十八，便合而为一百八病。

五劳，即志劳、思劳、心劳、忧劳、疲劳。六极，即气极、血极、筋极、骨极、精极、肌极。七伤，即阴痿、阴寒、里急、精连连、精少阴下湿、精清、小便苦数临事不卒。（出《诸病源候论》）妇人三十六病，《诸病源候论》谓，即十二瘕（谓所下之物，一如膏、二如青血、三如紫汁、四如赤皮、五如脓茄、六如豆汁、七如葵羹、八如凝血、九如清血血似水、十如米汁、十一如月浣、十二如经度不应期也）、九痛（阴中痛伤、阴中淋痛、小

1530

便即痛、寒冷痛、月水来腹痛、气满注痛、汁出阴如虫啮痛、胁下皮痛、腰痛）、七害（害食、害气、害冷、害劳、害房、害妊、害肿）、五伤（穷乳痛、中寒热痛、小腹急牢痛、脏不仁、子门不正引背痛）、三固（月水闭塞不通，其余二固，文阙不载，据《千金要方》则作"绝产乳""羸瘦不生肌肉"）。

尤在泾云："清邪，风露之邪，故居于上。浊邪，水土之邪，故居于下。大邪漫风，虽大而力散，故中于表。小邪户牖隙风，虽小而气锐，故中于里。槃饪（槃，即谷字的异体，熟食曰饪），饮食之属，入于口而伤于胃者也。是故邪气有清浊大小之殊，人身亦有上下表里之别，莫不各随其类以相从，所谓各有法度也。故风为阳而中于前，寒为阴而中于后，湿气浊而伤于下，雾气清而伤于上，经脉阴而伤于寒，络脉阳而伤于热，合而言之，无非阳邪亲上，阴邪亲下，热气归阳，寒气归阴之理。"徐忠可云："五邪者，即风寒湿雾食也，风性轻扬，故令脉浮，寒性敛束，故令脉急，雾性清阳，故走皮腠，湿性阴浊，故流关节，饮食，脾胃主之，故伤止脾胃。"

14

【原文】问曰：病有急当救里救表者，何谓也？师曰：病，医下之，续得下利清谷不止，身体疼痛者，急当救里；后身体疼痛，清便自调者，急当救表也。

【语译】问：在临床时常见表里同病，有的急当治里，有的又要急于治表，究竟依据什么呢？

答：假使一个本来有表证的病人，经过误吃泻药后，下利便越来越厉害，并排泻些消化不良的粪便，这说明病人的脾胃之气衰败了，虽然"身痛"等表证尚存，仍当急于培补脾胃里气，等到泻利情况好转，脾胃里气健壮了，如果"身痛"等表证还没有消退时，便应急于进行解表。

【注解】张锡驹云："下之而正气内陷，续得里虚之证。下利清谷不止者，虽身疼痛，表证仍在，急当救里。救里之后，身疼痛而清便自调者，知不在里，仍在表也，急当救表。救里宜四逆汤以复其阳，救表宜桂枝汤，以解其肌，生阳复而肌腠解，表里和矣。"

此条内容与《伤寒论》91条的内容基本是相同的，是说治病要分先后缓急。

"清谷"，是指消化不良的粪便。

15

【原文】 夫病痼疾，加以卒病，当先治其卒病，后乃治其痼疾也。

【语译】 临床时，还要分辨新病、旧病的情况，以确定治疗的先后。如果原有的旧病虽没好，但又遭受新感，这时便当抓紧治好还没有严重的新感病，再慢慢地来治疗旧病，这才较妥当。

【注解】 痼，"沉痼"之意，犹言慢性病。"卒为新感"犹言急性病。

《医宗金鉴》中云："赵良曰，痼疾，病已沉痼，非旦夕可取效者。卒病，谓卒然而来新感之病，可取效于旦夕者，乘其所入未深，急去其邪，不使稽留而为患也。且痼疾之人，正气素虚，邪尤易传，设多瞻顾，致令两邪相合，为患不浅。"

16

【原文】 师曰：五脏病各有所得者愈，五脏病各有所恶，各随其所不喜者为病。病者素不应食，而反暴思之，必发热也。

【语译】 人体内脏，对所居处、所服食等，各有所喜恶。如居处、服食相宜，那便生活得很好；假如不相宜，甚至是最厌恶的，便会引发病变。例如某一食物，是病人向来不喜欢吃的，现在却遽然想吃了，这预示着内脏有了变故，可能跟着就会发起烧来。

【注解】 尤在泾云："所得所恶所不喜，该居处服食而言，如《藏气法时论》云：'肝色青，宜食甘，心色赤，宜食酸，肺色白，宜食苦，肾色黑，宜食辛，脾色黄，宜食咸。'又，'心病禁温食热衣，脾病禁温食饱食，湿地濡衣，肺病禁寒饮食寒衣，肾病禁焠炼热食，温炙衣。'《宣明五气》篇云：'心恶热，肺恶寒，肝恶风，脾恶湿，肾恶燥。'《灵枢·五味》篇云：'肝病禁辛，心病禁咸，脾病禁酸，肺病禁苦，肾病禁甘'之属，皆是也。五脏病有所得而愈者，谓得其所宜之气之味之处，足以安脏气而却病气也。各随其所不喜为病者，谓得其所禁所恶之气之味之处，足以忤脏气而助病邪也。病者素不应食，而反暴思之者，谓平素所不喜之物，而反暴思之，由病邪之气，变其脏气使然，食之则适以助病气而增发热也。"

17

【原文】夫诸病在脏，欲攻之，当随其所得而攻之。如渴者，与猪苓汤，余皆仿此。

【语译】临床上见到里实证，如要用攻法，便须具体了解其关键所在，才能用攻法。例如，猪苓汤证的渴而小便不利、咳、呕、心烦，关键在"阴伤水蓄"，所以便用"猪苓汤"来育阴利水，便把所有症状都解决了。处理其他疾病，亦要照此类推。

【注解】《医宗金鉴》中云："脏者，里也。"尤在泾云："无形之邪，入结于脏，必有所据，水血痰食，皆邪薮也，如渴者，水与热得，而热结在水，故与猪苓汤利其水而热亦除；若有食者，食与热得，而热结在食，则宜承气汤下其食而热亦去，若无所得，则无形之邪，岂攻法所能去哉。"

脏腑经络先后病脉证小结

以上十七条的内容，颇与"绪论"相似，综合起来约有四端。第一，指出自然界的气候是变化无常的，而人的生活是和气候变化密切相关的，须得搞好卫生，才能适应；假如不能适应，便会引发病变；病变虽是极其复杂多端，却还有规律可循的；可参见第2、8、13条。第二，诊察疾病一定要掌握望色、闻声、切脉等几个主要环节，这几个环节与内在、外在环境紧密关联；无论色、声、脉，总以各因旺时而动，则为健康之象，若非其时之色脉，便是病变表现；可参见第3、4、5、6、7、9条。第三，疾病之预后，于病变趋势向内、向外的关系很大，由内出外者多主吉，由外向内者多主凶，可参见第11、12条。第四，治疗疾病，须对病体进行全面观察，首先注意到病变所在的脏器和其他各个器官的关系，不能孤立地只顾及病变的局部，这便叫作

"治未病"；同时也还需要留意阴阳、表里、先后、喜恶等一系列的问题，阴阳偏胜、表里不辨、先后倒置、喜恶反常等，都是治疗上最大的禁忌；凡是疾病，越医治得早越好，迟了是很吃力的；可参见第 1、2、10、14、15、16、17 条。

脏腑经络先后病脉证表解

表1　疾病

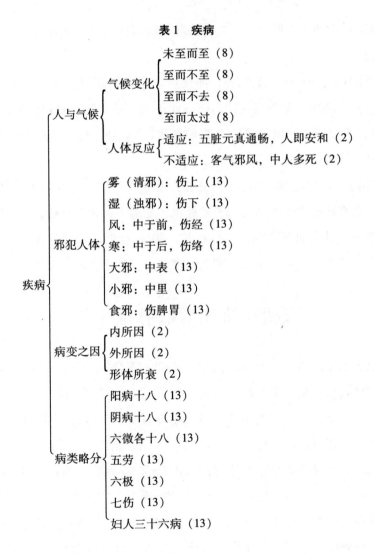

疾病
- 人与气候
  - 气候变化
    - 未至而至（8）
    - 至而不至（8）
    - 至而不去（8）
    - 至而太过（8）
  - 人体反应
    - 适应：五脏元真通畅，人即安和（2）
    - 不适应：客气邪风，中人多死（2）
- 邪犯人体
  - 雾（清邪）：伤上（13）
  - 湿（浊邪）：伤下（13）
  - 风：中于前，伤经（13）
  - 寒：中于后，伤络（13）
  - 大邪：中表（13）
  - 小邪：中里（13）
  - 食邪：伤脾胃（13）
- 病变之因
  - 内所因（2）
  - 外所因（2）
  - 形体所衰（2）
- 病类略分
  - 阳病十八（13）
  - 阴病十八（13）
  - 六微各十八（13）
  - 五劳（13）
  - 六极（13）
  - 七伤（13）
  - 妇人三十六病（13）

表2　诊断

纲领：因其旺时而动，非其时色脉，皆当病（7）

望诊
- 察色
  - 青色：主痛（3）
  - 赤色：主风，微赤非时不治（3）
  - 黄色：胸上有寒，便难（3）
  - 白色：主亡血（3）
  - 黑色：主劳、水气（3）
- 观形
  - 目正圆者痉，不治（3）
  - 鲜明者，有留饮（3）

诊断

闻诊
- 声寂然喜惊呼：骨节间病（4）
- 声喑喑然不彻：心膈间病（4）
- 声啾啾然细而长：头中病（4）
- 息摇肩：心中坚（5）
- 息引上气：咳（5）
- 息张口短气：肺痿（5）
- 吸而微数：病在中焦（6）
- 吸促：病在上焦（6）
- 吸远：病在下焦（6）
- 呼吸动摇振振：不治（6）
- 短气而极：腰痛、背强、不能行（9）

切诊
- 浮在前：病在表（9）
- 浮在后：病在里（9）
- 急：主寒（13）
- 沉：主实（11）
- 滑：主气（11）

预后
- 入脏即死（11）
- 入腑即愈（11）
- 在外者可治（12）
- 入里者即死（12）

表3　治疗

治疗

原则
- 上工治未病（1）
- 补不足，损有余（1）
- 未流传脏腑即医治（2）

- 省阴阳（10）
- 辨表里（14）
- 察先后（15）
- 观喜恶（16、17）

脏腑经络先后病脉证复习题

1. 结合本篇内容谈谈古人对疾病是如何认识的？

2. 结合临床经验实践，说明本篇所述望诊、闻诊内容是否有临床意义？

3. 以病入脏、入腑、向外、向里来判断预后之说，应怎样体会？

4. "治未病"的精神，如何理解才较正确？

痉湿暍病脉证治第二

"脉证"二字下，俞桥本有"治"字，较妥，故加。痉、湿、暍，是三种不同的病证名称。

痉湿暍病脉证治内容

18

【原文】太阳病，发热无汗，反恶寒者，名曰刚痉。

【语译】患太阳病，不仅发热、恶寒、不汗出，甚而有项背筋脉强直等症状时，这便叫作"刚痉"。

【注解】徐忠可云："痉，即痉，强直之谓也。痉病必有背项强直等证，故既曰痉，即省文不言。"

程林云："病者，以太阳病发汗太多，荣血已亡，风寒易中，故筋脉劲急，作刚柔二痉也。"

"反"作"又"字解。"太阳病"的意义，见《伤寒论语译》。

19

【原文】太阳病，发热汗出，而不恶寒，名曰柔痉。

【语译】患太阳病，呈现项背筋脉强直等症状，而伴有发热、汗出，并不恶寒者，这叫作"柔痉"。

【注解】《医宗金鉴》中云："太阳病，发热无汗恶寒，为实邪，名曰刚痉者，强而有力也，发热汗出不恶寒为虚邪，名曰柔痉者，强而无力也。"

其实"刚""柔"二字，是指一个"无汗、恶寒"，一个"汗出、不恶寒"，与阴阳虚实等名称同一意义，所以活人书云："刚痉属阳痉，柔痉属阴痉。""刚痉"是表实证，"柔痉"是表虚证。

20

【原文】太阳病，发热，脉沉而细者，名曰痉，为难治。

【语译】"痉病"的发作，一般都有太阳病的"发热"等症状，假使脉搏沉细，说明正气相当虚弱，治疗起来是比较困难的。

【注解】徐忠可云："古人以强直为痉，外证与伤寒相似，但其脉沉迟弦细，而项背反张强硬如发痫状为异耳。"

尤在泾云："太阳脉本浮，今反沉者，风得湿而伏，故为痉。痉脉本紧弦，今反细者，阴气适不足，故难治。"

陆渊雷云："夫曰太阳，则病尚初起，病初起即项背劲强，脉沉而细者，乃恶性脑脊髓膜炎，致命极速，故曰难治。"

曹颖甫认为，本病当用"栝蒌桂枝汤"加"熟""附"以解表温里，可供临床参考。

21

【原文】太阳病，发汗太多，因致痉。

【语译】患太阳病，过分用发汗剂，汗出过多，有导致痉病的可能。

【注解】徐忠可云："太阳病果寒多，本宜发汗，太多则血伤，不能荣筋而痉。"即神经、肌肉失去荣养的意思。

22

【原文】夫风病，下之则痉，复发汗，必拘急。

【语译】凡患阴液不足的风温病，不要轻易用攻下或发汗药，一旦误下，伤阴的结果可导致痉病，误汗，津液大量脱失后，还会出现四肢痉挛拘急。

【注解】曹颖甫云："风病者，其为风温无疑。夫风温为病，其受病与中风同，所以别于中风者，独在阴液之不足，故脉浮自汗心烦脚挛急者，不可与桂枝汤，得汤便厥（见《伤寒论》29 条），所以然者，为其表阳外浮，里阴内虚，阴不抱阳，一经发汗，中阳易于散亡也，俱此犹为证变之未甚也。更有脉阴阳俱浮、自汗出、身重、息鼾、言语难出之证，一经误下，即见小便不利，直视失溲，若火劫发汗，则瘛疭如惊痫（见《伤寒论》第 6 条），所以然者，里阴素亏，误下则在上之津液下夺，目系因之不濡，火劫则在里之津液外烁，筋脉因之不濡，津液本自不足，又从而耗损之，风燥乃益无所制，故上自目系，下及四肢，无不拘急，而痉病成矣。"

23

【原文】疮家，虽身疼痛，不可发汗，汗出则痉。

【语译】有创伤或久患疮疡的病人，往往血少津枯，纵然有周身疼痛的表证，也不宜发汗，发汗会再度损伤津液，便会使筋脉失掉荣养，演变为项背强直的痉病。

【注解】陆渊雷云："疮家，赅疮疡及金创而言。"

《医宗金鉴》中云："疮家初起，毒热未成，法当汗散，已经溃后，血气被伤，虽有身痛表证，亦不可发汗，恐汗出血液愈竭，筋失所养，因而成痉，或邪风乘之，亦令痉也。"

本条与《伤寒论》85 条同。

24

【原文】病者身热足寒，颈项强急，恶寒，时头热，面赤，目赤，独头动摇，卒口噤，背反张者，痉病也。若发其汗者，寒湿相得，其表益虚，即恶寒甚。发其汗已，其脉如蛇。（一云"其脉涩"）

【语译】痉病的具体症状，可见发热、两足现冷、颈项部相当的强直，看病人的外表，好像有恶寒感觉似的，一阵阵头部发热，面部和两眼都发红，头还不自主地摇摆着，并很快地出现牙关紧急、角弓反张等痉挛状态。假使这个痉病是由误汗而来的，就是因为出了过多的汗，津液和正气也遭受了极大的损伤，所以病人的脉搏亦往往变得屈曲不伸如蛇行状。

【注解】程林云："身热头热，邪在太阳也，面赤目赤（足阳明之正系目系），邪在阳明也。颈属阳明，项属太阳，邪在二经，则颈项强急恶寒也。阳明之脉夹口，故卒口噤，太阳之脉，循背上头，故头独摇，背反张也。此其人必汗下亡血之后，正气已虚，而邪气但盛于上，其足则寒，此痉病之证俱见也。"

尤在泾云："寒湿相得者，汗液之湿，与外寒之气，相得不解，而表气以汗而益虚，寒气得湿而转增，则恶寒甚也。"

曹颖甫云："其脉如蛇，乃肝之真脏脉见，《五脏风寒积聚篇》所谓肝死脉浮之弱，按之如索不来，或曲如蛇行者死，是也。盖痉病脉本弦急，重发汗则经脉益燥，直上下行之弦脉，一变而成屈曲难伸之状，脉固如此，筋亦宜然，一身之拘急可知矣。"

25

【原文】暴腹胀大者，为欲解，脉如故，反伏弦者，痉。

【语译】痉病者的腹部往往是凹陷的，若不凹陷而丰满，这是病有好转的征象。假如脉搏还没有转变，仍然呈显著沉弦脉，此为痉病之根依然存在。

【注解】痉病者的腹部往往是凹陷着像船似的，现在不凹陷而胀大，说明这是病邪消退，正气渐复的现象，所以"为欲解"。"胀大"，只是与凹陷的对照语，不当理解为腹肿胀膨大。"伏弦"，即沉弦的意思，《玉函经》中"伏"作"复"，亦通。

26

【原文】夫痉脉，按之紧如弦，直上下行。（一作筑筑而弦。《脉经》云："痉家其脉伏坚，直上下。"）

【语译】痉病者的脉搏，从寸上到尺下，一直都呈显著紧弦体象。

【注解】尤在泾云："紧如弦，即坚直之象。上下行者，自寸至尺，皆见紧直之脉也。"

27

【原文】痉病有灸疮，难治。

【语译】患痉病者又害灸疮，清热、驱风两难，故曰"难治"，要留意治疗。

【注解】曹颖甫云："痉病为风燥伤筋之证，血虚不能养筋，而复加以灸疮，使其证属中风传来，则当用栝蒌根以生津，桂枝汤以发汗，然又恐犯疮家发汗之戒，故云难治，但里急于外，又不当先治灸疮，窃意先用芍药甘草加生地以舒筋，加黄芪防风以散风，外用圹灰年久者，调桐油以清热毒而生肌，其病当愈。"

灸疮，即由艾灸烧灼皮肤而成的创伤。

28

【原文】太阳病，其证备，身体强，几几然，脉反沉迟，此为痉，栝蒌桂枝汤主之。

栝蒌桂枝汤方：

栝蒌根二两　桂枝三两　芍药三两　甘草二两　生姜三两　大枣十二枚

上六味，以水九升，煮取三升，分温三服，取微汗。汗不出，食顷，啜热粥发之。

【语译】患痉病，不仅有太阳病的全部症状，同时还可见角弓反张、颈项强直等症，脉搏亦是阴津大伤的沉迟脉象，宜用"栝蒌桂枝汤"生津滋燥解散风邪。

【注解】徐忠可云："太阳病，其证备者，身热、头痛、汗出也。身体强，即背反张之互辞。几几然，即颈项强之形状。脉反沉迟，谓阳证得阴脉，此痉脉之异于正伤寒也。其原由筋素失养，而湿复夹风以燥之，故以桂枝汤为风伤卫主治，加栝蒌根以清气分之热，而大润其太阳经既耗之液，则经气流通，风邪自解，湿气自行，筋不燥而痉愈矣。"

陆渊雷云："即柔痉也。"

【方义】曹颖甫云："以培养津液为主，而君栝蒌根，仍从太阳中风之桂枝汤，以宣脾阳而达营分，使卫与营和，汗出热清，筋得所养，而柔痉可以不作矣。"

29

【原文】太阳病，无汗而小便反少，气上冲胸，口噤不得语，欲作刚痉，葛根汤主之。

葛根汤方：

葛根四两　麻黄三两，去节　桂二两，去皮　芍药二两　甘草二两，炙　生姜三两
大枣十二枚

上七味，㕮咀，以水一斗，先煮麻黄、葛根，减二升，去沫，内诸药，煮取三升，去滓，温服一升，覆取微似汗，不须啜粥，余如桂枝汤法将息及禁忌。

【语译】患痉病者，有太阳病的一般症状，但是不出汗，小便少，气逆胸满，牙关紧急不能言语，这是属于刚痉的证候，宜服"葛根汤"，解散风寒湿邪，并降冲逆。

【注解】尤在泾云："无汗而小便反少者，风寒湿甚，与气相持，不得外达，亦并不下行也，不外达，不下行，势必逆而上冲，为胸满，为口噤不得语，驯至面赤头摇，项背强直，所不待言，故曰欲作刚痉。"

【方义】柯韵伯云："葛根味甘气凉，能起阴气而生津液，滋筋脉而舒其牵引，故以为君，麻黄生姜，能开玄府腠理之闭塞，祛风而出汗，故以为臣，寒热俱轻，故少佐桂芍，同甘、枣以和里，此于麻桂二汤之间，衡其轻重而为调和表里之剂也。"

30

【原文】痉为病（一本，"痉"字上有"刚"字），胸满，口噤，卧不着席，脚

挛急，必齘齿，可与大承气汤。

大承气汤方：

大黄四两，酒洗　厚朴半斤，炙去皮　枳实五枚，炙　芒硝三合

上四味，以水一斗，先煮二物，取五升，去滓，内大黄，煮取二升，去滓，内芒硝，更上火微一二沸，分温再服，得下止服。

【语译】凡患痉病，有气逆胸满、牙关紧切、角弓反张、两脚拘挛等症，且是由于燥热引起者，可以用"大承气汤"泻下燥热。

【注解】曹颖甫云："风燥入阳明之腑，津液受灼，上膈乃有湿痰，痰阻胸膈，则胸满，风痰塞会厌，而阳热上灼，牙关之筋燥急，则口噤，背脊经输干燥，则卧不着席，周身筋脉干而缩，故脚挛于下，齿齘于上，可与大承气汤，此亦急下存阴之义也，盖必泄其燥热，然后膈上之风痰，得以下行，周身筋脉，亦以不受熏灼而舒矣。"

陆渊雷云："胸满，与气上冲胸同理，呼吸困难而不匀，可望而知也。卧不着席，反张甚也。齘者，上下齿紧切作声。齘齿者，口噤甚也。"

【方义】徐忠可云："盖太阳之邪并于阳明，阳明脉起于脚，而络于齿也。故宜攻其胃，而以硝、黄、枳、朴清其热，下其气，使太阳阳明之邪，一并由中土而散，此下其热，非下其食也。"

31

【原文】太阳病，关节疼痛而烦，脉沉而细（一作缓）者，此名湿痹。（《玉函》云"中湿"）湿痹之候，小便不利，大便反快，但当利其小便。

【语译】临床上有一种病，一般呈现着太阳病的症状，但是病人周身关节疼痛，伴有心烦，脉搏在沉部见细而软，这是湿邪引起的"湿痹"。"湿痹"的另一显著表现是小便不通畅、大便却溏泻。因此在治疗时应首先着重分利小便，借以排泄其湿邪。

【注解】徐忠可云："此论湿之夹风，而湿胜以致痹着者。谓发热恶风，太阳病也，乃湿胜而疼痛。太阳病来，邪自表入，湿夹风，风走空窍，故流关节，关节者，机关凑会之处也，风气滞于中，故逼心而烦，然风为湿所搏，而失其风之体，故脉沉而细，即知湿胜，即名中湿，亦曰湿痹，痹着不去也。

气既为湿所痹，则气化不敏，或小便不利，大肠主津，湿则反快而不艰涩也。病风者，多燥闭，故以湿胜而快者为反耳，但当利其小便者，便利而气化，气化而湿行，见不必狃于太阳而治风，亦非痛在骨节，而当温散之比矣。"

32

【原文】湿家之为病，一身尽疼（一云疼烦），发热，身色如熏黄也。

【语译】患湿气病者，症见周身疼痛、发烧，全身皮肤呈显出像烟熏般的暗黄色。

【注解】程林云："脾主身之肌肉，湿为寒邪，郁于肌中不得散，则一身尽疼发热也。阳明瘀热，则黄色鲜明如橘子，太阴寒湿，则黄色薰暗如烟熏。"

33

【原文】湿家，其人但头汗出，背强，欲得被覆向火。若下之早，则哕，或胸满，小便不利（一云利），舌上如胎者，以丹田有热，胸上有寒，渴欲得饮而不能饮，则口燥烦也。

【语译】患湿气病者，只是头上出汗（身上无汗），项背强直，还相当的怕冷，想盖被子或烤火取暖，这是寒湿在表的证候。不能轻易或过早施用泻下剂，假如泻下早了，损胃伤津的结果，反而会出现呃逆、胸闷胀满、小便不畅等病变表现。同时又由于泻下药的关系，上焦阳热随着泻药而郁结于丹田下部，上焦部更是现出一派寒湿现象，于是舌头滋腻，似苔非苔，感觉口渴，却喝不下水，口燥、心烦的情况亦越发显著了。

【注解】曹颖甫云："但头汗出，约有二端，阳热之证，阴液内竭，则但头汗出，寒湿之证，毛孔闭塞，则亦但头汗出，寒湿郁于经输，故背强（此与太阳病之项背强同），寒冱皮毛，内连肌肉，恶寒甚者，遂欲得被向火，此时正宜麻黄加术汤以发其汗，使水气外达。"

程林云："若当表邪未解之时，误以阳明内湿之热，上越之头汗，而早下之，则虚其胃，湿干于胃，则哕，寒客于上，则胸满，亡其津液，则小便不利，以寒湿在上，故舌上如胎而实非胎也，丹田有热者，以下后里虚，上焦阳气，因虚而陷于下焦，为丹田有热；表中寒气，乘虚而客于胸上，为胸上有寒。唯其丹田有热，则渴欲饮水，胸上有寒，不能散水，虽得水而不能饮，故口燥烦也。"

丹田有热，胸上有寒，是郁热在下寒湿在上的证候。"燥烦"即口燥、心烦。陈修园主用"黄连汤"。

34

【原文】湿家下之，额上汗出，微喘，小便利（一云不利）者死，若下利不止者，亦死。

【语译】患湿气病者，不审慎而被泻下早了，会出现如下两种情况。如阳气上脱，便会额上出汗、呼吸不利而喘；如阴津下脱，便会出现小便过多或泄泻不止等症状。这两种情况，都是极危险的征象。

【注解】尤在泾云："湿病在表者宜汗，在里者宜利小便，苟非湿热蕴积成实，未可遽用下法。额汗出微喘，阳已离而上行；小便利，下利不止，阴复决而下走，阴阳离决，故死。一作小便不利者死，谓阳上游而阴不下济也，亦通。"

35

【原文】风湿相搏，一身尽疼痛，法当汗出而解，值天阴雨不止，医云此可发汗，汗之病不愈者，何也？盖发其汗，汗大出者，但风气去，湿气在，是故不愈也。若治风湿者，发其汗，但微微似欲出汗者，风湿俱去也。

【语译】患风湿病者，周身疼痛，照例应用发汗的方法来驱风除湿，又适逢阴雨天气，风湿疼痛越发严重，无疑更应该争取发汗了，但是经过发汗，风湿的疼痛依然不减，这是什么原因呢？要知道，这是由于发汗不得法的缘故。因为发汗时，大量地出汗，纵然风邪在汗后会有所减轻，但湿邪依然存在，所以疼痛不减。须知用发汗法来治疗风湿病，应该是持续地出点小汗为佳，这样风邪、湿邪会一起被驱除掉。

【注解】徐忠可云："此言风湿两平者，当汗解而不可过也。谓风湿相搏疼痛，法原当汗解，值天阴雨，则湿更甚，可汗无疑，而不愈，何故？盖风性急，可骤驱，湿性滞，当渐解，汗大出则骤风去，而湿不去，故不愈。若发之微，则出之缓，缓则风湿俱去矣。然则湿在人身，黏滞难去，骤汗且不可，而况骤下乎。"

发汗法，总宜微似有汗者为佳，不可令其如水流漓。在《伤寒论》桂枝汤的煎服法中，便首先谈到这一点，因此并不是风病和湿病的发汗法有什么不同。下面麻黄加术汤、麻黄杏仁薏苡甘草汤，都是驱风除湿的好方剂。

36

【原文】湿家病，身疼，发热，面黄而喘，头痛鼻塞而烦，其脉大，自能饮食，腹中和无病，病在头中寒湿，故鼻塞，内药鼻中则愈。（《脉经》云"病人喘"，而无"湿家病"以下至"而喘"十一字）

【语译】患寒湿病者，除有一般的周身疼痛、发热而外，面色黄、喘息、头痛、鼻塞不通、烦躁等症状均特别显著，脉搏现大，但饮食很好，腹部也没有其他病变表现，这是寒湿邪气深入头部的缘故，所以鼻道总是窒塞不通，可以适当地用辛香开发之药，做成嗅剂，纳入鼻道进行治疗。

【注解】徐忠可云："此言湿之搏寒，而偏于头者，不当服汤药也。谓湿家身疼发热，其常也，因湿郁而面黄，又邪气内侵，为喘为烦，似中外有邪，然头痛鼻塞，则在头为甚，且脉大是中不弱也，能饮食，腹中和矣，虽有烦喘，乃经中之邪内侵，而内实无病，邪独在头矣，故曰病在头中寒湿，故鼻塞。病在上者，宜从上越之，故曰，纳药鼻中则愈，非责肺也。"

纳鼻药，凡具有辛香开发作用的都可以用。

37

【原文】湿家身烦疼，可与麻黄加术汤发其汗为宜，慎不可以火攻之。

麻黄加术汤方：

麻黄三两，去节　桂枝二两，去皮　甘草一两，炙　杏仁七十个，去皮尖　白术四两

上五味，以水九升，先煮麻黄，减二升，去上沫，内诸药，煮取二升半，

去滓，温服八合，覆取微似汗。

【语译】患寒湿病者，若周身疼痛，只需用"麻黄加术汤"来发汗除湿，万不可用"火疗"法来劫持之。

【注解】尤在泾云："身烦疼者，湿兼寒而在表也，用麻黄汤以散寒，用白术以除湿。喻氏曰，麻黄得术，则虽发汗不至多汗，而术得麻黄，并可以行表里之湿。不可以火攻者，恐湿与热合而增发热也。"

陆渊雷云："火攻乃汉末俗医常用之法，故仲景屡以为戒。"

《伤寒论》所载的温针、烧针、瓦熨背、艾灸等，都属火攻的方法。

【方义】徐忠可云："麻黄汤为发汗之主，而加术一味，以为固本清湿之地，则内外两得矣。"

陆渊雷云："术分赤白，始于《名医别录》，仲景书本但称术，后人辄加白字，《别录》之赤术，即今之苍术，此方意在使湿从汗解，则宜苍术。"

38

【原文】病者一身尽疼，发热，日晡所剧者，名风湿。此病伤于汗出当风，或久伤取冷所致也。可与麻黄杏仁薏苡甘草汤。

麻黄杏仁薏苡甘草汤方：

麻黄半两，去节，汤泡　甘草一两，炙　薏苡仁半两　杏仁十个，去皮尖炒

上剉麻豆大，每服四钱匕，水盏半，煮八分，去滓，温服，有微汗，避风。

【语译】患湿气病者，症见周身疼痛、发热，假使身痛和发热都在傍晚的时候加重，这便是风湿病。此病的原因，不是由于出汗的时候感受了风邪，就是由于过分贪凉所致，无论是哪个原因，都要用"麻黄杏仁薏苡甘草汤"来发散风湿邪气。

【注解】《医宗金鉴》中云："病者，谓一身尽痛之病人也。湿家一身尽痛，风湿亦一身尽痛，然湿家痛，则重著不能转侧，风湿痛，则轻掣不可屈伸，此痛之有别者也。湿家发热，蚤暮不分微甚，风湿之热，日晡所必剧。盖以湿无来去，而风有休作，故名风湿。原其由来，或为汗出当风，或为久伤取冷，相合而致，则麻黄杏仁薏苡甘草汤发散风湿，可与也明矣。"

"日晡所"，犹言傍晚；"取冷"犹言贪凉。

【方义】尤在泾云："痉病非风不成，湿痹无寒不作，故以麻黄散寒，薏苡除湿，杏仁利气，助通泄之用，甘草补中，予胜湿之权也。"

39

【原文】风湿，脉浮，身重，汗出恶风者，防己黄芪汤主之。

防己黄芪汤方：

防己一两　甘草半两，炒　白术七钱半　黄芪一两一分，去芦

上剉麻豆大，每抄五钱匕，生姜四片，大枣一枚，水盏半，煎八分，去滓，温服，良久再服。喘者，加麻黄半两；胃中不和者，加芍药三分；气上冲者，加桂枝三分；下有陈寒者，加细辛三分。服后当如虫行皮中，从腰下如冰，后坐被上，又以一被绕腰以下，温令微汗，差。

【语译】患风湿病者，脉搏现浮象，周身有沉重的感觉，不断地出汗、怕风，这是表虚证的表现，可以用"防己黄芪汤"固表除湿。

【注解】《医宗金鉴》中云："脉浮风也，身重湿也，寒湿则脉沉，风湿则脉浮，若浮而汗不出恶风者，为实邪，可与麻黄杏仁薏苡甘草汤汗之；浮而汗出恶风者，为虚邪，故以防己白术以祛湿，黄芪、甘草以固表，生姜、大枣以和营卫也。"

【方义】曹颖甫云："防己泄热，黄芪助表气而托汗畅行，白术、炙甘草补中以胜湿，此亦桂枝汤助脾阳俾汗出肌腠之意也。"

40

【原文】伤寒八九日，风湿相搏，身体疼烦，不能自转侧，不呕不渴，脉浮虚而涩者，桂枝附子汤主之；若大便坚，小便自利者，去桂加白术汤主之。

桂枝附子汤方：

桂枝四两，去皮　生姜三两，切　附子三枚，炮去皮，破八片　甘草二两，炙　大枣十二枚，擘

上五味，以水六升，煮取二升，去滓，分温三服。

白术附子汤方：

白术二两　附子一枚半，炮去皮　甘草一两，炙　生姜一两半，切　大枣六枚

上五味，以水三升，煮取一升，去滓，分温三服。一服觉身痹，半日许再服，三服都尽，其人如冒状，勿怪，即是术附并走皮中，逐水气，未得除故耳。

【语译】患伤寒病八九天后，又由于风湿邪气的并发，病人出现周身疼痛、烦闷不舒，行动受限，但既不发呕，亦不发渴，脉搏呈现浮虚滞涩之象，这是表阳虚弱的风湿证，宜用"桂枝附子汤"温散风湿。若大便干燥而小便却清利者，说明并非里热，仍需用"桂枝附子汤"去"桂枝"加"白术"来温散湿邪。

【注解】《医宗金鉴》中云："谓此风湿之病，虽得之伤寒八九日，而不呕不渴，是无伤寒里病之证也。脉浮虚涩，是无伤寒表病之脉也，脉浮虚，表虚风也，涩者，湿也，身体烦疼，风也，不能转侧，湿也，乃风湿相搏之身体疼痛，非伤寒骨节疼痛也，与桂枝附子汤温散其风湿，从表而解也。若脉浮实者，则又当以麻黄加术汤，大发其风湿也。如其人有是证，虽大便鞕，小便自利，而不议下者，以其非邪热入里之鞕，乃风燥湿去之鞕，故仍以桂枝附子汤，去桂枝者，以大便坚，小便自利，不欲其发汗，再夺津液也，加白术者，以身重著湿在肌分，用以佐附子逐水气于皮中也。"

本条与《伤寒论》174 条相同。

【方义】钱潢云："风邪非桂枝不能汗解，寒邪非附子不足以温经，非生姜亦不能宣发，甘草大枣缓姜附之性，助桂枝而行津液也。"

吴仪洛云："于上汤中去桂，以其能走津液，加术，以其能生津液，白术为脾家主药，燥湿以之，滋液亦以之。"

41

【原文】风湿相搏，骨节疼烦掣痛，不得屈伸，近之则痛剧，汗出短气，小便不利，恶风不欲去衣，或身微肿者，甘草附子汤主之。

甘草附子汤方：

甘草二两，炙　白术二两　附子二枚，炮去皮　桂枝四两，去皮

上四味，以水六升，煮取三升，去滓，温服一升，日三服。初服得微汗则解，能食，汗出复烦者，服五合。恐一升多者，服六七合为妙。

【语译】患风湿病者，骨节疼痛烦灼，并呈牵掣性的疼痛，想伸或踡，都不可能，假如按摩着，痛得更厉害，一阵阵地出汗、呼吸促急、小便不通利，怕风，要多穿衣服，甚至周身发轻度的水肿，这是阳虚湿胜的证候，宜用"甘草附子汤"固阳除湿。

【注解】沈明宗云："此阳虚邪盛之证也。风湿伤于营卫，流于关节经络之间，邪正相搏，骨节疼烦掣痛，阴血凝滞，阳虚不能轻跷，故不得屈伸，近之则痛剧也。卫阳虚而汗出，里气不足，则短气而小便不利，表阳虚而恶风不欲去衣，阳伤气滞，故身微肿，然表里阴阳，正虚邪实，故用甘术附子，助阳健脾除湿，固护而防汗脱，桂枝宣行营卫，兼去其风，乃补中有发，不驱邪而风湿自除，盖风湿证，须识无热自汗，便是阳气大虚，当先固阴为主。"

本条与《伤寒论》第175条同。

【方义】吴仪洛云："此方用附子除湿温经，桂枝祛风和营，术祛湿实卫，甘草辅诸药，而成敛散之功也。"

42

【原文】太阳中暍，发热恶寒，身重而疼痛，其脉弦细芤迟，小便已，洒洒然毛耸，手足逆冷，小有劳身即热，口开，前板齿燥。若发其汗，则恶寒甚；加温针，则发热甚；数下之，则淋甚。

【语译】气血两虚的人伤了暑，症可见发热、恶寒等太阳病症状，周身有沉重感，并发疼痛，脉搏至数缓慢，指下省察有细小芤弦之象，小便后往往会毛骨耸立作寒战状，两手两足都是冰冷的，稍微劳动便会发低热，张口喘气、门齿干燥，这是正虚邪实的证候，总宜培正驱邪。如妄行发汗，反会益虚其表而恶寒；如妄加温针，又会使阳越而发热；如妄用泻下剂，越发伤损阴津，甚至引起小便淋漓来。

【注解】"暍"者音"谒"，《说文》云："伤暑也。"《玉篇》云："中热也。"即是暑病。

曹颖甫云："中暍系在太阳，则伏气之说，正当不攻自破。发热恶寒，似伤寒；身重疼痛，似风湿；小便已，洒洒然毛耸，手足逆冷，又似表阳大虚。所以有此见象者，夏令天气郁蒸汗液大泄，则其表本虚。表虚故恶寒，感受天阳，故发热，加以土润溽暑，地中水气上升，易于受湿，湿甚，故身重而体痛。小便已，洒洒然毛耸者，暑令阳气大张，毛孔不闭，表虚而外风易乘也。所以手足逆冷者，暑湿郁于肌肉，脾阳顿滞，阳气不达于四肢也。是证营卫两虚，卫虚故脉见弦细，营虚故脉见芤迟。小有劳，身即热，口开，前板齿燥（《伤寒论》本句如此，本条开前两字互倒），此证要属阴虚。卫阳本虚之人，发汗则卫阳益虚，故恶寒甚。阴虚之人而加温针，故发热甚。营阴本虚之人，下之重伤其阴，故淋甚。此证忌汗、下、被火，与太阳温病略同，但彼为实证，故汗、下、被火后，多见实象，此为虚证，故汗、下、温针后，多见虚象，要之为人参白虎、竹叶石膏诸汤证，固不当以形如伤寒，妄投热药也。"

43

【原文】太阳中热者，暍是也。汗出恶寒，身热而渴，白虎加人参汤主之。

白虎加人参汤方：

知母六两　石膏一斤，碎　甘草二两　粳米六合　人参三两

上五味，以水一斗，煮米熟汤成，去滓，温服一升，日三服。

【语译】伤暑病，呈现出汗、恶寒等太阳病之症，但由于表里都有热邪，以至高热而口渴，可以用"白虎加人参汤"清热生津。

【注解】尤在泾云："中热亦即中暑，暍即暑之气也。恶寒者，热气入则皮肤缓，腠理开，开则洒然寒，与伤寒恶寒者不同。发热汗出而渴，表里热炽，胃阴待涸，求救于水，故与白虎加人参以清热生津，为中暑而无湿者之法也。"

【方义】程林云："白虎，西方神名也，其令为秋，其政清肃，凉风至，白露降，则溽暑潜消，以此汤有彻暑热之功，行清肃之政，故以白虎名之。表有热者，散以石膏之辛寒，里有热者，降以知母之甘苦，热则气伤，人参

用以生津而益气，石膏过于寒凉，甘草粳米之甘，用以和胃补中，共除中热，而解表里。"

44

【原文】太阳中暍，身热疼重，而脉微弱，此以夏月伤冷水，水行皮中所致也。一物瓜蒂汤主之。

一物瓜蒂汤方：

瓜蒂二十个

上剉，以水一升，煮取五合，去滓，顿服。

【语译】伤暑而有身热、身痛等太阳病症，但四肢沉重、脉搏微弱，此不同于太阳表证了，这是由于夏月贪凉，皮表存有湿邪的缘故，可以斟酌用"瓜蒂汤"排除湿邪。

【注解】陆渊雷云："身热而脉微弱，所谓脉虚身热，得之伤暑也。疼重者，外湿也。夏月伤冷水，水行皮中，言所以得暑湿之原因，盖伤冷水但能引起身热，水不致行于皮中，外湿则汗液不得蒸发故耳。"

曹颖甫云："瓜蒂苦泄，能发表汗，汗出热泄，其病当愈。"

【方义】程林云："本草云，瓜蒂味苦寒，主大水，身面四肢浮肿，用之以散皮肤水气，苦寒又可胜热也。"

痉湿暍病脉证治小结

本篇共二十七条，叙述三大病证。第 18 条至 30 条论痉病，第 31 条至 41 条论湿病，第 42 条至 44 条论暍病。痉病分刚、柔两大类，刚痉多为表实证，柔痉多为表虚证。但痉病的关键在于津液过伤，因此治疗痉病，要以存津液为主，不能随意施用攻法。湿病分湿痹、寒湿、风湿等证，湿痹宜分利，寒湿宜温里，风湿宜温散，这是治湿之大法。暍病虽为感受暑湿邪气引发，而阴阳虚损的人最易遭致，因而治疗暍病，应以养阴驱暑为主，发汗、温针、攻下等治法，均非所宜。

痉湿暍病脉证治表解

表1　痉病

痉病
- 病因
  - 太阳病，发汗太过（21）
  - 风病下之，复发汗（22）
  - 疮家发汗（23）
- 证候
  - 症状：身热、足寒、颈项强急、恶寒、时头痛、面赤、目赤、独头动摇、卒口噤、背反张（24）
  - 脉象：沉迟、紧如弦（26、28）
- 类型
  - 刚痉：太阳病，发热、无汗、恶寒、小便少、气上冲胸、口噤（18、29）
  - 柔痉：太阳病，发热、汗出、不恶寒（19）
- 诊断
  - 脉沉而细，难治（20）
  - 有灸疮，难治（27）
  - 暴腹胀大，为欲解（25）
- 治疗
  - 柔痉：栝蒌桂枝汤（28）
  - 刚痉：葛根汤（29）
  - 燥热证：大承气汤（30）
- 禁忌：虚证忌发汗（24）

表2　湿病

湿病
- 湿痹
  - 症状：太阳病，关节疼痛而烦、小便不利、大便反快（31）
  - 脉象：沉而细（31）
  - 治法：利小便（31）
- 寒湿
  - 重证
    - 症状：
      1. 头汗出、背强、欲得被复向火、渴欲饮而不能饮、口燥烦（33）
      2. 一身尽痛、发热、身黄如熏（32）
    - 治疗：宜发汗，麻黄加术汤（37）
    - 禁忌：慎不可以火攻（37）
  - 轻证
    - 症状：身痛、发热、面黄、喘、头痛、鼻塞而烦、腹中和无病（36）
    - 脉象：其脉大（36）
    - 治疗：纳药鼻中则愈（36）
  - 坏证：下之，额上汗出，微喘，小便利者死，下利不止者亦死（34）
- 风湿
  - 病因：汗出当风，或久伤取冷（38）
  - 症状：一身尽痛、发热，日晡所剧，身重、恶风、骨节烦疼、掣痛不可屈伸、汗出短气，小便不利，或身微肿（35、38、39、41）
  - 脉象：浮（39）
  - 疗法：发汗，但微微似欲汗出（35）
  - 辨证
    - 麻黄杏仁薏苡甘草汤证（38）
    - 防己黄芪汤证（39）
    - 桂枝附子汤证（40）
    - 白术附子汤证（40）
    - 甘草附子汤证（41）

表3　暍病

暍病
病因：夏月伤冷水，水行皮中（44）
症状：发热、恶寒、身重而疼痛、小便已洒洒然毛耸、手足逆冷、
　　　小有劳身即热、口开、前板齿燥、身热而渴（42、43）
脉象：弦细芤迟、微弱（42、44）
辨证
　白虎加人参汤证（43）
　一物瓜蒂汤证（44）
禁忌：发汗、温针、泻下（42）

痉湿暍病脉证治复习题

1. 结合临床经验，描述痉病是怎样的病，为什么禁发汗？

2. 湿病的治疗，要用发汗和利小便的方法，是什么理由？

3. 湿病究竟是怎样的病变？

4. 暍病多属阴虚而有实邪，你怎样体会？

百合狐惑阴阳毒病证治第三

曹颖甫云："百合之病，余未之见，然意则可知。仲师以百脉一宗悉致其病为提纲，即可知其病在肺。盖饮食入胃，由脾阳运行上承于肺，肺乃朝百脉而输精皮毛，百脉精液得以沾溉而不燥者，肺为水之上源，足以贯输而不竭也。故肺主一身治节，而独为五脏主。肺主皮毛，过于发汗，则肺液由皮毛外泄，而水之上源一竭。肺与大肠为表里，过于攻下，则太阳寒水由大肠下陷，而水之上源再竭。咽为食管，喉为气管，并接会厌，吐之太过，则胃液竭而肺液亦伤，而水之上源三竭。三者之中，苟犯其一，则肺必燥，肺燥则无以滋溉百脉，而百脉俱病，加以肺阴虚耗，病延血分，阴络内伤，肠中败血瘀阻，或由上源虚耗，胃中生燥，因病渴饮，或久渴不愈如消渴状。况肺阴一虚，易生内热，水泽不降，虚阳外浮，是生表热。病情不同，皆当以补肺之百合为主治之方药，此百合病之大略，可由方治而揣测者也。"

诸病后，凡肺阴伤至极，都可能遭致"百合病"，所以《备急千金要方》中云："百合病者，谓无经络百脉一宗悉致病也。皆因伤寒虚劳大病已后，

不平复，变成斯病。"可以概见。

《医宗金鉴》中云："狐惑，牙疳、下疳等疮之古名也，近时惟以疳呼之。下疳，即狐也，蚀烂肛阴。牙疳，即惑也，蚀咽腐龈，脱牙穿腮破唇。每因伤寒病后，余毒与湿䘌之为害也，或生斑疹之后，或生癣疾下利之后，其为患亦同。"

曹颖甫云："狐为淫兽，惑为淫病，以理断之，直今梅毒耳。"

《脉经》中云："阳毒为病，身重，腰背痛，烦闷不安，或狂，或走，或见鬼，或吐血下痢，其脉浮大数，面赤斑斑如锦文，喉咽痛，唾脓血，五日可治，至七日，不可治也，有伤寒一二日便成阳毒，或服药吐下后，变成阳毒，升麻汤主之。阴毒为病，身重背强，腹中绞痛，咽喉不利，毒气攻心，心下坚强，短气不得息，呕逆，唇青面黑，四肢厥冷，其脉沉细紧数，身如被打，五六日可治，至七日，不可治也，或伤寒初病一二日，便结成阴毒，或服药六七日以上，至十日，变成阴毒，甘草汤主之。"

陆渊雷云："阴阳毒，即后世所谓发斑，其机能亢盛属实热者，为阳毒阳斑，机能衰弱属虚寒者，为阴毒阴斑，《金匮》但于阳毒言面赤斑如锦文，于阴毒不言发斑者，盖因当时医家习用阴阳毒之名，举阴阳毒，则已知发斑，不必更言也。"

《诸病源候论》记叙"阴阳毒"都有"发斑"的症状。

百合狐惑阴阳毒病证治内容

45

【原文】论曰：百合病者，百脉一宗，悉致其病也。意欲食复不能食，常默默，欲卧不能卧，欲行不能行，欲饮食，或有美时，或有不用闻食臭时，如寒无寒，如热无热，口苦，小便赤，诸药不能治，得药则剧吐利，如有神灵者，身形如和，其脉微数。每溺时头痛者，六十日乃愈；若溺时头不痛，淅然者，四十日愈；若溺快然，但头眩者，二十日愈。其证或未病而预见，或病四五日而出，或病二十日或一月微见者，各随证治之。

【语译】什么是"百合病"呢？患百合病者，病人自我感觉全身百脉都有说不出的痛楚。例如，本来很想吃东西，待吃时又不想吃了；病人时默然安静，时又躁得睡也不是走也不是了；平时最爱吃的东西，时而以为很好，时而又厌恶得连闻着都不舒服了；一阵阵叫冷，并不是真的发冷，一阵阵叫热，也并不是真的发热；口经常发苦、尿经常现赤；服药亦不见好转，有时服药后就上吐下泻很厉害，但一下子便好了，真像是神癫鬼弄似的；诊察其脉搏，微弱而快。这个病得另一个特点就是：小便时伴头痛得厉害的，往往要六十天左右才能好转；假如小便时头不甚痛的，甚或还觉得很清爽，那么在四十天左右便可以好转了；假如再小便很痛快，无非稍觉得头有点晕，只需二十天左右就可痊愈。至于百合病的发作，有在患大病之前出现的，也有在患病四五天便出现的，也有在患病二十天后或一个月后才出现的。如进行治疗，还是要根据各种不同的证候来决定。

【注解】尤在泾云："百脉一宗者，分之则为百脉，合之则为一宗，悉致其病，则无之非病矣。然详其证，意欲食矣，而复不能食，常默然静矣，而又躁不得卧，欲食或有时美矣，而复有不用闻食臭时，如有寒如有热矣，而又不见为寒不见为热，诸药不能治，得药则剧吐利矣，而又身形如和，全是恍惚去来，不可为凭之象，唯口苦、小便赤、脉微数，则其常也，所以者何？热邪散漫，未统于经，其气游走无定，故其病亦去来无定，而病之所以热者，则征于脉，见于口与便，有不可掩然者矣。夫膀胱者，太阳之腑，其脉上至巅顶，而外行皮肤，溺时头痛者，太阳乍虚，而热气乘之也，淅然快然，则递减矣，夫乍虚之气，溺已即复，而热淫之气，得阴乃解，故其甚者，必六十日之久，诸阴尽集，而后邪退而愈，其次四十日，又其次二十日，热差减者，愈差速也。此病多于伤寒热病前后见之，其未病而预见者，热气先动也，其病后四五日，或二十日，或一月见者，遗热不去也，各随其证以治，具如下文。"

46

【原文】百合病发汗后者，百合知母汤主之。

百合知母汤方：

百合七枚，擘　知母三两，切

上先以水洗百合，渍一宿，当白沫出，去其水，更以泉水二升，煎取一升，去滓；别以泉水二升煎知母，取一升，去滓；后合和，煎取一升五合，分温再服。

【语译】如因发汗过多，损伤了肺阴而引发百合病，可以用"百合知母汤"来补虚清热。

【注解】曹颖甫云："百合之病，病在肺，盖饮食入胃，由脾阳运行上承于肺，肺乃朝百脉而输精皮毛，百脉精液得以沾溉而不燥者，肺为水之上源，足以贯输而不竭也，故肺主一身治节，而独为五脏主，肺主皮毛，过于发汗，则肺液由皮毛外泄，而水之上源竭必燥，肺燥则无以滋溉百脉，而百脉俱病，汗伤肺阴者，治以百合知母汤，但滋肺阴已足。"

【方义】尤在泾云："百合味甘平微苦，色白入肺，治邪气，补虚清热，故诸方悉以之为主，而随证加药治之，用知母者，以发汗伤津液故也。"

47

【原文】百合病下之后者，滑石代赭汤主之。

【语译】治疗百合病，如因用泻下剂太过，不仅损伤肺阴，并造成腹泻者，可用"滑石代赭汤"滋阴涩肠利尿。

【注解】曹颖甫云："下后水液下出大肠，由腑病累及脏阴，湿热逗留为病，则治以百合滑石代赭汤。"

滑石代赭汤方：

百合七枚，擘　滑石三两，碎，绵裹　代赭石如弹丸大一枚，碎，绵裹

上先以水洗百合，渍一宿，当白沫出，去其水，更以泉水二升，煎取一升，去滓；别以泉水二升煎滑石、代赭，取一升，去滓；后合和重煎，取一升五合，分温服。

【方义】魏荔彤云："至下之后，不用知母，而以滑石代赭汤主之者，以重坠之品，随下药之势，使邪气自下泄也，用代赭石之涩，涩大便也，用滑石之滑，利小便也。"徐忠可云："加之泉水以泻阴火，而阴气自调也。"

48

【原文】百合病，吐之后者，用后方主之。

百合鸡子汤方：

百合七枚，擘　鸡子黄一枚

上先以水洗百合，渍一宿，当白沫出，去其水，更以泉水二升，煎取一升，去滓，内鸡子黄搅匀，煎五分，温服。

【语译】如因用催吐剂太过，不仅伤损肺阴，还影响了心阳，而引发百合病，可服"百合鸡子黄汤"养阴清补。

【注解】曹颖甫云："吐后液亏，阳气上冒，累及主脉之心脏，而怔忡不宁，或至不能卧寐，则治以百合鸡子黄汤。"

【方义】尤在泾云："《本草》，鸡子安五脏，治热疾，吐后脏气伤而病不去，用之不特安内，亦且攘外也。"

49

【原文】百合病，不经吐、下、发汗，病形如初者，百合地黄汤主之。

百合地黄汤方：

百合七枚，擘　生地黄汁一升

上以水洗百合，渍一宿，当白沫出，去其水，更以泉水二升，煎取一升，去滓，内地黄汁，煎取一升五合，分温再服。中病，勿更服。大便当如漆。

【语译】假如并不是因施用催吐、泻下、发汗等不适当的治疗方法引发的百合病，这是由于病人素体阴虚不能敌邪热的缘故，可以考虑用"百合地黄汤"来养阴清热。

【注解】黄树曾云："此指百合病发于大病之前或后，非由于汗吐下失法致变者，病形如初，谓其症状如第一节所示，而无发热、消渴、热中、烦懊、不寐等症也，此证纯因热邪近著于心，津血不润，故于百合外加生地黄汁，取津血并润也。"

【方义】尤在泾云："百合色白入肺，而清气中之热，地黄色黑入肾，而除血中之热，气血既治，百脉俱清，虽有邪气，亦必自下，服后大便如漆，则热除之验也。"

50

【原文】百合病，一月不解，变成渴者，百合洗方主之。

百合洗方：

百合一升

以水一斗，渍之一宿，以洗身，洗已，食煮饼，勿以盐豉也。

【语译】害百合病，经过一个月治疗不见轻减，反而出现口渴，这是表里俱燥的证候，可用"百合"煎汤洗身的方法来治疗。

【注解】徐忠可云："渴有阳渴，有阴渴，若百合病一月不解而变成渴，其为阴虚火炽无疑矣，阴虚而邪气蔓延，阳不随之而病乎，故以百合洗其皮毛，使皮毛阳分得其平，而通气于阴，即是肺朝百脉，输精皮毛，使毛脉合精，行气于府之理。"

我在临床上，用洗身法不验，仍用"百合"一味，用水洗、渍方法煎服，效甚著。

【方义】尤在泾云："单用百合渍水外洗者，以皮毛为肺之合，其气相通敌也，洗已食煮饼，按《外台》云，洗身讫，食白汤饼，今馎饦也。《本草》，粳米小麦，并除热止渴，勿以咸豉者，恐咸味耗水而增渴也。"

51

【原文】百合病，渴不差者，用后方主之。

栝蒌牡蛎散方：

栝蒌根　牡蛎熬，等分

上为细末，饮服方寸匕，日三服。

【语译】患百合病，口渴，经用"百合洗方"仍不减轻者，这是热盛伤津的缘故，可用"栝蒌牡蛎散"来生津泻热。

【注解】尤在泾云："病变成渴，与百合洗方而不差者，热盛而津伤也，栝蒌根苦寒，生津止渴，牡蛎咸寒，引热下行，不使上烁也。"

【方义】曹颖甫云："栝蒌根清润生津，能除肺胃燥热而濡筋脉，牡蛎能降上出之浮阳，合二味以为方治，既降浮阳，又增肺液，渴有不差者乎，然必杵以为散者，则以病久正气不支，药当渐进也。"

52

【原文】百合病变发热者（一作发寒热），百合滑石散主之。

百合滑石散方：

百合一两，炙　滑石三两

上为散，饮服方寸匕，日三服。当微利者，止服，热则除。

【语译】患百合病，一旦演变而出现"发热"情况的，可能是里热太盛的象征，给以"百合滑石散"来清利内热。

【注解】《医宗金鉴》中云："百合病如寒无寒，如热无热，本不发热，今变发热者，其内热可知也，故以百合滑石散主之，使其微利，热从小便而除矣。"

【方义】曹颖甫云："百合滑石散，滑石剂量三倍于百合，百合以润燥，滑石以清热，石质重滞，取其引热下行，但使服后微利，其热当除，所以用散者，亦因病久正虚，不宜汤剂也。"

53

【原文】百合病，见于阴者，以阳法救之；见于阳者，以阴法救之。见阳攻阴，复发其汗，此为逆；见阴攻阳，乃复下之，此亦为逆。

【语译】患百合病，假如出现阴虚证候，这种"阴虚"是由于"阳虚"造成的，应该用"扶阳"的方法来"补阴"；假如出现阳亢证候，这种"阳亢"主要是"阴虚"的反应，应该用"补阴"的方法来"抑阳"。这是治疗百合病的基本原则。如果见到阳亢证，反而攻伐阴液，不效，又用"发汗"的方法来攻伐卫阳，这是错误的；相反，见到阴虚证，反而攻伐卫阳，不效，又用"泻下"的方法攻伐阴液，还是极大的错误。

【注解】陆渊雷云："神经衰弱之证候，至不一律，约而言之，不过阴阳寒热。首条之口苦溲赤脉数，是热证，是为见于阳，然其病，是虚不是实，其热由于阴虚，故当以阴法救之。若有寒证，则为见于阴，其寒由于阳虚，故当以阳法救之。见阳攻阴，则阴益虚，复发其汗，则更伤其阳；见阴攻阳，则阳益虚，乃复下之，则阴亦伤，是皆治之逆也。徐彬《金匮论注》云，《内经》所谓用阴和阳，用阳和阴，即是此义。故诸治法皆以百合为主，至病见于阳，加一二味以和其阴，病见于阴，加一二味以和其阳。"因陆氏认为"百合病"颇同于"神经衰弱症"一类病型，故其说如上，可供参考。

54

【原文】狐惑之为病，状如伤寒，默默欲眠，目不得闭，卧起不安。蚀于喉为惑，蚀于阴为狐，不欲饮食，恶闻食臭，其面目乍赤、乍黑、乍白。蚀于上部则声喝（一作嗄），甘草泻心汤主之。

甘草泻心汤方：

甘草四两　黄芩三两　人参三两　干姜三两　黄连一两　大枣十二枚　半夏半升

上七味，水一斗，煮取六升，去滓，再煎，温服一升，日三服。

【语译】患狐惑病的全身症状，发冷、发热，很有点像害伤寒的样子，但这不是表证，随时可出现沉默想睡而眼睛却又闭不上，睡下坐起都不舒适，饮食不仅不振，甚而闻着味道也不喜欢，总是烦躁不安，脸色时而发紫、时而乌黑、时而变白，面色变得很难看。由于毒气不断蔓延，甚或出现喉部被侵蚀而溃烂，这就是所谓的"惑"症，有的下阴部被侵蚀而溃烂，这是所谓的"狐"症，喉部被侵蚀后，声音亦往往由嘶嗄而变调了。对狐惑病，可以考虑用"甘草泻心汤"来治疗。

【注解】徐忠可云："狐惑，大抵皆湿热毒所为之病，故状如伤寒，谓温热无奈，略似伤寒，而病不在表也。阴分受热，故默默欲眠，然目不得闭，阴火而阳在目也，卧起不安，病在内外不自适也。于是毒盛在上，侵蚀于喉为惑，谓热淫如惑乱之气，感而生蜮也。毒偏在下，侵蚀于阴为狐，谓柔害而幽隐，如狐性之阴也。蚀者若有食之而不见其形，如日月之蚀也，湿热既盛，阴火伤胃，不思饮食，恶闻食臭矣。面者阳明之标，目者厥阴之标，内有毒气去来，故乍赤乍黑乍白，变现不一。然上部毒盛，则所伤在气而声嗄，药用甘草泻心汤，谓病虽由湿热毒，使中气健运，气自不能逆而在上，热何能聚而在喉，故以参甘姜枣，壮其中气为主，苓连清热为臣，而以半夏降逆为佐也。"

【方义】尤在泾云："甘草泻心汤，不特使中气运而湿热自化，抑亦苦辛杂用，足胜杀虫之任。"曹颖甫云："重用解毒之甘草为君，半夏、黄连以降之，黄芩以清之，恐其败胃也，干姜以温之，人参大枣以补之，其不用杀虫之药者，口中固无虫也。"

55

【原文】蚀于下部则咽干，苦参汤洗之。

苦参汤方：

苦参一升

以水一斗，煎取七升，去滓，熏洗，日三服。

【语译】毒气侵蚀下阴部，不仅下阴溃烂，由于阴血受伤，咽部还要现干燥，宜用"苦参"煎汤来洗涤下阴部。

【注解】徐忠可云："下部毒盛，所伤在血而咽干，喉属阳，咽属阴也，药用苦参熏洗，以去风清热而杀虫也。"

【方义】本方赵刻本缺，今据徐荣本补。"服"，《说文》作"用"字讲，《书经》说命篇作"行"字讲，"三服"，即熏洗三次的意思。《名医别录》中云："苦参止渴，疗恶疮，下部䘌。"可见"苦参"一药，确有疗阴蚀，愈咽干的作用。

56

【原文】蚀于肛者，雄黄熏之。

雄黄熏方：

雄黄

上一味为末，筒瓦二枚合之，烧向肛熏之。《脉经》云："病人或从呼吸上蚀其咽，或从下焦蚀其肛阴，蚀上为惑，蚀下为狐，狐惑病者，猪苓散主之。"

【语译】毒气侵蚀肛门者，可以用"雄黄"熏法来清除毒气。

【注解】徐忠可云："蚀于肛，则不独随经而上侵咽，湿热甚而糜烂于下矣，故以雄黄熏之，雄黄之杀虫去风解毒更力也。"

【方义】《神农本草经》中云："雄黄主恶疮疽痔死肌，杀精物鬼恶邪气，百虫毒肿。"

曹颖甫云："雄黄末熏肛蚀，亦以雄黄功用，去毒而兼能杀虫也。"

57

【原文】病者脉数，无热微烦，默默但欲卧，汗出。初得之三四日，目赤如鸠眼，七八日目四眦（一本此有"黄"字）黑。若能食者，脓已成也，赤豆当归散主之。

赤豆当归散方：

赤小豆三升，浸，令芽出，曝干　当归

上二味，杵为散，浆水服方寸匕，日三服。

【语译】狐惑病的病人，脉搏虽现"数"象，但并不发热，虽有轻微的烦躁，却神情静默，时时想睡，伴有阵阵汗出。在起初的三四天，两目发赤，就像斑鸠的眼睛一样，七八天以后，大小眼眦便有些发黑色。若饮食尚好者，这是热毒侵蚀部已经溃脓的一般表现，宜服用"赤豆当归散"清除热毒。

【注解】《医宗金鉴》中云："数主疮主热，今外无身热，而内有疮热，疮之热在于阴，故默默但欲卧也，热在于阳，故微烦汗出也，然其病初得之三四日，目赤如鸠眼者，是热蕴于血，故眦络赤也，七八日四眦皆黑者，是热瘀血腐，故眦络黑也。若不能食，其毒尚伏诸里，若已能食，其毒已化成脓也。"

【方义】程林云："当归主恶疮疡，赤小豆主排痈肿，浆水能调理脏腑，三味为治痈脓已成之剂，此方蚀于肛门者，当用之。"

当归，缺分两，俞桥本作十两，徐荣本附遗引庞安时作一两。浆水，《本草蒙筌》云："炊粟米熟，投冷水中，浸五六日，生白花，色类浆者。"

58

【原文】阳毒之为病，面赤斑斑如锦文，咽喉痛，唾脓血。五日可治，七日不可治，升麻鳖甲汤主之。

升麻鳖甲汤方：

升麻二两　当归一两　蜀椒一两, 炒, 去汗　甘草二两　雄黄半两, 研　鳖甲手指大一片, 炙

上六味，以水四升，煮取一升，顿服之，老小再服，取汗。《肘后》《千金方》：阳毒用升麻汤，无鳖甲，有桂；阴毒用甘草汤，无雄黄。

【语译】患阳毒病，满脸发赤色红斑，像锦缎一样，同时咽喉部疼痛，唾痰中还带脓和血，这是毒气侵犯阳分的表现。在发病五天内治疗，毒气不深，还比较容易，到了七天以上，毒气深入后，医治便比较困难了。治疗处方，可用"升麻鳖甲汤"解散毒邪。

【注解】尤在泾云："毒者，邪气蕴蓄不解之谓，阳毒非必极热，阴毒非必极寒。邪在阳者，为阳毒，邪在阴者，为阴毒也。而此所谓阴阳者，亦非脏腑气血之谓，但以面赤斑斑如锦纹，咽喉痛，唾脓血，其邪著而在表者谓之阳。五日邪气尚浅，发之犹易，故可治，七日邪气已深，发之则难，故不可治。"

【方义】曹颖甫云："升麻，近人多以为升提之品，在《本经》则主解百毒，甘草亦解毒，则此二味，实为二证主要；鳖甲善攻，当归和血，此与痛毒用炙甲片同，一以破其血热，一以攻其死血也。"

尤在泾云："其蜀椒雄黄二物，阳毒用之者，以阳从阳，欲其速散也。"

59

【原文】阴毒之为病，面目青，身痛如被杖，咽喉痛，五日可治，七日不可治，升麻鳖甲汤去雄黄、蜀椒主之。

【语译】患阴毒病，面目发青紫色，周身疼痛，像被刑杖打伤似的，咽喉部虽疼痛，却不吐脓血，这是毒气侵犯了阴分的表现。在发病五天内治疗，毒气尚不深时，治疗起来还较容易，如到了七天以后，毒气深入时，治疗就

比较困难了。治疗处方最好还是用"升麻鳖甲汤"，只是要去掉"雄黄"和"蜀椒"。

【注解】 尤在泾云："面目青，身痛如被杖，咽喉痛，不唾脓血，其邪隐而在表之里者，谓之阴耳，其蜀椒雄黄二物，阴毒去之者，恐阴邪不可劫，而阴气反受损也。"

百合狐惑阴阳毒病证治小结

本篇共十五条，第45条至53条为"百合病"，第54条至57条为"狐惑病"，第58、59两条为"阴阳毒病"。百合病是大病后未复元，一般虚弱证候的总称，第45条叙述了百合病的主要症状及其病变的性质，第53条便提出治疗百合病的原则精神，其余第46、47、48、49、50、51、52各条，只是列述对不同原因证候的处方用药。至于狐惑病，篇中仅提出了蚀于上、蚀于下、蚀于肛和溃脓后的几种治疗方法。阳毒、阴毒，同为毒邪蕴蓄之病，因其所反映出的症状差别，便分作阴阳两个类型，所以治疗方法的出入亦不太大。

百合狐惑阴阳毒病证治表解

表1 百合病

百合病
- 概念：百脉一宗，悉致其病也（45）
- 发病：或未病而预见，或病四五日而出，或病二十日，或一月微见（46）
- 症状：意欲食，复不能食，常默默，欲卧不能卧，欲行不能行，欲饮食，或有美时，或有不用闻食臭时，如寒无寒，如热无热，口苦，小便赤，得药则剧吐利，如有神灵者，身形如和（45）
- 脉象：微数（45）
- 预后：每溺时头痛者，六十日愈；若溺时头不痛，淅然者，四十日愈；若溺快然，但头眩者，二十日愈（45）
- 治疗
  - 原则：见于阴者，以阳法救之；见于阳者，以阴法救（53）
  - 辨证
    - 发汗后者：百合知母汤（46）
    - 下之后者：滑石代赭汤（47）
    - 吐之后者：百合鸡子汤（48）
    - 不经汗吐下者：百合地黄汤（49）
    - 渴者：百合洗方（50）、栝蒌牡蛎散（51）
    - 发热者：百合滑石散（52）

表2 狐惑病

```
      ┌ 主要症状：状如伤寒，默默欲眠，目不得闭，卧起不安，不欲饮食，恶闻食臭，
      │          其面目乍赤乍墨乍白，汗出，初得之三四日，目赤如鸠眼，七八日，目
      │          四眦黑（54、57）
      │ 脉象：数（57）
      │             ┌ 狐证 ┌ 病灶：蚀于阴（54）
      │             │      └ 症状：咽干（55）
狐惑病 ┤ 辨证 ┤      
      │             └ 惑证 ┌ 病灶：蚀于喉（54）
      │                    └ 症状：声嗄（54）
      │      ┌ 蚀于喉：甘草泻心汤（54）
      │      │ 蚀于下：苦参汤洗之（55）
      └ 治疗 ┤ 蚀于肛：雄黄熏之（56）
             └ 脓已成，赤豆当归散（57）
```

表3 阴阳毒

```
      ┌ 阳毒 ┌ 症状：面赤斑斑如锦文，咽喉痛，唾脓血（58）
      │      └ 治疗：升麻鳖甲汤（58）
阴阳毒 ┤
      │ 阴毒 ┌ 症状：面目青，身痛如被杖，咽喉痛（59）
      └      └ 治疗：升麻鳖甲汤去雄黄蜀椒（59）
```

百合狐惑阴阳毒病证治复习题

1. 试提出你对百合病的认识？

2. 治疗百合病的处方为什么多半偏于养阴？

3. 治疗狐惑病的关键是什么？

疟病脉证并治第四

程林云："《内经》曰，痎疟皆生于风，其蓄作有时者何也？岐伯曰，疟之始发也，先起于毫毛，伸欠乃作，寒栗鼓颔，腰脊俱痛，寒去则内外皆热，渴欲饮水，方其寒，汤火不能温；及其热，冰水不能寒，此阴阳交争，虚实并作，邪舍于营卫之间，风寒之气不常，故休作有时，而作往来寒热也。"

"痎"是古代对疟疾的总称，后来称夜发者为"痎"，昼发者为"疟"。

1565

疟病脉证并治内容

60

【原文】师曰：疟脉自弦，弦数者多热，弦迟者多寒。弦小紧者下之差，弦迟者可温之，弦紧者可发汗、针灸也，浮大者可吐之，弦数者风发也，以饮食消息止之。

【语译】患疟疾病人的脉搏会出现弦紧的脉象。假使脉搏弦紧而至数增加，多是有热的征象；脉搏弦紧而至数减少，多是有寒的征象。假如脉搏弦紧而有里实证的现象时，便可以考虑用攻里的泻下法；脉搏弦紧而有里虚证的现象时，还须考虑用温里的方法；脉搏弦紧而有表寒证的现象时，总以发汗解表为宜，就是用针灸的方法来发汗也行。假如脉搏弦紧还有浮大现象，这是上焦阳气盛的象征，可以用催吐剂来宣发阳气；脉搏弦紧而至数增加，有时风邪暴发也可以见到这种脉搏，除急用平息风热的方法外，饮食方面也当选择些生津清热的甘寒品，作辅助治疗，并进行观察。

【注解】尤在泾云："疟者少阳之邪，弦者少阳之脉，有是邪，则有是脉也。"

曹颖甫云："血热内张，故脉弦数而多热，水寒外胜，故脉弦迟而多寒，治多热者，用小柴胡汤加石膏知母，治多寒者，则加干姜桂枝，此本孙氏《千金方》。至如'弦小紧者下之差'，或不尽然，所谓'小紧'者，或即温疟'其脉如平'之谓，盖温疟之为病，但热不寒，即寒亦甚微，渴饮恶热，不胜烦苦，本属阳明热证，用桂枝白虎汤后，表虽解而腹及少腹必胀痛，即不痛，亦必大便不行。余尝治斜桥一妊妇，先病温疟，继病腹痛，先用桂枝白虎汤，愈后，继以腹痛下利，用大承气汤而愈。后治一年近不惑之老人亦然，可见下之而差，为温疟言之。辛未六月，浦东门人吴云峰患间日疟，发则手足挛急麻木，口苦吐黄水，午后热甚谵语，中夜手足不停，脉滑数而弦，用大柴胡汤下之，一剂而差，此可证当下之疟脉，不定为弦小紧矣。迟为血寒，故弦迟者可温之，弦紧为太阳伤寒之脉，水气留着皮毛，故可发汗，留着肌肉，故可针灸。浮大之脉，阳气上盛，证当自吐，不吐则其胸必闷，故可用瓜蒂赤小豆散以吐之。至谓'弦数者为风发'，证状未明，以理断之，大约风阳暴发，两手拘挛，卒然呕吐，若吴生之证。所谓'以饮食消息止之'者，不过如西瓜汁、芦根汤、绿豆汤之类，清其暴出之浮阳，然究不如大柴胡汤可以铲除病根也。惟此证病后胃气大伤，饮食少进，当以培养胃气为先务，此又不可不知耳。"

弦脉，《伤寒论》中云："脉浮而紧者，名曰弦也。"颇如弓弦的体象，按之不够，就是弦。陆渊雷云："脉之所以弦，因浅层动脉收缩故也。"

"消息"是体察、观察的意思。

61

【原文】病疟，以月一日发，当以十五日愈，设不差，当月尽解，如其不差，当云何？师曰：此结为癥瘕，名曰疟母，急治之，宜鳖甲煎丸。

【语译】问：害疟疾病，据一般的情况，假使是在月初发作的，最多在月半间就会好了；如果不好，最多到了月末也会好了。如果过一个月还不好，应该什么办呢？

答：这是疟邪聚积得根深蒂固的缘故，叫作"疟母"，应该用"鳖甲煎丸"，抓紧时间，急行治疗。

【注解】陆渊雷云："此条言疟病至一月以上者，当治其疟母也。一日发，十五日愈，不差，月尽解者，盖谓疟病不服药，大抵节气一更而自愈，否则节气再更而自愈，然亦约略之词，事实上并不尽然，故脉经无此文，但云疟病结为癥瘕，可以见也。疟母字，依《玉篇》，当作痗，莫厚切，云病痗癖也。案疟母，即脾脏肿大也，脾脏肿大为急性热病所常有事，而疟病尤甚，发热则肿，按之坚而痛，热退则肿消。疟母者，病久而脾肿不消也。"

癥瘕，一般指包块，包块显著者为"癥"，不显著者为"瘕"。

尤在泾云："邪必假血依痰，结为癥瘕，僻处胁下，将成负固不服之势，故宜急治。鳖甲煎丸，行气逐血之药颇多，而不嫌其峻；一日三服，不嫌其急，所谓乘其未集而击之也。"

鳖甲煎丸方：

鳖甲十二分，炙　乌扇三分，烧　黄芩三分　柴胡六分　鼠妇三分，熬　干姜三分

大黄三分　芍药五分　桂枝三分　葶苈一分，熬　石苇三分，去毛　厚朴三分　牡丹五分，去心　瞿麦二分　紫葳三分　半夏一分　人参一分　䗪虫五分，熬　阿胶三分，炙　蜂窠四分，炙　赤硝十二分　蜣螂六分，熬　桃仁二分

上二十三味，为末，取煅灶下灰一斗，清酒一斛五斗，浸灰，候酒尽一半，着鳖甲于中，煮令泛烂如胶漆，绞取汁，内诸药，煎为丸，如梧子大，空心服七丸，日三服。（《千金方》用鳖甲十二片，又有海藻三分，大戟一分，䗪虫五分，无鼠妇、赤硝二味，以鳖甲煎和诸药为丸）

【方义】徐忠可云："鳖甲入肝，除邪养正；合煅灶灰所浸酒去瘕，故以为君；小柴胡、桂枝汤、大承气汤，为三阳主药，故以为臣；但甘草嫌柔缓而减药力，枳实嫌破气而直下，故去之。外加干姜阿胶，助人参白术养正为佐，瘕必假血依痰，故以四虫桃仁合半夏消血化痰。凡积必由气结，气利而积消，故以乌扇葶苈利肺气，合石膏瞿麦清气热而化气散结，血因邪聚则热，故以牡丹紫葳去血中伏火、膈中实热为使。《千金方》去鼠妇、赤消，而加海藻、大戟以软坚化水，更妙。"

乌扇，即"射干"，又叫作"乌羽"。煅灶灰，即煅铁灶里的炭灰，又叫作"炉灰"，仍主治癥瘕坚积。鼠妇，又名"鼠负"，即"地虱"。

62

【原文】师曰：阴气孤绝，阳气独发，则热而少气烦冤，手足热而欲呕，名曰瘅疟。若但热不寒者，邪气内藏于心，外舍分肉之间，令人消铄脱肉。

【语译】有种患疟疾的人，素来就是阴津虚损、虚阳易动的体质，现在又害了疟疾，所以一发作便热得气喘、烦躁，手足都是热烫的，一阵阵地作呕，这是热性疟疾的证候。若只是发热，并不作冷，往往是由于里热和表热两者亢盛所造成的，这样高热的结果，肌肉亦将会受到烧灼而脱失下去，不能不及时注意着。

【注解】《素问·疟论》中云："其但热不寒者，阴气先绝，阳气独发，则少气烦冤，手足热而欲呕，名曰瘅疟。瘅疟者肺素有热，气盛于身，厥逆上冲，中气实而不外泄，因有所用力，腠理开，风寒舍于皮肤之内，分肉之间而发，发则阳气盛，阳气盛而不衰则病矣。其气不及于阴，故但热而不寒，气内藏于心而外舍于分肉之间，令人消铄脱肉，故名曰瘅疟。"是本条即为

"疟论"的缩写。

陆渊雷云："阴气先绝，阳气独发云者，其人津液少，而体温之形成亢盛，所谓阴虚阳盛之体也。古人名体温曰卫气，又以肺主气，故体温亢进者，谓之肺素有热。又以心主火而为阳脏，故疟病之但热不寒者，谓之气内藏于心。后人竟以瘅疟为心肺之病，则误矣。体温之放散，身半以上为多，故气盛于身，则厥逆上冲，少气烦冤也。手足为诸阳之本，阳盛故手足热，热干于胃，故欲呕，名曰瘅疟。瘅者热也，津液本少，又发瘅疟，则体内脂肪蛋白质，愈益分解而消耗，故令消铄脱肉。"

烦冤，就是烦躁；冤，郁也；热郁而烦，名曰烦冤。

63

【原文】温疟者，其脉如平，身无寒，但热，骨节疼烦，时呕，白虎加桂枝汤主之。

白虎加桂枝汤方：

知母六两　甘草二两，炙　石膏一斤　粳米二合　桂枝三两，去皮

上剉，每五钱，水一盏半，煎至八分，去滓，温服，汗出愈。

【语译】有种温疟病，尽管脉象没有什么变化，但病人高热，不作冷，周身骨节感到烦灼般的疼痛，时时想呕，这是太阳合并阳明的证候，可以用"白虎加桂枝汤"来治疗。

【注解】曹颖甫云："温疟之为病，太阳标热并入阳明之证也。太阳之气不宣，则阳明之热不去，此仲师用桂枝白虎之义也。外无水气压迫，故其脉不弦，一身无寒但热，骨节疼烦，及腰酸时呕，则诸疟并有之，不惟温疟为然，此于诊病时亲见之，但不如温疟之甚耳。"

无"寒"但"热"是阳明证，所以合用"白虎汤"，"骨节疼烦"是太阳证，所以要加"桂枝"，太阳合并阳明之证，脉却"如平"，这种情况下应以"症"为主，不应以"脉"为主了。

【方义】尤在泾云："白虎甘寒除热，桂枝则因其势而达之耳。"

本方的煮服法，仍应依照《伤寒论》白虎汤的煮服法为妥。

64

【原文】疟多寒者，名曰牝疟，蜀漆散主之。

蜀漆散方：

蜀漆洗去腥　云母烧二日夜　龙骨等分

上三味，杵为散，未发前，以浆水服半钱。温疟加蜀漆半分，临发时服一钱匕。（一方，"云母"作"云实"）

【语译】患疟疾病而有痰饮者，这叫作"牝疟"，急用"蜀漆散"催吐剂来排泄痰饮。

【注解】尤在泾云："疟多寒者，非真寒也，阳气为痰饮所遏，不得外出肌表，而但内伏心间，心牝脏也，故名牝疟。蜀漆能吐疟痰，痰去则阳伸而寒愈。"

寒，即《伤寒论》"胸上有寒"句的意义，也就是指"痰饮"。

【方义】曹颖甫云："蜀漆为常山苗，能去湿痰，故用之为君；云母石，《本经》主治中风寒热，如在舟车，是为止眩晕、镇风阳之品；龙骨当为牡蛎之误，《本经》牡蛎主治咳逆，并言治痰如神，水归其宅。可见蜀漆散方治，专为风痰眩晕而设，盖上膈之湿痰去，然后阳气得以外达。"

"龙骨"亦有逐邪气、收湿气的功效，治心腹烦满、气伏在心下不得喘息等症，不必疑为有"误"；同时《肘后方》中说："老疟久不断者，末龙骨方寸匕，先发一时，以酒一升半，煮三沸，及热尽服，温复取汗，便即效。"可见"龙骨"确有治疟的作用。

陆渊雷云："此方用以截疟，无论寒多热多，但脐下有动者，甚效，若胸腹有动者，加牡蛎。"

疟病脉证并治附方

1. 牡蛎汤

治牡疟。

牡蛎四两，熬　麻黄四两，去节　甘草二两　蜀漆三两上四味，以水八升，先煮蜀漆、麻黄，去上沫，得六升，内诸药，煮取二升，温服一升。若吐，则勿更服。

（方见《外台秘要·第五卷·牝疟门》）

【方义】徐忠可云："牝疟概由邪扰心包，使君火不能外达，故以牡蛎之咸寒软坚散结，兼能安肾而交心者为君，仍以蜀漆吐其邪，而加麻黄、甘草，以助外达之势"。

2. 柴胡去半夏加栝蒌根汤

治疟病发渴者，亦治劳疟。

柴胡八两　人参　黄芩　甘草各三两　栝蒌根四两　生姜二两　大枣十二枚

上七味，以水一斗二升，煮取六升，去滓，再煎，取三升，温服一升，日二服。

（方见《外台秘要·第五卷·痰疟门》）

【方义】徐忠可云："《伤寒论》，寒热往来为少阳，邪在半表里故也。疟邪亦在半表里，故入而与阴争则寒，出而与阳争则热，此少阳之象也，是谓少阳而兼他经之证则有之，谓他经而全不涉少阳，则不成其为疟矣。所以小柴胡亦为治疟主方，渴易半夏加栝蒌根，亦治少阳成法也，攻补兼施，故亦主劳疟。"

3. 柴胡桂姜汤

治疟寒多，微有热，或但寒不热（服一剂如神）。

柴胡半斤　桂枝三两，去皮　干姜二两　栝蒌根四两　黄芩三两　牡蛎三两，熬　甘草二两，炙

上七味，以水一斗二升，煮取六升，去滓，再煎，取三升，温服一升，日三服。初服微烦，复服汗出便愈。

（《外台秘要》无本方，方见《伤寒论》147 条）

【方义】徐忠可云："胸中之阳气，散行乎分肉之间，今以邪气痹之，则外卫之阳，郁伏于内守之阴，而血之痹者，既寒凝而不散，遇卫气行阳二十五度而发病，其邪之入荣者，既无外出之势，而荣之素痹者，亦不出而与阳

争，所以多寒少热，或但寒不热也。小柴胡本阴阳两停之方，寒多故加桂枝干姜，则进而从阳，痹着之邪可以开矣。更加牡蛎以其坚垒，则阴阳豁然贯通，而大汗解矣，所以云一剂如神也。"

疟病脉证并治小结

以上五条，讨论疟疾。第一条提出疟疾的基本脉象，并辨识不同证候的不同脉象，以下提出疟母、瘅疟、牝疟几种疟疾的症状和治疗方法。疟母，多为痼疾，所以需攻补兼施；瘅疟是阴虚阳盛证，文中没有提出治法，可考虑用所《外台秘要》中的"柴胡去半夏加栝蒌根汤"；温疟是太阳合并阳明证，所以要用解表清里法；牝疟属于痰饮，故着重排除饮邪。

惟没有讨论到"三阴"疟，也就是寒多热少的阴证疟疾，对这种证候的疟疾，基本可借用附方中的"柴胡桂姜汤"，而曹颖甫所选之方尤妙，方用：常山四钱、草果四钱、生潞党五钱、茯苓四钱、全当归八钱、生白术四钱、炙草五钱、川芎三钱、熟地一两、青皮三钱、知母二钱、半夏三钱、生姜八片、红枣九枚。

疟疾病脉证并治表解

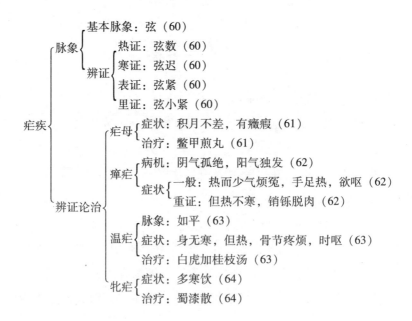

1. 谈谈你对"疟母"证候的体会。

2. 瘅疟与温疟有无分别,为什么?

中风历节病脉证并治第五

这里的"中风",与《伤寒论》太阳中风证截然不同。太阳中风是外感,这里"中风"是内伤,即指现在脑血管病所引起的"中风"。《灵枢·邪气藏府病形》中云:"邪气之中人也……方乘虚时。"《灵枢·九宫八风》中云:"八风皆从其虚之乡来,乃能病人,三虚相搏,则为暴病卒死,两实一虚,病则为淋露寒热……其有三虚而偏中于邪风,则为击仆偏枯矣。"所以曹颖甫云:"金元四家,主痰、主火、主风,而不辨其为虚,根本先谬。"信然。

《诸病源候论》中云:"历节风之状,短气自汗出,历节疼痛不可忍,屈伸不得,是也。"是历节,颇似风湿性的关节病。

陆渊雷云:"历节系一种急性热病,而以关节肿痛为特征,《金匮》本条及《病源》,俱不言发热,然下文味酸则伤筋(第75条)云,假令发热,便为历节也,可知历节必发热矣。历节盖即急性风湿关节病。"陆说颇近似。

中风历节病脉证并治内容

65

【原文】夫风之为病,当半身不遂,或但臂不遂者,此为痹,脉微而数,中风使然。

【语译】得了中风病的人,往往是半边身体活动不受支配,而痹症只是在臂膊部,或者其他部位运动局部受限,这是两者的区别。中风和痹症的脉搏都有微弱之象,但中风脉搏,微弱之中还带数象,这也是和痹症有所不同的地方。

【注解】《医宗金鉴》中云："风病，内经论之详矣，但往往与痱合论，后人惑之，故仲景复言之曰，风之为病，当半身不遂，即经所谓偏枯也，或但两臂不遂者，非中风也，即痱病也。盖痱为阴病，脉多沉涩，风为阳病，脉多浮缓，今脉微而数，中风使然，其脉微者，正气虚也，数者，邪气胜也，故病中风之人，因虚而召风者，未有不见微弱之脉者也，因热而生风者，未有不见数急之脉者也。"

《素问·痱论》中云："卧出而风吹之，血凝于肤者为痱。"

尤在泾云："风彻于上下，故半身不遂，痱闭于一处，故但臂不遂，以此见风重而痱轻，风动而痱着也。"

"脉微"是气虚之象，是遭致中风的因素之一；脉"数"，是风邪使然。

《张氏医通》于本条中风证补有《千金》附子散（炮附子、桂心各五两，细辛、防风、人参、干姜各六两，捣，下筛，酒服方寸匕，日三），如证果属阳虚，颇合用。

66

【原文】寸口脉浮而紧，紧则为寒，浮则为虚；寒虚相搏，邪在皮肤；浮者血虚，络脉空虚；贼邪不泻，或左或右；邪气反缓，正气即急；正气引邪，喎僻不遂。邪在于络，肌肤不仁；邪在于经，即重不胜，邪入于腑，即不识人；邪入于脏，舌即难言，口吐涎。

【语译】中风病的初期，也和伤风感冒一般，两手寸口的脉搏在浮部可以见到紧急之象，脉紧虽是有寒邪的表现，但这在浮部的脉搏，按到沉部便摸不清楚了，这确是血虚的象征。血既虚，又适伤了风寒，尽管病初邪还在皮肤表层，可是，由于血液的虚少，大经小络里都比较空虚，无从抵抗邪气，随着病情的发展，病邪便会随着人体虚弱的地方而停滞下来。受到邪气侵害一侧的经络便弛缓了，而没有受到邪气侵害一侧的经脉便紧急起来，一侧弛缓，一侧紧急，这样相互牵引的结果，于是出现口眼喎斜，一侧的身体也不能活动了。这时要依据病变表现的不同来区别病之轻重，如病变仅在小络，肌肤只是有些麻木不仁，如病变在大经，便会使手足四肢不能运动；如热邪造成阳明腑证，脑神不清，可能还会失去知觉；病邪不断地侵袭脑脏，因而舌头强直，连话也讲不出了，还不断地从口里流出许多涎沫来。

【注解】尤在泾云："寒虚相搏者，正不足而邪乘之，为风寒初感之诊也。浮为血虚者，气行脉外，而血行脉中。脉浮者，沉不足，为血虚也，血虚则无以充灌皮肤，而络脉空虚，并无以捍御外气，而贼邪不泻，由是或左或右，随其空处而留着矣。邪气反缓，正气即急者，受邪之处，筋脉不用而缓，无邪之处，正气独治而急，缓者为急者所引，则口目为僻，而肢体不遂，是以左喎者邪反在右，右喎者邪反在左，然或左或右，则有邪正缓急之殊，而为表为里，亦有经络脏腑之别。经云，经脉为里，支而横者为络，络之小者为孙，是则络浅而经深，络小而经大，故络邪病于肌肤，而经邪病连筋骨，甚而入腑，又甚而入脏，则邪递深矣。盖神藏于脏而通于腑，腑病则神窒于内，故不识人，诸阴皆连舌本，脏气厥不至舌下，则机息于上，故舌难言而涎自出也。"

陆渊雷云："络指浅层血管，经指深层血管，重不胜之病，深于不仁，故以不仁为络病，重不胜为经病。《痹论》曰：皮肤不营，故为不仁。《次注》曰：不仁者，皮顽不知有无也。《诊要经终论次注》曰：不仁，谓不知善恶。"重不胜，即四肢本能运动的形容词。

曹颖甫云："邪入于腑，即不识人者，以阳明腑病也。风之中人，由于血虚，虚则生燥，如吐下后大便不解者然，不识人者，即阳明篇发则不识人之证（《伤寒论》212条），盖燥热在下，则阳气上冲于脑，而神识昏蒙，下之以大承气汤，脑中阳热下降，神识即清，所谓釜底抽薪也。入脏之说，大抵正气引邪上行，脑气闭塞，鼻窍不通，喉窍独开，故口中流涎，所以难言者，脉为风激，血菀于脑，舌本之脉，牵掣而愈短也，章次公以脑为藏而不泻，卒厥为血菀于脑，故入脑亦名入脏。"

67

【原文】侯氏黑散，治大风，四肢烦重，心中恶寒不足者。（《外台》治风癫）

【语译】"侯氏黑散"这个方剂，可以治疗比较严重的中风病，如有四肢烦疼、不能运动，心中怯冷，感到阳气不够似的等症状。

【注解】"大风"，犹言重笃之中风，《素问·生气通天论》中云："虽有大风苛毒，弗之能害"，就是指风邪的重大者和病毒的细小者而言。《说文》云："苛，小草也。"

沈明宗云："直侵肌肉脏腑，故为大风，邪困于脾，则四肢烦重，阳气虚而风未化热，则心中恶寒不足。"也就是气血伤于里，脾阳不达于四肢的缘故。

侯氏黑散方：

菊花四十分　白术十分　细辛三分　茯苓三分　牡蛎三分　桔梗八分　防风十分　人参三分　矾石三分　黄芩五分　当归三分　干姜三分　芎䓖三分　桂枝三分

上十四味，杵为散，酒服方寸匕，日一服。初服二十日，温酒调服。禁一切鱼肉大蒜，常宜冷食，六十日止，即积在腹中不下也，热食即下矣，冷食自能助药力。

【方义】曹颖甫云："桂枝为治伤寒中风主药，防风以祛风（薯蓣丸用之），菊花能清血分之热，黄芩能清肺热，白术茯苓以去湿，湿盛必生痰，故用桔梗以开肺，细辛干姜牡蛎以运化湿痰，但湿痰之生，由于气血两虚，故用人参以补气，当归川芎以和血，此药味之可知者也。惟矾石一味，不甚了然，近人张锡纯始发明为皂矾，按皂矾色黑，能染黑布，主通燥粪而清内脏蕴湿，张三丰伐木丸用之以治黄瘅，俾内脏蕴湿，从大便而解者，正为此也。然则方之所以名黑散者，实以皂矾色黑名之，如黑虎丹、黑锡丹之例。要之病属气血两虚，风湿痹于表里，方治实主疏通，而不主固涩，女劳瘅腹胀，治以硝石矾石散，亦此意也。由此观之，方后所云，初服二十日，温酒调服者，冀药力之能通行脉络也，禁一切鱼肉大蒜者，恐其更增湿热，为药力之障碍也，至如四十日常宜冷食以助药力，特以不用温酒言之。"

即是说，假如不用温酒，反而用冷饮服药，就会使药积腹中不消化，不排泻，这就是由于内寒里虚的关系。出现这种情况时，仍用温酒服调，便不会积而不下了。末句"冷食自能助药力"，疑是衍文，不必作曲解。

68

【原文】寸口脉迟而缓，迟则为寒，缓则为虚，营缓则为亡血，卫缓则为中风，邪气中经，则身痒而瘾疹，心气不足，邪气入中，则胸满而短气。

【语译】气血虚弱的人，寸口脉搏往往变得慢而弱，这是虚寒证的象征，由于血液减少营分虚，渐次地便会影响卫气的不足，不能抵抗风邪，而害"中风"病，如风邪侵害经脉，周身便发痒而出现风疹，如心脏不强，风邪危害了心脏，胸腔受到阻塞，更会发生胸满气喘等症状。

【注解】尤在泾云："迟者，行之不及，缓者，至而无力，不及为寒，而无力为虚也。沉而缓者为营不足，浮而缓者为卫中风，卫在表而营在里也。经不足而风入之，血为风动，则身痒而瘾疹，心不足而风中之，阳用不布，则胸满而短气，经行肌中，而心处胸间也。"

曹颖甫谓"瘾疹"即是"风疹"，主用"麻黄加术汤"，屡用不爽，对胸满而短气的证候，主用"桂枝汤"去"芍药"加参、术、防风、黄芪，助心阳而补胸阴，也有效验。

至于缓脉，即是弱脉，并不是和缓之脉。

69

【原文】风引汤，除热瘫痫。

【语译】"风引汤"这个方剂，还可以治疗有热象的风瘫和惊痫。

【注解】"风引"即第66条"正气引邪，喝僻不遂"的意思，也就是半身不遂症，所以此方的煮服法注文里有"治大人风引"的话，是"风引"本是个证候的名称，这个方药能治风引症，所以便叫作"风引汤"。

瘫，音同"滩"。《字汇》云"风瘫"。《正字通》云："筋脉拘急，麻痹不仁也。"可见"瘫"仍属风病一类，所以又有"瘫痪"之称。痫，为惊痫，即所谓"惊风"。陆渊雷云："大人风引，少小惊痫，盖汉晋人语，犹今世医人，于大人则名动肝风，于小儿则名急惊风也。"

"除热瘫痫"，即指能治疗风热盛之瘫与痫。

风引汤方：

大黄　干姜　龙骨各四两　桂枝三两　甘草　牡蛎各二两　寒水石　滑石　赤石脂　白石脂　紫石英　石膏各六两

上十二味，杵，粗筛，以韦囊盛之，取三指撮，井花水三升，煮三沸，温服一升。(治大人风引，少小惊痫瘈疭，日数十发，医所不疗，除热方。巢氏云，脚气宜风引汤)

【方义】徐忠可云："风邪内并，则火热内生，五脏亢甚，迸归入心，故以桂甘龙牡通阳气，安心肾为君，然厥阴风木，与少阳相火同居，火发必风生，风生必挟木势侮其脾土，故脾气不行，聚液成痰，流注四末，因成瘫痪，故用大黄以荡涤风火湿热之邪为臣，随干姜之止而不行者以补之为反佐，又取滑石石膏清金以伐其木，赤白石脂，厚土以除其湿，寒水石以助肾水之阴，紫石英以补心神之虚为使，故大人小儿风引惊痫皆主之。"

70

【原文】防己地黄汤，治病如狂状，妄行，独语不休，无寒热，其脉浮。

防己地黄汤方：

防己一钱　桂枝三钱　防风三钱　甘草二钱

上四味，以酒一杯，浸之一宿，绞取汁，生地黄二斤，㕮咀蒸之，如斗米饭久，以铜器盛其汁，更绞地黄汁，和，分再服。

头风摩散方：

大附子一枚，炮　盐等分

上二味为散，沐了，以方寸匕，已摩疾上，令药力行。

【语译】"防己地黄汤"可以治疗中风的血热证，这个证的病状是时而发狂，发狂时行为失控，或不停地自己与自己说话，这是里热证，所以没有发热、恶寒的表证，而脉搏相当浮大。

【注解】曹颖甫云："风邪失表之证，往往随经而瘀热于里，太阳标热内陷，因致热伤血海，太阳证所以蓄血也。此节病由，曰病如狂状，妄行独语不休，无寒热，其脉浮，此为中风而蓄血于下，与风吸百脉，血窜脑部，舌难言而口吐涎者，正自不同（按：指66条证）。热结在里，故无表热，病在太阳之腑，故脉浮。如狂喜妄，在伤寒为蓄血之证，（按：指《伤寒论》124、125、237、106各条），独语如见鬼状，为热入血室（按：指《伤寒论》145条），仲师成例具在，不可诬也，惟伤寒之蓄血为血实，故用抵当汤桃核承气汤以下之，中风则本由血虚，虚者不可重虚，故但用防己地黄汤，重用地黄汁以清瘀血。"

"脉浮"应是浮而有力的浮大脉。

【方义】曹颖甫云："防己地黄汤，重用地黄汁以清瘀血，防己以泄湿，防风以疏风，甘草桂枝以扶脾而解肌，此法正与百合证用地黄汁同。"

【方义】陆渊雷云："头风者，发作性之头眩头痛也。亦系官能性神经系统病。"

"附子"为除风湿散寒镇痛药，陈藏器《本草》云："盐去皮肤风毒。"

曹颖甫云："附子善走，风阳之人脑者，当更易散，此与纳药鼻中同，不关于内脏者也。"

71

【原文】寸口脉沉而弱，沉即主骨，弱即主筋，沉即为肾，弱即为肝。汗出入水中，如水伤心，历节黄汗出，故曰历节。

【语译】两寸口的脉搏如出现在沉部而又软弱，这往往是肝肾两虚之象，因为肾与骨节有关系，肝和筋脉有关系，肝肾两虚而脉沉弱的人，他的筋骨便会发生病变，如果又失于保养，如出汗时洗澡，这时心脏便不能抵抗水的刺激，因而引起周身关节疼痛，甚至发起烧来，不断地出酸臭汗，这就是"历节风"病。

【注解】程林云："《圣济总录》曰：历节风者，由血气衰弱，为风寒所侵，血气凝涩，不得流通，关节诸筋，无以滋养，真邪相搏，所历之节，悉皆疼痛，或昼静夜发，痛彻骨髓，谓之历节风也。节之交三百六十五，十二筋，皆结于骨节之间，筋骨为肝肾所主，今肝肾并虚，则脉沉弱，风邪乘虚，淫于骨节之间，致腠理疏而汗易出，汗者心之液，汗出而入水浴，则水气伤心，又从流于关节交会之处，风与湿相搏，故令历节黄汗而疼痛也。"

陆渊雷云："案历节重证，发高热者多酸臭汗，即所谓黄汗矣。"

72

【原文】趺阳脉浮而滑，滑则谷气实，浮则汗自出。

【语译】足上的趺阳脉，在浮部出现滑利之象，这是里有实邪而表有邪热的证候，因为是里实证，所以脉搏的搏动很滑利；正因为表有邪热而脉浮，所以病人不断地出汗，但这并不是历节病的脉证。

【注解】趺阳，属于胃脉，在足趺上五寸，骨间动脉上，适当"冲阳"穴，是在大趾、次趾骨之间，即小孩系鞋带的地方。

曹颖甫云："趺阳为胃脉之根，趺阳脉浮而滑，浮为阳气外出，滑则为谷气实，浮则汗自出，按《宿食篇》云，'脉数而滑者，实也，此有宿食，下之愈'。"即是说，这里是胃家实的脉症，而不是历节风的虚证。

73

【原文】少阴脉浮而弱，弱则血不定，浮则为风，风血相搏，即疼痛如掣。盛人脉涩小，短气，自汗出，历节疼，不可屈伸，此皆饮酒汗出当风所致。

【语译】假如诊断足太溪的少阴脉，虽现浮象，却很微弱，这是血虚之象。血已虚损，又感受风邪而脉现浮，是血虚不能抵抗风邪，关节便会发生抽掣般的疼痛，这是遭致历节风病的原因之一。

另一种人，身体长得很丰满，但诊其脉搏却细小而涩，稍为行动便气喘、汗出，这是体质内虚而多湿之象。假使更好饮酒，又时常在出汗的时候贪凉，受到风邪侵袭的结果，也可以遭致屈伸不得、关节疼痛的历节风病。

【注解】"少阴"指"太溪"穴位，属肾脉，在足内踝后跟骨上的动脉陷中。

徐忠可云："少阴脉主肾主阴，弱则阴不强，故知血不足。肾脉本沉，无故而浮，故知为风。风血相搏，而邪与正争，故疼痛如掣，有似抽掣也。"

尤在泾云："趺阳少阴二条合看，知阳明谷气盛者，风入必与汗偕出，少阴血不足者，风入遂着而成病也。"即是说，前条是历节风的实证阳证，这条是历节风的虚证阴证。

尤在泾云："盛人脉濇小短气者，形盛于外，而气歉于内也，自汗出，湿复胜也，缘酒客湿本内积，而汗出当风，则湿复外郁，内外相召，流入关节，故历节痛不可屈伸也。合三条（按：指71、73两条）观之，汗出入水者，热为湿郁也，风血相搏者，血为风动也，饮酒汗出当风者，风湿相合也，历节病因，有是三者不同，其为从虚所得则一也。"

74

【原文】诸肢节疼痛，身体魁羸，脚肿如脱，头眩短气，温温欲吐，桂枝芍药知母汤主之。

桂枝芍药知母汤方：

桂枝四两　芍药三两　甘草二两　麻黄二两　生姜五两　白术五两　知母四两　防风四两　附子二枚，炮

上九味，以水七升，煮取二升，温服七合，日三服。

【语译】患历节风病，不仅四肢各个关节都疼痛，甚而周身、四体发肿，尤其是两脚肿得很厉害，根本不像是自己的脚了，时而头眩晕、气喘，心里烦闷不舒，总是想吐，这是风湿病热证的表现，可以用"桂枝芍药知母汤"来祛风除湿清热。

【注解】陆渊雷云："魁羸者，状关节之肿大也。其字或作魁瘰，或作魁瘰。《尔雅·释木》：'枹遒，本魁瘰。'郭注：'谓树木丛生，根枝节目，盘结魂磊。'易大壮：'羸其角，羸其瓶。'《释文》：'羸或作累。'据此，知魁羸是叠韵形容词，沈、尤诸本作尪羸者，盖因次条有身体羸瘦之文而误。"

魏荔彤云："湿热在体，风邪乘之，而历节成矣。于是掣痛之势如脱，甚不可奈，湿上甚而为热，热上甚而引风，风上甚而耗气冲胸，头眩短气，温温欲吐，皆风邪热邪湿邪合为患者也。"

"温温"义与"愠愠"同，蕴结不舒服的形容词。

【方义】尤在泾云："桂枝麻黄防风，散湿于表，芍药知母甘草，除热于中，白术附子驱湿于下，而用生姜最多，以止呕降逆，为湿热外伤肢节，而复上冲心胃之治法也。"

75

【原文】味酸则伤筋，筋伤则缓，名曰泄。咸则伤骨，骨伤则痿，名曰枯。枯泄相搏，名曰断泄。营气不通，卫不独行，营卫俱微，三焦无所御，四属断绝，身体羸瘦，独足肿大，黄汗出，胫冷，假令发热，便为历节也。

【语译】另有种营卫虚竭、筋骨两伤的病，也很像历节风，务要加以辨识。例如酸味过盛而损伤了筋脉，筋脉便弛缓，造成散泄不收的情况；又如咸味过盛而损伤了骨骼，骨骼的作用便痿废了，造成枯槁不举的情况。筋脉散泄和骨骼枯槁的情况相互出现，这就说明了筋骨的荣养来源有所断绝和耗泄，因而营血既不通畅，卫气也不运行，营血卫气都衰竭到这个地步，三焦的气化便不能统摄各部了，尤其是手脚四肢受到的影响最大，所以身躯逐渐消瘦，而两只脚逐渐肿胀起来，有时虽出点酸臭汗，而两个足胫却是冰冷的。这些症状都和历节风很相似，但确不是历节风病，假使发热而又出现牵掣性的疼痛，这便是真正的历节风病了。

【注解】徐忠可云："此论饮食伤阴，致荣卫俱痹，足肿胫冷，有类历节，但当以发热别之也。谓饮食既伤阴，然味各归其所喜攻，酸为肝之味，过酸则伤筋，筋所以束骨而利机关，伤则缓漫不收，肝气不敛，故名曰泄；咸为肾之味，过咸则伤肾，肾所以华发而充骨，伤则髓竭精虚，肾气痿急，故名曰枯。肝肾者，人之本也，肾不荣，而肝不敛，根销源断，故曰断泄。饮食伤阴，荣先受之，乃荣气不通，荣卫本相依，荣伤，卫不独治，因循既久，荣卫俱微。三焦所以统领内气，而充实四肢者也，失荣卫之养，而无所恃以为御，御者，摄也，四属之气，不相统摄而断绝，四属者，四肢也，元气既急，身体羸瘦，足尤在下，阳气不及，肿大胫冷，荣中气郁，则热而黄汗，然此皆阴分病，非历节。历节夹外之湿邪而重且痛也，唯外邪必发热，故曰假令发热，是表分亦有邪，从肌肉而历关节，便为历节。"

76

【原文】病历节，不可屈伸，疼痛，乌头汤主之。

乌头汤方：治脚气疼痛，不可屈伸。

麻黄　芍药　黄芪各三两　甘草三两，炙　川乌五枚，㕮咀，以蜜二升，煎取一升，即出乌头

上五味，㕮咀四味，以水三升，煮取一升，去滓，内蜜煎中，更煎之，服七合，不知，尽服之。

【语译】患历节风病，关节疼痛得不能屈伸，假使是寒湿重的，可以用"乌头汤"来驱除寒湿。

1582

【注解】沈明宗云："此寒湿历节之方也，经谓风寒湿三气合而为痹，此风少，寒湿居多，痹于筋脉关节肌肉之间，以故不可屈伸疼痛，即寒气胜者为痛痹是也。"

【方义】沈明宗云："麻黄通阳，出汗散邪而开痹着，乌头驱寒而燥风湿，芍药收阴之正，以蜜润燥，兼制乌头之毒，黄芪甘草，固表培中，使痹着开而自愈，谓治脚气疼痛者，亦风寒邪湿所致也。"

77

【原文】矾石汤，治脚气冲心。

矾石汤方：

矾石二两

上一味，以浆水一斗五升，煮三五沸，浸脚良。

【语译】"矾石汤"可以治疗冲心性脚气病。

【注解】《备急千金要方·第七卷·论风毒状》云："考诸经方，往往有脚弱之论，而古人少有此疾，自永嘉南渡，衣缨士人，多有遭者，魏周之代，盖无此病，所以姚公《集验》，殊不殷勤；徐王撰录未以为意，特以三方鼎峙，风教未一，霜露不均，寒暑不等，是以关西河北，不识此疾。自圣唐开辟，六合无外，南极之地，襟带是重；爪牙之寄，作镇于彼，不习水土，往者皆遭。近来中国士大夫，虽不涉江表，亦有居然而患之者，良由今代天下风气混同，物类齐等所致耳。然此病发初得先从脚起，因即胫肿，时人号为脚气。"

《外台秘要·第十八卷》中云："苏长史论云，晋宋以前，名为缓风，古来无脚气名，后以病从脚起，初发因肿满，故名脚气也。又有不肿而缓弱，行卒屈倒，渐至不仁，毒气上冲，攻心便死，急不旋踵，宽延岁月耳，然则缓风毒气，得其总称矣。"

以上是记载"脚气病"较具体的两个文献，根据这两个文献，有人怀疑"脚气病"系开始于永嘉以后，但孙思邈明明说："考诸经方，往往有脚弱之论"，虽云"古人少有"，并不等于没有。苏长史更说："晋宋以前，名为缓风"，名虽不同，而病则一，只是古代此病较少，后来愈多就是了。

曹颖甫云："脚气一证，湿胜于下，夹风阳而上升，故其气冲心。"

本病属气分者，可用"鸡鸣散"加黑豆、青皮、苍术、白术；属血分者，可用"四物汤"加吴萸、木瓜、生附子、防己、牛膝。属气分的，往往两足肿大、气急、心痛、易饥，属血分的，少腹部往往有麻木不仁的表现，均为曹颖甫先生的经验。

【方义】曹颖甫云："陈修园以为冲心重证，似难以外治幸功，似也，近世所传验方，白矾二两，地浆水十大碗（掘地灌水，和泥取出，名曰地浆），新杉木三四片，煎六七沸，用杉木桶盛之浸脚，留一半，徐徐添入，上用衣被围身，使略有微汗，洗毕，饮稀粥一碗，如不愈，用前方加硫黄三钱，无不愈矣。按此方即仲师原方，本书尚多脱漏，特补出之。方中所以用矾者，以矾能燥湿故也，所以用地浆水者，钱乙所谓以土伏水，水得其平，风自止也，所以用杉木者，以杉木燥湿，能治脚气肿痛也（柳子厚《救死方》曰：得脚气，夜半痞绝，胁块如石，昏困且死，郑洵美传杉木汤，食顷大下，块散而气通，用杉木节一升，橘叶一升，枣儿槟榔七枚，打，童便三升，煎，一服下，止后服）。所以使其略有微汗者，欲其气之外散，所以加用硫黄者，则以硫虽燥热，能引大肠秽浊下行，与他药炎上者不同，故冲心之脚气，亦得借引浊下行之力，使不上冒也。然则，方用白矾，不如用皂矾为胜，以皂矾引浊下行之力，与石硫黄适相等也。"

中风历节病脉证并治附方

1. 古今录验续命汤

治中风痱，身体不能自收，口不能言，冒昧不知痛处，或拘急不得转侧。
（姚云：与大续命同，兼治妇人产后去血者，及老人小儿）

麻黄　桂枝　当归　人参　石膏　干姜　甘草各三两　芎䓖一两　杏仁四十枚

上九味，以水一斗，煮取四升，温服一升。当小汗，薄覆脊，凭几坐，汗出则愈，不汗，更服。无所禁，勿当风。并治但伏不得卧，咳逆上气，面目浮肿。

（方见《外台秘要·第十四卷·风痱门》）

【方义】徐忠可云："痱者，痹之别名也，因荣卫素虚，风入而痹之，故外之荣卫痹，而身体不能自收持，或拘急不得转侧，内之荣卫痹，而口不能言，冒昧不知痛处，因从外感来，故以麻黄汤行其荣卫，干姜、石膏调其寒热，而加芎、归、参以养其虚，必得小汗者，使邪仍从表出也。若但伏不得卧，咳逆上气，面目浮肿，此风入而痹其胸膈之气，使肺气不得通行，独逆而上攻面目，故亦主之。"

痱，音"肥"，中风病的一种，《灵枢·热病》中云："痱之为病也，身无痛者，四肢不收，智乱不甚，其言微知，可治，甚则不能言，不可治也。"本方的主治证，或许是根据这个文献来的。

楼英云："痱，废也，痱即偏枯之邪气深者。"

2. 千金三黄汤

治中风手足拘急，百节疼痛，烦热心乱，恶寒，经日不欲饮食。

麻黄五分　独活四分　细辛二分　黄芪二分　黄芩三分

上五味，以水六升，煮取二升，分温三服。一服小汗，二服大汗。心热加大黄二分，腹满加枳实一枚，气逆加人参三分，悸加牡蛎三分，渴加栝蒌根三分，先有寒加附子一枚。

（方见《备急千金要方·第八卷·风痹门》）

【方义】魏荔彤云："亦为中风正治而少为变通者也。以独活代桂枝，为风入之深者设也，以细辛代干姜，为邪入于经者设也，以黄芪补虚以息风也，以黄芩代石膏清热，为湿郁于下，热甚于上者设也，大汗心热加大黄以泄热也，腹满加枳实以开郁行气也，气逆加人参以补中益胃也，悸加牡蛎，防水邪也即治湿热也，渴加栝蒌根，以肃肺生津除热也，大约为虚而有热者言治也。又云：先有寒加附子一枚。先有寒，即素有寒也，素有寒，则无热可知，纵有热，亦内真寒外假热而已，云加附子，则凡大黄、枳实、栝楼根俱不可用，原方中之黄芩亦应斟酌矣，此又为虚而有寒者言治也。"

魏氏所谓本方为"正治"而"少变"，系承"续命汤"而言，加"附子"亦不一定要去"黄芩"，附子泻心汤、黄土汤等，都是例子。

3. 近效方术附汤

治风虚头重眩苦极，不知食味，暖肌补中，益精气。

白术二两　甘草一两，炙　附子一枚半，炮，去皮

上三味，剉，每五钱匕，姜五片，枣一枚，水盏半，煎七分，去滓温服。

（方见《外台秘要·第十五卷·头风眩门》）

【方义】徐忠可云："肾气空虚，风邪乘之，漫无出路，风夹肾中浊阴之气，厥逆上攻，致头中眩苦至极，兼以胃气亦虚，不知食味，此非轻扬风剂可愈，故用附子暖其水脏，白术甘草暖其土脏，水土一暖，犹之冬月井中，水土既暖，阳和之气可以立复，而浊阴之气不驱自下矣。"

4. 崔氏八味丸

治脚气上入，少腹不仁。

干地黄八两　山茱萸四两　薯蓣四两　泽泻　茯苓　牡丹皮各三两　桂枝一两
附子炮

上八味，末之，炼蜜和丸，梧子大，酒下十五丸，日再服。

（方见《外台秘要·第十九卷》）

【方义】尤在泾云："肾之脉，起于足而入于腹，肾气不治，寒湿之气随经上入，聚于少腹，为之不仁，是非驱湿散寒之剂所可治者，须以肾气丸（即本方）补肾中之气，以为生阳化湿之用也。"

《外台秘要·脚气》不随门载崔氏方五条，第四条云："又若脚气上入少腹，少腹不仁，即服张仲景八味丸方。"可见本方还是仲景的方子。崔氏，据《旧唐书》为崔知悌，《新唐书》名崔行功，著有《崔氏纂要方》十卷。

5. 千金方越婢加术汤

治肉极，热则身体津脱，腠理开，汗大泄，厉风气，下焦脚弱。

麻黄六两　石膏半斤　生姜三两　甘草二两　白术四两　大枣十五枚

上六味，以水六升，先煮麻黄去上沫，内诸药，煮取三升，分温三服。

恶风加“附子”一枚，炮。

（《千金·第十五卷·肉极门》云“出第七卷”，七卷中其方有白术、附子，《外台》有“附子”无“白术”）

【方义】徐忠可云：“此治风极变热之方也，谓风胜则热胜，以致肉极热而汗多，将必脱津，津脱而表愈虚，则腠理不能复，因汗泄不已，必将大泄，风入荣为厉，《内经》曰，厉者有荣气热肘，今风入荣为热，即是厉风气矣，盖风胜气浮，下焦本虚，至厥阳独行，而浊阴不降，无以养阴而阴愈虚，则下焦脚弱，故以麻黄通痹气，石膏清气分之热，姜枣以和荣卫，甘草白术以理脾家之正气，汗多而用麻黄，赖白术之扶正，石膏之养阴以制之，故曰越婢加术汤，所谓用人之勇去其暴也，汗大泄而加恶风，即须防其亡阳，故加附。”

肉极，是脾经疾病的名称之一，《外台》引“删繁论”曰：“凡肉极者，主脾也。脾应肉，肉与脾合，若脾病则肉变色。”又云：“至阴（指脾而言）遇病为肌痹，肌痹不已，复感于邪，内舍于脾，体淫淫如鼠走其身上，津液脱，腠理开，汗大泄，鼻上色黄，是其相也。凡风气藏于皮肤，肉色则败，以季夏戊己日得之，于伤风为脾风，脾风之状多汗，阴动伤寒，寒则虚，虚则体重怠堕，四肢不欲举，不嗜饮食，食则咳，咳则右胁下痛，阴阴引肩背，不可以转动，名曰厉风，里虚外实。”可能本方的主治文，就是这段文字的缩写，肉极厉风，一般均可见津液脱失、肉色枯败。

《千金方》于煎法后云：“一云起脾汤。”结合所描写的病症，“起脾汤”之名颇有含义。

中风历节病脉证并治小结

全篇十三条：从第 65 条起至 70 条止，列叙“中风”；从第 71 条起至 76 条止，列叙“历节风”；第 77 条专叙“脚气病”。

所叙中风六条：第 65、66、68 条主要谈“中风”的诊断问题；第 65 条提出“中风”和“痹”的辨别；第 66 条首先谈“中风”与“伤风”的分辨，以后从中风程度的不同表现出的症状各异；第 68 条畅述中风因虚而致的机理。第 67、69、70 条都是辨证论治，如“侯氏黑散”治阳虚证，“风引汤”治风热证，“防己地黄汤”治血热证。

有关"历节病"的也有六条：第71、75条列论"历节病"的主要原因为肝肾两虚，又强调肝肾两虚而伤风湿者，有发热、疼痛症状的，才是"历节风"，无发热、疼痛的便不是"历节风"；第72、73两条从观察足动脉的虚实，结合症状的虚实情况，来认识是否为"历节风"，强调"历节风"的虚证为多而实证较少；第74、76两条的处方，"桂枝芍药知母汤"偏于治疗历节风之热湿证，"乌头汤"偏于治疗历节风之寒湿证；77条提出冲心脚气病的治疗。

中风历节病脉证并治表解

表1　中风病

中风 ┬ 病因：虚寒相搏（66）
　　├ 病机：络脉空虚，贼邪不泻，邪气反缓，正气反急（66）
　　├ 症状：半身不遂，或左或右，喎僻不遂（65、66）
　　├ 脉象：微而数，浮虚，迟缓（65、66、68）
　　├ 辨证 ┬ 中络：肌肤不仁（66）
　　│　　　├ 中经：重不胜，身痒瘾疹（66、68）
　　│　　　├ 中腑：不识人（66）
　　│　　　└ 中脏：舌难言，口吐涎，心气不足，胸满短气（66、68）
　　└ 治疗 ┬ 阳虚：侯氏黑散（67）
　　　　　　├ 风热：风引汤（69）
　　　　　　└ 血热：防己地黄汤（70）

表2　历节风

历节风 ┬ 病因：筋骨弱，汗出入水中，汗出当风（71、73）
　　　　├ 病机：血不足，风血相搏，筋缓骨痿，营卫俱微，三焦无所御，四属断绝（73、75）
　　　　├ 症状：黄汗出，历节疼痛如掣，不可屈伸，身体魁羸，足肿如脱，头眩短气，发热（71、73、74、75）
　　　　├ 脉象：沉弱，少阴脉浮弱（71、73）
　　　　└ 辨证治疗 ┬ 热湿证：桂枝芍药知母汤（74）
　　　　　　　　　　└ 寒湿证：乌头汤（76）

中风历节病脉证并治复习题

1. 中风和历节病在病因、病变方面是否有共同之处？

1588

2. 从趺阳脉、少阴脉的浮滑、浮弱来辨别是否为历节病的意义是什么？

3. 第66条所谈中络、中经、中腑、中脏的辨识有什么临床意义？

血痹虚劳病脉证并治第六

张路玉云："血痹者，寒湿之邪，痹著于血分也，辛苦劳动之人，皮腠致密，筋骨坚强，虽有风寒湿邪，莫之能容，惟尊荣养奉之人，肌肉丰满，筋骨柔脆，素常不胜疲劳，行卧动摇，或遇微风，则能痹著为患，不必风寒湿之气杂至而为病也。"

《素问·五藏生成》中云："卧出而风吹之，血凝于肤者为痹。"

陆渊雷认为，痹症是为末梢知觉神经麻痹。

魏荔彤云："虚劳者，因劳而虚，因虚而病也，人之气通于呼吸，根于脏腑，静则生阴，动则生阳。虚劳者，过于动而阳烦，失于静而阴扰，阴日益耗而阳日益盛也。虚劳必起于内热，终于骨蒸（即相当于现在所谓的消耗热），有热者十有七八，其一二虚寒者，必邪热先见，而其后日久随正气俱衰也。"

陆渊雷云："凡慢性病，见营养不良，机能衰减之证者，古人统称虚劳。"

血痹虚劳病脉证并治内容

78

【原文】问曰：血痹病从何得之？师曰：夫尊荣人，骨弱肌肤盛，重困疲劳，汗出，卧不时动摇，加被微风，遂得之。但以脉自微涩，在寸口关上小紧，宜针引阳气，令脉和，紧去则愈。

【语译】问："血痹病"是怎么得的呢？

答：生活优裕而不善保养的人往往会患此病，因为这种人肌肤尽管长得丰满，而内里是脆弱的，既不耐劳，稍微劳动便疲乏极了，不断地出汗，且睡眠不好，稍睡一会便周身摇动不安，这样外强中干的人，稍为感受点风寒，便会引发"血痹病"。表现为，脉搏微弱而有滞涩之象，在寸、关部微小中略带紧急，这是里虚而表有邪的象征，如病尚不严重时，可以用针刺法来调整气机，使其气血通畅，足以抵抗风寒邪气，病变就会逐渐好转了。

【注解】《医宗金鉴》中云："尊荣人，谓膏粱之人，素食甘肥，故骨弱肌肤盛，是以不任疲劳，疲劳则汗出，汗出则腠理开，亦不胜久卧，卧则不时动摇，动摇即加被微风，亦遂得以干之。此言膏粱之人，外盛内虚，虽微风小邪，易为病也，然何以知病血痹也？但以身体不仁，脉自微涩，则知邪凝于血故也。寸口关上小紧，亦风寒微邪应得之脉也。针能导引经络取诸痹，故宜针引气血，以泻其邪，令脉不涩而和，紧去邪散，血痹自通也。"

骨，不一定是指"骨骼"而言，当作"里"字解，犹言"体内"，与《伤寒论》第11条的"骨髓"二字同一意义。"微涩"脉是血虚的脉搏。

79

【原文】血痹，阴阳俱微，寸口关上微，尺中小紧，外证身体不仁，如风痹状，黄芪桂枝五物汤主之。

黄芪桂枝五物汤方：

黄芪三两　芍药三两　桂枝三两　生姜六两　大枣十二枚

上五味，以水六升，煮取二升，温服七合，日三服。（一方，有人参）

【语译】害血痹病的脉搏，无论在沉部（阴）、浮部（阳），寸、关部总是相当的微细，只是有的在尺部微小之中略带紧急之象。至于全身症状，主要是麻木不仁，有些像"风痹"的样子，这是阴虚阳郁的证候，可以用"黄芪桂枝五物汤"来宣达脾阳。

【注解】《医宗金鉴》中云："此承上条，互详脉证，以明其治也。上条言六脉微涩，寸口关上小紧，此条言阴阳寸口关上俱微，尺中亦小紧，合而观之，可知血痹之脉，浮沉、寸口、尺中俱微、俱涩、俱小紧也。微者虚也，涩者滞也，小紧者邪也，故血痹应有如是之诊也。血痹外证，亦身体顽麻，不知痛痒，故曰：如风痹状。"

《诸病源候论·风痹候》云："痹者，风寒湿三气杂至，合而成痹，其状肌肉顽厚或疼痛，由人体虚，腠理开，故受风邪也。"

是风痹症，顽麻而兼疼。血痹的外症仅身体不仁，只是顽麻而不疼痛，故曰"如风痹状"。历节病恰与血痹相反，只是疼痛而不顽麻。不仁，就是失去知觉的意思。

【方义】徐忠可云："以桂枝壮气行阳，芍药和阴，姜枣以和上焦荣卫，协力驱风，则病源拔，而所入微邪，亦为强弩之末矣。此即桂枝汤去草加耆也，立法之意，重在引阳，故嫌甘草之缓，不若黄芪之强有力耳。"

陆渊雷云："此治麻痹之由于荣养障碍者也。"

80

【原文】夫男子平人，脉大为劳，极虚亦为劳。

【语译】有的人从外表看来好像没有什么病，但诊察到有下列两种脉搏时都须留意，一种是大而空软的脉，一种是极虚弱的脉，这两种脉象是患"虚劳"的征象。

【注解】《医宗金鉴》中云："李彣曰，平人者，形如无病之人，经云：脉病人不病者是也。劳则体疲于外，气耗于中，脉大非气盛也，重按必空濡，乃外有余而内不足之象；脉极虚则精气耗矣。盖大者，劳脉之外暴者也；极虚者，劳脉之内衰者也。"

81

【原文】男子面色薄者，主渴及亡血，卒喘悸，脉浮者，里虚也。

【语译】假使一个男性病人，面苍白而没有血色，多半是伤津贫血的结果。轻者为津液不足，症现口干渴；重者会出现气喘、心慌的症状；如脉搏反而现浮，这是阴虚阳散的象征，最要注意。

【注解】沈明宗云："色乃神之旗，营卫之标，若面色薄者，是白而娇嫩无神，乃气虚不统营血于面。阴血虚而阳气则盛，虚火上僭，津液不充则渴，气伤而不摄血，则亡血，虚阳上逆，冲肺卒喘，心营虚而真气不敛，则悸。"

尤在泾云："脉浮为里虚，以劳则真阴失守，孤阳无根，气散于外，而精夺于内也。"

82

【原文】男子脉虚沉弦，无寒热，短气里急，小便不利，面色白，时目瞑，兼衄，少腹满，此为劳使之然。

【语译】男性病人，脉搏在沉部现虚弦之象，并没有发热、恶寒等表证症状，只有喘、小便不通而里急、面色惨白、时时眩晕，甚而出鼻血、小肚子胀气等表现，这是下焦元气亏损之虚劳病。

【注解】曹颖甫云："凡脉见沉弦者，不主里水，即主表寒。卫虚则生寒，营虚则生热，故表邪见沉弦者，必有寒热。今无寒热，则非表邪可知。"

徐忠可云："短气里急，仍是元气内虚也；小便不利，肾不能主出也；面色白，血不能荣也；时目瞑，阴火不耐动也；兼衄，阴火迫清道之血也；少腹满，肾不治也。非下元劳极，何以使然。"

"瞑"即是"眩"，古文献瞑、眩通假。

83

【原文】劳之为病，其脉浮大，手足烦，春夏剧，秋冬瘥，阴寒精自出，瘦削不能行。

【语译】虚劳病的病人，脉搏于浮部现大而濡软，手足有点现烦热，这是阴虚阳亢的现象，所以到了春夏气候较暖的时候，阳愈亢而加剧，到了秋冬天气转凉时，虚阳没有那样亢扰，症状便要显得轻快些。由于阴虚亢阳，往往会出现滑精、周身肌肉酸软、消瘦等表现，稍有行动亦感觉十分艰难。

【注解】徐忠可云："若脉大既为劳矣，更加浮，其证则手足烦，盖阴既不足而虚阳复炽也。"烦，即是烦热。

魏荔彤云："邪本阴亏阳亢，内生之焰也，然亦随天时为衰旺，春夏者，阳时也，阴虚之证必剧；秋冬者，阴时也，阴虚之病稍瘥。火盛于上，则必阳衰于下，邪火炽于上焦，寒邪凝于下焦，阴寒既内迫，阳精自外出，为白浊、为遗精、为鬼交，皆上盛下虚之必致也，精既出夺，必益虚寒，腿脚痠软，肌肉瘦削，遂不可行立，而骨痿不能起于床矣。"阴寒，即是阴虚。

84

【原文】男子脉浮弱而涩，为无子，精气清冷（一作冷）。

【语译】患虚劳病的男性，脉搏在浮部出现虚弱滞涩之象，而精液又极清冷，像这种阴阳虚极的证候，往往是不能授孕的。

【注解】沈明宗云："浮弱而涩者，浮乃阴虚，弱为真阳不足，涩为精衰，阴阳精气皆为不足，故为精气清冷，则知不能成胎，谓无子也。"

《诸病源候论·虚劳无子候》云："丈夫无子者，其精清如水，冷如冰铁，皆为无子之候。"

本条是指虚劳病人不能授孕而言，也就是男性的授胎不能症（不育症）。阴虚肌肉薄，脉管浅露，所以脉象现"浮"；心衰血少，所以脉象现"涩"。

85

【原文】夫失精家，少腹弦急，阴头寒，目眩（一作目眶痛），发落，脉极虚芤迟，为清谷亡血失精。脉得诸芤动微紧，男子失精，女子梦交，桂枝龙骨牡蛎汤主之。

桂枝加龙骨牡蛎汤方：

桂枝　芍药　生姜各三两　甘草二两　大枣十二枚　龙骨　牡蛎各三两

上七味，以水七升，煮取三升，分温三服。

（《小品》云：虚弱浮热汗出者，除桂，加白薇、附子各三分，故曰二加龙骨汤）

【语译】患"虚劳"而"遗精"较严重的人，往往是由于真阴虚耗、肾阳不纳的关系，往往会出现小腹部肌肉紧急、龟头冷、目昏眩、毛发枯落等症状，假如脉搏迟慢，脉之体象又极其空虚，这说明阴阳两虚的情况更加严重，甚至还要出现完谷不化、吐血、衄血等症状。如果脉象空虚而又拘急无神，无论是男子的遗精，还是女子夜梦性交，都是阴虚阳扰之症，要用"桂枝加龙骨牡蛎汤"来收敛浮阳。

【注解】魏荔彤云："失精家，肾阳大泄，阴寒凝闭，小腹必急，小腹中之筋必如弦之紧而不能和缓，阴头必寒，下真寒如是，上假热可征矣。火浮则目眩，血枯则发落；诊其脉必极虚，或浮大，或弱濇不待言矣，更兼芤迟，芤则中虚，胃阳不治；迟则里寒，肾阳无根，或便清谷，中焦无阳也，或吐衄亡血，上焦浮热也，或梦交遗精，下焦无阳也，此虚劳之所以成，而精失血亡，阴阳俱尽。"

尤在泾云："脉得诸芤动微紧者，阴阳并乖，而伤及其神与精也。故男子失精，女子梦交。沈氏所谓劳伤心气，火浮不敛，则为心肾不交，阳泛于上，精孤于下，火不摄水，不交自泄，故病失精，或精虚心相内浮，扰精而出，则成梦交者是也。"

【方义】徐忠可云："盖阴虚之人，大概当助肾，故以桂枝、芍药通阳固阴，甘草、姜枣和上中焦之荣卫，使阳能生阴，而以安肾宁心之龙骨、牡蛎为补阴之主。"

尤在泾云："桂枝汤能补虚调阴阳，加龙骨牡蛎者，以失精梦交，为神情间病，非此不足以收敛其浮越也。"

天雄散方：

天雄三两，炮　白术八两　桂枝六两　龙骨三两

上四味，杵为散，酒服半钱匕，日三服，不知，稍增之。

【方义】《名医别录》云："天雄长阴气，强志，令人武勇，力作不倦。"大明诸家本草云："助阳道，暖水脏，补腰膝，益精。"

徐忠可云："恐失精家，有中焦阳虚，变上方而加天雄白术。"

本方在《外台秘要》里，亦云治男子虚劳失精，颇有扶阳摄阴的作用。

86

【原文】男子平人，脉虚弱细微者，喜盗汗也。

【语译】假如一个男性，虽没有什么特殊疾病，但脉搏却很虚弱而细微，并常常有盗汗症状，这是虚劳病的先兆。

【注解】魏荔彤云："男子平人，为形若无病者言也，其形虽不病，而其脉之虚而弱，则阳已损也，细而微，则阴已消也，阳损必驯至于失精，阴耗必驯至于亡血也。验其外证，必喜盗汗，阳损斯表不固，阴损而热自发，皆盗汗之由，而即虚劳之由也。"

《诸病源候论》中云："盗汗者，因睡眠而身体流汗也，此由阳虚所致。"

87

【原文】人年五六十，其病脉大者，痹侠背行，苦肠鸣，马刀侠瘿者，皆为劳得之。

【语译】五六十岁年龄的人，脉象现大而空软，阳气虚弱，后背常常有冷痛的感觉，好像痹症似的，胃肠的机能也不好，肠道里有水鸣的声音，两腋和两颈好发瘿瘤，这些都是虚劳病常见的症状。

【注解】尤在泾云："人年五六十，精气衰矣，而病脉反大者，是其人当有风气也。痹侠背行，痹之侠背者，由阳气不足，而邪气从之也。若肠鸣，马刀侠瘿者，阳气以劳而外张，火热以劳而上逆，阳外张，则寒动于中而为肠鸣，火上逆，则与痰相搏而为马刀侠瘿。李氏曰，瘿生乳腋下曰马刀，又夹生颈之两旁者为侠瘿。侠者，夹也。马刀，蛎蛤之属，疮形似之，故名马刀。瘿，一作缨，发于结缨之处。二疮，一在颈，一在腋下，常相联络，故俗名疬串。"

陆渊雷云："马刀夹瘿，即颈部腑部之淋巴腺结核病。肠鸣，殆指结核性肠炎，否则不得属虚劳也。"大脉，与第80条同，不必释为风。

88

【原文】脉沉小迟，名脱气，其人疾行则喘喝，手足逆寒，腹满，甚则溏泄，食不消化也。

【语译】虚劳病人的脉搏，如果见到沉小而迟，这是阳气脱失的象征。因阳气虚损，故动则喘息气紧，同时手脚亦经常是冰冷的。又由于脾阳虚弱的关系，腹现痞满，不仅消化不良，大便亦常常是稀溏的。

【注解】《医宗金鉴》中云："脉沉小迟，则阳大虚，故名脱气，脱气者，谓胸中大气虚少，不充气息所用，故疾行喘喝也。阳虚则寒，寒盛于外，四末不温，故手足逆冷也；寒盛于中，故腹满溏泄，食不消化也。"

曹颖甫云："此条在《伤寒论》中为少阴寒湿证，亦当用四逆、理中主治。”

89

【原文】脉弦而大，弦则为减，大则为芤，减则为寒，芤则为虚，虚寒相搏，此名为革。妇人则半产漏下，男子则亡血失精。

【语译】虚劳病往往能诊察到两种不好的脉象，一种是因血管收缩的"弦"脉，一种是血液减少的"大"脉，惟其"弦"是阳气衰减的象征，惟其"大"是血液空虚的反应。阳气衰减为阴寒证，血液空虚为阴虚证，像这样阴阳两虚的脉搏，属于外强中干"革"脉一类的脉搏，在妇人的流产、崩漏以及男子的一切失血症中，都可能见到这类的脉搏。

【注解】陆渊雷云："脉之弦，因血管收缩之故；脉之芤，因血管扩张，且管中血少之故。"革"亦是脉名，说者谓中空如按鼓皮，然则犹是芤脉耳。惟失血之后，脉芤、脉弦故是事实，盖失血多者，组织不得荣养，则求血于毛细血管，毛细血管求血于小血管，小血管求血于大血管，求之之法尽量扩张其血管，冀容多量之血液。然血管虽尽量扩张，因血已亡失之故，不能充满血管，此时按其脉，则中空外实，状如慈葱，是为芤脉。中空者，血液不能充满血管也；外实者，血管壁神经之扩张力也。惟是血管之循环，不但借心脏之喷射，亦因血管保持其相当紧张，使血液常有压力方能前进不已。若血少而血管扩张，致见芤脉，则血压低落，血液有停息之虞，其危险尤甚于组织失养。于是体功起第二次救济作用，竭力收缩血管，使与少量之血液相得，以维持血压，此时按其脉则指下挺然，直上下行，是为弦脉。故失血之后。始则脉芤，继则脉弦。为必然之步骤。芤脉又必于大失血后见之，若仅仅痰中带血，及点滴之便血、衄血，脉则不芤。粗工一遇血症，方案辄大书脉芤，又有明明弦脉而指为芤脉者，皆坐不知脉理故也。无论脉芤、脉弦，皆由体工救济所致。体工能起救济，则正气犹在，其病可治；若大失血后，脉不芤且不弦，则是正气一损不能起救济，法在不治。铁樵先生诊一男子，大吐血三次，而脉缓软，因决其必死，识见卓绝。"

尤在泾云："脉弦者，阳不足，故为减为寒，脉大者，阴不足，故为芤为虚，阴阳并虚，外强中干，此名为革。"

阳不足，即心力不足。阴不足，即血液减少。漏下，即血崩。

（本条又见于惊悸吐衄篇和妇人杂病篇）

90

【原文】虚劳里急，悸，衄，腹中痛，梦失精，四肢酸疼，手足烦热，咽干口燥，小建中汤主之。

小建中汤方：

桂枝三两，去皮　甘草三两，炙　大枣十二枚　芍药六两　生姜三两　胶饴一升

上六味，以水七升，煮取三升，去滓，内胶饴，更上微火消解，温服一升，日三服。（呕家不可用建中汤，以甜故也）

【语译】患虚劳病而有肚腹拘急、心悸动、衄血、时时腹痛、夜梦遗精、手脚酸软，甚至发热、烦疼、咽干口燥等症，这是虚阳上扰的证候，宜用"小建中汤"调和阴阳。

【注解】尤在泾云："人生之道，曰阴曰阳，阴阳和平，百疾不生，若阳病不能与阴和，则阴以其寒独行，为里急，为腹中痛，而实非阴之盛也；阴病不能与阳和，则阳以其热独行，为手足烦热，为咽干口燥，而实非阳之炽也。"

程林云："里急，腹中痛，四肢酸疼，手足烦热，脾虚也，悸，心虚也，衄，肝虚也，失精，肾虚也，咽干口燥，肺虚也，此五脏皆虚。而土为万物之母，故先建其脾土。"

里急，《诸病源候论·虚劳里急候》云："劳伤内损，故腹里拘急也。"

【方义】尤在泾云："建中者，何也？曰：中者脾胃也。荣卫生成于水谷，而水谷转输于脾胃，故中气立，则营卫流行而不失其和，又中者，四运之轴，而阴阳之机也。故中气立则阴阳相循，如环无端，而不极于偏，是方甘与辛合而生阳，酸得甘助而生阴。阴阳相生，中气中立，是故求阴阳之和者，必于中气，求中气之立，必以建中也。"

《千金》疗男女因积冷气滞，或大病后不复常，苦四肢沉重、骨肉酸疼、吸吸少气、行动喘乏、胸满气急、腰背强痛、心中虚悸、咽干唇燥、面体少色，或饮食无味、胁肋腹胀、头重不举、多卧少起，甚者积年，轻者百日，渐致瘦弱，五脏气竭，则难可复常，六脉俱不足，虚寒乏气，少腹拘急，羸瘠百病，用"黄芪建中汤"，又有人参二两。

91

【原文】虚劳里急，诸不足，黄芪建中汤主之。

（于小建中汤内，加黄芪一两半，余依上法。气短胸满者加"生姜"，腹满者去"枣"加"茯苓"一两半。及疗肺虚损不足，补气加"半夏"三两）

【语译】患虚劳病，主症为腹中拘急者，是阴阳气血极虚弱的缘故，可以用"黄芪建中汤"温补剂治疗。

【注解】尤在泾云："里急者，里虚脉急，腹中当引痛也，诸不足者，阴阳诸脉，并俱不足，而眩、悸、喘、喝、失精、亡血等证，相因而至也。急者缓之必以甘，不足者补之必以温，而充虚塞空，则黄芪尤有专长也。"

【方义】陆渊雷云："黄芪能振奋肌表之正气，转输其津液，诸肌表不足者，皮肤干，不润泽，卫气不足以固腠理，津液以自汗盗汗而耗损，用黄芪振正气，回津液，固腠理。"

曹颖甫云："气短胸满加生姜者，阳气上虚故气短，阴干阳位故胸满，因加生姜以散之。腹满所以去枣加茯苓者，腹满为太阴湿聚，防其壅阻脾气也，因去大枣，加茯苓以泄之，湿去而脾精上行，然后肺脏得滋溉之益，故肺之虚损亦主之。补气所以加半夏者，肺为主气之脏，水湿在膈上，则气短而喘促，故纳半夏以去水，水湿下降，则肺气自调。"

曹说极是，《外台秘要·第十六卷·肺虚劳损门》引《删繁》建中汤，疗肺虚损不足补气方，即是本方，并有"半夏"五两。

92

【原文】虚劳腰痛，少腹拘急，小便不利者，八味肾气丸主之。

（方见脚气中）

【语译】患虚劳病，腰痛、小腹拘急不舒、小便不畅利，这是肾阳虚损的证候，宜用"八味肾气丸"来扶肾阳。

【注解】程林云："腰者肾之外候，肾虚则腰痛，肾与膀胱为表里，不得三焦之阳气以决渎，则小便不利而少腹拘急，州都之官，亦失其气化之职，此水中真阳已亏，肾间动气已损，与是方以益肾间之气，气强则便溺行，而小腹拘急亦愈矣。"

93

【原文】虚劳诸不足，风气百疾，薯蓣丸主之。

薯蓣丸方：

薯蓣三十分　当归　桂枝　麹　干地黄　豆黄卷各十分　甘草二十八分　人参七分　芎䓖　芍药　白术　麦门冬　杏仁各六分　柴胡　桔梗　茯苓各五分　阿胶七分　干姜三分　白蔹二分　防风六分　大枣百枚为膏

上二十一味，末之，炼蜜和丸，如弹子大，空腹酒服一丸，一百丸为剂。

【语译】患虚劳病，原本阴阳气血都虚弱了，又感染了风气实邪，便要用"薯蓣丸"来扶正祛邪。

【注解】曹颖甫云："虚劳诸不足，是为正虚，风气百疾，是为邪实，正虚则不胜表散，邪实则不应调补，此尽人之所知也。若正虚而不妨达邪，邪实而仍应补正，则非尽人之所知也。仲师虚劳篇于黄芪建中、八味肾气丸已举其例，复于气血两虚，外感风邪者，出薯蓣丸统治之方。"

【方义】曹颖甫云："所用补虚凡十二味，舍薯蓣、麦冬、阿胶、大枣外，实为后人八珍汤所自出。去风气百疾者凡九味，白蔹能散结气，治痈疽疮肿、敛疮口、愈冻疮、出箭镞、止痛，大率能通血络壅塞，而排泄之力为多。盖风之中人，肌腠外闭而脾阳内停，方中用白蔹，所以助桂枝之解肌也。风中皮毛，则肺受之，肺气被阻，咳嗽乃作，方中用桔梗杏仁，所以开肺也。气血两虚，则血分热度愈低，因生里寒，方中用干姜，所以温里也。风气外解，必须表汗，然其人血虚，设用麻黄以发之，必致亡阳之变，故但用防风、柴胡、豆卷以泄之。且风著肌肉，脾阳内停，胃中不无宿垢，胃纳日减，不胜大黄、枳实，故但用神曲以导之。要之补虚用重药，惧不胜邪也，开表和里用轻药，惧伤正也，可以识立方之旨矣。"

94

【原文】虚劳虚烦不得眠，酸枣汤主之。

酸枣汤方：

酸枣仁二升　甘草一两　知母二两　茯苓二两　芎䓖一两

上五味，以水八升，煮酸枣仁得六升，内诸药，煮取三升，分温三服。

（《深师》有生姜二两）

【语译】患虚劳病，由于营血虚少而有烦躁失眠症时，可以服用"酸枣仁汤"。

【注解】《三因极一病证方论》中云："外热曰躁，内热曰烦，虚烦之证，内烦身不觉热，头目昏疼，口干咽燥不渴，清清不寐，皆虚烦也。"

陆渊雷云："虚烦不得眠，亦神经衰弱之一种证候，人之睡眠，须血液流向下部，使脑部比较的贫血，方能入寐，所谓人卧则血归于肝也。病虚劳者，因荣养不足而神经衰弱，于是神经常欲摄血以自养，虽睡眠时，脑部仍见虚性充血，故虚烦不得眠。"

【方义】张石顽云："虚烦者，肝虚而火气乘之也。故特取枣仁以安肝胆为主，略加川芎调血以养肝，茯苓甘草培土以荣木，知母降火以除烦，此平调土木之剂也。"

陆渊雷云："古人凡神经证状谓之肝病，神经虚性兴奋所引起之充血谓之胆火，酸枣仁收敛神经，平其虚性充血，故曰安肝胆，茯苓之效，《本经》称主惊邪恐悸，孙真人称治心烦闷，及心虚惊悸，安定精神。"

95

【原文】五劳虚极羸瘦，腹满不能饮食，食伤、忧伤、饮伤、房室伤、饥伤、劳伤，经络营卫气伤，内有干血，肌肤甲错，两目黯黑，缓中补虚，大黄䗪虫丸主之。

大黄䗪虫丸方

大黄十分，蒸　黄芩二两　甘草三两　桃仁一升　杏仁一升　芍药四两　干地黄十两　干漆一两　虻虫一升　水蛭百枚　蛴螬一升　䗪虫半升

上十二味，末之，炼蜜和丸小豆大，酒饮服五丸，日三服。

【语译】任何一种虚劳病，到了肌肉瘦削、肚腹胀满、食欲减退的时候，无论是因于饮食、因于忧虑、因于色欲、因于劳伤等，损伤了大经小络、营血卫气而成虚劳者，总是首先由于血运严重障碍、营养不良的关系，所以往

往往会伴有皮肤干枯坏死、视力减退等症状，这时只有用"大黄蟅虫丸"缓中补虚法最为恰当。

【注解】徐忠可云："五劳者，血、气、肉、骨、筋各有虚劳病也，然必至脾胃受伤，而虚乃难复，故虚极则羸瘦，大肉欲脱也。腹满，脾气不行也，不能饮食，胃不运化也，其受病之源，则因食、因忧、因饮、因房室、因饥、因劳、因经络荣卫气伤不同，皆可以渐而至极，若其人内有血，在伤时溢出于回薄之间，干而不去，故使病留连，其外证必肌肤甲错。甲错者，如鳞也，肝主血主目，干血之气，内乘于肝，则上熏于目而黯黑。"

陆渊雷云："干血者，血管中形成之血栓，体内出血所凝结之血饼，以及因病而凝结于组织中之血成分，皆是，此等干血，能直接间接致营养障碍，故令羸瘦腹满，不能饮食，攻去干血，则营养自恢复，乃所谓缓中补虚也。"

【方义】"蟅虫"即生灶下和垃圾中的"地鳖虫"，"蛴螬"即"地蚕"，"虻虫"即"牛蝇"。

徐忠可云："干漆、桃仁、四虫破其血，然瘀久必生热，气滞乃不行，故以黄芩清热，杏仁利气，大黄以行之；而以甘、芍、地黄救其元阴，则中之因此而里急者，可以渐缓，虚之因此而劳极者，可以渐补，故曰缓中补虚大黄蟅虫丸。"

血痹虚劳病脉证并治附方

1. 千金翼炙甘草汤方

治虚劳不足，汗出而闷，脉结悸，行动如常，不出百日，危急者，十一日死。

甘草四两，炙　桂枝　生姜各三两　麦门冬各半升　麻仁半升　人参　阿胶各二两　大枣三十枚　生地黄一斤

上九味，以酒七升，水八升，先煮八味，取三升，去滓，内胶消尽，温服一升，日三服。

（方出《千金翼方·第十五卷·气虚门》，名"复脉汤"）

【方义】徐忠可云："此虚势中润燥复脉之神方也。以桂、甘行其身之阳，姜、枣宣其内之阳，而类聚参、胶、麻、麦、生地润养之物，以滋五脏之燥，使阳得复行于荣中，则脉自复，名曰炙甘草汤者，土为万物之母，故既以生地主心，麦冬主肺，阿胶主肝肾，麻仁主肝，人参主元气，而复以炙草为和中之总司。后人只喜用胶、麦等，而畏姜、桂，岂知阴凝燥气，非阳不能化耶。"

本方亦载《伤寒论》第177条。

2. 肘后獭肝散方

治冷劳，又主鬼疰，一门相染。

獭肝一具

炙干末之，水服方寸匕，日三服。

（方见《肘后备急方》第一卷，尸注鬼注门）

【方义】陆渊雷云："哺乳动物之肝肾，含维生素甚多，獭肝治尸注鬼注，亦维生素之功也，但维生素不耐高热，经高热则失其效用，附方炙干，肘后作阴干，为是。"

《诸病源候论》中云："注者住也，言其连滞停住，死又注易旁人也。"

《肘后备急方》中云："尸注鬼注病者，死后复注易旁人，乃至灭门。"即是传染的意思。

血痹虚劳病脉证并治小结

以上十八条，前两条讨论"血痹"病，以后十六条都是讨论"虚劳"病，两种病都是属于里虚，所以并列在一起。第78条主要谈"血痹"的病因，第79条主要谈"血痹"的证治。讨论虚劳病的十六条中：第80、81、82、83、84、86、87、88、89九条，讨论的是虚劳病的诊断；第85、90、91、92、93、94、95七条，讨论的是虚劳病的辨证施治；第80、86条是谈病还未发作前的预诊；其余七条是结合色、脉、症来观察病理变化。讨论证治各条中：第85、90两条，总属虚阳上扰证；第91、92两条为阴虚证，前一条属脾阳虚，后一条属肾阳虚；第94条为阴虚证；第93条为虚证而有表

1602

实，故用扶正祛邪法；第 95 条为虚证而有里实，故用缓中补虚法。

血痹虚劳病脉证并治表解

表1 血痹

血痹 {
　病因：尊荣人，骨弱肌肤盛，重因疲劳，加被微风（73）
　脉象：微涩小紧（78、79）
　症状：身体不仁，如风痹状（79）
　治疗 {
　　外治：针引阳气（78）
　　内服：黄芪桂枝五物汤（79）

表2 虚劳病诊断

虚劳诊断 {

病前征兆 {
　脉象：平人脉大，极虚，虚弱细微（80、86）
　体征：平人喜盗汗出（86）

脉象 {
　浮脉 {
　　浮大（81、83）
　　浮弱而涩（84）
　沉脉 {
　　虚沉弦（82）
　　沉小迟（88）
　大脉：弦而大（87、89）

肤色：面色薄，面色白（81、82）

各系统病变 {
　呼吸系：喘，短气，衄，脱气，喘喝（81、82、88）
　循环系：悸，亡血（81、89）
　消化系：里急，少腹满，苦肠鸣，食不消化，
　　溏泄（82、87、88）
　泌尿系：小便不利（82）
　神经系：目瞑，痹侠背行（82、87）
　生殖系：阴寒精自出，精气清冷，半产漏下，
　　失精（83、84、89）
　运动系：酸削不能行，手足烦，手足逆寒（82、83、88）
　淋巴系：马刀侠瘿（87）

表3 虚劳病治疗

虚劳治疗
  潜阳法
    主治
      脉象：极虚芤迟，动微紧（85）
      症状：少腹弦急，阴头寒，目眩，发脱，清谷，亡血，失精，梦交（85）
    处方：桂枝龙骨牡蛎汤（85）
  培中法
    主治症状：里急，悸衄，腹中痛，梦失精，四肢疫疼，烦热，咽干口燥（90）
    处方：小建中汤（90）
  扶脾阳
    主治症状：里急诸不足表现（91）
    处方：黄芪建中汤（91）
  扶肾阳
    主治症状：腰痛，少腹拘急，小便不利（92）
    处方：八味肾气丸（92）
  养阴敛肝法
    主治症状：虚烦不得眠（94）
    处方：酸枣仁汤（94）
  扶正祛邪法
    主治症状：诸不足，风毒百疾（93）
    处方：薯蓣丸（93）
  缓中补虚法
    主治症状：虚极羸瘦，内有干血（95）
    处方：大黄䗪虫丸（95）

血痹虚劳病脉证并治复习题

1. 什么是"血痹"？它与"风痹"如何鉴别？应如何治疗？

2. 根据虚劳病各条所述，"虚劳"究系怎样性质的病变？

3. "薯蓣丸"与"大黄䗪虫丸"在临床上如何应用？

4. 对"虚劳"的治疗，为什么着重在治脾和治肾？

肺痿肺痈咳嗽上气病脉证治第七

尤在泾云："痿者，萎也，如草木之萎而不荣，为津烁而肺焦也。痈者，壅也，如土也壅而不通，为热聚而肺溃也。"《外台秘要》引苏游传尸论云："其初得半卧半起，号为殗殜，气急咳者，名曰肺痿。"肺气嗽，经久亦有成肺痈者，其状与前肺痿不多异，但唾悉成脓出。陆渊雷云："肺痿据苏游许仁则之论，乃即今之肺结核，肺痈乃赅括腐败性支气管炎、支气管扩张、肺坏疽、肺脓疡诸病。咳嗽上气，则呼吸器病之通常证候，所赅尤广。"刘河间云："咳，谓无痰而有声，肺气伤而不清也，嗽是无声而有痰，脾湿动而为痰也，咳嗽谓有痰而有声，盖因伤于肺气，动于脾湿，咳而为嗽也。"

其实咳并不是完全无痰，只是咳多痰少，痰不易咯；嗽也不是完全无声，只是痰多咳少，痰很容易咯出。《灵枢·本藏》中云："肺高，则上气、肩息、欬。"《素问·五藏生成》中云："欬嗽上气，厥在胸中。"厥，作"逆"字解，"上气"就是气向上逆，所以《素问·生气通天论》中又说："秋伤于湿，上逆而欬。"

肺痿肺痈咳嗽上气病脉证治内容

96

【原文】问曰：热在上焦者，因咳为肺痿，肺痿之病，从何得之？师曰：或从汗出，或从呕吐，或从消渴，小便利数。或从便难，又被快药下利，重亡津液，故得之。曰：寸口脉数，其人咳，口中反有浊唾涎沫者何？师曰：为肺痿之病。若口中辟辟燥，咳即胸中隐隐痛，脉反滑数，此为肺痈，咳唾脓血。脉数虚者，为肺痿，数实者，为肺痈。

【语译】问：肺上有热，因而咳嗽，渐次又变成"肺痿"，肺痿病的病理变化，究竟是怎样一回事呢？

答：原因不一，有的是在大量出汗以后，有的是在大量呕吐之后，有的是在患消渴病以后，有的是在过分利尿以后，有的是因大便秘结而过分用泻下药之后。不管是哪一种原因，总是由于脱失了津液而造成的。

问：在临床上，往往可见到两手寸口的脉搏现数象，症见咳嗽，口吐混浊的浆液痰涎，这究竟是什么病证呢？

答：这就是"肺痿"的症状。如果口干、辟辟地燥咳，且伴有胸部微痛，脉数而带有滑利之象，这是"肺痈"的症状。不管是"肺痈"，还是"肺痿"，均可见咳嗽、吐痰，往往有痰中带脓带血的时候，要注意辨别脉象，脉数而带虚象者，多是"肺痿"，脉数而呈实象者，多是"肺痈"。

【注解】尤在泾云："此设为问答，以辨肺痿、肺痈之异。热在上焦二句，见《五藏风寒积聚篇》，盖师有是语，而因之以为问也。汗出、呕吐、消渴、二便下多，皆足以亡津液而生燥热，肺虚且热，则为痿矣。口中反有浊唾涎沫者，肺中津液为热所迫而上行也。或云，肺既痿而不用，则饮食游溢之精气，不能分布诸经，而但上溢于口，亦通。口中辟辟燥者，魏氏以为肺痈之痰涎脓血，俱蕴蓄结聚于肺脏之内，故口中反干燥，而但辟辟作空响燥咳而已。然按下肺痈条亦云，其人咳，咽燥不渴，多唾浊沫，则肺痿肺痈二证多同，惟胸中痛，脉滑数，唾脓血，则肺痈所独也。"

徐忠可云："热在上焦，则肺为热烁而咳。""上焦"即指"肺"而言。

陆渊雷云："咳唾脓血以下，《脉经》《千金》别为一条，此就咳唾脓血一证，辨肺痿肺痈也，旧注以咳唾脓血属上读，谓脓血肺痈所独有，非是。盖肺痿肺痈外证之异，肺痈则属实，其咳剧，其脓臭，其人不甚羸瘦，肺痿则属虚，其咳不剧，或竟不咳，其脓不臭，其人羸瘦殊甚，如此而已。"

97

【原文】问曰：病咳逆，脉之何以知此为肺痈？当有脓血，吐之则死，其脉何类？师曰：寸口脉微而数，微则为风，数则为热，微则汗出，数则恶寒。风中于卫，呼气不久，热过于荣，吸而不出。风伤皮毛，热伤血脉。风舍于肺，其人则咳，口干，喘满，咽燥不渴，时唾浊沫，时时振寒。热之所过，血为之凝滞，蓄结痈脓，吐如米粥。始萌可救，脓成则死。

【语译】问：本来患的是咳嗽病，气不断地往上逆，经过切脉以后，为什么便知道是肺痈病？同时还判断定会吐"脓血痰"，这种病很难医治，甚至会导致死亡，究竟诊察到的是怎样的一类脉象呢？

答："肺痈"在开始时还是和太阳中风一样，两手寸口的脉象虽微和，但至数却很快，这就是一般伤风可见的"微数脉"，由于病人不断地出汗，所以脉象并不紧张而微和，又因病人不断地发热恶寒，所以脉搏跳得快。由于肌表卫气和经脉里的营气遭受风热邪气的侵袭，所以呼气、吸气都发生了障碍，这时可及时发汗解表以消除风热。如果未能及时解除表邪，风热邪气逐渐地侵犯肺脏和血分，便发生咳嗽，伴有咽干、口干、气喘、胸满、吐浓稠浊痰，并常常作惊寒状，此时要及时清泻肺中的燥热，不要使病情恶化。假如没能及时治疗，以致肺脏之燥热越来越严重，导致血液瘀结，渐次溃疡化脓，吐的痰像米浆样的脓汁，这就演变成"肺痈"了。"肺痈"在病之初，都还可设法救治，一旦溃疡面越来越大，溃脓越来越多，就不容易治疗了。

【注解】曹颖甫云："咳逆之证，有痰饮，有风邪，有水气，所以决定为肺痈者，要有特异之脉证。肺痈之死证，固以吐脓血为最后一步，要其最初病因则甚轻，揆仲师所举脉证，特为中风失治。中风之证，其脉浮，发热自汗恶寒，此宜桂枝汤以发之者也。今曰寸口脉浮而数，浮则为风，数则为热，浮则汗出，数则恶寒，风中于卫，呼气不入，热过于营，吸而不出，其与太阳中风，发热出汗，鼻鸣干呕者何异？若早用桂枝汤以发其汗，宜必无肺痈之病，惟其失时不治，致风热内陷肺脏，久久浸成肺痈，究其所以然，风伤皮毛，则内舍于肺，热伤肺络，则变为咳嗽，但初见口干喘满，咽燥不渴，多唾浊沫，时时振寒，虽非若前此之桂枝汤，苟能清燥救肺，其病犹易愈也，惟其热郁肺脏，肺中血络凝阻，若疮疡然，其始以血络不通而痛，痛之不已，遂至蒸化成脓，吐如米粥，则内痈已成，始萌尚有方治，脓溃则万无一生，此肺痈之大略也。"

本条可分成四段来理解："问曰"至"何类"为第一段，这是提出关于肺痈之问；"师曰"至"吸而不出"为第二段，述"肺痈"开始的表现，和"太阳中风病"一个样的；"风伤皮毛"至"时时振寒"为第三段，阐述风热之邪深入侵犯到肺脏；"热之所过"至全文完结为第四段，叙述肺痈脓成的表现。

"捄"，同"救"字。

98

【原文】上气，面浮肿，肩息，其脉浮大，不治，又加利尤甚。

【语译】咳嗽气逆，面部浮肿，呼吸极度困难，伴有两肩胛不断地扇动，脉象浮大无根，按到沉部便诊察不到了，这是阳气上脱的险象，很难治疗。假使又腹泻得很厉害，津液过分的脱失，病情就更是危险了。

【注解】魏荔彤云："面浮肿，阳衰于中，而气散于上也。肩息者，至人之息，息以肿，今息以肩，元气已铲其根，而浮游之气呼吸于胸膈之上也。诊之脉浮大，必浮大而沉微，且欲绝也。俱为上盛下绝，阴阳离脱之兆，加以下利，阴又下泄，阳必上越，其死尤速也，此上气之阳虚气脱，病之重者。"

99

【原文】上气喘而躁者，属肺胀，欲作风水，发汗则愈。

【语译】咳嗽气逆，喘促而烦躁，这是肺气不能外达，而致胸部胀满使然，宜及时用发汗法，宣达肺气就行了，否则会演变成"风水"。

【注解】曹颖甫云："喘逆而躁疾，则为肺实，而胀为风遏太阳寒水不能外达皮毛之证，欲作风水，则为风水未成，盖风水既成，必至一身尽肿，此证独无，故曰发其汗即愈，麻黄加术汤、越婢汤、小青龙汤，俱可随证酌用，此上气以肺实而易愈者也。"

"风水"，证名，见后"水气"篇。前条"上气"是肺肾两虚证，所以不能治；此条之"上气"属肺实证，所以"发汗"就可治愈。

【原文】肺痿，吐涎沫而不咳者，其人不渴，必遗尿，小便数，所以然者，以上虚不能制下故也。此为肺中冷，必眩，多涎唾，甘草干姜汤以温之。若服汤已渴者，属消渴。

甘草干姜汤方：

甘草四两，炙　干姜二两，炮

上㕮咀，以水三升，煮取一升五合，去滓，分温再服。

【语译】患肺痿，症见吐浆液状涎痰、咳嗽，并不口渴，小便次数频数，甚至遗尿，这是由于肺气虚弱，以致在下的膀胱不能节制的缘故。同时这是属于肺痿的虚寒证，所以常常伴有眩晕而痰涎多，可以用"甘草干姜汤"温散肺寒。假使服药后现"口渴"，这又属于"消渴"的燥热证了。

【注解】曹颖甫云："痿之言萎，若草木然，烈日暴之，则燥而萎，水泽渍之，则腐而萎。本条吐涎沫而不渴之肺痿，与上燥热之肺痿，要自不同，所谓不渴必遗尿小便数者，上无气而不能摄水也，气有余即是火，气不摄水，则肺中无热可知，然则仲师所谓肺中冷，实为肺寒，眩为水气上冒，多涎唾，则寒湿在上也；故宜甘草干姜汤以温之。"

尤在泾云："甘草干姜，甘辛合用，为温肺复气之剂，服后病不去而加渴者，则属消渴，盖小便数而渴者为消，不渴者，非下虚即肺冷也。"

消渴，见后"消渴小便利淋病"篇。

【方义】曹颖甫云："按《伤寒·太阳篇》干姜甘草汤，治误用桂枝汤发汗伤其脾阳而手足见厥冷而设，故作干姜甘草汤以复其阳，便当厥愈足温（《伤寒论》29 条），但治厥倍干姜，治痿倍甘草耳。"

101

【原文】咳而上气，喉中水鸡声，射干麻黄汤主之。

射干麻黄汤方：

射干十三枚，一云三两　　麻黄四两　　生姜四两　　细辛　　紫菀　　款冬花各三两　　五味子半升　　大枣七枚　　半夏大者洗，八枚，一法半升

上九味，以水一斗二升，先煮麻黄两沸，去上沫，内诸药，煮取三升，分温三服。

【语译】咳嗽气逆，同时喉中有痰，常常阻碍呼吸，发出水鸡叫似的声音，可以用"射干麻黄汤"降逆消痰。

【注解】《诸病源候论》中云："肺病令人上气，兼胸膈痰满，气行壅滞，喘息不调，致咽喉有声如水鸡之鸣也。"

水鸡，据《苏颂本草》云："龟，即今水鸡是也。"就是"青蛙"，蜀人叫作"田鸡"，此物叫起来声音连续不绝，这里用来描述喉鸣音。

【方义】曹颖甫云："麻黄、细辛、半夏、五味子，并同小青龙汤，惟降逆之射干，利水之紫菀（《本草汇》云能通小便），散寒之生姜，止嗽之款冬，和中之大枣，则与小青龙异，究其所以然，咳而上气之证，究为新病，不似痰饮之为痼疾，及时降气泄水，开肺散寒，尚不至浸成痰饮，外此若细辛之治咳，五味之治气冲，麻黄之散寒，生半夏之去水，不惟与小青龙汤同，并与苓甘五味姜辛半夏汤同，可以识立方之旨矣。"

102

【原文】咳逆上气，时时吐浊，但坐不得眠，皂荚丸主之。

皂荚丸方：

皂荚八两，刮去皮，用酥炙

上一味，末之，蜜丸梧子大，以枣膏和汤服三丸，日三夜一服。

【语译】咳嗽气逆，只能取坐位，不能平卧，不断地吐出许多浊痰来，可用"皂荚丸"祛痰。

【注解】尤在泾云："浊，浊痰也。时时吐浊者，肺中之痰随上气而时出也，然痰虽出而满不减，则其本有固而不拔之势，不迅而扫之，本去也。皂荚味辛入肺，除痰之力最猛，饮以枣膏，安其正也。"

【方义】沈明宗云："皂荚能开诸窍，而驱风痰最疾，服三丸者，是取峻药缓散之意也。"

103

【原文】咳而脉浮者，厚朴麻黄汤主之。

厚朴麻黄汤方：

厚朴五两　麻黄四两　石膏如鸡子大　杏仁半升　半夏半升　干姜三两　细辛二两　小麦一升　五味子半升

上九味，以水一斗二升，先煮小麦熟，去滓，内诸药，煮取三升，温服一升，日三服。

【语译】患咳嗽，脉搏现浮象，这是肺气上逆之象，可用"厚朴麻黄汤"来理肺气。

【注解】徐忠可云："咳而脉浮，则表邪居多，但此非在经之表，乃邪在肺家气分之表也，故于小青龙汤去桂、芍、草三味，而加厚朴以下气，石膏以清热，小麦以辑心火而安胃。"

【方义】《医宗金鉴》中云："麻黄祛风散肺逆，与半夏细辛干姜五味子同用，即前小青龙加石膏，为解表行水之剂也，然土能制水，而地道壅塞，则水亦不行，故用厚朴疏敦阜之土，使脾气健运，而水自下泄矣，杏仁下气去逆，小麦入心经能通火气，以火能生脾，助脾而共成决水之功也。"

104

【原文】脉沉者，泽漆汤主之。

【语译】患咳嗽，假使脉搏现沉象，这是肺停水饮之象，可以用"泽漆汤"行阳消水。

【注解】徐忠可云："咳而脉沉，则里邪居多，但此非在腹之里，乃邪在肺荣分之里也，故以泽漆之下水，功类大戟者为君，且邪在荣，泽漆兼能破血也。"

泽漆汤方：

半夏半升　紫参五两，一作紫菀　泽漆三斤，以东流水五斗，煮取一斗五升　生姜五两白前五两　甘草　黄芩　人参　桂枝各三两

上九味，㕮咀，内泽漆汁中，煮取五升，温服五合，至夜尽。

【方义】《医宗金鉴》中云："脉沉为水，以泽漆为君者，因其功专于消痰行水也。水性阴寒，桂枝行阳气以导之。然所以停水者，以脾土衰不能制水，肺气逆不能通调水道，故用人参、紫参、白前、甘草补脾顺肺，同为制水利水之方也，黄芩苦以泄之，半夏、生姜，辛以散之也。"

105

【原文】大逆上气，咽喉不利，止逆下气者，麦门冬汤主之。

麦门冬汤方：

麦门冬七升　半夏一升　人参三两　甘草二两　粳米三合　大枣十二枚

上六味，以水一斗二升，煮取六升，温服一升，日三夜一服。

【语译】患肺痿，气极度地向上逆，以致喉管呼吸都很不顺利，如果是属于津枯燥热证，可以用"麦门冬汤"生津润燥。

【注解】《诸病源候论》中云："肺主于气，邪乘于肺，则肺胀，胀则肺管不利，不利则气道涩，故气上喘逆，鸣息不通。"这就是对本条的具体解释。

此应为"肺痿"的津枯燥热证，所以沈明宗认为"麦门冬汤"是治"肺

蒌"的主方。

【方义】喻嘉言云:"此胃中津液干枯,虚火上炎之证,治本之良法也。于麦门人参甘草粳米大枣大补中气,大生津液队中,增入半夏之辛温一味,其利咽下气,非半夏之功,实善用半夏之功,擅古今未有之奇矣。"

106

【原文】肺痈,喘不得卧,葶苈大枣泻肺汤主之。

肺痈,胸满胀,一身面目浮肿,鼻塞清涕出,不闻香臭酸辛,咳逆上气,喘鸣迫塞,葶苈大枣泻肺汤主之。

葶苈大枣泻肺汤方:

葶苈熬令黄色,捣丸如弹子大　大枣十二枚

先以水三升,煮枣取二升,去枣,内葶苈,煮取一升,顿服。

【语译】患肺痈,乘着痈肿还没有溃脓,而气逆已经越发厉害,喘促得不能够平卧了,急宜服用"葶苈大枣泻肺汤",消郁结,散痈肿。

【注解】尤在泾云:"肺痈喘不得卧,肺气被迫,亦已甚矣,故须峻药顿服,以逐其邪。葶苈苦寒,入肺泄气闭,加大枣甘温以和药力,亦犹皂荚丸之饮以枣膏也。"

《医宗金鉴》中云:"赵良曰,此治肺痈吃紧之方也,肺中生痈,不泻何待,恐日久痈脓已成,泻之无益,日久肺气已索,泻之转伤,乘其血结而脓未成,当急以泻之之法夺之,况喘不得卧,不亦甚乎。"

【方义】葶苈,《本草经》云:"破坚逐邪,通利水道。"

《甄权药性本草》云:"疗肺痈上气咳嗽,及止喘促,除胸中痰饮。"

曹颖甫云:"葶苈大枣泻肺汤,直破肺脏之郁结,用大枣者,恐葶苈猛峻,伤及脾胃也。"

程林云:"痈在肺则胸胀满,肺朝百脉而主皮毛,肺病则一身面目浮肿也,肺开窍于鼻,肺气壅滞,则畜门不开,但清涕渗出,而浓浊犹塞于鼻肺之间,故不闻香臭酸辛也。以其气逆于上焦,则有喘鸣迫塞之证,与葶苈大枣汤以泻肺。""畜门",指鼻外窍,《灵枢·荣卫》中云:"上循喉咙,入颃颡之窍,究于畜门。"畜,音"臭",义同。

(方见上,三日一剂,可至三四剂。此先服小青龙汤一剂,乃进。小青龙汤方,见咳嗽门中)

107

【原文】咳而胸满，振寒，脉数，咽干不渴，时出浊唾腥臭，久久吐脓如米粥者，为肺痈，桔梗汤主之。

桔梗汤方（亦治血痹）：

桔梗一两　甘草二两

上二味，以水三升，煮取一升，分温再服，则吐脓血也。

【语译】临床上见到咳嗽，胸部胀满，作惊寒，脉搏比较快，咽头干燥，并不发渴，只是吐出的浊痰有腥臭味，再隔一些时吐出的东西便像稀粥一样的稠脓，此为"肺痈"，可以用"桔梗汤"排脓消浊。

【注解】曹颖甫云："咳而胸满，盖即喘不得卧之证见于内脏者，热郁于肺，皮毛开而恶寒，故振寒，血热内炽，故脉数，肺液被风热灼烁，故咽干，口多涎沫，故不渴，要其始萌，胸中便隐隐作痛，时出浊唾腥臭，至于失时不治，吐脓如米粥，则肺痈已成，桔梗汤方治。桔梗开泄肺气，兼具滑泽之碱性，以去滋垢，倍甘草以消毒，使脓易吐出，而痈自愈矣，排脓汤之用桔梗，亦即此意，剧者，赤小豆、当归散亦可用之，热重者，千金苇茎汤亦可用之。"

【方义】《医宗金鉴》中云："桔梗之苦，甘草之甘，解肺毒排痈脓也，此治已成肺痈、轻而不死者之法也。"

108

【原文】咳而上气，此为肺胀，其人喘，目如脱状，脉浮大者，越婢加半夏汤主之。

越婢加半夏汤方：

麻黄六两　石膏半斤　生姜三两　大枣十五枚　甘草二两　半夏半升

上六味，以水六升，先煮麻黄，去上沫，内诸药，煮取三升，分温三服。

【语译】患咳嗽病，气不断地向上逆，以致喘促很厉害，严重时两眼凸挺，像是要脱落一般，脉搏也比较浮大，这是里热盛的"肺胀"，可以酌用

"越婢加半夏汤"清热降逆。

【注解】《诸病源候论》中云："肺虚感微寒而成咳，咳而气还聚于肺，肺则胀，是为咳逆也。"

尤在泾云："外邪内饮，填塞肺中，为胀，为喘，为咳而上气，越婢汤散邪之力多，而蠲饮之力少，故以半夏辅其未逮，不用小青龙者，以脉浮且大，病属阳热，故利辛寒，不利辛热也，目如脱状者，目睛胀突，如欲脱落之状，壅气使然也。"

【方义】尤在泾云："越婢汤散邪之力多，而蠲饮之力少，故以半夏辅其未逮。"

"越婢汤"适合于热多寒少而无汗之证，本方的主要作用亦是清里热散水饮。

109

【原文】肺胀，咳而上气，烦躁而喘，脉浮者，心下有水，小青龙加石膏汤主之。

小青龙加石膏汤方：

麻黄　芍药　桂枝　细辛　甘草　干姜各三两　五味子　半夏各半升　石膏二两

上九味，以水一斗，先煮麻黄，去上沫，内诸药，煮取三升。强人服一升，羸者减之，日三服，小儿服四合。

【语译】患肺胀，咳嗽气逆，烦躁，喘促，脉搏现浮象，这是呼吸道里有痰饮水邪之症，可以用"小青龙加石膏汤"，以驱除痰饮，并镇喘逆。

【注解】尤在泾云："此亦外邪内饮相搏之证，而兼烦躁，则夹有热邪，麻、桂药中，必用石膏，如大青龙之例也。又此条见证与上条颇同，而心下寒饮，则非温药不能开而去之，故不用越婢加半夏，而用小青龙加石膏，温寒并进，水热俱捐，于法尤为密矣。"

所谓"心下"，陆渊雷云："仲景书凡言心下者皆指胃，独此条（指《伤寒论》40条小青龙汤证）之水气，不在胃而在呼吸器，以主证为咳喘故也。"

【方义】曹颖甫云："脉但浮，则水气甚于里热，故用蠲饮之小青龙汤，加石膏以定喘，重用麻、桂、姜、辛以开表温里，而石膏之剂量独轻，观麻杏石甘之定喘，当可悟二方之旨矣。"

（《千金》证治同，外更加"胁下痛引缺盆"）

肺痿肺痈咳嗽上气病脉证治附方

1. 外台炙甘草汤

治肺痿涎唾多，心中温温液液者。

【方义】即前血痹虚劳篇附方一，《千金翼》炙甘草汤。

沈明宗云："温温液液，即泛泛恶心之意也。"

（方出《外台秘要》第十卷肺痈门；方见"虚劳"中）

2. 千金甘草汤

甘草

上一味，以水三升，煮减半，分温三服。

【方义】徐忠可云："肺痿之热，由于虚，则不可直攻，故以生甘草之甘寒，频频呷之，热自渐化也。余姜曾病此，初时涎沫成碗，服过半月，痰少而愈。"

本方出《千金方》第十七卷"肺痿门"，主治与外台炙甘草汤同，惟唾多下有"出血"两个字，甘草分量系用二两，这里缺了，应照原书补入。

在《千金翼》第十五卷"补五脏门"，也载有此方，名叫"温液汤"，剂量是"三两"。

3. 千金生姜甘草汤

治肺痿，咳唾涎沫不止，咽燥而渴。

生姜五两　人参三两　甘草四两　大枣十五枚

上四味，以水七升，煮取三升，分温三服。

【方义】沈明宗云："即炙甘草汤之变方也，甘草人参大枣，扶脾胃而生津液，以生姜辛润宣行滞气，俾胃中津液，溉灌于肺，则泽槁回枯，不致肺热叶焦，为治肺痿之良法也。"

（方出《备急千金要方》第十七卷"肺痿门"）

4. 千金桂枝去芍药加皂荚汤

治肺痿吐涎沫。

桂枝三两　　生姜三两　　甘草二两　　大枣十枚　　皂荚二枚，去皮子，炙焦

上五味，以水七升，微微火煮取三升，分温三服。

【方义】沈明宗云："用桂枝汤，嫌芍药酸收，故去之，加皂荚利涎通窍，不令涎沫壅遏肺气而致喘痿，桂枝和调营卫，俾荣卫宣行，则肺气振而涎沫止矣。"

（方出《备急千金要方》第十七卷"肺痿门"）

5. 外台桔梗白散

治咳而胸满，振寒，脉数，咽干不渴，时出浊唾腥臭，久久吐脓如米粥者，为肺痈。

桔梗　　贝母各三分　　巴豆一分，去皮，熬，研如脂

上三味，为散，强人饮服半钱匕，羸者减之。病在膈上者吐脓血，膈下者泻出，若下多不止，饮冷水一杯则定。

【方义】沈明宗云："以桔梗开提肺气，贝母清热而化痰涎，巴霜峻猛热剂，急破其脓，驱脓下出。"

尤在泾云："似亦以毒攻毒之意，然非病盛气实，非峻药不能为功者，不可侥幸一试也。"

（方出《外台秘要》第十卷"肺痈门"）

6. 千金苇茎汤

治咳，有微热，烦满，胸中甲错，是为肺痈。

苇茎二升　　薏苡仁半升　　桃仁五十枚　　瓜瓣半升

上四味，以水一斗，先煮苇茎，得五升，去滓，内诸药，煮取二升，服一升，再服，当吐如脓。

（方出《备急千金要方》第十七卷，"肺痈门"）

【方义】魏荔彤云："肺痈欲成未成之际，图治当早者也。苇小芦大，一物也，苇茎与芦根同性，清热利水，解渴除烦，佐以薏苡仁下气宽中，桃仁润肺滑肠，瓜瓣亦润燥清热之品，一服再服，注云当吐如脓，可见为痈虽结，而脓未成，所以可治也，较之葶苈大枣汤、皂荚丸，皆得预治之法，仲景所谓始萌可救者。"

瓜瓣，《圣惠方》作"甜瓜子"。《太平御览》引《吴普本草》云："瓜瓣，瓜子也。"张石顽《本经逢原》云："甜瓜子，即甜瓜瓣，为肠胃内痈要药，予尝用之，然必黄熟味甜者，方不伤胃。"

肺痿肺痈咳嗽上气病脉证治小结

以上十四条叙述肺痈、肺痿、咳嗽上气三大病证。第96、97、100、105、106、107 六条，系讨论肺痿、肺痈；第98、99、101、102、103、104、108、109 八条，系讨论咳嗽上气；第96 条先叙述肺痿病的原因，再辨别对肺痿、肺痈的诊断；第97、106、107 三条，专谈肺痈的病因、病变、诊断、治疗等问题；第100、105 两条则在辨识肺痿病的证治。辨"肺痈"病多以邪盛为主，辨"肺痿"病多以正虚为主，所以疗"肺痈"着重除邪，疗"肺痿"着重补虚。至讨论"咳嗽上气"各条：第98 条为虚证；第99 条为实证；第101、102 两条均为痰饮邪盛，不过前条饮邪较轻，后条饮邪较重；第103 条病在气分，方治着重在理气；第104 条病在水饮，方治着重在消水；第108、109 两条，既有停饮，又有邪热，不过前条热重于饮，后条饮盛于热，所以前条方治着重在清热，后条方治着重在蠲饮。

肺痿肺痈咳嗽上气病脉证治表解

表1　肺痿辨治

肺痿
- 原因：出汗，呕吐，消渴，小便数，快药下利，重亡津液（96）
- 病变：热在上焦（96）
- 症状：咳，口中反有浊唾涎沫，辟辟燥，咳即胸中隐隐痛，唾脓血，遗尿，小便数，大逆上气，咽喉不利（96、100、105）
- 脉象：数虚（96）
- 治疗
  - 肺中冷：甘草干姜汤（100）
  - 止逆下气：麦门冬汤（105）

表2　肺痈辨治

肺痈
- 原因：风伤皮毛，热伤血脉，风舍于肺（97）
- 病变：热之所过，血为之凝滞，蓄结痈脓（97）
- 症状：症状：咳逆，口干，喘满，咽燥不渴，时唾浊沫，时时振寒，吐脓血如米粥，痰腥臭（97、107）
- 脉象：微数，滑数，数实（96、97）
- 治疗
  - 喘不得卧：葶苈大枣泻肺汤（106）
  - 浊唾腥臭：桔梗汤（107）
- 预后：始萌可救，脓成则死（97）

表3　咳嗽上气辨治

咳嗽上气
- 虚证
  - 症状：上气，面浮肿，肩息（98）
  - 脉象：浮大（98）
  - 预后：不治，又加利尤甚（98）
- 实证
  - 症状：上气，喘而躁，欲作风水（99）
  - 病变：属肺胀（99）
  - 治疗：发汗则愈（99）
- 痰盛
  - 轻证
    - 症状：咳而上气，喉中水鸡声（101）
    - 治疗：射干麻黄汤（101）
  - 重证
    - 症状：咳逆上气，时时吐浊，但坐不得眠（102）
    - 治疗：皂荚丸（102）
- 气逆
  - 症状：咳而脉浮（103）
  - 治疗：泽漆汤（104）
- 水饮
  - 症状：咳而脉沉（104）
  - 治疗：泽漆汤（104）
- 饮经热盛
  - 症状：咳而上气，肺胀；喘，目如脱状（108）
  - 脉象：浮大（108）
  - 治疗：越婢加半夏汤（108）
- 热轻饮盛
  - 症状：咳而上气，烦躁而喘（109）
  - 病变：肺胀，心下有水（109）
  - 治疗：小青龙和石膏汤（109）

肺痿肺痈咳嗽上气病脉证治复习题

1. 如何辨识肺痿、肺痈？

2. 肺痿、肺痈不同治疗的关键在什么地方？

3. "越婢加半夏汤"与"小青龙加石膏汤"不同的治疗作用在哪里？

4. "厚朴麻黄汤证"与"射干麻黄汤证"如何区分？

奔豚气病脉证治第八

奔豘，"奔"字亦作"贲"，"豘"在本篇正文中都作"豚"。《灵枢·邪气藏府病形》中云："沉厥奔豚，足不收，不得前后。"这是较早的记载。

为什么要叫作"奔豚"呢？《诸病源候论》中云："夫奔豚气者，肾之积气，起于惊恐忧思所生，若惊恐则伤神，心藏神也，忧思则伤志，肾藏志也，神志伤动，气积于肾，而气上下游走，如豚之奔，故曰奔豚。"《张氏医说》中云："以肾气奔冲为奔豚，谓豚能奔逸，而不能远也。"

"奔豚"究竟是怎样一类病呢？陆渊雷云："奔豚系一种发作性疾病，病人多系中年男女，发作时先于小腹虬结成瘕抉而作痛，块渐大，痛亦渐剧，同时气从小腹上冲至心胸，其人困苦欲死，俯仰坐卧，饮食呼吸，无一而可，既而冲气渐降，痛渐减，块亦渐小，终至痛止块消，健好如常人，当其发作之时，一若命在呼吸者，其实自能平复，殊无不良之预后也。汤本氏谓为发作的上冲性神经症，然腹起瘕块，必非纯粹神经系统病。阮其煜云，奔豚盖沉重之胃肠病，因胃肠积气过多，而累及衰弱之心脏，遂发此证，此说盖得之。验奔豚病人，多兼见胃肠病证，知其主病在胃肠矣。"

奔豚气病脉证治内容

110

【原文】师曰：病有奔豚，有吐脓，有惊怖，有火邪，此四部病，皆从惊发得之。师曰：奔豚病，从少腹起，上冲咽喉，发作欲死，复还止，皆从惊恐得之。

【语译】由于受到不同的惊恐刺激而发生的疾病，大约有四种：奔豚病、吐脓病、惊怖病、火邪病。"奔豚"发作的临床表现是：当病发作的时候，好像是有股气从小肚子起，一直上冲到咽喉部，这时的痛楚除死而外真是难以形容，但是这一阵过去以后，又感觉有一股气从咽喉部缓缓地回复到小腹，于是所有难堪的症状都消失了。像这样的奔豚病，往往还是由于惊恐的刺激而来的。

【注解】程林云："篇目止有奔豚一证，而吐脓、惊怖、火邪皆简脱，必有缺文。"

尤在泾云："吐脓有咳与呕之别，其从惊得之旨未详。惊怖，即惊恐，盖病从惊得，而惊气即为病气也。火邪，见后惊悸部（即第十二篇），及《伤寒论》太阳篇云，太阳病，以火熏之不得汗，其人必躁，到经不解，必圊血，名为火邪（《伤寒论》114 条），然未尝云以惊发也。惊悸篇云，火邪者，桂枝去芍药加蜀漆牡蛎龙骨救逆汤主之，此亦是火邪而发惊，非因惊而发火邪也，即后奔豚证治三条，亦不必定从惊恐而得，盖是证有杂病伤寒之异，从惊恐得者，杂病也，从发汗（《伤寒论》65 条）及烧针被寒者（《伤寒论》117 条），伤寒也。其吐脓火邪二证，仲景必别有谓，姑阙之以俟知者。"

据张从正云："惊者为自不知故也，恐者为自知也。"是"惊"的致病范围更广泛了。如《伤寒论》第 119 条云："太阳伤寒者，加温针必惊也"，便是例子。

《素问·骨空论》中云："冲脉为病，逆气里急。"又云："此生病，从少腹上冲心而痛，不能前后，为冲疝。"看来"奔豚"便是《素问》所说的"冲疝"，气从少腹起，上冲咽喉，发作欲死，其病在冲脉。

陆渊雷云："盖奔豚之发也，气从少腹直冲而上，其差也，气从心胸直降而下，求其病变所在而不可得，乃悬拟人身有冲脉焉。是生此病，此《素问》冲脉说之所由来也。冲脉之为物，固不可知，然又无以证明其为病，不得已，则冲脉之说，殆未有以易之，至于《金匮》以为得之惊发，于理尤觉切近，惊发者，惊恐刺激之谓，发作性官能病之原因于惊恐刺激者，指不胜屈，验之奔豚病者，亦多有情志不舒之事实。由是言之，《金匮》谓惊发得之者，推其得病之原因，《素问》谓冲脉为病者，拟其病变之所在！各见一端，合之斯备。"

111

【原文】奔豚，气上冲胸，腹痛，往来寒热，奔豚汤主之。

奔豚汤方：

甘草　芎䓖　当归各二两　半夏四两　黄芩二两　生葛五两　芍药二两　生姜四两　甘李根白皮一升

上九味，以水二斗，煮取五升，温服一升，日三，夜一服。

【语译】"奔豚"病发，气向上冲逆，不仅胸腹部呈阵发性疼痛，同时伴有间歇型发热，可以用"奔豚汤"疏肝降气。

【注解】陆渊雷云："此奔豚之兼有往来寒热者，往来寒热，非奔豚必具之候，上冲腹痛，乃必具之候，非然者，即不名奔豚也。"

为什么"奔豚"发病会出现"往来寒热"呢? 尤在泾云："此奔豚气之发于肝邪者，往来寒热，肝脏有邪，而气通于少阳也。"

【方义】尤在泾云："肝欲散，以姜、夏、生葛散之；肝苦急，以甘草缓之；芎、归、芍药理其血；黄芩李根下其气。桂、苓为奔豚主药，而不用者，病不由肾发也。"

112

【原文】发汗后，烧针令其汗，针处被寒，核起而赤者，必发奔豚，气从小腹上至心，灸其核上各一壮，与桂枝加桂汤主之。

【语译】患桂枝汤证发汗后，又用"烧针"的方法再度发汗，于是进针处的针孔又遭受了寒邪，不仅表皮上突起个赤色的核，同时亦引起奔豚病的发作，一股气从小肚子上冲到心胸部，很难忍受。这是由于寒邪被烧针劫持而造成的，应在针核处各烧艾灸一壮，发散寒邪，并用"桂枝加桂汤"解表降逆气。

桂枝加桂汤方：

桂枝五两　　芍药三两　　甘草二两，炙　　生姜三两　　大枣十二枚

上五味，以水七升，微火煮取三升，去滓，温服一升。

【注解】此条与《伤寒论》第117条是一样的，只是《伤寒论》无"发汗后"三字，"小腹"作"少腹"，末尾多"更加桂二两也"一句。

曹颖甫云："烧针令发汗，此本桂枝汤证，先服桂枝汤不解，刺风池风府，却与桂枝汤则愈之证（《伤寒论》24条），乃针后不用桂枝汤，风邪未能外泄，寒气乘虚而闭针孔，夫风池本少阳之穴，风府以督脉之穴而属少阴，二穴为寒邪所遏，则少阳抗热，挟少阴冲气，一时暴奔而上，此所以针处核起而赤，必发奔豚也，故仲师救逆之法，先灸核上，与桂枝加桂汤，此即先刺风池风府，却与桂枝汤之成例，所以汗而泄之，不令气机闭塞，吸而上冲也。"

"烧针"即"火针"，与针柄加艾的"温针"不同，法用"麻油"满盏，"灯草"二七茎点之，将针频涂麻油，烧令通赤（不赤或冷，则反损人），针以火箭铁造者为佳。

【方义】柯韵伯云："更加桂者，益火之阳，而阴自平也，桂枝更加桂，治阴邪上攻，只在一味中加分两，不于本方外求他味，不即不离之妙如此。前证（指《伤寒论》65条茯苓桂枝甘草大枣汤证）已在里，而奔豚未发，此证尚在表，而奔豚已发，故有不同。"

113

【原文】发汗后，脐下悸者，欲作奔豚，茯苓桂枝甘草大枣汤主之。

茯苓桂枝甘草大枣汤方：

茯苓半斤　　甘草二两，炙　　大枣十五枚　　桂枝四两

上四味，以甘澜水一斗，先煮茯苓，减二升，内诸药，煮取三升，去滓，温服一升，日三服。

（甘澜水法：取水二斗，置大盆内，以杓扬之，水上有珠子五六千颗相逐，取用之）

【语译】患桂枝汤证，过度发汗以后，肚脐以下部位悸动，好像要发作奔豚似的，这是肾气上逆的先兆，可用"茯苓桂枝甘草大枣汤"温散肾邪。

【注解】《医宗金鉴》中云："周扬俊曰，汗本心之液，发汗而病脐下悸者，心气虚而肾气动也。"

本条与《伤寒论》第65条同，只是"发汗后"句下多"其人"二字。

【方义】程林云："脐下为肾气发源之地，茯苓泄水以伐肾邪，桂枝行阳以散逆气，甘草、大枣甘温助脾土以制肾水，煎用甘澜水者，扬之无力，全无水性，取其不助肾邪也。"

奔豚气病脉证治小结

以上四条，列叙"奔豚"气病。第110条概述奔豚发作的原因和具体表现；以下三条分别列论"奔豚"的辨证论治，第111条为肝气证，第112条为寒郁证，第113条为肾气证，因而方治各别。

奔豚气病脉证治表解

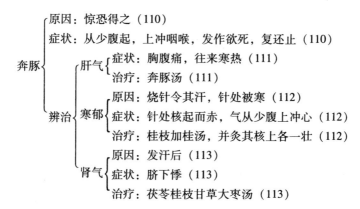

奔豚气病脉证治复习题

1. 根据奔豚病的症状分析，究竟是什么病？

2. 桂枝加桂汤、茯苓桂枝甘草大枣汤的功用有何异同？

胸痹心痛短气病脉证治第九

《灵枢·本藏》中云："肺大则多饮，善病胸痹、喉痹、逆气。"这和本篇所讨论的"胸痹""短气"极类似。《诸病源候论》中云："胸痹之候，胸中愊愊如满，噎塞不利，习习如痒，喉里涩，唾燥，甚者心里强痞急痛，肌肉苦痹，绞急如刺，不得俯仰，胸前皮皆痛，手不能犯，胸满短气，咳唾引痛，烦闷，白汗出，或彻背脊，其脉浮而微者是也。"这是对胸痹、心痛、短气病较细致的描写。

陆渊雷云："古书所称胸痹心痛，以心胸部特异感觉为主，赅括心绞痛，及大动脉之炎症瘤症。然心绞痛及大动脉之炎症瘤症，系不治之病，本篇诸方所治盖胃神经痛、肋间神经痛、及食管病耳。"陆说足供参考。

胸痹心痛短气病脉证治内容

114

【原文】师曰：夫脉当取太过不及，阳微阴弦，即胸痹而痛，所以然者，责其极虚也。今阳虚知在上焦，所以胸痹、心痛者，以其阴弦故也。

【语译】凡是病人的脉象，不是偏于太过，便是偏于不足，太过是实证，不足是虚证。例如害胸痹、心痛的脉搏，轻按在浮部，往往是微弱的，但重按到沉部，便出现弦急之象，揆其所以然的道理，总不外是阳气虚弱的关系。正由于上焦胸腔阳气虚弱，所以阴邪便侵袭到心胸部，而出现胸痹、心痛、阴脉弦急等脉症来。

【注解】《医宗金鉴》中云："脉太过则病，不及亦病，故脉当取太过不及而候病也。阳微，寸口脉微也，阳得阴脉为阳不及，上焦阳虚也；阴弦，尺中脉弦也，阴得阴脉为阴太过，下焦阴实也。凡实阴之邪，皆得以上乘阳虚之胸，所以病胸痹心痛。胸痹之病，轻者，即今之胸满，重者，即今之胸痛也。"

脉分阴阳，多是指浮或沉的部位，浮取为阳，沉取为阴；有时是指左右手，左脉为阳，右脉为阴；《医宗金鉴》则指尺、寸而言，寸为阳，尺为阴。这些在临床上都有一定的意义，尤以用在浮沉部、左右手的经验，更为切实些。

关于"弦脉"，《素问·阴阳别论》中云："鼓阳胜急曰弦。"《伤寒论》中云："脉浮而紧者，名曰弦也。弦者，状如弓弦，按之不移也。"因此，弦脉，不一定是指阴脉而言，只是在描述脉搏的紧急之象。

115

【原文】平人无寒热，短气不足以息者，实也。

【语译】假使一个健康情况较正常的人，也没有发热、恶寒的外感表现，但呼吸突然现频数而喘息的，这是"里实证"。

【注解】尤在泾云："平人，素无疾之人也，无寒热、无新邪也，而仍短气不足以息，当是里气暴实，或痰、或食、或饮，碍其升降之气而然，盖短气有从素虚宿痰而来者，有从新邪暴遏而得者，二端并否，其为里实无疑，此审因察病之法也。"

短气，成无己《伤寒明理论》中说："短气者，呼吸虽数，而不能相续，似喘而不摇肩，似申吟而无痛者是也。"

陆渊雷云："短气为胸痹之一证，于此言其属实者，以下文胸痹诸方，多用栝蒌枳实厚朴等攻破之药故也。"

116

【原文】胸痹之病，喘息咳唾，胸背痛，短气，寸口脉沉而迟，关上小紧数，栝蒌薤白白酒汤主之。

栝蒌薤白白酒汤方：

栝蒌实一枚，捣　薤白半升　白酒七升

上三味，同煮取二升，分温再服。

【语译】患"胸痹"，出现呼吸短促而喘息，伴有咳嗽、唾痰、胸部和背部疼痛等症，诊察其脉搏，寸脉按到沉部迟，搏动数率还极迟慢，关脉的体象虽然细小而紧急，搏动数率却要比寸部脉稍快一点。这是心胸部阳气虚弱、脾胃部阴寒气滞之象，可以用"栝蒌薤白白酒汤"通阳气、消阴翳。

【注解】徐忠可云："此段实注胸痹之脉证，后凡言胸痹，皆当以此概之，但微有参差不同，故特首揭以为胸痹之主证、主脉、主方耳。"

张石顽云："寸口脉沉迟者，阳气衰微也，关上小紧者，胃以上有阴寒结聚，所以胸中喘息咳唾，胸背痛而短气。"

尤在泾云："胸中，阳也，而反痹，则阳不用矣，阳不用，则气之上下不相顺接，前后不能贯通，而喘息、咳唾、胸背痛、短气等证见矣。更审其脉，寸口亦阳也，而沉迟，则等于微矣，关上小紧，亦阴弦之意，而反数者，阳气失位，阴反得而主之，易所谓阴凝于阳，书所谓牝鸡之晨也，是当以通胸中之阳为主。"

【方义】张石顽云："栝蒌性润，专以涤垢腻之痰，薤白臭秽，用以通秽浊之气，同气相求也，白酒熟谷之液，色白上通于胸中，使佐药力，上行极而下耳。"

关于"白酒"有两种说法，曹颖甫即用"膏粱酒"，《千金方》系"白截浆"，《外台秘要》称"白截酒"。"截"读如"再"，程敬通解释为"酢浆"，也就是"米醋"。

《名医别录》云："薤白温中，散结气。"临床上用"薤白"通胸中阳气是有效验的。

117

【原文】胸痹不得卧，心痛彻背者，栝蒌薤白半夏汤主之。

栝蒌薤白半夏汤方：

栝蒌实一枚　薤白三两　半夏半升　白酒一斗

上四味，同煮，取四升，温服一升，日三服。

【语译】患"胸痹"，由于喘息、短气、咳唾等症发作剧烈，不能卧睡，同时心胸和背部作牵掣性疼痛，这是由于气滞痰盛的缘故，可用"栝蒌薤白半夏汤"行气涤痰。

【注解】尤在泾云："胸痹不得卧，是肺气上而不下也，心痛彻背，是心气塞而不和也，其痹为尤甚矣，所以然者，有痰饮以为之援也，故于胸痹药中加半夏以逐痰饮。"

陆渊雷云："此条不云喘息咳唾短气者，省文也，且栝蒌薤白半夏汤，即是前方，加半夏一味，则前条之证，亦为此条所有，故知不得卧者，喘息咳唾短气之甚也，心痛彻背者，胸背痛之甚也。"

【方义】张石顽云："心痛彻背者，胸中痰垢积满，循脉而溢于背，背者，胸之府，故于前药，但加半夏，以祛痰积之痹逆也。"

118

【原文】胸痹，心中痞，留气结在胸，胸满，胁下逆抢心，枳实薤白桂枝汤主之，人参汤亦主之。

枳实薤白桂枝汤方：

枳实四枚　厚朴四两　薤白半斤　桂枝一两　栝蒌一枚，捣

上五味，以水五升，先煮枳实、厚朴，取二升，去滓，内诸药，煮数沸，分温三服。

人参汤方：

人参　甘草　干姜　白术各三两

上四味，以水八升，煮取三升，温服一升，日三服。

【语译】患"胸痹"，邪气痞结在心胸部，以致胸部不仅胸部胀满，甚至两胁肋部亦似乎有股气上逆抢击心胸部似的，这是痰饮水气上逆的现象，可用"枳实薤白桂枝汤"行阳开郁。如果是虚寒较重者，还可以兼用"人参汤"扶阳祛邪。

【注解】魏荔彤云："胸痹自是阳微阴盛矣，心中痞气，气结在胸，正胸痹之病状也，再连胁下之气，俱逆而抢心，则痰饮水气，俱乘阴寒之邪，动而上逆，胸胃之阳气，全难支拒矣，前方以枳实、厚朴开郁温中，薤白、桂枝升阳益胃，微用栝蒌实而不用根，以甘代苦，使作先驱，引阳益阴，尤必先后煮治，以融和其气味，俾缓缓荡除其结聚之邪也。再或虚寒已甚，无敢恣为开破者，惟以温补其阳为主，正气得旺而邪气自消，又治胸痹从本治之一法也。"

我在临床上，用以上两方互服的方法，治疗虚羸人之胸痹症，效果极佳。

【方义】曹颖甫解释"枳实薤白桂枝汤"云："胁下水气为阴霾所吸，乃从胁下逆行，冲迫心下，用枳实栝蒌实达痰下行，薤白通阳，厚朴燥湿，而胸中阴霾之气，乃一泄无余矣。"

程林解释"人参汤"云："此即理中汤也，中气强则痞气能散，胁气能下，人参、白术所以益脾，甘草、干姜所以温胃，脾胃得其和，则上焦之气

开发，而胸痹亦愈。"

119

【原文】胸痹，胸中气塞，短气，茯苓杏仁甘草汤主之，橘枳姜汤亦主之。

茯苓杏仁甘草汤方：

茯苓三两　杏仁五十个　甘草一两

上三味，以水一斗，煮取五升，温服一升，日三服。不差，更服。

橘枳姜汤方：

橘皮一斤　枳实三两　生姜半斤

上三味，以水五升，煮取二升，分温再服。

（《肘后》《千金》云：治胸痹，胸中愊愊如满，噎塞习习如痒，喉中涩，唾燥沫）

【语译】患"胸痹"，假使现胸部气有阻塞感而呼吸迫促的，如系有水饮，可用"茯苓杏仁甘草汤"利水降气，如系有痰湿，要用"橘枳姜汤"祛痰利湿。

【注解】程林云："膻中为气之海，痹在胸中，则气塞短气也。"

曹颖甫云："胸中气塞，其源有二：一由水停伤气，一由湿痰阻气，水停伤气，以利水为主，而用茯苓为君；湿痰阻气，以疏气为主，而君橘皮、枳实以祛痰。"

【方义】徐忠可解释"茯苓杏仁甘草汤"云："杏仁利肺气，而加茯苓以导饮，甘草以补中。"

程林解释"橘枳姜汤方"云："气塞气短，非辛温之药，不足以行之，橘皮枳实生姜辛温，同为下气药也。"

曹颖甫云："君橘皮枳实以祛痰，生姜以散寒而气自畅。"

120

【原文】胸痹缓急者，薏苡附子散主之。

薏苡附子散方：

薏苡仁十五两　大附子十枚，炮

1628

上二味，杵为散，服方寸匕，日三服。

【语译】患"胸痹"，心胸部常常作痛，平时痛楚稍缓，气候转寒冷时疼痛便加剧，这是寒湿痹证，可以用"薏苡附子散"温散寒湿。

【注解】曹颖甫云："湿痹则痛，平时痛缓，遇寒则痛急，故谓之缓急。"

【方义】曹颖甫云："方用薏苡以去湿，大附子以散寒，欲药力之厚，故散而服之，病不可急攻，故缓而进之。"

121

【原文】心中痞，诸逆心悬痛，桂枝生姜枳实汤主之。

桂枝枳实汤方：

桂枝三两　生姜三两　枳实五枚

上三味，以水六升，煮取三升，分温三服。

【语译】患"胸痹"，心胸部不仅痞塞不舒，甚至感觉气往上逆，冲击疼痛，心中好像虚空空似的。这是阳虚湿盛的缘故，可以用"桂枝生姜枳实汤"扶阳除湿。

【注解】曹颖甫云："湿痰阻于膈上，则心阳以不达而痞，心阳不达，则胸中之阳气虚，阳虚于上，肾邪凌之，冲气逆之，而心为之悬痛，治之者，当伏其所主，扶心阳，破湿痰，则痞去而痛止矣，此用桂枝枳实生姜之意也。"

尤在泾云："心悬痛，谓如悬物动摇而痛，逆气使然也。"

【方义】尤在泾云："桂枝、枳实、生姜，辛以散逆，苦以泄痞，温以祛寒也。"

122

【原文】心痛彻背，背痛彻心，乌头赤石脂丸主之。

赤石脂丸方：

蜀椒一两，一法二分　乌头一分，炮　附子半两，炮，一法一分　干姜一两，一法一分
赤石脂一两，一法二分

上五味，末之，蜜丸如桐子大，先食服一丸，日三服。不知，稍加服。

【语译】患"胸痹"，胸背部作牵掣性疼痛，当心胸部疼痛发作时往往会发散到背部，或背部疼痛发作时亦往往影响到心胸部。这是阳衰阴盛的证候，酌用"乌头赤石脂丸"扶阳逐寒。

【注解】《医宗金鉴》中云："心痛彻背，尚有休止之时（指117条），故以栝蒌薤白白酒加半夏汤平剂治之。此条心痛彻背，背痛彻心，是连连痛而不休，则为阴寒邪盛，浸浸乎阳光欲熄，非薤白白酒之所能治也，故以乌头赤石脂丸主之，方中乌、附、椒、姜，一派大辛大热，别无他顾，峻逐阴邪而已。"

【方义】《医宗金鉴》中云："既有附子之温，而复用乌头之迅，佐干姜行阳，大散其寒，佐蜀椒下气，大开其郁，恐过于大散大开，故复佐赤石脂入心，以固涩而收阳气也。"

123

【原文】九痛丸，治九种心痛。

九痛丸方：

附子三两，炮　生狼牙一两，炙香　巴豆一两，去皮心，熬，研如脂　人参　干姜　吴茱萸各一两

上六味，末之，炼蜜丸如桐子大，酒下，强人初服三丸，日三服，弱者二丸。

兼治卒中恶，腹胀痛，口不能言；又治连年积冷，流注心胸痛，并冷冲上气，落马坠车血疾等，皆主之。忌口如常法。

【语译】诸多的心胸疼痛症，如果都是由于寒盛气结的缘故，可以酌用"九痛丸"逐寒行气。

【注解】《备急千金要方·第十三卷·心腹痛》云："九痛丸，治九种心痛，一虫心痛、二注心痛、三风心痛、四悸心痛、五食心痛、六饮心痛、七冷心痛、八热心痛、九去来心痛，此方悉主之，并疗冷冲上气，落马堕车血疾等。"

尤在泾云："九痛而并以一药治之者，岂痛虽有九，其因于积冷结气所致者多耶。"

【方义】程林云："心痛虽分九种，不外积聚、痰饮、结血、虫注、寒冷而成，附子巴豆，散寒冷而破坚积，狼牙茱萸，杀虫注而除痰饮，干姜人参，理中气而和胃脘，相将治九种之心痛。巴豆除邪杀鬼，故治中恶，腹胀痛，口不能言，连年积冷，流注心胸痛，冷气上冲，皆宜于辛热，辛热能行血破血，落马坠车，血凝血积者，故并宜之。"

胸痹心痛短气病脉证治小结

以上十条辨论胸痹、心痛、短气病，惟第 115 条是从侧面举例而言，意在说明平人气喘与"胸痹"的短气有所不同的，即是说平人短气多半属实，胸痹短气多为阳气先虚。其余九条，第 114 条是概说"胸痹"的病理变化是为"阳虚阴盛"的结果。第 116 至第 123 八条，都在论述"胸痹"的辨证施治。

胸痹心痛短气病脉证治表解

病变：阳虚于上焦（114）
脉象：阳微阴弦（114）
症状：胸痛心痛（114）

胸痹
　辨治
　　阳虚气滞
　　　脉象：寸脉沉而迟，关上小紧数（116）
　　　症状：喘息，咳唾，胸背痛，短气（116）
　　　治疗：栝蒌薤白白酒汤（116）
　　气滞痰盛
　　　症状：不得卧，心痛彻背（117）
　　　治疗：栝蒌薤白半夏汤（117）
　　痰挟水气
　　　病变：气结在胸（118）
　　　症状：心中痞，胸满，胁下逆抢心（118）
　　　处方：枳实薤白桂枝汤、人参汤（118）
　　饮邪兼痰
　　　症状：胸中气塞，短气（119）
　　　治疗：茯苓杏仁甘草汤、橘枳姜汤（119）
　　寒湿内盛
　　　症状：胸痹缓急（120）
　　　治疗：薏苡附子散（120）
　　阳虚湿盛
　　　症状：心中痞，诸逆心悬痛（121）
　　　治疗：桂枝生姜枳实汤（121）
　　阳衰寒盛
　　　症状：心痛彻背，背痛彻心（122）
　　　治疗：乌头赤石脂丸（122）
　　寒盛气结
　　　症状：九种痛（123）
　　　治疗：九痛丸（123）

胸痹心痛短气病脉证治复习题

1. 辨识"胸痹"的关键在什么地方？

2. "栝蒌薤白半夏汤"和"乌头赤石脂丸"同治心痛彻背，两方作用相同吗？

3. "九痛丸"是否对寒热虚实之痛症都有效？

腹满寒疝宿食病脉证第十

关于"腹痛"，《灵枢·杂病》中云："腹满，大便不利，腹大，亦上走胸嗌，喘息喝喝然，取足少阴。腹满食不化，腹向向然，不能大便，取足太阴。"是说这种"腹满"，病不责之肾（足少阴），便责之脾（足太阴）了。

关于"寒疝"，《素问·长刺节论》中云："病在少腹，腹痛不得大小便，病名曰疝，得之寒。"王冰注《素问·大奇论》云："疝者，寒气结聚之所为也。"颜师古注云："疝，腹中气疾，上下引也。"《诸病源候论》云："疝者，痛也，此由阴气积于内，寒气结搏而不散，腑脏虚弱，风冷邪气相击，则腹痛里急，故云寒疝腹痛也。"

关于"宿食"已见第一篇第73条，《诸病源候论·宿食不消候》中云："宿谷未消，新谷又入，脾气既弱，故不能磨之，则经宿而不消也，令人腹胀气急，噫气醋臭，时复憎寒壮热是也。"巢氏对宿食病的解说，可以补本篇症状的不足。

陆渊雷云："此篇所论，皆消化器病。腹满即急慢性腹膜炎，后世谓之鼓胀，宿食即急性胃肠炎，后世谓之伤食。鼓胀及腹膜炎腹部多膨满，或兼腹水，自其外证而名之，故曰腹满。急性胃肠炎，多因饮食失宜所致，自其原因而名之，故曰宿食。寒疝则赅括较多，其病以腹痛为主证，有时积聚成块，按之应手，则亦腹膜炎常见之候，而肠之套叠纽结亦与焉。其但痛而无块者，则为肋间神经痛、腰腹神经痛（亦称疝痛）、骶骨神经痛，其病多宜温药，古人皆不分别，概称寒疝。"

腹满寒疝宿食病脉证内容

124

卷三 仲景学说研究

【原文】趺阳脉微弦，法当腹满，不满者，必便难，两胠疼痛，此虚寒从下上也，当以温药服之。

【语译】患"腹满"病，足上的"趺阳脉"出现微弱而弦急之象，应该有腹胀的感觉，即或胀满不很显著，大便亦可能发生困难，并伴有两侧胠胁疼痛，这是由于下焦虚寒病变而影响到中焦的缘故。这种阴寒便秘证候，应该服用"温下"药。

【注解】尤在泾云："趺阳，胃脉也。微弦，阴象也。以阴加阳，脾胃受之，则为腹满。设不满，则阴邪必旁攻胠胁，而下闭谷道，为便难、为两胠疼痛。然其寒不从外入，而从下上，则病自内生，所谓肾虚则寒动于中也，故不当散而当温。"

曹颖甫云："窃意当用大黄附子细辛汤，所以然者，以腹满兼有寒痰故也。"

"趺阳"的解释可参见第72条。"胠"是指胁上腋下的部位，《素问·五藏生成》云："支膈胠胁"，即指此。

125

【原文】病者腹满，按之不痛为虚，痛者为实，可下之，舌黄，未下者，下之黄自去。

【语译】对患腹部胀满的病人进行诊断时，用手按摩病人腹部，不拒按且不痛者，多属虚证；拒按且痛者，多属实证。对"腹满"，一定要确系实证，才能用泻下剂。辨识是否实证，还可以通过舌象来诊断，如舌苔干燥色黄，这是热实证，在尚未使用过泻下剂的情况下，及时施用泻下剂，这样黄燥苔可随着实热证的消退而消退。

金匮要略语译

【注解】魏荔彤云：“无形之虚气作痞塞，则按之无物，何痛之有？倘挟有形之实物为患，如宿食在胃，疝气在少腹等是也，按之有物阻碍于脏腑之侧，焉有不痛者乎，此于按之痛否，以决其虚实之法也。又辨之于舌、舌白为寒，舌黄为热，腹满而舌黄，知其人邪实而热盛矣，更必问其曾经下否；如已经攻下，尚当斟酌，必舌黄而未下者，乃可下之也，下之所以去其热也。而黄因热结，热涤而黄自除，气自消，胀自愈矣”

“痛”或“不痛”，表现于“拒按”或“不拒按”，拒按则痛，不拒按便不痛，拒按是实证，不拒按是虚证。

126

【原文】腹满时减，复如故，此为寒，当与温药。

【语译】患“腹满”，时而病情减轻，时而又恢复原状，多属于虚寒证，可以选用“理中附子”等温补方剂来散寒补虚。

【注解】曹颖甫云：“腹满不减，减不足言，仲师既出大承气方治矣（指《伤寒论》第255条，本书第136条亦有此文），此却以时减时满为寒，知虚实之辨，即在减与不减矣。盖宿食有形，阴寒无形，有形者不能减，无形者能减，此人之所易知也。”

陆渊雷主张用“理中附子汤”。

127

【原文】病者痿黄，躁而不渴，胸中寒实，而利不止者，死。

【语译】患“腹满”病的病人，皮肤逐渐呈显萎黄色，意识时而模糊，伴有躁扰表现，由于胸腹部停有寒饮，所以不发渴，但腹泻却越发厉害了，这是阳衰阴盛的证候，多属险证。

【注解】尤在泾云：“痿黄，脾虚而色败也，气不至故躁，中无阳故不渴，气竭阳衰，中土已败，而复寒结于上，脏脱于下，何恃而可以通之止之乎，故死。”

曹颖甫云：“用大剂术附以回阳，用祛湿之赤石脂禹余粮以止涩下焦，

任应秋 医学全集

或亦当挽救一二也。"

《伤寒论》第 296 条云："少阴病，吐利躁烦，四逆者死。"又第 298 条云："不烦而躁者，死。"因为"躁"属虚阳外扰，是无意识的，所以多属险证。

本条据徐忠可的意见，为虚寒腹满证。

128

【原文】寸口脉弦者，即胁下拘急而痛，其人啬啬恶寒也。

【语译】患"太阳表证"，两手脉搏现弦紧，腰胁部拘急强直而疼痛，还伴有一阵阵地啬啬然恶寒，这就不同于腹满胠胁痛的里寒证了。

【注解】曹颖甫云："寸口脉弦，即太阳病浮紧之脉，太阳之脉，出脑下项，夹脊抵腰中，太阳本寒入里，故胁下拘急而痛，啬啬恶寒，病在皮毛，此当用葛根汤，使下陷之寒邪，循经上出而外达皮毛，便当一汗而愈，盖胁下之拘急，原等于项背强也。"

本条是表证，用以和腹满的里寒证区别。

129

【原文】夫中寒家，喜欠，其人清涕出，发热色和者，善嚏。

【语译】素体里虚之人，随时都感到阳气不足而欠呻，假如感冒了，开始就现流清鼻涕等寒象，直到周身暖和而发热的时候，才不断地打喷嚏出来，逐渐表现出阳气对疾病的抵抗。

【注解】尤在泾云："阳欲上而阴引之则欠，阴欲入而阳拒之则嚏，中寒者，阳气被抑，故喜欠；清涕出，发热色和，则邪不能留，故善嚏。"

"中寒家"是指素体虚寒之人，这种人非常容易感冒。本条即一般的伤风证。

130

【原文】中寒，其人下利，以里虚也，欲嚏不能，此人肚中寒。(一云痛)

【语译】里虚之人而又腹泻，这是脾阳虚弱的缘故，同时连喷嚏都打不出来者，说明脾胃的阳气虚弱极了。

【注解】尤在泾云："中寒而下利者，里气素虚，无为捍蔽，邪得直侵中脏也，欲嚏不能者，正为邪迫，既不能却，又不甘受，于是阳欲动而复止，邪欲去而仍留也。"

沈明宗云："阳和则嚏，而欲嚏不能，乃阴寒凝滞于里，所以肚中寒也。"肚，广雅云："胃谓之肚。"

131

【原文】夫瘦人绕脐痛，必有风冷，谷气不行，而反下之，其气必冲，不冲者，心下则痞也。

【语译】本来是个很瘦弱的人，既有大便秘结、肚脐周疼痛的里证，同时又有外伤风冷的表证症状，如果遽然使用"泻下剂"攻里，有可能发生两种情况。假若服泻下药后，观察到病人正气有上冲外向的趋势，说明表邪未陷入里，还可以从表而解；假若正气没有上冲外向的趋势，这是表邪内陷之征，将会变化成胃部痞满的证候来。

【注解】程林云："瘦人，虚弱人也，若绕脐作痛，必有风冷，有谷气着而不行，瘦人未可剧下，而反下之，则风冷之气必上冲，如不上冲，必虚而结于心下为痞也。"

"必"字，都作"审"字解，《后汉书·刘陶传》云："所与交友，必也同志。"

"绕脐痛"是里证，审其有风冷，又兼有表证，谷气不行，而大便秘结，是"绕脐痛"的病因，属表里两实。治应先解表后攻里，如果不解表却用下法攻里，这是错误的疗法。

气之"冲"与"不冲"，反映的是正气抵抗疾病的机势存不存在，这和《伤寒论》第15条的"气上冲""不上冲"是同一意义。气不上冲而心下痞者，是正气衰弱不能抗击邪气的结果。

132

【原文】病腹满，发热十日，脉浮而数，饮食如故，厚朴七物汤主之。

厚朴七物汤方：

厚朴半斤　甘草三两　大黄三两　大枣十枚　枳实五枚　桂枝二两　生姜五两

上七味，以水一斗，煮取四升，温服八合，日三服。呕者加半夏五合，下利去大黄，寒多者加生姜至半斤。

【语译】 患腹满病的同时又有外感表邪，已经发热十来天了，脉搏仍现浮象，而至数增加，食欲也还好，这是表里两实证，用"厚朴七物汤"两解表里。

【注解】 徐忠可云："此有表复有里，但里夹燥邪，故小承气为主，而合桂甘姜枣以和其表。盖腹之满，初虽因微寒，乃胃素强，故表寒不入，而饮食如故，但腹满发热，且脉浮数，相持十日，此表里两病，故两解之耳，此即大柴胡之法也，但脉浮数，邪尚在太阳，故用桂枝去芍药合小承气耳。"

去芍药，即因"腹满"之故，与《伤寒论》第21条因"胸满"去"芍药"同一理由。饮食如故，只说明表邪不太严重，未有入里机势，否则，表里两实病，应该先解表后攻里。

【方义】 张石顽云："较之桂枝加大黄汤，多枳朴而少芍药，以枳朴专泄壅滞之气，故用之，芍药专收耗散之阴，此腹但满而不痛，与阴血无预，故去之。"

133

【原文】 腹中寒气，雷鸣切痛，胸胁逆满，呕吐，附子粳米汤主之。

附子粳米汤方：

附子一枚，炮　半夏半升　甘草一两　大枣十枚　粳米半升

上五味，以水八升，煮米熟汤成，去滓，温服一升，日三服。

【语译】 胸腹里阳虚而寒气盛者，在腹部往往发生肠鸣、腹痛等症，在胸胁部便会发生气逆胀满、呕吐等症，属阳虚阴盛的证候，可用"附子粳米汤"来温养肾和脾的阳气。

【注解】 程林云："《灵枢经》曰，邪在脾胃，阳气不足，阴气有余，则寒中肠鸣腹痛。盖脾胃喜温而恶寒，寒气客于中，奔迫于肠胃之间，故作雷鸣切痛，胸胁逆满呕吐也，附子粳米汤，散寒止逆。"

【方义】曹颖甫云："附子粳米汤,用炮附子一枚以回肾阳,用粳米甘草大枣以扶中气,复加半夏以降冲逆,肾阳复则虚寒之上逆者息矣,中气实则雷鸣切痛止矣,冲逆降则胸胁逆满呕吐平矣。"

134

【原文】痛而闭者,厚朴三物汤主之。

厚朴三物汤方:

厚朴八两　大黄四两　枳实五枚

上三味,以水一斗二升,先煮二味,取五升,内大黄,煮取三升,温服一升,以利为度。

【语译】腹痛,伴有便闭或胀满者,这是里实气滞证,可用"厚朴三物汤"来通便行气。

【注解】尤在泾云："痛而闭,六腑之气不行矣。"魏荔彤云："闭者,即胃胀便难之证也。"

【方义】尤在泾云："厚朴三物汤,与小承气同,但承气意在荡实,故君大黄,三物意在行气,故君厚朴。"

135

【原文】按之心下满痛者,此为实也,当下之,宜大柴胡汤。

大柴胡汤方:

柴胡半斤　黄芩三两　芍药三两　半夏半升,洗　枳实四枚,炙　大黄二两　大枣十二枚　生姜五两

上八味,以水一斗二升,煮取六升,去滓,再煎,温服一升,日三服。

【语译】腹胀满疼痛而拒按者,这是热实证,可用"大柴胡汤"涤除热邪。

【注解】尤在泾云："按之而满痛者,为有形之实邪,实则可下,而心下满痛,则结处尚高,与腹中满痛不同,故不宜大承气而宜大柴胡。"

此条和《伤寒论》第136条"伤寒十余日,热结在里,与大柴胡汤"同

一理由。

"实"指邪热而言，所以魏荔彤云："此为邪实夹热者言也。"热邪为无形之实，故不用大承气汤。

【方义】吴遵程云："于小柴胡中除去人参甘草助阳恋胃之味，而加芍药枳实大黄之沉降，以涤除热滞也。"

136

【原文】腹满不减，减不足言，当须下之，宜大承气汤。

大承气汤方：

大黄四两，酒洗　厚朴半斤，炙，去皮　枳实五枚，炙　芒硝三合

上四味，以水一斗，先煮二物，取五升，去滓，内大黄，煮取二升，去滓，内芒硝，更上火微一二沸，分温再服，得下止服。

【语译】患腹满病，腹胀满毫不松减，纵然偶尔松减一点，亦不十分觉察得到，这是里实证，可用"大承气汤"一类的泻下方剂，涤除实邪。

【注解】尤在泾云："减不足言，谓虽减，而不足云减，所以其满之至也，故宜大下。已上三方，虽缓急不同，而攻泄则一，所谓中满者，泻之于内也。"

此条与《伤寒论》第255条同，只是无"须"字。

137

【原文】心胸中大寒痛，呕不能饮食，腹中寒，上冲皮起，出见有头足，上下痛而不可触近，大建中汤主之。

大建中汤方：

蜀椒二合，去汗　干姜四两　人参二两

上三味，以水四升，煮取二升，去滓，内胶饴一升，微火煎取一升半，分温再服；如一炊顷，可饮粥二升，后更服，当一日食糜，温复之。

【语译】胸腹部发生剧烈的寒性疝痛，呕吐，吃不下东西，疼痛发作时，从外表可以看到肌肉呈显出有头有足般的冲动，而疼痛亦上下游移，拒按，

这时可用"大建中汤"散寒定痛。

【注解】《医宗金鉴》中云："心胸中大寒痛，谓腹中上连心胸大痛也，而名大寒痛者，以有厥逆脉伏等大寒证之意也，呕逆不能饮食者，是寒甚拒格于中也，上冲皮起，出见头足者，是寒甚聚坚于外也，上下痛不可触近，是内而脏腑，外而经络，痛之甚，亦由寒之甚也，主之以大建中汤。"

陆渊雷云："上冲皮起，出见有头足上下者，肠蠕动过剧，可以望而知也。"

此条属于寒疝的范围。

【方义】《医宗金鉴》云："大建中汤，蜀椒干姜，大散寒邪，人参胶饴，大建中虚，服后温覆，令有微汗，则寒去而痛止，此治心胸中寒之法也。"

138

【原文】胁下偏痛，发热，其脉紧弦，此寒也，以温药下之，宜大黄附子汤。

大黄附子汤方：

大黄三两　附子三枚，炮　细辛二两

上三味，以水五升，煮取二升，分温三服；若强人煮取二升半，分温三服。服后如人行四五里，进一服。

【语译】某一侧胁肋下发生疼痛，痛得厉害时，还伴有发热，脉搏亦紧张弦急，这是寒性疝痛的一种，多为寒疝的郁积证，可用"大黄附子汤"温下、开郁、散寒。

【注解】尤在泾云："胁下偏痛而脉紧弦，阴寒成聚，偏着一处，虽有发热，亦是阳气被郁所致，是以非温不能已其寒，非下不能去其结，故曰宜以温药下之。"

【方义】程林云："大黄苦寒，走而不守，得附子细辛之大热，则寒性散而走泄之性存是也。"

徐忠可云："附子细辛与大黄合用，并行而不悖，此即《伤寒论》大黄附子泻心汤之法也。"

139

【原文】寒气厥逆，赤丸主之。

赤丸方：

茯苓四两　乌头二两，炮　半夏四两，洗，一方用桂　细辛一两，《千金》作人参

上四味，末之，内真朱为色，炼蜜丸如麻子大，先食酒饮下三丸，日再夜一服；不知，稍增之，以知为度。

【语译】病寒疝气痛，且四肢厥逆，如系由于水饮而成的，可用"赤丸"利水回厥。

【注解】曹颖甫云："寒气厥逆，此四逆汤证也，从水气得之，肾虚于下，寒水迫于上，因病腹满，阳气不达四肢，乃一变而为厥逆，赤丸功用，重在利水降逆，便可知厥逆由于水寒。"

【方义】曹颖甫云："乌头细辛有回阳功用，实亦足以行水而下痰，朱砂含有铁质，足以补血镇心，使水气不得上僭，丸之分量不可知，如麻子大则甚小，每服三丸，日再服，夜一服者，欲其缓以留中，使得渐拔病根也，此则用丸之旨也。"

茯苓、半夏，有行水降逆的作用；真朱，即是"朱砂"。

140

【原文】腹痛，脉弦而紧，弦则卫气不行，即恶寒，紧则不欲食，邪正相搏，即为寒疝。寒疝绕脐痛，若发则白汗出，手足厥冷，其脉沉弦者，大乌头煎主之。

乌头煎方：

乌头大者五枚，熬，去皮，不㕮咀

以水三升，煮取一升，去滓，内蜜二升，煎令水气尽，取二升，强人服七合，弱人服五合。不差，明日更服，不可日再服。

【语译】肚腹疼痛，脉搏出现弦紧之象，这是由于外在和内在阳气衰弱的反应，正由于体表外在卫阳之气衰弱，不能运行全身抵抗外来的寒邪，所

以有"恶寒"的表现，而脉搏现弦；又由于内在脾胃阳气的衰弱，所以食欲不好，而脉搏现紧。此证属于内外阳气衰弱，故出现一派阴寒的病变表现，正衰邪盛是构成寒疝的主要根源。当寒疝病发作的时候，肚的周围疼痛，剧烈时，逼得浑身是汗，甚而手足厥冷，脉象沉紧而急，这时可用"大乌头煎"散寒定痛。

【注解】尤在泾云："弦紧脉皆阴也，而弦之阴从内生，紧之阴从外得，弦则卫气不行，而恶寒者，阴出而痹其外之阳也；紧则不欲食者，阴入而痹其胃之阳也，卫阳与胃阳并衰，而外寒与内寒交盛，由是阴反无畏而上冲，阳反不治而下伏，所谓邪正相搏，即为寒疝者也。"

魏荔彤云："寒疝既成，伏于少腹，绕脐痛苦，发止有时，发则白津出，津似汗非汗也，此汗本下部虚寒，阴邪逼迫外越故也。及阴寒积久而发，四肢厥冷，脉得沉紧，何非寒厥之气为害也耶。"

"白汗"作"迫汗"解，"白""迫"是同音字。《淮南子·修务训》云："奉一爵酒，不知于色，挈一石之尊，则白汗交流。""白汗"就是不胜其任而逼迫出汗的意思，这里也是由于剧烈疼痛而引发汗出。

【方义】程林云："乌头大热大毒，破积聚寒热，治脐间痛不可俯仰，故用之以治绕脐寒疝痛苦，治下焦之药味，不宜多，多则气不专，此沉寒痼冷，故以一味单行，则其力大而厚，甘能解药毒，故内蜜以制乌头之大热大毒。"

141

【原文】寒疝腹中痛，及胁痛，里急者，当归生姜羊肉汤主之。

当归生姜羊肉汤方：

当归三两　生姜五两　羊肉一斤

上三味，以水八升，煮取三升，温服七合，日三服。若寒多者，加生姜成一斤。痛多而呕者，加橘皮二两，白术一两。加生姜者，亦加水五升，煮取三升二合，服之。

【语译】患寒疝病，腹部和胁肋部发生疼痛，同时体内还有拘急难受的感觉，这是血虚的阴寒证，可用"当归生姜羊肉汤"补虚散寒。

【注解】尤在泾云："此治寒多而血虚者之法，血虚则脉不荣，寒多则脉细急，故腹胁痛而里急也。"

《外台秘要》"里急"作"腹里急"，可见"里急"是"腹拘急疼痛"的意思。

【方义】《医宗金鉴》云："当归通络活血，生姜温中散寒，里急者，内虚也，用羊肉补之。《内经》云：'形不足者，温之以气，精不足者，补之以味'是也。"

142

【原文】寒疝，腹中痛，逆冷，手足不仁，若身疼痛，灸刺诸药不能治，抵当乌头桂枝汤主之。

乌头桂枝汤方：

乌头

上一味，以蜜二斤，煎减半，去滓，以桂枝汤五合解之，得一升后，初服二合，不知，即服三合；又不知，复加至五合。其知者，如醉状，得吐者，为中病。

桂枝汤方：

桂枝三两,去皮　　芍药三两　甘草二两,炙　生姜三两　大枣十二枚

上五味，剉，以水七升，微火煮取三升，去滓。

【语译】患寒疝病，腹部疼痛，手足冰冷且麻木不仁，甚至全身都发生疼痛，这是表里都有寒邪的证候，如果用艾灸、针刺以及其他方药都不见效的时候，只宜用"乌头桂枝汤"两解表里寒邪。

【注解】徐忠可云："起于寒疝腹痛，而至逆冷手足不仁，则阳气大痹，加以身疼痛，荣卫俱不和，更灸刺诸药不能治，是或攻其内，或攻其外，邪气牵制不服，故以乌头攻寒为主，而合桂枝全汤以和荣卫，所谓七分治里，三分治表也。"

"抵当"有两解："抵"作"至"字解，"当"读去声，犹至当、极当之意；又，"抵"为"只"字之讹，或转音，"当"读平声，犹言只宜、只应的意思。

【方义】程林云："乌头煎，热药也，能散腹中寒痛，桂枝汤，表药也，

能解外证身腹，二方相合，则能达脏腑而利荣卫和血气。"

《医宗金鉴》云："以桂枝汤五合解之者，溶化也，令得一升，谓以乌头所煎之蜜五合，加桂枝汤五合，溶化令其得一升也。不知，不效也，其知者，已效也。"

曹颖甫云："乌头性同附子，麻醉甚于附子，服后遍身麻木，欲言不得，欲坐不得，欲卧不得，胸中跳荡不宁，神智沉冥，如中酒状。"

乌头桂枝汤服法中的"中病"犹言"中毒"。旧注解"得吐者"为内寒已解，故为"中病"，此解无临床依据，临床上用此方，并不作吐，而病即痊愈，若"得吐"者，是"乌头"没有煎好的中毒现象。因而"中病"的解释应该是"中毒"而发生的病变。

143

【原文】其脉数而紧乃弦，状如弓弦，按之不移。脉数弦者，当下其寒；脉紧大而迟者，必心下坚；脉大而紧者，阳中有阴，可下之。

【语译】凡是脉搏至数增多，脉管的紧张度加大，便往往出现弦脉，"弦脉"好比弓上挂的弦一般，指下按着只有劲直的感觉而不很弹动，这是寒证热证复合出现的一种脉象。如果数脉中现较明显的弦象，便属于阳中有阴的证候，也就是寒实证，腹部常有坚积的症状，如"大黄附子汤"就是泻下这类寒实证的方剂。至于脉象紧大中而带迟象，或者大中带紧，同样是寒证的脉搏，同样可以采用温下法治疗。

【注解】尤在泾云："脉数为阳，紧弦为阴，阴阳参见，是寒热交至也。然就寒疝言，则数反从弦，故其数为阴凝于阳之数，非阳气生热之数矣。如就风疝言，则弦反从数，故其弦为风从热发之弦（按：指疟疾篇 60 条），而非阴气生寒之弦者，与此适相发明也。紧而迟，大而紧亦然。大虽阳脉，不得为热，正以形其阴之实也，故曰阳中有阴，可下之。"

疟疾、腹满、寒疝等，脉象都现"弦"，本条是在叙述不同性质的弦脉。数脉而弦是寒实证；弦脉而数是热实证；脉紧而迟或脉大而紧，同样是寒实证；"心下坚"是寒实证的体征；"阳中有阴"是在说寒实证的性质；"下其寒"是指用温药下其寒实，陈修园主张用"大黄附子汤"。

144

【原文】问曰：人病有宿食，何以别之？师曰：寸口脉浮而大，按之反涩，尺中亦微而涩，故知有宿食，大承气汤主之。

【语译】问：患消化不良的宿食病，从脉象上怎样分辨呢？答：宿食是实证，寸口脉象反映出来一定是浮而大，但是由于宿食的阻滞，往往会损伤脾胃正气，所以在浮大脉象中还现滞涩之象，不仅寸部的脉是这样，就是尺部的脉亦还是这样，在治疗时，可先用"大承气汤"泻下宿食。

【注解】尤在泾云："寸口脉浮大者，谷气多也，谷多不能益脾而反伤脾，按之脉反涩者，脾伤而滞，血气为之不利也，尺中亦微而涩者，中气阻滞，而水谷之精气不能逮下也，是因宿食为病，则宜大承气下其宿食。"

张石顽云："所谓亦微而涩，亦字从上贯下，言浮大而按之略涩，非涩弱无力之谓，见浮大中按之略涩，方可用大承气下之，设纯见微涩，按之不实，乃属胃气虚寒，冷食停滞之候，又当从枳实理中助胃消导之药矣，岂复为大承气证乎。"

145

【原文】脉数而滑者，实也，此有宿食，下之愈，宜大承气汤。

【语译】患宿食病，假使脉搏至数增加，同时还有滑利之象，这是里实证，可以用"大承气汤"一类的方剂，泻下宿食。

【注解】《医宗金鉴》云："腹满而痛，脉数而滑者，实也，此有宿食，故当下之。"

李彣曰："滑者，水谷之气胜也，若滑而兼数，则实热已入胃腑矣，故云有宿食，可下之。"

《伤寒论》第256条颇与此相同，可参看。

146

【原文】下利不欲食者，有宿食也，当下之，宜大承气汤。

【语译】患宿食病，虽然有腹泻、食欲减退等症状，如果是里实证，仍当用"大承气汤"泻下剂。

【注解】尤在泾云:"谷多则伤脾,而水谷不分,谷停则伤胃,而恶闻食臭,故下利不欲食者,知其有宿食当下也。"

147

【原文】宿食在上脘,当吐之,宜瓜蒂散。

瓜蒂散方:

瓜蒂一分,熬黄　赤小豆一分,煮

上二味,杵为散,以香豉七合,煮取汁,和散一钱匕,温服之,不吐者,少加之,以快吐为度而止。(亡血及虚者不可与之)

【语译】患宿食病,假如病变在上脘、胸咽部,而为阳证、实证的,还可以用"瓜蒂散"等催吐剂,涌吐实邪。

【注解】《医宗金鉴》云:"胃有三脘,宿食在上脘者,膈间痛而吐,可吐,不可下也;在中脘者,心中痛而吐。或痛不吐,可吐可下也;在下脘者,脐上痛而不吐,不可吐,可下也。今食在上脘,故当以瓜蒂散吐之也。"

"胃脘"犹言胃囊、胃腔,《正字通》云:"胃之受水谷者曰脘,脐上五寸为上脘,脐上四寸即胃之幕,为中脘,脐上二寸,当胃下口,为下脘。"

【方义】《东垣试效方》云:"若有宿食而烦者,仲景以栀子大黄汤主之(见黄瘅病脉证并治篇),气口三盛,则食伤太阴,填塞闷乱,极则心胃大疼,兀兀欲吐,得吐则已,俗呼食迷风是也。经云,上部有脉,下部无脉,其人当吐不吐者死,宜瓜蒂散之类吐之。经云:'高者,因而越之,'此之谓也。"

148

【原文】脉紧如转索无常者,有宿食也。

【语译】患宿食病的脉搏,固然多呈紧急象,但亦有像纽绳索一般而忽松忽紧的。

【注解】尤在泾云:"脉紧如转索无常者,紧中兼有滑象,不似风寒外感之紧,为紧而带弦也。故寒气所束者,紧而不移,食气所发者,乍紧乍滑,如以指转索之状，故曰无常。"

魏荔彤云："转索，宿食中阻，气道艰于顺行，曲屈傍行之象。"

"转索"是形容紧象，"无常"即忽松急紧之象。没有临床经验，不能一语说破，反而穿凿晦昧了。

149

【原文】脉紧，头痛风寒，腹中有宿食不化也。(一云，寸口脉紧)

【语译】脉象紧急，外感风寒头痛等表证可能见到，内伤宿食腹痛等里证，也可能见到，临床总以辨证为主要。

【注解】《医宗金鉴》云："脉紧头痛，是外感风寒病也；脉紧腹痛，是内伤宿食病也。李彣曰，按此脉与证似伤寒而非伤寒者，以身不疼腰脊不强故也。然脉紧亦有辨，浮而紧者为伤寒，沉而紧者为伤食。"

腹满寒疝宿食病脉证附方

原书附在第143条后，不合体例，特移至于此。

1. 外台乌头汤

治寒疝，腹中绞痛，贼风入攻五脏，拘急不得转侧，发作有时，使人阴缩，手足厥逆。(方见上，即"乌头桂枝汤")

本方本出《千金方·贼风》，《外台·第十四卷》也是引《千金方》来的。

2. 外台柴胡桂枝汤方

治心腹卒中痛者。

柴胡四两　黄芩　人参　芍药　桂枝　生姜各一两半　甘草一两　半夏二合半

大枣六枚

上九味，以水六升，煮取三升，温服一升，日三服。

【方义】魏荔彤云："有表邪而夹内寒者，乌头桂枝汤证也，有表邪而夹内热者，柴胡桂枝汤证也。以柴胡桂枝生姜，升阳透表，人参半夏甘草大枣，补中开郁，黄芩芍药治寒中有热杂合，此表里两解，寒热兼除之法也。"

（方出《外台秘要·第七卷·寒疝腹痛》）

3. 外台走马汤

治中恶，心痛，腹胀，大便不通。

杏仁二枚　　巴豆二枚，去皮心，熬

上二味，以绵缠，搥令碎，热汤二合，捻取白汁饮之，当下。老小量之，通治飞尸鬼击病。

【方义】沈明宗云："中恶之证，俗谓绞肠乌痧，即臭秽恶毒之气，直从口鼻入于心胸，肠胃脏腑壅塞，正气不行，故心痛腹胀，大便不通，是为实证。似非六淫侵入，而有表里清浊之分，故用巴豆极热大毒，峻猛之剂，急攻其邪，佐杏仁以利肺与大肠之气，使邪从后阴一扫尽除，则病得愈，若缓须臾，正气不通，营卫阴阳，机息则死，是取通则不痛之义也。"

（方出《外台秘要·第七卷·卒疝》）

腹满寒疝宿食病脉证小结

以上二十六条，讨论腹满、寒疝、宿食三种病症的证治。第 124 条至 136 条共十三条讨论"腹满"病；第 137 条至 143 条共七条，讨论"寒疝"病；第 144 条至 149 条共六条，讨论"宿食"病。讨论腹满病的十三条中，第 124 条至 131 条共八条，从腹满病的脉象、症状、舌苔各方面来判断表里寒热虚实不同的证候；第 132 条至 136 条共五条，着重在辨证论治。讨论寒疝病的七条，前六条列述了六种不同的证治，第 143 条提出寒疝的弦脉，纵然是实证也属寒实，很少有热实证。讨论宿食病的六条，第 144、145、146 三条，言病在下脘，所以只宜攻下；第 147 条，言病在上脘，所以只宜催吐；最后两条辨别宿食之紧脉，情况比较复杂，须辨识清楚，如第 144 条的前半段和第 148 条指出，宿食病往往损伤正气，脉搏常常带微涩象，或紧如转索无常，第 149 条指出，要和表证的紧脉区别开来。

腹满寒疝宿食病脉证表解

表1　腹满证治

腹满
- 诊断
  - 本病
    - 脉象：趺阳微弦（124）
    - 病机：虚寒从下上（124）
    - 症状：腹满，便难，两胠胁痛（124）
    - 疗法：温药（124）
  - 辨证
    - 虚证：腹满，按之不痛（125）
    - 实证：腹痛，苔黄（125）
    - 虚寒证：腹满时减，复如故，利不止，欲嚏不能（126、127、130）
    - 寒实证：瘘黄，躁而不渴，胸中寒实（127）
    - 兼表证：绕脐痛，必有风冷，谷气不行（131）
- 辨治
  - 表里两实
    - 症状：腹满，发热十日（132）
    - 脉象：浮而数（132）
    - 治疗：厚朴七物汤（132）
  - 阳虚阴盛
    - 症状：腹中寒气，雷鸣切痛，胸胁逆满，呕逆（133）
    - 治疗：附子粳米汤（133）
  - 气滞
    - 症状：痛而闭（134）
    - 治疗：厚朴三物汤（134）
  - 实热
    - 症状：按之心下满痛（135）
    - 治疗：大柴胡汤（135）
  - 里实
    - 症状：腹满不减，减不足言（136）
    - 治疗：大承气汤（136）

表2　寒疝证治

寒疝
- 本病
  - 主证：腹痛，绕脐痛，发则白汗出，手足逆冷，恶寒，不欲食（140）
  - 病机：卫气不行，邪正相搏（140）
  - 脉象
    - 弦而紧（140、143）
    - 紧大而迟（143）
    - 大而紧（143）
  - 治疗：大乌头煎（140）
- 辨治
  - 虚寒
    - 症状：心胸中大寒痛，呕不能食，腹中寒，上冲皮起，出见有头足，上下痛而不可触近（137）
    - 治疗：大建中汤（137）
  - 郁积
    - 症状：胁下偏痛，发热（138）
    - 脉象：紧弦（138）
    - 治疗：大黄附子汤（138）
  - 寒饮
    - 症状：寒气厥逆（139）
    - 治疗：赤丸（139）
  - 血虚
    - 症状：腹中痛，胁痛，里急（141）
    - 治疗：当归生姜羊肉汤（141）
  - 表里俱寒
    - 症状：腹中痛，逆冷，手足不仁，身疼痛（142）
    - 治疗：乌头桂枝汤（142）

表3　宿食证治

宿食
- 脉象：浮而大，按之反涩，紧如转索无常（144、148）
- 症状：下利，不欲饮食（146）
- 治疗
  - 大承气汤（144、145、146）
  - 瓜蒂散（147）

腹满寒疝宿食病脉证复习题

1. 根据本篇各条所述症状，是否如陆渊雷所说都是消化系统的疾病？

2. 腹满、寒疝、宿食，为什么都呈现弦紧的脉搏？

3. 大黄附子汤、大承气汤，同为泻下剂，其作用相同吗？

4. "厚朴三物汤"与"厚朴七物汤"作用有何不同？为什么都君用"厚朴"呢？

5. 什么是乌头桂枝汤证？什么是大乌头煎证？

6. 哪种宿食病当下？哪种宿食病当吐？

五脏风寒积聚病脉证并治第十一

"五脏"本称"五藏"，指心、肝、脾、肺、肾而言，又叫作"五中"，《素问·阴阳类论》中云："五中所主，何脏最贵"，便指此。为什么称作"藏"呢？《灵枢·本藏》中云："五脏者，所以藏精神血气魂魄者也。"《素问·宣明五气》中云："心藏神，肺藏魄，肝藏魂，脾藏意，肾藏志，是谓五脏所藏。"

"风寒积聚"，是病变的名称。《灵枢·五色》中云："风者，百病之始也。"又《灵枢·寿夭刚柔》中云："病在阳者，命曰风。"《素问·六元正纪大论》中云："风病行于上。"这里指出"风"的病变在上属阳。《灵枢·刺节真邪》云："虚邪与卫气相搏，阴胜者则为寒。"《素问·六元正纪大论》中云："少阴之政，其病寒下。"这里指出"寒"的病变在下属阴。同时本书第一篇第2、第13条所谈的"风寒"病变，亦可参考。"积聚"《难经·五十五难》中云："积者，阴气也，聚者，阳气也，故阴沉而伏，阳浮而动。气之所积，名曰积，气之所聚，名曰聚，故积者，五脏所生，聚者，六腑所成也。积者，阴气也，其始发有常处，其痛不离其部，上下有所终始，左右有所穷处，聚者，阳气也，其始发无根本，上下无所留止，其痛无常处，谓之聚，故以是别知积聚。"可见"积聚"仍是两种不同性质的病变。陆渊雷云："风也，寒也，积也，聚也，为四种病因。然篇中所论，究不知其为何种病?"陆氏以之为"病因"，又想和西医的病名对应起来，但不知为何种病，如认为是不同性质的病变，仍然是和中医对待疾病的原则相符合的。

五脏风寒积聚病脉证并治内容

150

【原文】肺中风者，口燥而喘，身运而重，冒而肿胀。

【语译】肺脏受风邪发生病变，出现口干、喘气，身体感觉沉重不能自主，并发身肿，常常昏眩等表现，总是属于阳邪为患的疾病。

【注解】尤在泾云："肺中风者，津结而气壅，津结则不上潮而口燥，气壅则不下行而喘也。身运而重者，肺居上焦，治节一身，肺受风邪，大气则伤，故身欲动，而弥觉其重也。冒者，清肃失降，浊气反上，为蒙冒也。脚胀者，输化无权，水骤而气停也。"徐忠可云："运者，如在车船之上，不能自主也，重者，肌中气滞不活动，故重也。"

这些症状，都属于阳邪为病的表现，并不同于外感太阳病的"中风"。

151

【原文】肺中寒，吐浊涕。

【语译】肺脏感受寒邪发生病变，往往会吐出像鼻涕一般混浊的痰涎来。

【注解】《医宗金鉴》云："肺中寒邪，胸中之阳气不治，则津液聚而不行，故吐浊涎如涕也。"

152

【原文】肺死脏，浮之虚，按之弱如葱叶，下无根者死。

【语译】肺脏机能坏死，反映出来的脉象总是浮而虚弱的，指下触觉就像按葱管一般，不仅是空的，而且还浮飘没有根蒂，这是肺气快要绝灭的象征，所以多属死证。

【注解】程林云："《内经》曰，真脏脉见者死，此五脏之死脉也。肺脏死，浮而虚，肝脏死，浮而弱，心脏死，浮而实，脾脏死，浮而大，肾脏死，浮而坚，五脏俱兼浮者，以真气涣散不收，无根之谓也。《内经》曰，真肺脉至，如以羽毛中人肤，非浮之虚乎；葱叶，中空草也，若按之弱，如葱叶之中空；下又无根，则浮毛虚弱，无胃气，此真脏已见，故死。"

《内经》中的真脏脉，见《素问·玉机真藏论》，所谓"真脏脉"，是指脏腑仅有的一点真气从脉象上反映出来，已不绝如缕了，所以"真脏脉"现者总是凶多吉少。

153

【原文】肝中风者，头目眴，两胁痛，行常伛，令人嗜甘。

【语译】肝脏感受风邪发生病变，出现头摇、目眴、两胁肋疼痛，走动时背不能伸直而伛偻着，这是由于筋脉拘急的缘故，病人喜欢吃甜食，以弛缓筋脉拘急的情况。

【注解】程林云："肝主风，风胜则动，故头目眴动也。肝脉布胁肋，故两胁痛也。风中于肝，则筋脉急引，故行常伛，伛者不得伸也。《淮南子》曰，木气多伛，伛之义，正背曲肩垂之状，以筋脉急引于前故也，此肝正苦于急，急食甘以缓之，是以令人嗜甘也。"

154

【原文】肝中寒者，两臂不举，舌本燥，喜太息，胸中痛，不得转侧，食则吐而汗出也。（《脉经》《千金》云：时盗汗，咳，食已吐其汁。）

【语译】肝脏感受寒邪发生病变的，两个臂膊不能举动，舌根干燥得极不舒服，一阵阵地大声叹气，时而胸胁部疼痛，想转动都不可能，吃了东西便吐，呕吐剧烈时还不断地出汗，这些都是寒湿内盛的证候。

【注解】魏荔彤云："肝中寒者，两臂不举，筋骨得寒邪，必拘缩不伸也。舌本燥，寒郁而内热生也。喜太息，胸中痛者，肝为寒郁，则条达之令失，而胸膈格阻，气不流畅也。不得转侧者，两肋痛满急，辗转不安也。食则吐而汗出，肝木侮土，厥阴之寒侵胃，胃不受食，食已则吐，如伤寒论中厥阴病（第359条）所云也。汗出者，胃之津液，为肝邪所乘，侵逼外越也。"

这些都是寒湿内盛的情况，所以曹颖甫主张用"柴胡加龙骨牡蛎汤"或"吴茱萸汤"。

155

【原文】肝死脏，浮之弱，按之如索不来，或曲如蛇行者，死。

【语译】肝脏机能坏死所反映出来的脉搏总是浮而微弱的，在指头的触觉，好比按着绳索一般，而搏动还不十分显著，只是蛇行似地有一点屈曲的摇动就是了，这是肝气快要绝灭之象，所以多属死证。

【注解】程林云："肝脏死，浮之弱，失肝之职，而兼肺之刑，按之不如弓弦而如索，如索，则肝之本脉已失，不来，则肝之真气已绝，或有蛇行之状，蛇行者，曲折逶迤，此脉欲作弦而不能，故曲如蛇行，其死宜矣。"

蛇行脉，可参看《痓湿暍病脉证》篇第24条。

156

【原文】肝着，其人常欲蹈其胸上，先未苦时，但欲饮热，旋覆花汤主之。(臣亿等校诸本旋覆花汤方，皆同)

旋覆花汤方：

旋覆花三两　葱十四茎　新绛少许

上三味，以水三升，煮取一升，顿服之。

【语译】患"肝着"病，胸腔气机阻塞，病人总想有个人在其胸部蹈压着才觉得舒适些，当这种苦况没有发作前，还想喝热饮料来舒适一下，此病可用"旋覆花汤"通阳行气。

【注解】曹颖甫云："肝着之病，胸中气机阻塞，以手按其胸则稍舒，此肝乘肺之证也，胸中阳气不舒，故未病时常引热以自救。旋覆花汤方，用葱十四茎以通阳而和肝，旋覆花三两以助肺，新绛以通络，而肝著愈矣。"

尤在泾云："肝脏气血郁滞，着而不行，故名肝着。"

157

【原文】心中风者，翕翕发热，不能起，心中饥，食即呕吐。

【语译】心脏感受风邪发生病变，周身有轻度的发热症状，精神极度疲乏，不能起立行动，胃里一阵阵地感觉饥嘈，稍吃点东西便立即呕吐出来，这是风热上壅的证候。

【注解】程林云："心主热，中于风则风热相搏，而翕翕发热不能起，心中虽饥，以风拥逆于上，即食亦呕吐也。"

徐忠可云："饥者，火嘈也，食即呕吐，邪热不杀谷也。"

尤在泾云："心中饥，食则呕者，火乱于中，而热格于上也。"

曹颖甫主用"黄芪、防风、大黄、甘草"等，以泄风降逆。

翕翕发热症，见《伤寒论》第12条。

158

【原文】心中寒者，其人苦病心如啖蒜状，剧者，心痛彻背，背痛彻心，譬如蛊注。其脉浮者，自吐乃愈。

【语译】心脏感受寒邪发生病变，病人感觉心里像吃了大量的蒜一样，辣燥燥的很不舒服。甚者更要作痛，而且还发牵掣性疼痛，心胸部和背部相互影响着，好比害"蛊注"病似的。这种寒邪病变，一直要等到阳气亢盛，脉搏转现浮象，把上焦的寒邪呕吐出来后，才可能逐渐好转。

【注解】程林云："《内经》曰，心恶寒，寒邪干心，心火被敛而不得越，则如啖蒜状，而辛辣愦愦然而无奈，故甚则心痛彻背，背痛彻心，如蛊注之状也。若其脉浮者，邪在上焦，得吐则寒邪越于上，其痛乃愈。"

蛊注，是一种病候的名称。《诸病源候论》云："蛊注，气力羸惫，骨节沉重，发则心腹烦懊而痛……故是为蛊注也。"

曹颖甫主张用"乌头赤石脂丸"治疗。

159

【原文】心伤者，其人劳倦，即头面赤而下重，心中痛而自烦，发热，当脐跳，其脉弦，此为心脏伤所致也。

【语译】因虚劳病而伤损心脏的，病人不仅感觉十分劳倦疲乏，同时由于虚阳上扰而头面发赤，中气下陷而里急后重，心胸部疼痛烦躁，脐部亦悸动不安，脉搏弦紧，伴有低烧。这是心阳伤损，虚气上逆的证候。

【注解】曹颖甫云："此营虚证也。营虚则虚阳浮于上而头面赤，浊阴滞于下，浮阳吸之，则为下重，下重者，大便欲行而气滞也，此证当便脓血，但证由劳倦而见，即属虚寒，当用桃花汤以温中祛湿，或用四逆、理中，而非实热之白头翁汤证。阳气浮于上，则心中热痛、自烦、发热，浮阳吸肾邪上僭，则当脐跳动，此与发汗后欲作奔豚同（113 条）。脉弦者，阴寒上僭之脉也，此盖心阳虚而冲气上冒之证，故曰'为心脏所伤'，法当用桂枝以扶心阳，甘草、大枣以培中气，桂枝加桂汤、茯苓桂枝甘草大枣汤，正不妨随证酌用也。"

160

【原文】心死脏，浮之实如麻豆，按之益躁疾者，死。

【语译】心脏机能坏死，所反映出来的脉搏总是浮而实硬的，指下好像摸着麻仁豆子一般，假使重按反而出现躁疾之象，一点不带缓和，这是心气快要绝灭的象征，所以多属死证。

【注解】曹颖甫云："心脉之绝，《内经》云：'但钩无胃'，谓如带钩之坚实数急而不见柔和也。此云'浮之实如麻豆'，即以坚实言之，按之益躁疾，即以数急不见柔和言之也。"

161

【原文】邪哭，使魂魄不安者，血气少也；血气少者，属于心，心气虚者，其人则畏，合目欲眠，梦远行而精神离散，魂魄妄行。阴气衰者为癫，阳气衰者为狂。

【语译】病人无端地悲伤哭泣、精神恍惚不安，好像遇了邪祟似的，这是由于气血虚少而发生的精神病。凡是气血虚少的，多半心脏有所损伤，心脏虚弱的人，常常表现有畏怯的情态，梦远行，以致弄得精神愈来愈恍惚，意识很难自主。病变发展到了这个地步，如果是阴盛阳衰的，便成癫病；阳盛阴虚的，便成狂病。

【注解】尤在泾云："邪哭者，悲伤哭泣，如邪所凭，此其标有稠痰浊火之殊，而其本则皆心虚而血少也，于是寤寐恐怖，精神不守，魂魄不居，为癫为狂，势有必至者矣。"

徐忠可云："心为君主之官，一失其统御，而阴虚者，邪先乘阴则癫，阳虚者，邪先乘阳则狂，癫狂虽不同，心失主宰则一也。"

曹颖甫云："太阴无阳气，则脾脏聚湿成痰，痰蒙心窍，是为癫；阳明无阴气，则肠胃积燥生热，热犯心包，是为狂。治此者，朱砂以镇之，枣仁以敛之，熟地、潞参、当归以补之，而又加远志以化痰，半夏以降逆，秫米以和胃。"

162

【原文】脾中风者，翕翕发热，形如醉人，腹中烦重，皮目瞤瞤而短气。

【语译】脾脏感受风邪发生病变，多伴有轻度发热，头面现赤色，好像酒醉似的，同时腹中亦觉得烦乱滞重，上下眼睑跳动不止，甚而呼吸气也很迫促，这是风湿壅滞的证候。

【注解】尤在泾云："风气中脾，外淫肌肉，为翕翕发热，内乱心意，为形如醉人也，脾脉入腹，而其合肉，腹中烦重，邪胜而正不用也，皮目瞤瞤而短气，风淫于外而气阻于中也。李氏曰，风属阳邪而气疏泄，形如醉人，言其面赤而四肢软也，皮目，上下眼胞也。"

曹颖甫云："腹为足太阴部分，风中脾脏，里湿应之，风湿相搏，故腹中烦重，风淫于上，吸水湿上行，肺气为之阻塞，故皮目眴眴而短气，此证湿邪不流关节而入于里，轻则为风湿，重则为风水。风邪吸于上，则湿邪壅于腹部而不行，非去其上之所吸，窃意越婢加术汤，亦可用也。"

眴，作掣动解。

163

【原文】脾死脏，浮之大坚，按之如覆盃洁洁，状如摇者，死。（臣亿等详五脏各有中风中寒，今脾只载中风，肾中风中寒俱不载者，以古文简乱极多，去古既远，无文可以补缀也）

【语译】脾脏机能坏死，所反映出来的脉搏，在浮部好像是大而坚实的，但按到沉部，脉的搏动便停止了，好比倾覆了的酒杯，一点一滴也没有了，有的时候纵然再度搏动，亦极摇荡散乱，这是脾气快要绝灭之象，所以多属死证。

【注解】曹颖甫云："脾脉之绝，《内经》言但代无胃，而不举其形状，此言浮之坚，按之如覆杯洁洁，即但代无胃之的解也。浮取似实，重按绝无，或如杯中酒空，复之绝无涓滴，或忽然上出鱼际，忽然下入尺部，初如摇荡不宁，继仍卒然中绝，后人所谓雀啄脉也。"

164

【原文】趺阳脉浮而涩，浮则胃气强，涩则小便数，浮涩相搏，大便则坚，其脾为约，麻子仁丸主之。

麻子仁丸方：

麻子仁二升　芍药半斤　枳实一斤　大黄一斤，去皮　厚朴一尺，去皮　杏仁一升，去皮尖，熬，别作脂

上六味，末之，炼蜜和丸梧子大，饮服十丸，日三，渐加，以知为度。

【语译】诊察足上趺阳脉，在浮部有滞涩之象，这往往是津液缺乏胃肠干燥的缘故，正由于胃肠干燥而阳气强盛，所以脉现浮；又由于小便频数，

排泄过多而津液缺乏，所以脉现滞涩。燥热津伤的结果，大便坚硬而难出，这叫"脾约"，可以用"麻子仁丸"养液润燥。

【注解】本条与《伤寒论》第247条相同。

《医宗金鉴》云："趺阳，胃脉也，若脉涩而不浮，脾阴虚也，则胃气亦不强，不堪下矣，今脉浮而涩，胃阳实也，则为胃气强，脾阴亦虚也。脾阴虚，不能为胃上输精气，水独下行，故小便数也，胃气强，约束其脾，不化津液，故大便难也，以麻仁丸主之，养液润燥，清热通幽，不敢恣行承气者，盖因脉涩，终是虚邪也。"

【方义】尤在泾云："大黄、枳实、厚朴所以下令胃弱，麻仁、杏仁、芍药所以滋令脾胃厚，用蜜丸者，恐速下而伤及脾也。"

165

【原文】肾着之病，其人身体重，腰中冷，如坐水中，形如水状，反不渴，小便自利，饮食如故，病属下焦，身劳汗出，衣（一作表）里冷湿，久久得之，腰以下冷痛，腹重如带五千钱，甘姜苓术汤主之。

甘草干姜茯苓白术汤方：

甘草　白术各二两　干姜　茯苓各四两

上四味，以水五升，煮取三升，分温三服，腰中即温。

【语译】"肾着"病，病人周身四肢都有沉重的感觉，腰间发冷，好像在冷水里坐着一般，全身还有轻微的水肿之象，口不渴，小便正常，食欲正常，这是下焦的病变。此病往往是由于劳作出了汗，衣服湿透了没有换，久而久之便发生这样的病变了，腰以下总是冷痛沉重，好像带着五千串钱似的，可用"甘姜苓术汤"燥湿除水。

【注解】陆渊雷云："肾在腰部，故腰以下之病证，古人漫称肾病，其实非肾脏病也。此因水气停积于腰部，故腰以下冷痛，如坐水中，水气即湿气，湿胜故身重腰重如带五千钱也。形如水状，《千金》作形如水洗状，谓浮肿也。凡水气病多渴，故以不渴为反。不渴与饮食如故，皆胃无停水之征，胃无停水，故曰病属下焦。水气病有冲逆证者，多小便不利，此无冲逆证，故小便自利。身劳汗出三句，言其病因，然此病不必因于衣里冷湿，但湿之伤人，下部为甚，故水气积于腰部耳。尤氏云，肾受冷湿，着而不去，则为肾着，然其病不在肾之中脏，而在肾之外脏，故其治法不在温肾以散寒，而在燠土以胜水，甘姜苓术，辛温甘淡，本非肾药，名肾着者，原其病也。"

【方义】曹颖甫云："主以甘草干姜茯苓白术汤者，作用只在温脾祛湿，盖以腹为足太阴部分，腹部之寒湿去，不待生附走水，而腰部当温也。"

166

【原文】肾死脏，浮之坚，按之乱如转丸，益下入尺中者，死。

【语译】肾脏机能坏死，所反映出来的脉搏总是浮而虚坚，外硬内虚，脉搏的波动也很乱，好比弹丸在乱滚一般，尺脉动乱的，这是肾气快要绝灭之象，所以多属死证。

【注解】尤在泾云："肾脉本石，浮之坚，则不石而外鼓，按之乱如转丸，是变石之体，而为躁动，真阳将搏跃而出矣。益下入尺，言按之至尺泽，而脉犹大动也。尺下脉宜伏，今反动，真气不固而将外越，反其封蛰之常，故死。""石"是形容脉搏里外都实而不虚，"封蛰"含有"藏"的意思，犹言脉在沉部深藏而且坚实。"鼓"则外坚而中空，与"石"相反。

167

【原文】问曰：三焦竭部，上焦竭，善噫，何谓也？师曰：上焦受中焦，气未和，不能消谷，故能噫耳。下焦竭，即遗溺失便，其气不和，不能自禁制，不须治，久则愈。

【语译】问：临床上常发现有三焦各部发生气化枯竭的病变，请问上焦气化枯竭，便会噫气，这是什么道理呢？答：上焦的气化，受气于中焦，假使中焦有了病变，气化不和，便会影响脾胃的消化功能，而不能很好地消化饮食，噫气因而发生。又如下焦的气化枯竭，往往会出现遗尿、大便失禁等症，这又多是由于上焦的气化失常，以致不能控制下焦而使二便失禁。因此，在治疗时，不必径治下焦，首先要使上焦气化恢复正常，渐渐的二便就好转了。

【注解】《医宗金鉴》云："三焦竭部者，谓三焦因虚竭，而不各归其部，不相为用。""部"作"所"字解。

尤在泾云："上焦在胃上口，其治在膻中，而受气于中焦，今胃未和，不能消谷，则上焦所受者，非精微之气，而为陈滞之气矣，故为噫，噫，嗳食气也。下焦在膀胱上口，其治在脐下，故其气乏竭，即遗溺失便。然上焦气未和，不能约束禁制，亦令遗溺失便，所谓上虚不能制下者也，云不须治者，谓不须治其下焦，俟上焦气和，久当自愈。"

"噫"者，胃气受到阻郁而上逆有声，便为"噫"，俗称"打饱嗳"，消化不良有这一现象。《素问·诊要经终论》云："太阴终者，腹胀闭不得息，善噫善呕"，即是指的这种现象。

168

【原文】师曰：热在上焦者，因咳为肺痿；热在中焦者，则为坚；热在下焦者，则尿血，亦令淋秘不通。大肠有寒者，多鹜溏；有热者，便肠垢。小肠有寒者，其人下重、便血；有热者，必痔。

【语译】上焦有热，肺首先受到影响，最初发生咳嗽，久了渐次演为肺痿。中焦有热的人，脾胃首先受到影响，最习见的病变是腹部痞满坚硬。下焦有热的人，膀胱首先受到影响，出现血尿，或小便淋沥不通畅。至于大肠有寒，大便多稀溏；大肠有热，便会泻痢垢腻。小肠有寒，多里急后重，或先便后血，即"远血"症；小肠有热，往往会发生痔疮。

【注解】尤在泾云："热在上焦者，肺受之，肺喜清肃而恶烦热，肺热则咳，咳久则肺伤而痿也。热在中焦者，脾胃受之，脾胃者，所以化水谷而行阴阳者也，胃热则实而鞕，脾热则燥而闷，皆为坚也。下焦有热者，大小肠膀胱受之。小肠为心之腑，热则尿血。膀胱为肾之腑，热则癃闷不通也。鹜溏如鹜之后，水粪杂下，大肠有寒，故泌别不职，其有热者，则肠中之垢，被迫而下也，下重，谓腹中重而下坠。小肠有寒者，能腐而不能化，故下重，阳不化则阴下溜，故便血，其有热者，则下注广肠而为痔，痔，热疾也。""广肠"即直肠。

"肠垢"，《诸病源候论》中云："肠间津汁垢腻也，由热痢蕴积，肠间虚滑，所以因下痢而便肠垢也。"

曹颖甫云："先言下重，后言便血，此即先便后血之黄土汤证也。"

169

【原文】问曰：病有积，有聚，在䅽气，何谓也？师曰：积者，脏病也，终不移。聚者，腑病也，发作有时，展转痛移，为可治。䅽气者，胁下痛，按之则愈，复发，为䅽气。诸积大法，脉来细而附骨者，乃积也。寸口，积在胸中；微出寸口，积在喉中；关上，积在脐傍；上关上，积在心下；微下关，积在少腹；尺中，积在气冲；脉出左，积在左；脉出右，积在右；脉两出，积在中央，各以其部处之。

【语译】问：患积聚病，要区分积、聚、䅽气三种的不同，究竟怎样分辨呢？

答：所谓"积"，属五脏病，在病积的部位是始终不会移动的。所谓"聚"，属六腑病，病聚的部位常呈发作性的疼痛，并且移动不定。相对来说，"聚"比"积"要好治疗一些。所谓"䅽气"，常在胁肋下发生疼痛，按着反而不痛，不按疼痛即发生。诊断积聚病的脉法，常见脉搏极沉且细，要重按至骨才能触到脉搏跳动。一般来说，寸口脉沉细者，是胸中有积聚之象；脉沉细，如稍超出寸口以外，是喉部积聚之象；关部脉搏沉细，是脐旁有积聚之象；沉细脉超出在关部以上，是心下有积聚之象；沉细脉超出关部以下，是少腹部有积聚之象；尺部脉沉细，是下腹横骨部（气冲）有积聚之象。以上这些是从寸、关、尺部位的不同来判断积聚病发生的部位。同时也要知道，沉细脉出现在左手，往往是积聚在左侧之象；沉细脉出现在右手，往往是积聚在右侧之象；如果两手脉搏都沉细，积聚有可能出现在身体中部。明确了这些诊断方法，临床可根据脉象所在和积聚所在部位的不同来进行治疗。

【注解】徐忠可云："积，迹也，病气之属阴者也，脏属阴，两阴相得故不移，不移者，有专痛之处而无迁改也。聚则如市中之物，偶聚而已，病之属阳者也，腑属阳，故相比，阳则非如阴之凝，故寒气感则发，否则已，所谓有时也，既无定着，则痛无常处，故曰展转痛移，其根不深，故比积为可治。若榮气，榮者谷也，乃食气也，食伤太阴，敦阜之气，抑遏肝气，故痛在胁下，病不由脏腑，故按之可愈，然病气虽轻，按之不能绝其病源，故复发，中气强，不治自愈。"

朱震亨云："凡阴寒凝结，由渐而成者，俱谓之积，故曰诸积，非有一例之证象也，但有一定沉细之脉象，故知其为积也。病气深沉，不可不分上中下三焦以处之，脉亦必从寸关尺三部以候之。如寸口主上焦，脉细而附骨，知其积在胸中，如胸痹之类（第 114、116 条）是也。出寸口，上竟上也，主积在喉中，如痰气相搏，咽中如有炙脔（指妇人杂病篇半夏厚朴汤证）等是也。关上主中焦，关脉细沉，主积在脐傍，如绕脐腹痛（第 131、140 条）之类是也。微上关上，积在心下，如胃寒脘痛之类是也。微下关，积在少腹，如少腹寒痛之类是也。尺候下焦，尺脉细沉，积在气冲（穴名，在脐腹下横骨两端），如阴寒疝证之类是也。"

尤在泾云："脉来细而附骨，谓细而沉之至，诸积皆阴故也。又积而不移之处，其气血荣卫，不复上行而外达，则其脉为之沉细而不起，故历举其脉出之所，以决其受积之处，而复益之曰，脉两出积在中央，以中央有积，其气不能分布左右，故脉之见于两手者，俱沉细而不起也。各以其部处之，谓各随其积之所在之处而分治之耳。"

五脏风寒积聚病脉证并治小结

本篇二十条文献，讨论了"五脏风寒病"和"积聚病"，除第 169 条专谈积聚病的性质、症状、诊断外，其余第 150 条至第 168 条，共 19 条，都是讨论"五脏风寒病"，所涉及的基本内容是：五脏各有风病、寒病、死脉。惟脾脏无"寒病"，肾脏无风、寒两病，据林亿等的校订，认为是有简脱之故。

各脏的中风病，多属阳性、实性的病变；各脏中寒病，多属于阴性、虚性的病变。因此五脏的中风、中寒，只代表两种不同性质的病变，与一般所称的"伤寒""伤风"，绝不相侔。

古人认为"三焦"是"中清之腑"，能调和内外，营养左右，宣导上下，也就是说能包举全身各个部分，所以第 167、168 两条，专提出"三焦"的病变来讨论，其中主要的精神，还是在辨识寒热虚实而已。

五脏风寒积聚病脉证并治表解

表1 五脏风寒辨治

五脏风寒

肺脏风寒
- 中风：口燥而喘，身运而重，冒而肿胀（150）
- 中寒：吐浊涕（151）
- 死脉：浮之虚，按之弱如葱叶，下无根（152）

肝脏风寒
- 中风：头目眩，两胁痛，行常伛，嗜甘（153）
- 中寒：两臂不举，舌本燥，喜太息，胸中痛，不得转侧，食则吐而汗出（154）
- 死脉：浮之弱，按之如索不来，或曲如蛇行（155）
- 肝着
  - 症状：常欲蹈其胸，未苦时，欲饮热（156）
  - 治疗：旋覆花汤（156）

心脏风寒
- 中风：翕翕发热，不能起，心中饥，食即呕吐（157）
- 中寒
  - 症状：心如噉蒜，心痛彻背，背痛彻心，如蛊注（158）
  - 机转：脉浮者，自吐乃愈（158）
- 死脉：浮之实，如麻豆，按之益躁疾（160）
- 心伤
  - 症状：劳倦，头面赤而下重，心中痛而自烦，发热，当脐跳（159）
  - 脉象：弦（169）
- 心气虚
  - 症状：邪哭，其人则畏，合目欲眠，梦远行，而精神离散，魂魄妄行（161）
  - 病机：血气少（161）
  - 辨证
    - 阴气衰为癫（161）
    - 阳气衰为狂（161）

脾脏风寒
- 中风：翕翕发热，形如醉人，腹中烦重，皮目眴眴而短气（162）
- 死脉：浮之大坚，按如覆盃洁洁，状如摇（163）
- 脾约
  - 脉象：趺阳脉浮而涩（164）
  - 症状：小便数，大便坚（164）
  - 病机：胃气强，脾为约（164）
  - 治疗：麻子仁丸（164）

肾脏风寒
- 肾着
  - 病因：身劳汗出，衣里湿冷，久久得之（165）
  - 症状：身体重，腰中冷，如坐水中，形如水状反不渴，小便自利，饮食如故，腰以下冷痛，腹重如带五千钱（165）
  - 病位：病属下焦（165）
  - 治疗：甘姜苓术汤（165）
- 死脉：浮之紧，乱如转丸，益下入尺中（166）

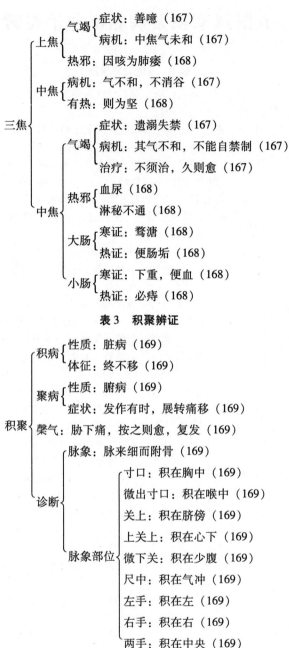

表2　三焦辨证

三焦
- 上焦
  - 气竭
    - 症状：善噫（167）
    - 病机：中焦气未和（167）
  - 热邪：因咳为肺痿（168）
- 中焦
  - 病机：气不和，不消谷（167）
  - 有热：则为坚（168）
- 中焦
  - 气竭
    - 症状：遗溺失禁（167）
    - 病机：其气不和，不能自禁制（167）
    - 治疗：不须治，久则愈（167）
  - 热邪
    - 血尿（168）
    - 淋秘不通（168）
  - 大肠
    - 寒证：鹜溏（168）
    - 热证：便肠垢（168）
  - 小肠
    - 寒证：下重，便血（168）
    - 热证：必痔（168）

表3　积聚辨证

积聚
- 积病
  - 性质：脏病（169）
  - 体征：终不移（169）
- 聚病
  - 性质：腑病（169）
  - 症状：发作有时，展转痛移（169）
- 槃气：胁下痛，按之则愈，复发（169）
- 诊断
  - 脉象：脉来细而附骨（169）
  - 脉象部位
    - 寸口：积在胸中（169）
    - 微出寸口：积在喉中（169）
    - 关上：积在脐傍（169）
    - 上关上：积在心下（169）
    - 微下关：积在少腹（169）
    - 尺中：积在气冲（169）
    - 左手：积在左（169）
    - 右手：积在右（169）
    - 两手：积在中央（169）

五脏风寒积聚病脉证并治复习题

1. 本篇各脏的中风、中寒，如何理解？

2. 从各脏的死脉中，是否可以看出一个共同点来？

3. 诸积证诊断的关键在哪里？

痰饮咳嗽病脉证并治第十二

唐惠琳《一切经音义》中云："淡阴，谓胸上液也，医方多作淡饮。"《脉经》中即作"淡饮"，篇中所有的"痰"字都作"淡"。所谓"淡饮"，即泛指体内水液停储的一类疾病，并不是专指"痰涎"而言。陆渊雷云："痰饮者，过量之体液，停潴于局部之病也。今人多以稠黏者为痰，稀薄者为饮，此因篇中杂有呼吸器病，乃误认痰饮为痰涎，不知今之所谓痰涎，金匮乃名浊唾也（见肺痿肺痈咳嗽上气病脉证治）。痰饮与水气（第十四篇），皆为体液过剩之病，停潴于脏腑之间者为痰饮，浸润于组织中者为水气。"《肘后方》作"痰癖。"因此，"痰饮"应作"水饮"解。

痰饮咳嗽病脉证并治内容

170

【原文】问曰：夫饮有四，何谓也？师曰：有痰饮，有悬饮，有溢饮，有支饮。

【语译】问：水饮病有四种类型，究竟是哪四种呢？

答曰：一痰饮，二悬饮，三溢饮，四支饮。

【注解】《医宗金鉴》云："痰饮，悬饮，溢饮，支饮，言饮病之情状也。四饮亦不外乎留饮伏饮之理，但因其流水之处，特分之为四耳，由其状而命之名，故有四也。"

171

【原文】问曰：四饮何以为异？师曰：其人素盛，今瘦，水走肠间，沥沥有声，谓之痰饮。饮后水流在胁下，咳唾引痛，谓之悬饮。饮水流行，归于四肢，当汗出而不汗出，身体疼重，谓之溢饮。咳逆倚息，短气不得卧，其形如肿，谓之支饮。

【语译】问：四种不同类型的水饮证，它们的症状有哪些不同呢？

答：例如一个人向来身体都长得很丰满，现在却逐渐消瘦了，肠中常作水鸣声，这就是痰饮证。例如患水饮病以后，胁肋部渐次发现有蓄水的情况，咳嗽唾痰，牵引胁肋部疼痛，这就是悬饮证。胸腹腔中停留有水饮，渐次浸润到手足四肢，又不排汗，以致引起全身发肿和疼痛，这叫作溢饮证。如果气逆咳嗽，呼吸喘促，不能平卧，周身有轻度的水肿，这是支饮证。

【注解】程林云："痰饮者何？以平人水谷之气，入于胃变化精微，以充肌肉，则形盛，今不能变化精微，但化而为痰饮，此其人所以素盛今瘦，故水走肠间，沥沥作声也。"

沈明宗云："饮后水流在胁下者，乃饮积于胃，腠理不密，如汗漐漐，横溢胃外，流于胁下而为悬饮，悬饮者，犹物悬挂其处之义也。胁乃阴阳之道路，悬饮阻抑往来之气，咳则气吸吊动于胁，咳唾则引痛矣。盖脾肺之气不能转运，饮水流行泛于四肢皮肤肌肉之间，即当汗出而散，设不汗出，凝逆经隧，身体疼重，而为溢饮，经谓溢饮者，渴暴多饮，而溢入肌皮肠胃之外，是也。若溢出于胃，从下注上，贮于胸膈之间，壅遏肺气，上逆而内则咳逆倚息，短气不得卧，外应皮毛，肺气壅而不行，则如肿，故为支饮也。""饮后"是指患水饮病后，不解释为饮水以后，较妥。

172

【原文】水在心，心下坚筑，短气，恶水不欲饮。

【语译】水饮停在胃里，胃部不仅膨满，还时有水在里面悸动的感觉，呼吸迫促，不欢喜喝水。

【注解】陆渊雷云："此亦水在胃中耳，水势澹荡，故筑筑然心下悸，停水胃满，膈膜不能下推，故短气，胃中更不能容外水，故恶水不欲饮，汤本氏以此条为苓桂术甘汤之证，是也。"

"心下"是指"胃"而言。"坚筑"，尤在泾云："悸动有力，筑筑然也。"

173

【原文】水在肺，吐涎沫，欲饮水。

【语译】如果肺脏有水饮，尽管随时吐些清涎稀沫，但由于津液不足，还是会出现口干、想喝水的症状。

【注解】程林云："连绵不断者曰涎，轻浮而白者曰沫，涎者，津液所化，沫者，水饮所内，酿于肺经则吐，吐多则津液亦干，故欲饮水。"

174

【原文】水在脾，少气，身重。

【语译】人体"脾"的作用为吸收，加入吸收障碍而蓄水，可能会引起少气、身重等症状。

【注解】徐忠可云："脾主肌肉，且恶湿，得水气则濡滞而重，脾精不运，则中气不足，而倦怠少气。"

陆渊雷云："水在脾，谓水气病之原因于吸收障碍者，肌肉中水气多，故少气身重。"

175

【原文】水在肝，胁下支满，嚏而痛。

【语译】胁肋部感觉支撑似的胀满，打喷嚏时牵引作痛，这是肝经的水饮证，因为胁肋为肝经所循之部位。

【注解】陆渊雷云："胁下为肝经之部位，故胁下支满为水在肝，察其证，盖是胸膜积液，实非肝脏积水之谓，嚏而痛，与咳唾引痛同意，盖亦悬饮之类证，而十枣汤所主也。"

尤在泾云："支满，犹偏满也。"

176

【原文】水在肾，心下悸。

【语译】肾脏有水饮，水气上冲，亦可使心下这个部位悸动不安。

【注解】程林云："水在肾，则肾气凌心，故筑筑然悸也。"

177

【原文】夫心下有留饮，其人背寒冷如掌大。

【语译】胃里停留有水饮的时候，背上适与胃相当的部位，往往会出现手掌般大的区域发冷。

【注解】尤在泾云："留饮，即痰饮之留而不去者也，背寒冷如掌大者，饮留之处，阳气所不入也。"

178

【原文】留饮者，胁下痛引缺盆，咳嗽则辄已。（一作转甚）

【语译】凡是胁肋停留水饮而疼痛，影响到颈下缺盆这些部位，咳嗽时痛得更厉害，这是支饮证。

【注解】曹颖甫云："下焦不通，则留积胁下，水停腰部，而痛引缺盆（俗名琵琶骨，在肩内齐颈处），咳嗽则痛不可忍，故欲咳而辄已，已者，中止之谓，此为支饮之十枣汤证。"

179

【原文】胸中有留饮，其人短气而渴，四肢历节痛，脉沉者，有留饮。

【语译】胸胁部停留有水饮，病人出现喘气、发渴、四肢关节疼痛，脉搏在沉部出现，这是溢饮证。

【注解】曹颖甫云："胸膈阳微，不能作汗，则水留膈上，阻塞肺脏出纳之气，因病短气，水在胸中，津液不得上承，故渴（必喜热饮），水不循三焦故道下行，乃流溢四肢而历节痛，此为当发汗之溢饮证，于麻黄加术汤为宜。水寒不得阳热之化，则其脉沉弦，故曰脉沉者有留饮，若脉不见沉而浮，则犹为风湿证耳。"

180

【原文】膈上病痰，满喘咳吐，发则寒热，背痛腰疼，目泣自出，其人振振身瞤剧，必有伏饮。

【语译】胸膈上停留有水饮的人，常出现胸满、喘气、咳嗽、吐痰等症状，发作厉害时，还发热恶寒、腰背疼痛、眼泪多，甚至全身振栗动摇站立不稳，这是阳虚而有里水的证候。

【注解】尤在泾云："伏饮，亦即痰饮之伏而不觉者，发则始见也，身热、背痛、腰疼，有似外感，而兼见喘满、咳唾，则是《活人》所谓痰之为病，能令人憎寒发热，状类伤寒者也，目泣自出，振振身瞤动者，饮发而上逼液道，外攻经隧也。""活人"指《活人书》而言。

陆渊雷云："此条，真武汤证也。"

"伏饮"的"伏"字，作"里"字解。

181

【原文】夫病人饮水多，必暴喘满，凡食少饮多，水停心下，甚者则悸，微者短气，脉双弦者寒也，皆大下后善虚，脉偏弦者饮也。

【语译】患水饮病的人，水喝多了，往往会突然出现喘气、胀满，如果饮食很少，而喝水却很多，于是水停留在胃里，严重的还会感觉胃部悸动，轻微的亦会喘息不安。这时诊其脉搏，如两手脉弦，这是里寒证，万不能用泻下剂，泻下了反而会损伤正气；如仅是一只手的脉弦，说明水饮证还不十分严重。

【注解】程林云："饮水多，则水气泛溢于胸膈，必暴喘满也。凡人食少饮多，则胃土不能游溢精气，甚者必停于心下而为悸，微者则填于胸膈而为短气也。"

尤在泾云："双弦者，两手皆弦，寒气周体也，偏弦者，一手独弦，饮气偏注也。"

曹颖甫云："脉双弦为寒，即为大下后里虚，附子理中汤，偏弦为饮，为小青龙及苓甘五味姜辛半夏汤证。"

182

【原文】肺饮不弦，但苦喘短气。

【语译】肺脏有水饮，在病的初期，脉搏虽还没有出现"弦"象，但喘促气紧等难堪的症状便先已出现了。

【注解】曹颖甫云："肺为水之上源，水气积而不降，但见吸入气短，寒湿犹未甚也，肾脏虚寒，寒水上逆，乃见弦脉，肺饮在上而不在下，故其脉不弦，此苓桂术甘汤及肾气丸之证，但利小便而即愈者也。"

183

【原文】支饮亦喘而不能卧，加短气，其脉平也。

【语译】患支饮病的初期，亦同肺饮证一样，气喘不能平卧，甚至喘促的情况比肺饮证有加无已，但这时的脉搏往往还是很正常的，并不现"弦"象。

【注解】曹颖甫云："肺饮支饮，一在胸中，一在膈间，心下留饮在胸，未及中下二焦，故曰肺饮；上有湿痰之凝冱，下有太阳标热之支撑，故曰支饮……二证初起，皆在阳位，未涉阴寒，故其脉不弦者，特为始病而言，未可据为成例。"

184

【原文】病痰饮者，当以温药和之。

【语译】患水饮病，多半是由于阳衰阴盛的结果，在治疗原则上应该用

"温" 药来行水化湿。

【注解】沈明宗云："此言痰饮属阴，当用温药也，脾失健运，水湿酿成痰饮，其性属湿而为阴邪，故当温药和之，即助阳而胜脾湿，俾阳运化，湿自除矣。"

185

【原文】心下有痰饮，胸胁支满，目眩，苓桂术甘汤主之。

苓桂术甘汤方：

茯苓四两　桂枝三两　白术三两　甘草二两

上四味，以水六升，煮取三升，分温三服，小便则利。

【语译】凡当心下停有水饮，以致胸胁出现支撑胀满，甚至头目眩晕的，这是支饮证，可服用"苓桂术甘汤"扶阳利水。

【注解】曹颖甫云："夫胸胁支满，属手少阳三焦，主焦水道不通，乃病支饮，目眩者，水饮上冒而眩晕不定也。用苓桂术甘汤者，则以饮邪初起，水气仅在三焦而不及内脏，故但扶脾脏以通阳气，使上焦气散，无吸水之力，而水道自通，水道通而饮邪去矣。"

【方义】徐忠可云："苓桂术甘汤，正所谓温药也。桂、甘之温化气，术之温健脾，苓之平而走下以消饮气，茯苓独多，任以君也。"

186

【原文】夫短气有微饮，当从小便去之，苓桂术甘汤主之，肾气丸亦主之。（方见上；方见脚气中）

【语译】患水饮病，呼吸气促者，总宜从小便排除水饮。如胸胁部胀满的，可用"苓桂术甘汤"；如脐下悸动，甚至有麻木不仁感觉的，可用"肾气丸"。

【注解】徐忠可云："短气有微饮，即上文微者短气也（181条）。然支饮、留饮、水在心，皆短气，总是水停心下，故曰当从小便去之。"

尤在泾云："气为饮抑则短，欲引其气，必蠲其饮。饮，水类也，治水必自小便去之，苓桂术甘，益土气以行水，肾气丸养阳气以化阴，虽所主不同，而利小便则一也。"

陆渊雷云："二方皆能利小便，而苓桂术甘以胸胁逆满为候，肾气丸以脐下不仁为候。"

187

【原文】病者脉伏，其人欲自利，利反快，虽利，心下续坚满，此为留饮欲去故也，甘遂半夏汤主之。

甘遂半夏汤方：

甘遂大者三枚　半夏十二枚，以水一升，煮取半升，去滓　芍药五枚　甘草如指大一枚，炙，一本作无

上四味，以水二升，煮取半升，去滓，以蜜半升，和药汁煎取八合，顿服之。

【语译】患水饮病，由于气血阻滞，脉搏沉伏到不可触摸到的时候。假如突然现腹泻，泻后有轻快的感觉，这是水饮从腹泻排除了一部分的缘故；如泻利后，心下部仍坚硬胀满，便该用"甘遂半夏汤"来荡涤水饮。

【注解】魏荔彤云："病者脉伏，为水邪压溷，气血不通，故脉反伏而不见也，其人欲自利，利反快，水流湿而就下，以下为暂泄其势，故暂安适也。然旋利而今下续坚满，此水邪有根蒂以维系之，不可以顺其下利之势而为削灭也，故曰，此为留饮欲去故也，盖阴寒之气立其基，水饮之邪成其穴，非开破导利之，不可也。"

《医宗金鉴》云："此为留饮欲去故也句，当在利反快之下。"

【方义】曹颖甫云："方中甘遂三枚，半夏十二枚，所以去水，芍药五枚，炙甘草一枚，所以疏通血络而起沉伏之脉，盖脉伏者，水胜而血负也，药去滓而和蜜者，欲其缓以留中，使药力无微不达，并取其润下之性，使内脏积垢易去也。"

188

【原文】脉浮而细滑，伤饮。

【语译】凡初患水饮病的，往往脉搏在浮部出现细小滑利之象。

【注解】《医宗金鉴》云："凡饮病得脉浮而细滑者，为痰饮初病，水邪未深之诊也。"

"伤"字作"患"字解。

189

【原文】脉弦数，有寒饮，冬夏难治。

【语译】患寒饮病，本当用温热药，但伏有里热，脉搏不仅现"弦"象，而至数亦增加了，这样寒热夹杂的证候，治疗起来很困难。

【注解】曹颖甫云："水邪不去，由胸及胁，乃见弦脉，是为寒饮，饮邪内陷，阳气郁伏，脉转弦数，寒饮则须温药，伏热尤须凉剂，二者不可兼顾，故冬夏难治。"

"冬夏"即寒热、水火的代名词，不作"季节"的意义解。

190

【原文】脉沉而弦者，悬饮内痛。

【语译】凡患悬饮病，不仅胁肋里作痛，脉搏在沉部还现弦紧之象。

【注解】《医宗金鉴》云："赵良曰，脉沉，病在里也，凡弦者，为痛为饮为癖。悬饮结积，在内作痛，故脉见沉弦。"

尤在泾云："脉沉而弦，饮气内聚也。饮内聚而气击之则痛。"

"内痛"，即指胁肋内作痛。

191

【原文】病悬饮者，十枣汤主之。

十枣汤方：

芫花熬　甘遂　大戟各等分

上三味，捣筛，以水一升五合，先煮肥大枣十枚，取九合，去滓，内药末，强人服一钱匕，羸人服半钱，平旦温服之。不下者，明日更加半钱，得快下后，糜粥自养。

【语译】患悬饮病而为实证者，可用"十枣汤"利水峻剂。

【注解】徐忠可云："盖悬饮原为骤得之证，故攻之不嫌峻而骤，若稍缓而为水气喘急浮肿。"

【方义】徐忠可云："甘遂性苦寒，能泻经隧水湿，而性更迅速直达。大戟性苦辛寒，能泻脏腑之水湿，而为控涎之主。芫花性苦温，能破水饮窠囊，故曰破癖须用芫花，合大枣用者，大戟得枣，即不损脾也。《三因方》以十枣汤药为末，枣肉和丸以治之，可谓善于变通者矣。"

192

【原文】病溢饮者，当发其汗，大青龙汤主之，小青龙汤亦主之。

大青龙汤方：

麻黄六两，去节　桂枝二两，去皮　甘草二两，炙　杏仁四十个，去皮尖　生姜三两，切　大枣十二枚　石膏如鸡子大，碎

上七味，以水九升，先煮麻黄，减二升，去上沫，内诸药，煮取三升，去滓，温服一升，取微似汗，汗多者，温粉粉之。

小青龙汤方：

麻黄三两，去节　芍药三两　五味子半升　干姜三两　甘草三两，炙　细辛三两　桂枝三两，去皮　半夏半升，洗

上八味，以水一斗，先煮麻黄，减二升，去上沫，内诸药，煮取三升，去滓，温服一升。

【语译】患溢饮病而有表证者，可以用"大青龙汤"发汗剂，如果只是有水饮，可以用"小青龙汤"温散水饮。

【注解】陆渊雷云："溢饮者，四肢水肿，身体惰重疼痛，有表证，故以大青龙汗之，若无表证者，仍宜越婢汤之类，否则水虽去而阳随亡矣。小青龙主水气在心下而咳者，心下之水久不除，泛溢于四肢，亦为溢饮也，喘咳而手足微肿者，临床上往往见之，仍用小青龙者，治其本也。"

【方义】徐忠可云："大青龙合麻桂而去芍药加石膏，则水气不甚而夹热

者，宜之。"

徐忠可云："咳多而寒伏，则必小青龙为当，盖麻黄去杏仁，桂枝去生姜，而加五味干姜半夏细辛，虽表散，而实欲其寒饮之下出也。"

193

【原文】膈间支饮，其人喘满，心下痞坚，面色黧黑，其脉沉紧，得之数十日，医吐下之不愈，木防己汤主之。虚者即愈，实者三日复发，复与不愈者，宜木防己汤去石膏加茯苓芒硝汤主之。

木防己汤方：

木防己三两　石膏十二枚,鸡子大　桂枝二两　人参四两

上四味，以水六升，煮取二升，分温再服。

木防己加茯苓芒硝汤方：

木防己二两　桂枝二两　人参四两　芒硝三合　茯苓四两

上五味，以水六升，煮取二升，去滓，内芒硝，再微煎，分温再服，微利则愈。

【语译】患支饮病，喘、胸膈膨满，甚至蔓延到心下部位也是痞塞坚硬的，脸色苍黑，脉搏在沉部摸着有紧急的感觉，这些症状持续了几十天不见减轻。有医者见着喘气、胸满、脸色黑等症状表现，先以为是上焦寒湿，曾用过催吐剂来催吐，用了无效；又见心下痞满等症状，认为寒湿邪气在下焦，再用泻下剂，结果还是不效。没有想到是久患寒湿已渐热化，要用"木防己汤"这类泻热除湿、通阳生津的方剂才有效验。对此病要辨别虚实，如上述证候属于虚证，服用"木防己汤"后便可以好转，如果是实证，胃肠停滞有水饮，纵然给以"木防己汤"，轻松了三两天后也会复发的，复发了再给以"木防己汤"，仍不会有效，这时最好是用"木防己去石膏加茯苓芒硝汤"来通滞利水。

【注解】曹颖甫云："饮邪留于膈间，支撑无己，肺气伤于水，太阳阳气不得外达则喘，胸中阳痹，水液内停则满，由胸及于心下，则心下痞坚，寒湿在上，阻遏三阳之络，血色不荣于面，故其色黧黑，此与湿家身色如熏黄同。水盛于上，血分热度愈低，故其脉沉紧。得之数十日，病根渐深，医以

为水在上也,而用瓜蒂散以吐之,吐之不愈,又以心下痞坚,而用泻心汤以下之,若仍不愈,医者之术穷矣。不知寒湿久郁,则生里热,胃热合胆火上抗,因病喘逆,饮邪留积不去,则上满而下痞坚,故宜苦寒之防己以泄下焦,甘寒体重之石膏以清胃热,又以心阳之不达也,用桂枝以通之,以津液之伤于吐下也,用人参以益之,此仲师用木防己汤意也。但此证,胃中无宿垢,但有胃热上冲,阻水饮下行之路而喘满痞坚者为虚,故但于方剂中用石膏以清胃热,中脘已无阻碍,盖即阳明虚热用白虎汤之义也。若胃中有宿垢,虽经石膏清热,上冲之气稍平,但一经复发,此方即无效力,故必去清虚热之石膏,加茯苓以利水道,芒硝以通腑滞,膈间支饮,乃得由胃中下走小肠大肠,而一泄无余,盖即阳明实热用大承气汤之义也,此虚实之辨也。"

【方义】徐忠可云:"木防己为君,通水气壅塞也,人参为佐,恐虚不能运邪也,然膈属太阳之分,非桂则气不化,故加桂枝,痞则胸中必郁虚热,故加石膏。彼汉防己能泻血中湿热而通其壅滞,故下焦湿肿,及皮水淋涩,除膀胱积热宜之,而上焦气分热证禁用,若木防己,则通湿壅而兼主虚风,故与石膏并用以治膈。"

程林云:"加芒硝之咸寒,可以软痞坚,茯苓之甘淡,可以渗淡饮,石膏辛寒,近于解肌,不必杂于方内,故去之。"

194

【原文】心下有支饮,其人苦冒眩,泽泻汤主之。

泽泻汤方:

泽泻五两　白术二两

上二味,以水二升,煮取一升,分温再服。

【语译】患支饮病,心下有水饮,水饮不断地刺激,往往会使人发生昏冒、眩晕等脑症状,可以用"泽泻汤"来治疗。

【注解】尤在泾云:"水饮之邪,上乘清阳之位则为冒眩。冒者,昏冒而神不清,如有物冒蔽之也;眩者,目眩转而乍见玄黑也。"

【方义】程林云:"白术之甘苦以补脾,则痰不生,泽泻之甘咸以入肾,则饮不蓄,小剂以治支饮之轻者。"

195

【原文】支饮胸满者，厚朴大黄汤主之。

厚朴大黄汤方：

厚朴一尺　大黄六两　枳实四枚

上三味，以水五升，煮取二升，分温再服。

【语译】患支饮病，胸腹部胀满而有里实证的，可以用"厚朴大黄汤"来泻下剂。

【注解】尤在泾云："胸满，疑作腹满。支饮多胸满，此何以独用下法，厚朴大黄，与小承气同，设非腹中痛而闭者，未可以此轻试也。"

《医宗金鉴》云："支饮胸满，邪在肺也，宜用木防己汤、葶苈大枣汤，饮满腹满，邪在胃也，故用厚朴大黄汤，即小承气汤也。"

【方义】张石顽云："此即小承气，以大黄多，遂名厚朴大黄汤，若厚朴多，则名厚朴三物汤。此支饮胸满者，必缘其人素多湿热，浊饮上逆所致，故用荡涤中焦药治之。"

196

【原文】支饮不得息，葶苈大枣泻肺汤主之。（方见肺痈中）

【语译】患支饮病，肺气被水饮阻塞而喘息的，可以用"葶苈大枣泻肺汤"逐水泄闭。

【注解】徐忠可云："肺因支饮，满而气闭也，一呼一吸曰息，不得息，是气既闭，而肺气之布，不能如常度也，葶苈苦寒，体轻象阳，故能泄阳分肺中之闭，惟其泄闭，故善逐水，今水气相扰，肺为邪实，以葶苈泄之，故曰泻肺，大枣取其能补胃，且以制葶苈之苦，使不伤胃也。"

197

【原文】呕家本渴，渴者为欲解，今反不渴，心下有支饮故也，小半夏

汤主之。(《千金》云小半夏加茯苓汤)

小半夏汤方：

半夏一升　生姜半升

上二味，以水七升，煮取一升半，分温再服。

【语译】一般呕吐的，由于损伤了津液，所以多有"口渴"的现象，但是这种口渴，是病邪从呕吐而消除之象。现病人只是呕吐，并不发"渴"，这正是由于患支饮病而有水饮的缘故，可以用"小半夏汤"来燥湿除饮。

【注解】沈明宗云："此支饮上溢而呕之方也，凡外邪上逆作呕，必伤津液，应当作渴，故谓呕家本渴，渴则病从呕去，谓之欲解，若心下有支饮，停蓄胸膈致燥，故呕而不渴，则当治饮。"

【方义】尤在泾云："半夏味辛性燥，辛可散结，燥能蠲饮，生姜制半夏之悍，且以散逆止呕也。"

198

【原文】腹满，口舌干燥，此肠间有水气，己椒苈黄丸主之。

己椒苈黄丸方：

防己　椒目　葶苈熬　大黄各一两

上四味，末之，蜜丸如梧子大，先食饮服一丸，日三服，稍增，口中有津液，渴者，加芒硝半两。

【语译】水饮病的病人，由于津液缺乏，所以口腔、舌头感觉非常干燥，又由于肠道里的积水不消，所以腹部胀满。可以用"己椒苈黄丸"攻下肠中的积水。

【注解】程林云："痰饮留于中则腹满，水谷入于胃，但为痰饮而不为津液，故口舌干燥也。上证曰水走肠间沥沥有声（171条），故谓之痰饮，此肠间有水气，亦与痰饮不殊，故用此汤以分消水饮。"

尤在泾云："水既聚于下，则无复润于上，是以肠间有水气，而口舌反干燥也，后虽有水饮之人，只足以益下趋之势，口燥不除，而腹满益甚矣。"

【方义】程林云："此水气在小肠也，防己椒目，导饮于前，清者得从小便而出，大黄葶苈，推饮于后，浊者得从大便而下也，此前后分消，则腹满减而水饮行，脾气转而津液生矣。若渴则甚于口舌干燥，加芒硝佐诸药，以下腹满，而救脾土。"

199

【原文】卒呕吐，心下痞，膈间有水，眩悸者，小半夏加茯苓汤主之。

小半夏加茯苓汤方：

半夏一升　生姜半斤　茯苓三两，一法四两

上三味，以水七升，煮取一升五合，分温再服。

【语译】胸膈间有水饮的病人，有的卒然现呕吐，心下痞满、悸动，同时伴有眩晕等症状，这是水饮冲逆的缘故，可以用"小半夏加茯苓汤"降逆利水。

【注解】尤在泾云："饮气逆于胃则呕吐，滞于气则心下痞，凌于心则悸，蔽于阳则眩，半夏生姜，止呕降逆，加茯苓去其水也。"

陆渊雷云："此方之证，即小半夏汤证，而加心下痞与眩悸，故方中加茯苓以镇悸行水，心下痞，因胃中水满之故，以其疑于泻心汤证之痞，故自注曰膈间有水，可知胃部必有振水音，更参合呕吐眩悸，知非泻心证之气痞也。""泻心证"可参见《伤寒论》第151、154、155、157、158、159等条。

【方义】《医宗金鉴》中云："赵良曰，经云以辛散之，半夏生姜皆味辛，本草半夏可治膈上痰，心下坚呕逆眩者，亦上焦阳虚不能升发，所以半夏生姜并治之，悸则心受水凌，非半夏可独治，必加茯苓去水下肾逆以安神，神安则悸愈也。"

200

【原文】假令瘦人脐下有悸，吐涎沫而癫眩，此水也，五苓散主之。

五苓散方：

泽泻一两一分　猪苓三分，去皮　茯苓三分　白术三分　桂二分，去皮

上五味，为末，白饮服方寸匕，日三服，多饮暖水，汗出愈。

【语译】一般说来，肌瘦的人是很少有水饮的，假使肚脐以下悸动不安，

常时呕吐清涎痰沫，并伴有头目眩晕，这是水饮病，可以用"五苓散"分利水饮。

【注解】曹颖甫云："语云，肥人多痰，瘦人似不当有痰，为其肌肉皮毛中所含水分少也。水分多者，心下有水，则心下悸，水分少者，水在脐下，则脐下亦悸。水气微薄，虽不至卒然呕吐，然引动上焦，亦必吐涎沫而头目眩晕，此可见仲师出五苓散方治，正所以泄在下之水以顺而导之也。"

【方义】徐忠可云："以桂苓伐肾邪，猪苓泽泻白术泻水而健胃，比痰饮之苓桂术甘汤（185条），去甘草加猪泽，彼重温药和胃，此则急于去水耳，且云饮暖水汗出愈，内外分消其水也。"

201

【原文】咳家，其脉弦，为有水，十枣汤主之。（方见上）

【语译】患支饮病而咳嗽，脉搏现弦象，是由于水饮冲逆的缘故，可用"十枣汤"利水。

【注解】魏荔彤云："咳家，喘为痰饮在内，逆气上冲之咳嗽言也，故其脉必弦，无外感家之浮，无虚劳家之数，但见弦者，知有水饮在中为患也。"

本条与第202条合看，亦是属于支饮病。

202

【原文】夫有支饮家，咳烦，胸中痛者，不卒死，至一百日或一岁，宜十枣汤。（方见上）

【语译】支饮病的病人，出现咳嗽、烦躁、胸部疼痛等症状，一时不至死亡，但积月经年绵缠难愈，纵然久病多虚，而水饮病根没有拔除，还是需用"十枣汤"攻逐水邪。

【注解】徐忠可云："夫有支饮家，乃追原之词也，谓支饮本不痛，蔓延至胸痹而痛，气上逆为咳，火上壅为烦，已有死道矣，不卒死，甚至一百日或经年之久，其虚可知，幸元气未竭也。原其病，支饮为本，病本不拔，终无愈期，逡巡不愈，正坐医家以虚故畏缩，故曰宜十枣汤，以见攻病不嫌峻，不得悠悠以待毙也。"

203

【原文】久咳数岁，其脉弱者可治，实大数者死，其脉虚者，必苦冒，其人本有支饮在胸中故也，治属饮家。

【语译】支饮病的病人，已经咳嗽几年了，正气相当的衰弱，所以脉搏的表现亦极其虚弱。相反，假如脉搏突变成实大之象，动数亦加快了，这是病变恶化之象，多属凶兆。这种久病水饮的人，脉搏尽管虚弱，但饮邪是一直存在着的，胸腔水饮不断地冲逆，所以常常发生头晕、眼花的昏冒情况，为了拔除病根，还需依据疗水饮的法则来治疗。

【注解】沈明宗云："久咳数载，是非虚劳咳嗽，乃脾肺素本不足，肺气滞而不利，津化为饮，上溢胸中肺叶空窍之处，即支饮伏饮之类，内之伏饮相招，风寒袭入，内外合邪而发，世谓痰火屡屡举发者是矣。然久咳必是邪正两衰，其脉故弱，脉证相应，故为可治。实大数者，邪热炽盛，阴气大亏，甚者必造于亡，故主死也。脉虚者，乃上焦膻中宗气不布，痰饮浊阴上溢胸中，气逆上冲，所以苦冒，冒者，瞑眩黑花昏晕之类，因其人本有支饮存蓄胸中，则当治其支饮而咳自宁，故治属饮家。"

204

【原文】咳逆倚息不得卧，小青龙汤主之。(方见上)

【语译】患支饮，咳嗽、气逆喘息，只能凭倚坐着，不能平卧，急用"小青龙汤"来发散饮邪。

【注解】尤在泾云："倚息，倚几而息，能俯而不能仰也。肺居上焦而司呼吸，外寒内饮，壅闭肺气，则咳逆上气，甚则但坐不得卧也。麻黄桂枝散外入之寒，半夏消内积之饮，细辛干姜治其咳满，芍药五味监麻、桂之性，使入饮去邪也。"

本条即第 171 条所述之支饮证。

205

【原文】青龙汤下已，多唾，口燥，寸脉沉，尺脉微，手足厥逆，气从小腹上冲胸咽，手足痹，其面翕热如醉状，因复下流阴股，小便难，时复冒者，与茯苓桂枝五味甘草汤治其气冲。

【语译】患支饮证而属阴阳两虚的，服用了"小青龙汤"后，尽管不断地吐出很多痰唾，而口腔还现干燥，诊脉，寸沉，尺部更沉而微细，这说明不仅水饮存在，且正气亦很虚弱，所以手足时发厥冷，病人一阵阵地感觉像有股气从小腹上冲至胸腔、咽部，同时伴有手足麻痹，脸色发热现赤似酒醉一般，一会儿又感觉这股气一直下降到下阴股部，同时伴有小便困难、头目眩晕，这是由于"小青龙汤"过分地开泄阳气的缘故，可以用"茯苓桂枝五味甘草汤"来平定虚阳的冲逆。

【注解】曹颖甫云："阳气张于上，则冲气动于下，小青龙汤发其阳气太甚，则口多浊唾而燥。寸脉沉为有水，尺脉微为阴虚，手足厥逆者，中阳痹也。气从小腹上冲胸咽者，以麻黄、细辛之开泄太甚，少阴水气，被吸而上僭也。中阳既痹，故手足不仁，虚阳上浮，故其面翕热如醉状，且浮阳之上冒者，复下流阴股而吸其水道，致小水不利，阳不归根，故时上冒巅顶。方用苓桂五味甘草汤，与《伤寒·太阳篇》发汗后欲作奔豚之苓桂大枣甘草汤（《伤寒论》65条）略同，但彼为脾阳因汗后而虚，不能厚中道之堤防，故用大枣，此为肾气被热药牵引，不能摄下焦之浮阳，故用五味。要其为降冲逆则一也。"

桂苓五味甘草汤方：

茯苓四两　桂枝四两，去皮　甘草三两，炙　五味子半升

上四味，以水八升，煮取三升，去滓，分温三服。

【方义】沈明宗云："用桂苓以逐冲气归源，五味收敛肺气之逆，甘草安和脾胃，不使虚阳上浮，此乃救逆之变方也。"

206

【原文】冲气即低，而反更咳，胸满者，用桂苓五味甘草汤去桂加干姜

细辛，以治其咳满。

苓甘五味姜辛汤方：

茯苓四两　甘草三两　干姜三两　细辛三两　五味半升

上五味，以水八升，煮取三升，去滓，温服半升，日三。

【语译】服用"桂苓五味甘草汤"后，气的冲逆固然被平伏了，但咳嗽、胸满等症状更加厉害起来，这是上焦水饮还没有除去的缘故，可以用原方去"桂枝"加干姜、细辛来治疗。

【注解】尤在泾云："服前汤已，冲气即低，而反更咳胸满者，下焦冲逆之气既伏，而肺中伏匿之寒饮续出也。故去桂枝之辛而导气，加干姜、细辛之辛而入肺者，合茯苓、五味、甘草，消饮驱寒，以泄满止咳也。"

"低"作"平"字解。"反"作"又"字解。

【方义】徐忠可云："青龙汤已用桂，桂苓五味甘草汤又用桂，两用桂而邪不服，以桂能去阳分凝滞之寒，而不能驱脏内沉匿之饮，故从不得再用桂枝之例而去之，唯取细辛入阴之辛热，干姜纯阳之辛热，以泻满驱寒而止咳也。"

207

【原文】咳满即止，而更复渴，冲气复发者，以细辛、干姜为热药也，服之当遂渴，而渴反止者，为支饮也。支饮者，法当冒，冒者必呕，呕者复内半夏，以去其水。

桂苓五味甘草去桂加姜辛夏汤方：

茯苓四两　甘草二两　细辛二两　干姜二两　五味子　半夏各半升

上六味，以水八升，煮取三升，去滓，温服半升，日三。

【语译】服用"苓甘五味姜辛汤"后，胸满、咳嗽等症状固然减轻了，却又出现口渴，同时冲气又有点发作的情况，这可能是由于细辛、干姜等辛热药引发燥热的缘故，所以出现口渴。假使"口渴"很快消失，而冲气仍然发作，这是支饮病根尚存的缘故。支饮病既没有根除，不仅冲气可复发，头目昏冒、呕吐等症也会发作，这还需用"苓甘五味姜辛汤加半夏"来治疗，继续消除水饮之邪。

【注解】沈明宗云："此支饮内蓄而复发也。咳满即止，肺之风寒已去，而更发渴，冲气复发者，饮滞外邪，留于胸膈未除也，即以细辛干姜热药推之，若无痰饮内蓄而服细辛干姜热药助其燥热，应当遂渴，而渴反止者，是内饮上溢喉间，浸润燥热，故不作渴，但阻胸中阳气，反逆上行而冒，然冒家阳气上逆，饮亦随之而上，故冒者必呕。呕者于前去茯苓五味甘草汤，复内半夏消去其水，呕即止矣。"

【方义】徐忠可云："同是冲气，而此不用桂枝者，盖冒而呕则重驱饮，以半夏为主，桂枝非所急也。"

208

【原文】水去呕止，其人形肿者，加杏仁主之，其证应内麻黄，以其人遂痹，故不内之。若逆而内之者，必厥，所以然者，以其人血虚，麻黄发其阳故也。

苓甘五味加姜辛半夏杏仁汤方：

茯苓四两　甘草三两　五味半升　干姜三两　细辛三两　半夏半升　杏仁半升，去皮尖

上七味，以水一斗，煮取三升，去滓，温服半升，日三。

【语译】服用"桂苓五味甘草去桂加姜辛夏汤"后，水饮已经基本消除，病人不再呕吐，但出现身肿，这是水饮已不太严重，而血虚气弱的缘故，可于原方中加"杏仁"，借以疏利肺气。本来这种气滞水肿证，还应该加"麻黄"的，但因病人血虚而现手足麻，所以就不加"麻黄"了，假如不照顾到病人这一特点，竟加用"麻黄"，可能会导致手足厥冷。这是因为病人已经血虚，再用"麻黄"来发泄阳气，便会导致阴阳两虚了。

【注解】徐忠可云："形肿，谓身肿也。肺气已虚，不能遍布，则滞而肿，故以杏仁利之，气不滞，则肿自消也。其证应内麻黄者，水肿篇云，无水虚肿者，谓之气水，发其汗则已，发汗宜麻黄也。以其人遂痹，即前手足痹（205条）也。咳不应痹而比，故曰逆。逆而内之，谓误用麻黄，则阴阳俱虚而厥，然厥之意尚未明，故曰所以必厥者，以其人因血虚不能附气，故气行涩而痹，更以麻黄汤药发泄其阳气，则亡血复汗，温气去而寒气多，焉得不厥，正如新产亡血复汗，血虚而厥也。"

1684

【方义】尤在泾云："呕止而形肿者，胃气和而肺壅未通也，是惟麻黄可以通之，而血虚之人，阳气无偶，发之最易厥脱，麻黄不可用矣。杏仁味辛能散，味苦能发，力虽不及麻黄，与证适宜也。"

209

【原文】若面热如醉，此为胃热上冲，熏其面，加大黄以利之。

苓甘五味加姜辛半杏大黄汤方：

茯苓四两　甘草三两　五味半升　干姜三两　细辛三两　半夏半升　杏仁半升

大黄三两

上八味，以水一斗，煮取三升，去滓，温服半升，日三。

【语译】假使病人脸发热像酒醉一般，这是由于胃里有热，胃热不断地上冲，熏灼头面的结果，可于原方中加"大黄"泻利胃热。

【注解】徐忠可云："面属阳明，胃气盛则面热如醉，是胃气之热上熏之也，既不因酒而如醉，其热势不可当，故加大黄以利之，虽有姜辛之热，各自为功而无妨矣。"

【方义】尤在泾云："水饮有夹阳之热者，若面热如醉，则为胃热随经上冲之证，胃之脉上行于面故也。即于消饮药中，加大黄以下其热，此属中焦阳明之阳，故以苦寒下之。"

210

【原文】先渴后呕，为水停心下，此属饮家，小半夏茯苓汤主之。(方见上)

【语译】本来口渴想喝水，但水喝下去便呕吐，这是胃中有水邪停蓄的缘故，应该依照疗水饮的方法来医治，可以选用"小半夏茯苓汤"一类的方剂。

【注解】尤在泾云："先渴后呕者，本无呕病，因渴饮水，水多不下而反上逆也，故曰此属饮家。小半夏止呕降逆，加茯苓去其停水，盖始虽渴而终为饮，但当治饮，而不必治其渴也。"

本条与第 197 条相互发明。

痰饮咳嗽病脉证并治附方

（原载第 200 条"五苓散方"后）

外台茯苓饮

治心胸中有停痰宿水，自吐出水后，心胸间虚，气满，不能食。消痰气，令能食。

茯苓　人参　白术各三两　枳实二两　橘皮二两半　生姜四两

上六味，水六升，煮取一升八合，分温三服，如人行八九里进之。

【方义】沈明宗云："脾虚不与胃行津液，水蓄为饮，贮于胸膈之间，满而上溢，故自吐出水后，邪去正虚，虚气上逆，满而不能食也，所以参术大健脾气，使新饮不聚，姜橘枳实，以驱胃家未尽之饮，日消痰气，令能食耳。"

（本方出《外台秘要》第八卷痰饮食不消及呕逆不下食门，引延年方）

痰饮咳嗽病脉证并治小结

本篇共四十一条，可分做两大部分。第一部分，讨论了水饮病的类型、诊断、治疗等问题。如第 170、171 两条，依据水饮病的症状，分作痰饮、悬饮、溢饮、支饮等四大类；第 172、173、174、175、176、177、182 等七条，依据水饮所在的部位，分作心水、肺水、脾水、肝水、肾水等五大类；第 180、181、188、189 等四条，讨论不同性质水饮病的诊断辨识；第 186、187、198、199、200、210 等六条，讨论水饮病的辨证施治。第二部分，分别对痰饮、悬饮、温饮、支饮四大证进行讨论。第 184 条提出痰饮病的治疗方法；第 190、191 两条，讨论对悬饮病的诊断和治疗；第 179、192 两条，辨识溢饮病的症状和处方；第 178、183、185、193、194、195、196、197、201、202、203、204、205、206、207、208、209 等十七条，都是讨论关于支饮病的辨证论治。

痰饮咳嗽病脉证并治表解

表1　痰饮咳嗽病脉证总论

总论
- 分类
  - 痰饮：素盛今瘦，水走肠间，沥沥有声（171）
  - 悬饮：饮后，水流在胁下，咳唾引痛（171）
  - 溢饮：饮水流行，归于四肢，当汗出而不汗出，身体疼重（171）
  - 支饮：咳逆倚息，短气不得卧，其形如肿（171）
  - 心水：心下坚筑，短气不得卧，恶水不欲饮，背寒冷如手大（172、177）
  - 肺水：吐涎沫，欲饮水，苦喘短气（173、182）
  - 脾水：少气身重（174）
  - 肝水：胁下支满，嚏而痛（175）
  - 肾水：心下悸（176）
- 辨证
  - 阳虚证：膈上病痰，满喘咳吐，发则寒热，背痛腰疼，目泣自出，振振身瞤剧（180）
  - 里寒证
    - 脉象：弦（181）
    - 症状：食少饮多，暴喘满，水停心下，悸，短气（181）
  - 寒热夹杂
    - 脉象：弦数（189）
    - 症状：寒饮（189）
    - 预后：难治189）
  - 脉象：浮而细滑（188）
- 治疗
  - 利小便
    - 症状：短气有微饮（186）
    - 处方：苓桂术甘汤、肾气丸（186）
  - 排水
    - 脉象：伏（187）
    - 症状：下利，心下续坚满（187）
    - 处方：甘遂半夏汤（187）
  - 泻下
    - 症状：腹满，口舌干燥，肠间有水气（198）
    - 处方：己椒苈黄丸（198）
  - 降气利水
    - 症状：卒呕吐，心下痞，膈间有水，眩悸，先渴后呕（199、210）
    - 处方：半夏加茯苓汤（199、210）
  - 平水逆
    - 症状：脐下悸，吐涎沫，癫眩（200）
    - 处方：五苓散（200）

表 2　痰饮咳嗽病脉证分论

痰饮：温药和之（184）

悬饮
- 脉象：沉而弦（190）
- 症状：内痛（197）
- 治疗：十枣汤（191）

溢饮
- 脉象：沉（179）
- 症状：胸中有留饮，短气而渴，四肢历节痛（179）
- 疗法：发汗（192）
- 处方：大青龙汤、小青龙汤（192）

分论

支饮
- 脉象：虚（203）
- 症状：胁下痛引缺盆，咳嗽，喘而不能卧，短气，苦冒（178、183、203）

辨证
- 苓桂术甘汤证：心下有痰饮，胸胁支满，目眩（185）
- 木防己汤证
  - 症状：膈间支饮，喘满，心下痞坚，面色黧黑（193）
  - 脉象：沉紧（193）
- 木防己去石膏加茯苓芒硝汤证：即木防己汤实证（193）
- 泽泻汤证：心下支饮，苦冒眩（194）
- 厚朴大黄汤证：胸满（195）
- 葶苈大枣泻肺汤证：不得息（196）
- 小半夏汤证：呕不渴（197）
- 十枣汤证
  - 症状：咳烦，胸中痛（201、202）
  - 脉象：弦（201）
  - 预后：不卒死（202）
- 小青龙汤证：咳逆倚息不得卧（204）
- 苓桂五味甘草汤证
  - 症状：多唾口燥，手足厥逆，气从少腹上冲胸咽，手足痹，面翕热如醉状，因复下流阴股，小便难，时复冒（205）
  - 脉象：寸脉沉，尺脉微（205）
- 苓桂五味甘草去桂加姜辛汤证：咳，胸满（206）
- 苓甘五味姜辛半夏汤证：渴，冲气，冒，呕（207）
- 苓甘五味加姜辛半夏杏仁汤证：形肿（208）
- 苓甘姜味辛夏仁黄汤证：面热如醉（209）

预后：脉弱可治，实大数者死（203）

痰饮咳嗽病脉证并治复习题

1. 四饮中痰饮是否有独立成为一病的必要？

2. 试从支饮证不同的处方中分析其不同治法的关键所在。

3. 第186条同一证候中，既用"苓桂术甘汤"，又用"肾气丸"，而处方理由都是为"利尿"，为什么要用两个不同的方剂呢？

任启林 医学全集

消渴小便利淋病脉证并治第十三

《外台秘要》引《古今录验》论云："消渴病有三，一渴而饮水多，小便数，无脂似麸片甜者，皆是消渴病也。二吃食多，不甚渴，小便少，似有油而数者，此是消中病也。三渴饮水不能多，但腿肿，脚先瘦小，阴痿弱，数小便者，此是肾消病也。"又引近效祠部李郎中论云："消渴者，原其发动，此则肾虚所致，每发即小便至甜。"

陆渊雷云："消渴，大抵为糖尿病与尿崩症。"又云；"小便利，徐、周、尤、朱氏诸注本，并作小便不利，是也。"也就是说，小便或多或少，总是不正常。

《素问·六元正纪大论》中云："脾受积湿之气，小便黄赤，甚则淋。"

《三因极一病证方论》中云："淋，古谓之癃，名称不同也。癃者，罢也，淋者，滴也，今名虽俗，于义为得。"

条文中说："淋之为病，小便如粟状。""粟状"就是小便淋沥像粟粒般点点滴滴的描述。

消渴小便利淋病脉证并治内容

211

【原文】厥阴之为病，消渴，气上冲心，心中疼热，饥而不欲食，食即吐，下之不肯止。

【语译】厥阴肝经发生血虚热亢的病变，就会引发"消渴"病。假如热重了，病人还会感到有股气上冲心胸部，以致心胸热沸沸地疼烦不安，有时虽感觉饿却不想吃东西，因为吃下去会吐出来。对这种血虚热亢之证只能养阴清热，万不可误诊为里实证而用泻下剂，如果错用了，可能会引起严重的腹泻。

【注解】曹颖甫云："消渴所以起于厥阴者，始于肝脏血虚，血虚则内风生，胆寄肝叶之内，赖肝液为滋养，肝爆而胆不濡，则浮火易动，风与火相搏，于是肺液耗损，引水自救，水能胜有形之火，不能胜无形之风燥，于是饮者自饮，渴者自渴，此消渴所以起于厥阴也。风阳上薄，故气上撞心；热郁心房，故心中疼热；风阳上逆，故饥不欲食；风阳吸于上，胃气逆行，故食即吐，若疑为宿食而误下之，风性疏泄，脾湿随之下陷，乃至一下而不肯止，气上冲则肺燥，屡吐则胃燥，下之不止，则肠亦燥，此为消渴所由成。推本穷源，则但清肝热，滋营血，而阳自息，此证似宜黄连阿胶汤合百合地黄汤。"

《伤寒论》第326条与此相同，只是《伤寒论》里"冲心"作"撞心"，"吐"字下有"蚘"字，"不肯止"作"利不止"。历来注家多认为，是《伤寒论》第326条错简到这里，我则认为是本篇的本文，不应列入《伤寒论》。因为《伤寒论》各篇的首条都有"提纲"之意，而这条文献完全不能代表"厥阴病"，只是冠有"厥阴病"而已。

212

【原文】寸口脉浮而迟，浮即为虚，迟即为劳，虚则卫气不足，劳则营气竭。趺阳脉浮而数，浮即为气，数即为消谷而大坚（一作紧），气盛则溲数，溲数即坚，坚数相搏，即为消渴。

【语译】患消渴病，诊察寸口的脉搏，往往在浮部出现，至数缓慢，且脉体极不充实，这说明病人的气血相当虚弱的。再诊察足上的趺阳脉搏，既在浮部出现，搏动至数亦比较快，这是胃气强实而有热之象，所以病人的食欲很好，也能消化，只是大便干燥，而小便排量却增多，这是消渴病的主要症状。

【注解】徐忠可云："此段论消渴之脉，当从寸口趺阳，合而证之也。病消渴者，虽非形病，然中气不纯，运化促急，元气不厚，荣卫自虚，故寸口脉浮而迟，浮不因表，是属气不敛矣，故曰浮即为虚，迟不因寒，是属荣不充盛矣，故曰迟即为劳，劳者，犹言罢劳也。气既不敛，则不能并力内入而循运度之常，故曰虚则卫气不足。荣不充盛，则不能辅气健运，而见迟慢之状，故曰劳则荣气竭。盖消渴证本属热，而寸口脉但见虚状，不见数脉，可知消渴为结热在下，不必见之寸口脉也。若趺阳则专主二阳之脉，乃浮而数，浮则为气鼓不下，故曰浮则为气，数则脾强而约，谷易消而热愈坚，故曰数即为消谷而大坚。溲者，溺也，气有余即是火，火性急速，故溲数，溲数而阴气耗，阳亢无制，故坚。坚者，热结甚也，热不为溲解，阳亢阴亡，故曰相搏。阴亡而阳愈亢，故曰即为消渴。此言消渴之病，结在二阳，脉当全责趺阳也。然前云饥不欲食，此言消谷，则似与邪结厥阴者，微有虚实之不同矣。"

"寸口脉"一段，指出消渴病的根本病机是营虚气弱；"趺阳脉"一段，指出消渴病的热亢现象。

第211条中的"饥"，与这条的"消谷"是一致的，前条的不欲食，是因气上冲而呕的关系，这条气不上冲，所以就不呕。

"大坚"应作"大便坚"解。程林云："谷消热盛，则水偏渗于膀胱，故小便数而大便硬，胃无津液，则成消渴矣。"

213

【原文】男子消渴，小便反多，以饮一斗，小便一斗，肾气丸主之。(方见脚气中)

【语译】男子肾亏火旺的人患消渴病，小便排泄量大大增加，如若喝一斗水，排除的小便量亦有一斗，此种情况应该用"肾气丸"补肾清火。

【注解】沈明宗云："男子二字，是指房劳伤肾，火旺水亏而成消渴者。"

程林云："小便多则消渴，内经曰，饮一溲二者不治（见《素问·气厥论》），今饮一溲一，故与肾气丸治之。肾中之气，犹水中之火，地中之阳，蒸其精微之气，达于上焦，则云升而雨降，上焦得以如雾露之溉，肺金滋润，得以水精四布，五经并行，斯无消渴之患，今其人也，摄养失宜，肾水衰竭，龙雷之火，不安于下，但炎于上，而刑肺金，肺热叶焦，则消渴引饮，其饮入于胃，下无火化，直入膀胱，则饮一斗，溺亦一斗也，此属下消。"

214

【原文】脉浮，小便不利，微热消渴者，宜利小便，发汗，五苓散主之。

（方见上）

【语译】患伤寒太阳病，表不解而里热动，脉搏现浮象，小便不通利，些微有点发热，伴有口渴思饮，极像消渴病，但究不是真正的消渴病，只需利尿、发汗，用表里两解的方法就行了，可考虑用"五苓散"治疗。

【注解】徐忠可云："脉浮微热，是表未清也，消渴小便不利，是里有热也，故以桂枝主表，白术、苓、泽主里，而多以热水助其外出下达之势，此治消渴之浅而近者也。按此与上条同是消渴，上条小便多，知阴虚热结，此条小便不利而微热，即为客邪内入，故治法迥异，然客邪内入，非真消渴也，合论以示辨耳。"

本条症状与《伤寒论》第71条后半段完全相同。

215

【原文】渴欲饮水，水入则吐者，名曰水逆，五苓散主之。（方见上）

【语译】病人口渴思饮，但水喝下去便呕吐，这是胃中停饮之"水逆"，也不是消渴病，可以用"五苓散"来降逆利水。

【注解】尤在泾云："热渴饮水，热已消而水不行，则逆而成呕，乃消渴之变证，曰水逆者，明非消渴而为水逆也，故亦宜五苓散去其停水。"

沈明宗云："此亦非真消渴也。"

本条与《伤寒论》第74条后半段完全相同。

216

【原文】渴欲饮水不止者，文蛤散主之。

文蛤散方：

文蛤五两

上一味，杵为散，以沸汤五合，和服方寸匕。

【语译】口渴很厉害而不断喝水者，可以用"文蛤散"来生津止渴。

【注解】《医宗金鉴》中云："渴欲饮水，水入则吐，小便不利者，五苓散证也。渴欲饮水，水入则消，口干舌燥者，白虎加人参汤证也。渴欲饮水，而不吐水，非水邪盛也，不口干舌燥，非热邪盛也，惟引饮不止，故以文蛤一味，不寒不温，不清不利，专意于生津止渴也。"

本条热虽不盛，仍属于里热水饮证，不是真消渴。

【方义】尤在泾云："文蛤味咸性寒，寒能除热，咸能润下，用以折炎上之势，而除热渴之疾也。"

"文蛤"即"花蛤壳"，又叫"海蛤"，《三因方》谓"文蛤"即"五倍子"，按法治之名"百药煎"，大能生津止渴。临床上固可参考应用，但"五倍子"为汉以后药，本方仍以"花蛤"为是。

217

【原文】淋之为病，小便如粟状，小腹弦急，痛引脐中。

【语译】患淋病，其主要症状是小便像粟粒般点滴而出，即小便非常困难，同时伴有小腹部呈现紧张性疼痛，并可牵引到肚脐中。

【注解】尤在泾云："按巢氏云，淋之为病，由肾虚而膀胱热也，肾气通于阴，阴，水液下流之道也，膀胱为津液之腑，肾虚则小便数，膀胱热则水下涩，数而且涩，淋涩不宣，故谓之淋，其状小便出少起多，小腹弦急，痛引于脐，又有石淋、劳淋、血淋、气淋、膏淋之异，详见本论。"

"如粟状"指小便点滴而出，颇像粟屑似的。

218

【原文】趺阳脉数，胃中有热，即消谷引食，大便必坚，小便即数。

【语译】足上趺阳脉搏跳动得很快，同时食欲强，易饥，大便坚硬，小便频数，这是由于胃中热盛的缘故，不是淋病。

【注解】尤在泾云："胃中有热，消谷引饮，即后世所谓消谷善饥为中消者是也。胃热则液干，故大便坚，便坚则水液独走前阴，故小便数，亦即前条（212 条）消渴胃坚之证，而列于淋病之下，疑错简也。"

本条与第 214、215、216 各条的性质相同，主要是在说明这种"小便数"是胃中有热，而非淋症，因此亦不必疑为错简。

219

【原文】淋家不可发汗，发汗则必便血。

【语译】患淋病的人，阴虚血热，不要轻易使用发汗剂，如果发汗，辛温药动了血热，可能导致下血的恶果。

【注解】程林云："膀胱蓄热则为淋，发汗以迫其血，血不循经，结于下焦，又为便血。"

本条与《伤寒论》第84条同。

220

【原文】小便不利者，有水气，其人若渴，用栝蒌瞿麦丸主之。

栝蒌瞿麦丸方：

栝蒌根二两　茯苓三两　薯蓣三两　附子一枚，炮　瞿麦一两

上五味，末之，炼蜜丸梧子大，饮服三丸，日三服。不知，增至七八丸，以小便利，腹中温为知。

【语译】如小便不通畅，又内停有水饮的病人，多半会发渴，这是由于阳弱停饮的缘故，可以用"栝蒌瞿麦丸"扶阳、生津、利水。

【注解】尤在泾云："此下焦阳弱气冷，而水气不行之证，故以附子益阳气，茯苓、瞿麦行水气，观方后云，'腹中温为知'，可以推矣。其人若渴，则是水寒偏结于下，而燥火独聚于上，故更以薯蓣、栝蒌根除热生津液也。夫上浮之焰，非滋不熄，下积之阴，非暖不消，而寒润辛温，并行不悖，此方为良法矣，欲求变通者，须于此三复焉。"

【方义】程林云："薯蓣、栝蒌润剂也，用以止渴生津，茯苓瞿麦，利剂也，用以渗泄水气，膀胱者，州都之官，津液藏焉，气化则能出焉，佐附子之纯阳，则水气宣行，而小便自利，亦肾气丸之变制也。"

221

【原文】小便不利，蒲灰散主之，滑石白鱼散、茯苓戎盐汤并主之。

蒲灰散方：

蒲灰七分　滑石三分

上二味，杵为散，饮服方寸匕，日三服。

滑石白鱼散方：

滑石二分　乱发二分，烧　白鱼二分

上三味，杵为散，饮服方寸匕，日三服。

茯苓戎盐汤方：

茯苓半斤　白术二两　戎盐弹丸大，一枚

上三味。

【语译】患小便不通利，如由湿盛热郁者，可以用"蒲灰散"，如系水血并结者，可以用"滑石白鱼散"；如淋闭不通者，可以用"茯苓戎盐汤"。

【注解】曹颖甫云："小便不利，证情不同，治法亦异，所谓蒲灰散主之者，湿胜热郁之证也。滑石白鱼散，为水与血并结膀胱之方治也；茯苓戎盐汤，为膏淋血淋阻塞水道通治之方也。"

【方义】曹颖甫云："水胜则肾阳被遏，由输尿管下结膀胱而小便不利，用咸寒泄水之蒲灰，合淡渗清热之滑石，则水去而热亦除矣。"

徐忠可云："蒲灰，即蒲蓆烧灰也，能去湿热利小便。"

曹颖甫云："水蓄于下，与胞中血海混杂，乃生里热，热郁则水道不通，故渗之以滑石，佐以善导血淋之发灰。白鱼俗名蠹鱼，喜蚀书籍，窜伏破书中，不见阳光，虽性味不可知，大约与土鳖子鼠妇相等，善于攻瘀而行血者，盖瘀与热俱去，而小便自通矣。"

曹颖甫云："茯苓、白术以补中而抑水，戎盐以平血热，泄瘀浊，而小便乃无所窒碍矣。"

"戎盐"据《本草纲目》记载，即"青盐"也。

222

【原文】渴欲饮水，口干舌燥者，白虎加人参汤主之。（方见中暍中）

【语译】口渴思饮，口舌干燥，这是胃热伤津证，可以用"白虎加人参汤"生津解热，此不是消渴病。

【注解】尤在泾云："此肺胃热盛伤津，故以白虎清热，人参生津止渴，盖即所谓上消膈消之证，疑亦错简于此也。"

本条与《伤寒论》第222条同。

223

【原文】脉浮发热，渴欲饮水，小便不利者，猪苓汤主之。

猪苓汤方：

猪苓去皮　茯苓　阿胶　滑石　泽泻各一两

上五味，以水四升，先煮四味，取二升，去滓，内胶烊消，温服七合，日三服。

【语译】脉搏现浮象，发热，口渴思饮，小便不通畅，这是热盛伤阴而有水饮的证候，也不是真消渴证，可以用"猪苓汤"养阴清热利水。

【注解】沈明宗云："此亦非真消渴也，伤寒太阳、阳明热邪未清，故脉浮发热，渴欲饮水，胃热下流，则小便不利，故以猪苓汤。导热滋干，而驱胃邪下出也。"

本条与《伤寒论》第223条同。

【方义】徐忠可云："既以苓泽导水，而加阿胶滑石，则滋阴荡热为急耳，然独以猪苓名汤，盖猪苓善去胃中水饮，则知此方以去水饮为主也。"

消渴小便利淋病脉证并治小结

本篇共十三条分述消渴、小便不利、淋病等三种疾病。第211、212、213等三条，叙述消渴病的原因、症状、诊断和治疗方法。第214、215、216、222、223等五条，从各种类似消渴的症状来与消渴病进行鉴别，也就是五条所述，都不是真正的消渴病。第217、219两条，综述淋病的症状和治疗的禁忌。第218、220、221等三条，讨论不同性质的小便不利，有的为胃热，有的为阳弱，有的为热郁，有的为血瘀等等，应该用不同方法来治疗。

消渴小便利淋病脉证并治表解

表1　消渴辨治

消渴
- 消渴
  - 病因：病在厥阴（211）
  - 症状：消渴，气上冲心，心中疼热，饥而不欲食，食即吐，消谷而大便坚，溲数，小便反多，饮一斗，溲一斗（211、212、213）
  - 诊断：寸口脉浮而迟，趺阳脉浮而数（212）
  - 病机：卫气不足，营气竭，坚数相搏，即为消渴（212）
  - 治疗：肾气丸（213）
- 类似证
  - 表寒里热
    - 脉象：浮（214）
    - 症状：小便不利，微热消渴（214）
    - 疗法：利小便发汗（214）
    - 处方：五苓散（214）
  - 小逆证
    - 症状：渴欲饮水，水入则吐（215）
    - 处方：五苓散（215）
  - 津液干涸
    - 症状：渴欲饮水不止（216）
    - 处方：文蛤散（216）
  - 里热伤津
    - 症状：渴欲饮水，口舌干燥（222）
    - 处方：白虎加人参汤（222）
  - 阴伤停水
    - 脉象：浮（223）
    - 症状：发热，渴欲饮水，小便不利（223）
    - 处方：猪苓汤（223）

表2　淋病辨治

淋病
- 症状：小便如粟状，小腹弦急，痛引脐中（217）
- 治疗：不可发汗，发汗则必便血（219）

表3　小便不利辨治

小便不利
- 胃热证
  - 症状：消谷引食，大便坚，小便数（218）
  - 诊断：趺阳脉数（218）
  - 病机：胃中有热（218）
- 阳弱停水
  - 症状：小便不利，渴（220）
  - 处方：栝蒌瞿麦丸（220）
- 选方
  - 蒲灰散：主治湿盛热郁证（221）
  - 滑石白鱼散：主治水血并蓄证（221）
  - 茯苓戎盐汤：主治癃闭不通（221）

1. "消渴"属于什么性质的病症?
2. "淋病"不可发汗的道理何在?
3. 试述"栝蒌瞿麦丸证"的病理变化及其方药的配伍作用。

水气病脉证并治第十四

《素问·气厥论》中云:"肺移寒于肾,为涌水,涌水者,按腹不坚,水气客于大肠,疾行则鸣濯濯如囊裹浆,水之病也。"这是水气病最早的文献,所谓"水气"就是"水肿"。《灵枢·水胀》中云:"水始起也,目窠上微肿,如新卧起之状,其颈脉动,时欬,阴股间寒,足胫瘇,腹乃大,其水已成矣。以手按其腹,随手而起,如裹水之状,此其候也。"《诸病源候论》解释"水气"的意义说:"胃虚不能传化水气,使水气渗液经络,浸渍腑脏。脾得水湿之气,加之则病,脾病则不能制水,故水气独归于肾。三焦不泻,经脉闭塞,故水气溢于皮肤而令肿也。"可见"水肿"是指症状而言,"水气"是指病机而言。

水气病脉证并治内容

224

【原文】师曰:病有风水,有皮水,有正水,有石水,有黄汗。风水,其脉自浮,外证骨节疼痛,恶风。皮水,其脉亦浮,外证胕肿,按之没指,不恶风,其腹如鼓,不渴,当发其汗。正水,其脉沉迟,外证自喘。石水,其脉自沉,外证腹满不喘。黄汗,其脉沉迟,身发热,胸满,四肢头面肿,久不愈,必致痈脓。

【语译】"水气病"可以分做风水、皮水、正水、石水、黄汗等五种类型。所谓风水病,脉搏现浮象,而有周身骨节疼痛、怕风等全身症状,这是脾阳顿滞的证候。所谓皮水病,脉搏现浮象,周身浮肿,用手按之便成凹陷状，一时不能复原，并不怕风，只是肚腹肿大如鼓，口不渴，这是卫阳被遏证候，可以用发汗剂通泄卫气以解表。正水病，脉沉而迟缓，伴有喘气。石水病，脉虽沉，但症状与"正水"不同，只是肚腹胀满而不喘，这两种水气病均属里水证。至于黄汗病，脉搏和"正水"一样，但伴有发热、胸部胀满、四肢头面肿大等症状，这是湿热瘀积在营分证候，假如不及时治疗，时间拖久了，还会溃疡成痈脓症。

【注解】曹颖甫云："风水之病，起于中风，中风不愈，汗液凝于肌理，乃病风湿，风湿不愈，水气因寒凝聚，乃病风水，故脉浮恶风与中风同，外证骨节疼痛与风湿同，盖湿不甚者为湿，湿胜者即为水，表阳一日不达，即里气一日不和，此水气之病，由于脾阳顿滞者也。"

曹颖甫云："皮水之病，或起于中暍，《痉湿暍篇》所谓'身热疼重，夏月伤冷水'，水行皮中所致（第44条）者是也。或起于伤寒，《痉湿暍篇》所谓'伤寒八九日，风湿相搏，身体疼烦，不能自转侧，大便坚，小便自利者，服桂枝附子汤去桂加术，尽三服，如冒状，术附并走皮中'，逐水气未得除（第40条）者是也。盖人身生气一日不绝，外来之水，断不能渍入毛孔，惟水饮入胃，挟胸中阳气外泄之汗液外著冷水及寒气，乃留滞于皮中，病起于太阳，故脉浮，太阳之腑为膀胱，部位最下，膀胱不行，水从旁溢，故其病为蹲肿，皮毛外闭，故不恶风，水湿在皮里而不入大肠，故其腹如鼓，而无洞泄下利之变，水不在中脘，不能隔绝上承之液，故不渴，病在表分，故当开皮毛而发汗，此水气之病，由于卫阳被遏，而肺阴不达者也。"惟"蹲"仍应作"胕"，读作"符"音，《素问·水热穴论》中云："上下溢于皮肤，故为胕肿，胕肿者，聚水而生病也。"郭璞注《山海经》释"胕"字云："胕，肿也。"可见"胕肿"即是"水肿"。

《医宗金鉴》中云："正水，水之在上病也，石水，水之在下病也，故在上则胸满自喘，在下则腹满不喘也，其邪俱在内，故均脉沉迟，皆当从下从温解也。"

魏荔彤云："黄汗者，其脉亦沉迟，与正水石水，水邪在内无异也。然所感之湿客于皮毛者，独盛于他证，故身发热，热必上炎，故胸满头面肿，湿热肆行，故四肢亦肿，久久不愈，瘀隆蕴酿，致成疮痈，溃烂成脓，必至之势也，热逼于内，汗出于外，湿瘀乎热，汗出必黄，此又就汗出之色，以明湿热之理，名之曰黄汗。"

曹颖甫云："黄汗之病，郁于营分，久而后发，此与水气之郁在气分者不同。"

225

【原文】脉浮而洪，浮则为风，洪则为气，风气相搏；风强则为隐疹，身体为痒，痒为泄风，久为痂癞；气强则为水，难以俛仰。风气相击，身体洪肿，汗出乃愈，恶风则虚，此为风水。不恶风者，小便通利，上焦有寒，其口多涎，此为黄汗。

【语译】"风水病"是由"风邪"和"水气"两相结合而成的，所以风水病病人的脉搏往往在浮部出现而且洪大。正因有风邪，所以脉现"浮"；正因为水气盛，所以脉现"洪大"。假使风邪强过水气，身上便会出现风疹，并且瘙痒，甚至久了演变成为痂癞和疥疮，即所谓"泄风"。假使水气强过风邪，便会发生水肿，周身肿胀，俯仰伸屈都很艰难。这样风邪和水气相合而成的风水病，尽管身肿，但却有"恶风"的表虚症状，治疗应当先从汗解。如果既不恶风，小便又很通畅，口涎又多，这属于上焦停有寒饮的"黄汗"。

【注解】徐忠可云："此段详风之所以成水，并与黄汗分别之，因谓脉得浮，而洪浮为风是矣，洪乃气之盛也，风气相搏，是风与气两不相下也。其有风稍强者，则风主其病，故侵于血为隐疹，因而火动则痒，然风稍得疏泄，故曰泄风，久则荣气并风而生虫，为痂癞厉风之属，不成水也。若气强则风为气所使，不得泄于皮肤，逆其邪乘阴分，以致阴络受病而为水，难以俯仰者，成水后肿胀之状也，然气虽强，风仍不去，故曰相系（按：徐本作风水相系），风气无所不到，故身体洪肿，洪肿者，大肿也，汗出则风与气皆泻，故愈。恶风为风家本证，既汗而仍恶风，则当从虚而不当从风，故补注一句曰恶风则虚，而总结之曰，此为风水，谓水之成虽由于气，而实原于风也。其有不恶风者，表无风也，小便通利者，非三阴结也，更口多涎，是水寒之气缠绵上焦也，此唯黄汗之病，因汗出而伤水，则内入于胸膈，故即别之曰，上焦多寒，其口多涎，此为黄汗，不脱前黄汗证中胸满之意也。"

曹颖甫云："所以上焦有寒，其口多涎者，黄汗始病，营热为寒水所郁，胸膈无阳热之化也。"

226

【原文】寸口脉沉滑者，中有水气，面目肿大，有热，名曰风水。视人之目窠上微肿，如蚕新卧起状，其颈脉动，时时咳，按其手足上，陷而不起者，风水。

【语译】患水气病，脉搏尽管现沉滑象，而面部和两眼都肿大，同时伴有发热，这还是风水病。风水病的病人，初起时往往首见上眼睑轻微肿，像一条横卧的蚕，和刚睡醒一般，颈动脉搏动明显，还常常伴有咳嗽，如果用指头按病人手足发肿的地方，皮肤凹陷不起，这些体征都足以反映是风水病。

【注解】尤在泾云："风水，其脉自浮，此云沉滑者，乃水脉，非风脉也。至面目肿大有热，则水得风而外浮，其脉亦必变而为浮矣，仲景不言者，以风水该之也。目窠上微肿，如蚕新卧起状者，《内经》所谓水为阴，而目下亦阴，聚水者，必微肿先见于目下是也。颈脉动者，颈间人迎脉动甚，风水上凑故也。时时咳者，水渍入肺也。按其手足上陷而不起，与《内经》以手按其腹，随手而起，如裹水之状者不同。然腹中气大，而肢间气细，气大则按之随手而起，气细则按之窅而不起，而其浮肿则一也。"《灵枢·论疾诊尺》云："视人之目窠上微肿，如新卧起状，其颈脉动，时咳，按其手足上，窅而不起者，风水肤胀也。"这就是本条的根据。同时《灵枢·水胀》云："水已成矣，以手按其腹，随手而起，如裹水之状，此其候也。帝曰，肤胀何以候之？岐伯曰，肤胀者，寒气客于皮肤之间，𪔀𪔀然不坚，腹大，身尽肿，皮厚，按其腹窅而不起。"

可见按之窅而不起，是寒气较重之肤胀；随手而起，是水饮盛之水证，并不以在肢、在腹来区分。

227

【原文】太阳病，脉浮而紧，法当骨节疼痛，反不疼，身体反重而痠，其人不渴，汗出即愈，此为风水。恶寒者，此为极虚，发汗得之。渴而不恶寒者，此为皮水。身肿而冷，状如周痹，胸中窒，不能食，反聚痛，暮躁不得眠，此为黄汗。痛在骨节。咳而喘，不渴者，此为脾胀，其状如肿，发汗即愈。然诸病此者，渴而下利，小便数者，皆不可发汗。

【语译】若患太阳病，脉搏现浮紧，周身骨节疼痛，而此病尽管脉象浮紧，但骨节并不疼痛，只是身体有些发酸和沉重的感觉，也不口渴，这是风水病，如及时发汗，便可好转。但发汗不要太过，过汗而使表虚，反而会增加"恶寒"等症状。假使病人不口渴而有发冷现象的，这应是皮水病。

周身水肿，有些作冷，就像害"周痹"似的，胸部窒塞不爽快，虽没有进饮食，里面却像有东西聚积在一起似的，伴有疼痛，晚上极烦躁，不能安眠，骨节疼痛有增无减，这些是"黄汗病"的症状。

至于咳嗽、气喘、口不渴，面部有些发肿，这是"肺胀"，并不是"水气"，如有表证，可以通过发汗治疗，促其好转。

出现以上这些病症，总的要注意一点，如果伴有口渴、腹泻、尿多时，便不能采用"发汗"的方法来治疗了。

【注解】尤在泾云："太阳有寒，则脉紧骨疼；有湿，则脉濡身重；有风，则脉浮体痰，此明辨也。今得伤寒脉而骨节不疼，身体反重而痰，即非伤寒，乃风水外胜也。风水在表而非里，故不渴。风固当汗，水在表者亦宜汗，故曰汗出即愈。然必气盛而实者，汗之乃愈，不然，则其表益虚，风水虽解，而恶寒转增矣，故曰恶寒者，此为极虚发汗得之。若其渴而不恶寒者，则非病风，而独病水，不在皮外，而在皮中，视风水为较深矣。其证身肿而冷，状如周痹，周痹为寒湿痹其阳也，皮水为水气淫于皮肤。胸中窒、不能食者，寒袭于外而气窒于中也，反聚痛、暮躁不得眠者，热为寒郁而寒甚于暮也。寒湿外淫，必流关节，故曰此为黄汗，痛在骨节也。其咳而喘不渴者，水寒伤肺，气攻于表，有如肿病，而实同皮水，故曰发汗则愈。然此诸病，若其人渴而下利，小便数者，则不可以水气当汗而概发之也。仲景叮咛之意，岂非虑人之津气先亡耶。或问前二条云，风水外证，骨节疼，此云骨节反不疼，身体反重而痰，前条云皮水不渴，此云渴，何也？曰：风与水合而成病，其流注关节者，则为骨节疼痛，其浸淫肌体者，则骨节不疼而身体痰重，由所伤之处不同故也。前所云皮水不渴者，非言皮水本不渴也，谓腹如鼓而不渴者，病方外盛而未入里，犹可发其汗也，此所谓渴而不恶寒者，所以别于风水之渴而恶风也。程氏曰：水气外留于皮，内薄于肺，故令人渴，是也。"

"周痹"为病名，是风寒湿气病的一种，主要表现为肌肉游走痛、时而发热、时而发寒，可参见《灵枢·周痹》。

"脾胀"除魏程二家外，均改作"肺胀"，与临床所见相合，所以同意诸家注本的修改。

228

【原文】里水者，一身面目黄肿，其脉沉，小便不利，故令病水。若小便自利，此亡津液，故令渴也。越婢加术汤主之。（方见下）

【语译】患里水证，周身头面发黄疸，且肿胀，脉搏现沉象，小便亦不通畅，这是水饮停留在体内发生的病变，可以用"越婢加术汤"行气排水。如果小便已经通利，而又发渴者，这说明虽停有里水，但津液已有亡失的现象，便不能用"越婢加术汤"了。

【注解】程林云："里有水则脉沉，小便不利，溢于表则一身面目黄肿，故与越婢加术汤以散其水，若小便自利，此亡津液而渴，非里水之证，不用越婢也。越婢加术汤，当在故令病水之下。"

"里水证"，即内有水饮而无表证的证候。

229

【原文】趺阳脉当伏，今反紧，本自有寒，疝瘕腹中痛，医反下之，下之即胸满短气。

【语译】患水气病的人，足上趺阳脉一般多见沉伏之象，但病人趺阳脉却现"紧急"，是因病人素往有疝瘕腹痛宿疾的缘故，疝瘕腹痛属阴寒证，医生没有了解清楚这一点，居然用排水的泻下剂，殊不知泻下后会大伤阳气，反而会出现胸烦满、喘息等症。

【注解】魏荔彤云："趺阳有水邪则当伏，以胃阳为水湿阴寒所固闭，故阳明之脉不出也。今反紧，不惟水盛于里，而且寒盛于中矣。盖其人不仅有水气之邪，而更兼平日有积寒疝瘕，腹中常常作痛，水邪中又兼寒邪也。医者不识其为阴寒，乃以为水邪可下，虽水下沉，而寒邪上逆，故胸满短气矣。"

"疝瘕"，痛症病之一，《素问·平人气象论》中云："聚气而痛，少腹宛热而痛，出白，烦热者，亦曰疝瘕。""出白"即出汗的意思；"疝"即疝痛；"瘕"是指疝痛发作时小腹部出现似包块样物。

230

【原文】趺阳脉当伏，今反数，本自有热，消谷，小便数，今反不利，此欲作水。

【语译】水气病病人，足上趺阳脉现沉伏象，现趺阳脉反数，这是病人体质向来有热的缘故。一般体内有热者，多半食欲强，消化力强，小便排泄量多，而此病病人小便反而不畅，说明水饮病还在发展。

【注解】尤在泾云："趺阳虽系胃脉，而出于阴部，故其脉当伏……其反数者，以其胃中有热故也，热则当消谷而小便数，今反不利，则水液日积，故欲作水。"

231

【原文】寸口脉浮而迟，浮脉则热，迟脉则潜，热潜相搏，名曰沉。趺阳脉浮而数，浮脉即热，数脉即止，热止相搏，名曰伏。沉伏相搏，名曰水。沉则络脉虚，伏则小便难，虚难相搏，水走皮肤，即为水矣。

【语译】患水气病，寸口脉搏于浮部现"迟慢"，脉浮是阳热在外之象，脉迟则是下焦所潜的真阳不足之象，浮阳在外和潜阳不足，这是造成阴沉证水气病的一个方面。再诊趺阳脉在浮部现数象，脉浮仍是阳热在外之象，脉数便主里有热邪结止，表里结热，这是造成伏热证水气病的另一个方面。但是阴沉证之水气病，为经络血脉里阳气不足的虚证，伏热证之水气病为下焦热结而小便困难之实证，尽管一个是虚证，一个是实证，同样会使水饮走窜全身皮肤，而形成"水肿"。

【注解】曹颖甫云："寸口脉明系浮迟，仲师乃名之曰'沉'，趺阳脉明系浮数，仲师反名之曰'伏'。浮迟浮数，主脉象言，沉与伏主病情言，两者不当蒙混，沉伏相搏，名曰水，此即专指病情之显著者也。浮迟在寸口，则营气下寒而不上应，营气下寒则水不化气，水就下，故名曰沉。浮数在趺阳，则卫气下阻而不上行，卫气下阻，则水道反为所吸，而不得流通，故名曰伏。然则仲师言浮脉则热，迟脉则潜，热潜相搏者，以水气上闭，血寒不能蒸化为汗言之也。言浮脉则热，数脉则止，热止相搏者，以热结膀胱，小溲不利言之也。营气不上应，因见络脉之虚，络脉虚则身冷无汗。卫气不上行，因见小便之难，小便难则瘀热苦水，于是一身上下阳气不通，乃逆走皮肤而成水矣。此证仲师未有方治，陈修园消水圣愈汤，尚有古意，附存之；大乌头、牡桂、细辛、净麻黄、炙甘草、知母、防己、生姜、大枣，日夜三服，当汗出如虫行皮中，即愈。"

"沉""伏"，作"阴""寒"解，就是指"水气"而言。

本条的前半段，若用公式来表示，即是：寸口脉浮＋迟＝"沉"；趺阳脉浮＋数＝"伏"；沉＋伏＝"水"。后半段是解释前半段的意义。

232

【原文】寸口脉弦而紧，弦则卫气不行，即恶寒，水不沾流，走于肠间。

【语译】患水气病，寸口脉搏现弦紧象，这预示着病人的阳气不畅旺，所以外表既有恶寒，体内亦积有水饮，正因为卫阳虚弱，水气不能循行三焦，沾溉百脉，反而停蓄在肠道里了。

【注解】徐忠可云："此言水病将成之脉，有夹弦紧者，以明水不循故道之由。谓紧脉属寒，弦而紧，乃即弦状如弓弦，按之不移者，弦则卫气为寒所结而不行，外无卫气，所以恶寒，不能运水，故随其所至，不复沾流，走于肠间，水既不直走于肠间，自不能不横出于肌肤矣。"

"走于肠间"，是水气病变之一，不应释为正常现象。

233

【原文】少阴脉紧而沉，紧则为痛，沉则为水，小便即难。

【语译】患水气病，足少阴脉于沉部现紧急之象，"脉紧急"多为痛症的反应，"脉沉"是水气病常见之脉象，少阴肾脏有水气病变，故小便排泄多半有困难。

【注解】沈明宗云："少阴肾脉，紧则寒邪凝滞正气于内，曰紧则为痛；沉则卫气郁而不宣，三焦壅闭，水即泛滥，曰沉则为水；决渎无权，小便即难。"

234

【原文】脉得诸沉，当责有水，身体肿重，水病脉出者死。

【语译】周身及四肢发肿，并伴有极沉重感，而脉搏又于沉部出现，这是水气病。假若脉搏突然转变为"虚浮"之象，这是孤阳外脱之凶兆，最要注意。

【注解】尤在泾云："水为阴，阴盛故令脉沉。又，水行皮肤，营卫被遏，亦令脉沉。若水病而脉出，则真气反出邪水之上，根本脱离而病气独盛，故死。出与浮迥异，浮者盛于上而弱于下，出则上有而下绝无也。"

陆渊雷云："沉脉不皆是水，盖身体肿重，而脉得诸沉者，当责有水，倒句法也。"

235

【原文】夫水病人，目下有卧蚕，面目鲜泽，脉伏，其人消渴，病水。腹大，小便不利，其脉沉绝者，有水，可下之。

【语译】患水气病，有的头面部先出现水肿，尤其是两眼睑好像是横卧着的蚕儿一般，颜面也呈显出光亮的水肿色泽，假使脉现沉伏，还有消渴病的一些症状，这种水气病很严重。如肚腹益渐肿大，小便不通利，脉象沉极到不能切按，这是水气病之寒实证，可用温下法来治疗。

【注解】曹颖甫云："《内经》云，诸有水气者，微肿先见于目下，盖水困脾阳，必见于所主之部分，目胞及腹，皆足太阴所主，故目下有卧蚕而腹大，目鲜泽者，水之标，小便不利者，水之本，消渴者，水外浮而内竭，且水寒不能化气故也。脉沉固当有水，至于沉绝，则肾中阳气将亡，便当急下以存阳，譬犹伤寒少阴证之急下存阴（第320、321、322各条），仲师于此条，不出方治，予意当与大黄附子细辛汤（第138条），是即寒疝之脉，状如弓弦之不移，阳中有阴，可下之例也。"

236

【原文】问曰：病下利后，渴饮水，小便不利，腹满因肿者，何也？答曰：此法当病水，若小便自利，及汗出者，自当愈。

【语译】问：病腹泻后，口渴思饮，小便不通畅，渐次腹部肿胀膨满，这是什么道理呢？

答：这是病后，脾阳衰弱不能运化而发生的水气病。如果脾阳能够运化，小便通畅无阻，或者出点汗，就会逐渐好转的。

【注解】《医宗金鉴》云："病下利，则虚其土伤其津也，土虚则水易妄行，津伤则必欲饮水，若小便自利及汗出者，则水精输布，何水病之有，惟小便不利，则水无所从出，故必病水，病水者，脾必虚不能制水，故腹满也，肾必虚不能制水，故因肿也，于此推之，凡病后伤津，渴欲饮水，小便不利者，皆当防病水也。"

237

【原文】心水者，其身重而少气，不得卧，烦而躁，其人阴肿。

【语译】患心性水气病者，全身有沉重感，气喘不能平卧，阵发心烦、躁扰，下阴部也发生了水肿。

【注解】曹颖甫云："水道行于三焦，而出于膀胱，故六腑有水，五脏不当有水，以五脏真有水者妄也。然则仲师何以言五脏水？曰此以部分言之，以脏气之受病言之也。水气凌心，则心阳受困，脾肺不能承受心阳，故身重而少气，心气不能降，故心肾不交而不得卧寐，心火郁于上，则烦而躁，阳不下达，水气独留，故阴肿。"

238

【原文】肝水者，其腹大不能自转侧，胁下腹痛，时时津液微生，小便续通。

【语译】患肝性水气病者，肚腹肿胀得很大，以致身子要转侧都难，甚至伴有胁肋痛、腹痛，口水很多，小便虽然排泄得不少，而腹水并不因此而减轻。

【注解】魏荔彤云："肝经有水，必存两胁，故腹大而胁下痛，少阳阴阳往来之道路，有邪窒碍，故不能自转侧，肝有水邪必上冲胸咽，故时时津液微生，及上升而下降，小便不利者又续通，此水邪随肝木往来升降之气上下为患也。""津液"指病人口水。

239

【原文】肺水者，其身肿，小便难，时时鸭溏。

【语译】患肺性水气病者，全身发肿，小便不通畅，大便稀溏。

《医宗金鉴》中云："赵良曰，肺主皮毛，行营卫，与大肠合，今有水病，则水充满皮肤。肺本通调水道，下输膀胱，为尿溺，今既不通，水不得自小便出，反从其合，与糟粕混，成鸭溏也。"

尤在泾云："鸭溏，如鸭之后，水粪杂下也。"

240

【原文】脾水者，其腹大，四肢苦重，津液不生，但苦少气，小便难。

【语译】患脾性水气病者，腹肿得很大，四肢感觉沉重，运动不自如，口干燥没有津液，并伴有气喘，小便亦不通畅。

【注解】尤在泾云："脾主腹，而气行四肢，脾受水气，则腹大四肢重。津气生于谷，谷气运于脾，脾湿不运，则津液不生而少气。小便难者，湿不行也。"

241

【原文】肾水者，其腹大，脐肿，腰痛，不得溺，阴下湿如牛鼻上汗，其足逆冷，面反瘦。

【语译】患肾性水气病者，腹肿得很大，肚脐因发肿而挺出，腰部持续胀痛，小便难出，外阴湿得像牛鼻上的汗一般，两足冷冰，面部渐渐消瘦。

【注解】程林云："肾者，胃之关也，关门不利，故令聚水而生病，是以有腹大脐肿之证也。腰者肾之外候，故令腰痛，膀胱者肾之腑，故令不得溺也，以其不得溺，则水气不得泄，浸渍于睾囊而为阴汗，流注于下焦而为足冷。夫肾为水脏，又被水邪，则上焦之气血，随水性而下趋，故其人面反瘦，非若风水里水之面目浮肿也。"

242

【原文】师曰：诸有水者，腰以下肿，当利小便；腰以上肿，当发汗，乃愈。

【语译】凡患水气病，首先要分别水肿发生在上半身或下半身。如下半身肿，应该用利尿药导水下行；如上半身肿，应该用发汗剂让水外散。这样，就不难治疗了。

【注解】《医宗金鉴》中云："诸有水者，谓诸水病也，治诸水之病，当知表里上下分消之法。腰以上肿者，水在外，当发其汗乃愈，越婢青龙等汤证也；腰下肿者，水在下，当利小便乃愈，五苓猪苓等汤证也……即《内经》开鬼门，洁净腑法也。"

"鬼"应读如"魄"。

243

【原文】师曰：寸口脉沉而迟，沉则为水，迟则为寒，寒水相搏。趺阳脉伏，水谷不化，脾气衰则鹜溏，胃气衰则身肿。少阳脉卑，少阴脉细，男子则小便不利，妇人则经水不通。经为血，血不利，则为水，名曰血分。

【语译】水气病的病变是极复杂的，如果是由肺寒气伤而来，寸口脉搏往往现沉而迟慢之象，脉沉是水气之象，脉迟是肺气虚寒之象，肺气虚寒，使水不行而发肿。如果是由脾胃阳气受伤而来，足上趺阳脉便现沉伏之象，脾胃亦不能消化水谷了，因为脾气衰弱，消化不良而大便溏泻，胃气衰弱，便排泄障碍而发水肿。如果是由于三焦或肾脏的病变，少阳三焦脉便现沉弱之象，少阴肾脉便现沉细之象，若三焦和肾都没有了排水能力，在男性就会出现小便不利而水肿，在妇人就会出现月经障碍而水肿。但是，还要知道，月经障碍和水气病的另一问题，即，如果是月水先不利，而后才发水气病的，其病变主要责之"血分"。

【注解】曹颖甫云："寸口为手太阴动脉，仲师言寸口脉沉而迟，寒水相搏者，谓肺寒而气不行于太阳之表，太阳寒水，相并而下陷也。言趺阳脉伏水谷不化者，为胃中原有之热，为寒水所夺而水将泛滥也。言少阳脉卑，少阴脉细，男子则小便不利，妇人则经水不通者，谓手少阳三焦水道与肾脏俱寒，水气遏于膀胱，胞中血海（在少腹两角），乃并为寒水所困，血凝成瘀，水道愈塞，故有水肿之病，无论何种利水猛药，水终不行者，职是故也。然则桃核承气、抵当汤丸、大黄䗪虫丸，为万不可少矣。且病机所在，起于肺脏之寒，而太阳寒水不行于表里，继乃延至中脘，而阳明燥化无权，终乃寒水阻于肾膀，累及胞中血海，自非大温大泄，并行不背，恐徒事攻瘀，瘀卒不行，则麻黄附子细辛合干姜甘草参用抵当丸尚矣。或曰，此证阳虚血寒，正恐不胜重药，故但用泽兰芜蔚已足，若施之后一证，犹为近是。"

《伤寒论·平脉法》云："荣气弱，名曰卑。"王宇泰云："荣主血，为阴，如按之沉而无力，故谓之卑也。"可见"脉卑"即指沉弱脉，是血虚之象。

《脉经》中云："问曰：病有血分，何谓也？师曰：经水前断，后病水，名曰血分，此病为难治。问：病有水分，何谓也？师曰：先病水，后经水断，名曰水分，此病易治。"

"血分"之"分"，读成去声，即指血分有病变的意思。

这条主要在说明病水气有因于肺、因于脾胃、因于三焦和肾、因于血分之不同。

244

【原文】问曰：病者苦水，面目身体四肢皆肿，小便不利，脉之，不言水，反言胸中痛，气上冲咽，状如炙肉，当微咳喘，审如师言，其脉何类？师曰：寸口脉沉而紧，沉为水，紧为寒，沉紧相搏，结在关元。始时当微，年盛不觉，阳衰之后，荣卫相干，阳损阴盛，结寒微动，肾气上冲，喉咽塞噎，胁下急痛。医以为留饮而大下之，气击不去，其病不除。后重吐之，胃家虚烦，咽燥欲饮水，小便不利，水谷不化，面目手足浮肿。又与葶苈丸下水，当时如小差，食饮过度，肿复如前，胸胁苦痛，象若奔豚，其水扬溢，则浮咳喘逆。当先攻击冲气，令止，乃治咳，咳止，其喘自差。先治新病，病当在后。

【语译】问：水气病病人，周身、四肢、头面发肿，小便不通畅，这显然是水气病。诊断时，医者并不重视病人的水气，反而侧重讨论胸痛、逆气上冲咽头、咽头好像有干臊堵窒着等症状，同时预测病人应有轻微咳嗽、气喘等症，果真如此，请问这时病人的脉象应是怎样呢？

答：诊断水气病，病人脉搏现沉紧之象，脉沉是水气病的典型脉象，脉紧说明内本虚寒，尤其是关元的阳气微弱，这更容易使水气停蓄。此病在开始时，若年当少壮，还没有什么感觉，随之阳气逐渐衰减，影响到营血卫气的运行，便演变成阳虚阴盛的寒虚证，于是停结在关元的水气便逐渐发动，引发肾气向上冲逆，一直冲激到咽喉部，所以咽喉像有物阻塞似的，甚至胁肋出现拘急疼痛。若医者只看到水饮停留的一面，便用大量泻下剂排水，而忽视病人阳气衰微的另一面，因而寒气冲逆而病不除。若医者见到寒气冲击不止，再用重剂催吐，则再伤胃气，病人愈觉烦闷，因津液受损，咽干思饮，小便不通利，食物不消化，面目、四肢浮肿。若医者再用"葶苈丸"来利水，服药后排除了一部分水邪，病人一时感到轻松，但饮食稍有过量，水肿又恢复原样，胸胁疼痛加剧，好像奔豚病要发作一般，由于水饮不断向上蔓延，寒气不断向上冲逆，而出现咳嗽、气喘等症。对此病的治疗，应当是首先平定冲逆的寒气，再行止咳，咳被止住，气自然亦不喘逆了。总之，凡是因旧疾而引发新病的，新病应该尽先治疗，把旧疾摆在后一步医治。

【注解】 曹颖甫云："治病之法，当辨虚实缓急，始之不慎，乃有误治之变。救逆之法，则当从先治客病，后治本病之例，学者不可不知也。即如病者苦水，面目身体四肢皆肿，小便不利，此水气泛滥，乃本证也。然病人不言苦水，而反苦胸中痛，及气上冲咽，状如炙脔，微喘咳，似非水气本病，而与痰饮之冲气上逆者略相似。仲师所谓脉沉而紧者，盖此证本属虚寒蓄水，沉紧为在里之象，故本病结在关元，关元者，少阴之穴，在脐下一寸，年盛不觉，迨阳衰阴盛，水气漫延。先病卫分，而后及于营分，寒气溜于肾，则肾气上冲咽喉而胁下急痛，胁下本肾脏所居，为水道下通之门户，悬饮内痛，正在胁下，故医者误以为留饮，用十枣汤大下之，水去而寒气独留，胁下之痛如故，又疑痰阻上膈，用瓜蒂散吐之，于是胃中虚热上浮，而咽燥渴饮矣，渴饮无度，肾寒不能制水，小便不利矣。脾阳吐后益虚，而水谷不化矣。寒水泛滥逆行，而面目手足浮肿矣。医者至此，尚不觉悟，泥于葶苈止胀之说，更用葶苈丸以下水，非不小差也，食饮过度，肿复如前，所以然者，胃阳虚而不能消谷，肾阳虚而不能消水也，所以胸胁苦痛状若奔豚者，胸为上焦所自起，胁为中下二焦水道所从出，屡经误治，阳气益虚，阴寒乃乘虚而上僭，水气冲激于肺，肺不能受，故咳而喘逆，然则治之之法奈何？曰，此当先治冲气喘咳，为误治后之新病，痰饮篇治冲气之苓桂五味甘草汤，当可借用，冲气既低而咳如故，又当用苓甘五味姜辛汤以治咳，而喘自止，由是治其本病，而防己茯苓汤、麻黄附子甘草汤、栝蒌瞿麦汤、茯苓戎盐汤、滑石白鱼散，俱可随证酌用矣。"

"炙肉"，是形容咽中的窒塞感。

《诸病源候论·伤寒咳嗽候》云："水停心下，则肺为之浮，肺主于咳，水气乘之，故咳嗽。"又《诸病源候论·水肿候》云："肺得水而浮，浮则上气而咳嗽也。"可见"浮咳"即是"肺咳"的意思。

"病当在后"犹言本病当放在最后治疗，"病"指水气病而言，与第15条"后乃治其痼疾"句，同一意义。

245

【原文】 风水，脉浮，身重，汗出恶风者，防己黄芪汤主之。腹痛，加

芍药。（方见痓湿暍病脉证治第二）

【语译】患风水病，脉搏现浮，周身有沉重感，出汗、怕风，这是里水表虚证，酌用"防己黄芪汤"利水固表，如伴有腹痛者，可以加"芍药"止痛。

【注解】曹颖甫云："此条与风湿（39 条）同，脉浮为风，身重为湿，湿甚即为水。汗出恶风，表虚而汗泄不畅也，按此亦卫不与营和之证。防己以利水，黄芪固表而托汗外出，白术、炙甘草补中以抑水，而风水可愈矣。所以腹痛加芍药者，芍药味甘微苦，其性疏泄，能通血分之瘀，伤寒桂枝汤用之以发脾脏之汗而达肌理者也。脾为统血之脏，腹为足太阴部分，腹痛则其气郁于脾之大络，故加芍药以泄之，妇人腹痛用当归芍药散，亦正以血分凝瘀而取其疏泄，若以为酸寒敛阴，则大误矣。"

246

【原文】风水恶风，一身悉肿，脉浮不渴，续自汗出，无大热，越婢汤主之。

越婢汤方：

麻黄六两　石膏半斤　生姜三两　大枣十五枚　甘草二两

上五味，以水六升，先煮麻黄，去上沫，内诸药，煮取三升，分温三服。恶风者，加附子一枚（炮）；风水，加术四两。（古今录验）

【语译】患风水病，全身水肿，脉搏现浮象，口不渴，不断出汗，发热不高，这是水气在表的证候，可用"越婢汤"发散水气。

【注解】沈明宗云："此风多水少之证也，风多伤表，外应肌肉，内连及胃，故恶风一身悉肿，胃气热蒸，其机外向，不渴而续自汗出，无大热者，则知表有微热而为实也。"

【方义】沈明宗云："麻黄通阳气而散表，石膏入胃，能治气强壅逆，风化之热，甘草姜枣以和荣卫。若恶风者，阳弱而为卫虚，故加附子。录验加术，并驱湿矣。"

"石膏"和"麻黄"配伍，主要在发散肌表的水气，"麻黄"走表，"石膏"走肌肉，临床经验固如此。

247

【原文】皮水为病，四肢肿，水气在皮肤中，四肢聂聂动者，防己茯苓汤主之。

防己茯苓汤方：

防己三两　黄芪三两　桂枝三两　茯苓六两　甘草二两

上五味，以水六升，煮取二升，分温三服。

【语译】皮水病病人，四肢发肿，这是由于水气充斥在皮肤里面，所以四肢肌肉经常都有跳动的现象，可用"防己茯苓汤"通阳利水。

【注解】沈明宗云："此邪在皮肤而肿也，风入于卫，阳气虚滞，则四肢肿，皮毛气虚，受风而肿，所谓水气在皮肤中，邪正相搏，风虚内鼓，故四肢聂聂瞤动，是因表虚也。"

"聂聂"，据《小补韵会》的解释为动貌。

【方义】曹颖甫云："黄芪以达皮毛，桂枝以解肌肉，使皮毛肌肉疏畅，不至吸下行之水，更加甘草以和脾，合桂枝之温，使脾阳得旁达四肢，但得脾精稍舒，而肢肿当消，所以用黄芪不用麻黄者，此亦痰饮病形肿，以其人遂痹，故不内之之例也。"

248

【原文】里水，越婢加术汤主之，甘草麻黄汤亦主之。

越婢加术汤方：

（见上，于内加白术四两，又见脚气中）

甘草麻黄汤方：

甘草二两　麻黄四两

上二味，以水五升，先煮麻黄，去上沫，内甘草，煮取三升，温服一升，重覆汗出，不汗，再服，慎风寒。

【语译】患里水病而有里热的，可以用"越婢加术汤"；没有里热的，可以用"甘草麻黄汤"。

【注解】徐忠可云："里水，即前一身面目黄肿，脉沉而渴正水（228条）

也，越婢方解见前。又甘草麻黄汤亦主之者，麻黄发其阳，甘草以和之，则阳行而水去，即有里热，不治自清耳，且以防质弱者，不堪石膏也。"

【方义】尤在泾云："甘草麻黄，亦内助土气，外行水气之法也。"

249

【原文】水之为病，其脉沉小，属少阴。浮者为风，无水，虚胀者，为气水，发其汗即已。脉沉者，宜麻黄附子汤；浮者，宜杏子汤。

麻黄附子汤方：

麻黄三两　甘草二两　附子一枚，炮

上三味，以水七升，先煮麻黄，去上沫，内诸药，煮取二升半，温服八分，日三服。

杏子汤方：

（未见，恐是麻黄杏仁甘草石膏汤）

【语译】观察水气病，首先要分辨表里，如脉象沉小，而有少阴的病变表现，这是里证。如脉象浮，体内没有停潴水饮，只是虚胀者，这仅是风湿水气不运化的缘故，用发汗法祛风除湿即可。脉沉的里水证，可以用"麻黄附子汤"温里行水；脉浮的表水证，可以用"杏子汤"解表祛风湿。

【注解】曹颖甫云："水病始于太阳，而终于少阴，太阳当得浮脉，少阴即见沉脉。按太阳伤寒未经发汗，水气由三焦下注寒水之脏，即为少阴始病，少阴为病，其脉当沉，为其在里也。小即微细之渐，《伤寒论·少阴篇》所谓脉微细者，指阴寒太甚者言之也。此时水邪未经泛滥，溢入回肠而下利，故但见脉小而不见微细，水邪虽陷，与表气未曾隔绝，寒水下陷，要为中阳之虚，方治特于麻黄附子汤内加炙甘草以益中气，使中气略舒，便当外达皮毛肌腠，变为汗液，而水病自除。若夫脉浮为风，与太阳中风之脉浮同，此证尚属风湿，而未成为水，水气壅在皮毛而发为虚胀，故曰气水，气水者，汗液欲出不出，表气不能开泄之谓，发其汗，则水还化气成汗，故其胀即消。杏子汤方阙，窃意可用风湿证之麻杏甘苡汤，要以发汗为一定之标准也。"

【方义】徐忠可云："麻黄附子甘草汤方，即麻黄甘草二味耳，以少阴而加附子，发其龙火之真阳，协力麻黄甘草，以开久蚀之阴。"

250

【原文】厥而皮水者，蒲灰散主之。(方见消渴中)

【语译】患皮水病，四肢现冷者，这是水气阻碍阳气的缘故，可以用"蒲灰散"通阳行水。

【注解】尤在泾云："厥而皮水者，水邪外盛，隔其身中之阳，不行于四肢也，此厥之成于水者，去其水，则厥自愈，不必以附子桂枝之属，助其内伏之阳也。"

251

【原文】问曰：黄汗之为病，身体肿（一作重），发热汗出而渴，状如风水，汗沾衣，色正黄如柏汁，脉自沉，何从得之？师曰：以汗出入水中浴，水从汗孔入得之，宜芪芍桂酒汤主之。

黄芪芍桂苦酒汤方：

黄芪五两　芍药三两　桂枝三两

上三味，以苦酒一升，水七升，相和，煮取三升，温服一升，当心烦，服至六七日，乃解，若心烦不止者，以苦酒阻故也。（一方，用美酒醯代苦酒）

【语译】问：黄汗病的病人，周身、四肢肿，发热、出汗、口渴，有些像风水病的表现，汗水沾染衣服，衣服颜色就像被黄柏汁水浸过似的，脉象现沉，为什么会患这种病呢？

答：这种人本来就是表虚爱出汗，汗还没有停便去沐浴，于是水湿之气将汗孔阻塞住了，汗不得排泄，郁久成热，演变为黄汗病，可以用"芪芍桂酒汤"固表解郁清热。

【注解】尤在泾云："黄汗之病，与风水相似，但风水脉浮，而黄汗脉沉，风水恶风，而黄汗不恶风为异，其汗沾衣，色正黄如蘗汁，则黄汗之所独也。风水为风气外合水气，黄汗为水气内遏热气，热被水遏，水与热得，交蒸互郁，汗液则黄。按前第二条（225条）云小便通利，上焦有寒，其口多涎，此为黄汗。第四条（第227条）云，身肿而冷，状如周痹。此云黄汗之病，身体肿，发热汗出而渴。后又（指第252条）云，剧者不能食，身疼重，小便不利。何前后之不侔也，岂新久微甚之辨欤！夫病邪初受，其未郁为热者，则身冷、小便利、口多涎，其郁久热甚者，则身热而渴，小便不利，亦自然之道也。"

【方义】曹颖甫云；"以表虚也，故君黄芪，以荣郁之当宣也，故用芍药桂枝，又惧药力之不胜病气也，故煎以具挥发性通调血分之苦酒，而营分之郁热始解，今人用醋和面涂伤，能去瘀血，其明证也。妇人肝郁内痛，用醋炒柴胡、醋磨青皮白芍，其痛立解，当亦以其能达血郁之故，则苦酒之作用可知矣，庸工动称能敛肝阴，岂仲师用苦酒之旨乎。所以六七日乃解者，以久郁之邪，未易战胜也。所以心烦者，营分久郁，而主血之脏虚，一时不胜药力也。"

魏荔彤云："古人称醋为苦酒，非另有所谓苦酒也。美酒醯，即人家所制社醋，即镇江红醋是也。又醋之劣者，即白酒醋，各处皆是，总以社醋入药。"

252

【原文】黄汗之病，两胫自冷；假令发热，此属历节。食已汗出，又身常暮盗汗出者，此劳气也。若汗出已反发热者，久久其身必甲错；发热不止者，必生恶疮。若身重，汗出已辄轻者，久久必身瞤，瞤即胸中痛，又从腰以上必汗出，下无汗，腰髋弛痛，如有物在皮中状，剧者不能食，身疼重，烦躁，小便不利，此为黄汗，桂枝加黄芪汤主之。

桂枝加黄芪汤方：

桂枝三两　芍药三两　甘草二两　生姜三两　大枣十二枚　黄芪二两

上六味，以水八升，煮取三升，温服一升，须臾饮热稀粥一升余，以助药力，温服取微汗，若不汗，更服。

【语译】黄汗病病人，两膝胫多觉冷，如果两胫发热，那是历节病的症状，这是辨别是否黄汗病的第一点。其次，从"出汗"情况来观察，如吃东西便出汗，这往往是胃气外泄之象；如晚上睡觉出盗汗，这一般是虚劳病的症状；而黄汗病的出汗，汗出热不退，这是辨别是否黄汗病的第二点。假使发热久不退，轻则阴伤而现皮肤枯燥，就像鳞甲一般粗糙；重则会使皮肉溃痒而发恶疮。黄汗病是湿胜热郁的病变，所以还伴有周身沉重的症状。如果汗出多了，汗出湿去，虽有一时轻快之感，但阳气却因此而受到损伤，久则周身肌肉瞤动，渐而胸部掣痛，此后便汗只在上半身出，下半身不仅没有汗，腰下髋骨部还胀痛，好像有东西在皮肤下堵塞住似的，甚至影响饮食，不想吃东西，周身感觉疼痛、沉重，心中烦躁，小便不通畅，这是表虚而湿郁的黄汗病演变过程，可以酌用"桂枝加黄芪汤"固表行阳散湿。

【注解】程林云："湿就下而流关节，故黄汗病，两胫冷，若两胫热，则属历节之病。其食已汗出，为胃气外泄，暮而盗汗，为荣气内虚，又属虚劳之证，二者俱汗出，皆非黄汗也。欲作黄汗之证，汗出已，而热不为汗衰，反发热，而热不止，薄于外，则销铄皮肤，故令身体枯槁，薄于里，则溃脉烂筋，故令生恶疮也。夫湿胜则身重汗出，虽湿去身轻，而正气未必不损，如此久久，必耗散诸阳，故身瞤而胸痛，是以上焦阳虚，则腰以上汗出，下焦湿胜，而为腰髋弛痛，如有物在皮中状也，剧则内伤于脾，而不能食，外伤肌肉而身体疼重，若烦躁小便不利，则水气无从出，蕴蓄肌中，必为黄汗。"

【方义】尤在泾云："桂枝黄芪，亦行阳散邪之法，而尤赖饮热稀粥取汗，以发交郁之邪。"

曹颖甫云："要知黄汗一证，肌表以久汗而虚，不同中风之为卒病，此桂枝汤所以加固表之黄芪也。"

253

【原文】师曰：寸口脉迟而涩，迟则为寒，涩为血不足。趺阳脉微而迟，微则为气，迟则为寒。寒气不足，则手足逆冷；手足逆冷，则荣卫不利；荣卫不利，则腹满胁鸣相逐；气转膀胱；荣卫俱劳，阳气不通，即身冷；阴气不通，即骨疼；阳前通，则恶寒；阴前通，则痹不仁；阴阳相得，其气乃行，大气一转，其气乃散。实则失气，虚则遗尿，名曰气分。

【语译】患水气病，有偏于气分的，诊察其寸口脉搏迟慢而带滞涩，这是血虚里寒之象；诊察其趺阳脉搏微弱而兼迟慢，这是气虚里寒之象。气血虚弱而里寒，说明病人卫气、营气都不能运行全身，所以阳气不通于四肢而手足发冷；阴寒水气充塞腹、胸、胁部而胀满，甚作水鸣声。水气在胸腹部争逐不已，膀胱虽勉力发挥气化机转作用，奈何营气卫气都极度竭乏，结果卫阳不振，进而全身作冷，营阴不振，连骨节也发疼痛。假如病有了转机，卫阳逐渐通畅，周身四肢不冷了，仅有点恶寒现象，营阴逐渐通畅，骨节不疼痛了，只是有点麻痹而已。只要卫阳、营阴逐渐协调，畅行无阻，于是正气在体内运转自如，水气便会渐次消散。邪之消散的出路有二：如果偏于水少气实者，往往会不断地放些屁出来；如果偏于气虚水多者，便会排出大量的尿液。总之，这都是属于气分病变的水饮病。

【注解】尤在泾云："微则为气者，为气不足也，寒气不足，该寸口跌阳为言，寒而气血复不足也，寒气不足，则手足无气而逆冷，荣卫无源而不利，由是脏腑之中，真气不充，而客寒独胜，则腹满胁鸣相逐，气转膀胱，即后所谓失气、失溺之端也。荣卫俱劳者，荣卫俱乏竭也。阳气温于表，故不通则身冷，阴气荣于里，故不通即骨疼，不通者，虚极而不能行，与有余而壅者不同。阳前通则恶寒，阴前通则痹不仁者，阳先行而阴不与俱行，则阴失阳而恶寒，阴先行而阳不与俱行，则阳独滞而痹不仁也。盖阴与阳常相须也，不可失，失则气机不续而邪乃著，不失则上下交通，而邪不容，故曰阴阳相得，其气乃行，大气一转，其气乃散，失气、遗溺皆相失之征，曰气分者，谓寒气乘阳之虚，而病于气也。"《诸病源候论》中云："夫气分者，由水饮搏于气，结聚所成，气之流行，常无壅滞，若有停积，水饮搏于气，则气分结而住，故云气分。"

254

【原文】气分，心下坚大如盘，边如旋杯，水饮所作，桂枝去芍药加麻辛附子汤主之。

桂枝去芍药加麻黄细辛附子汤方：

桂枝三两　生姜三两　甘草二两　大枣十二枚　麻黄二两　细辛二两　附子一枚，炮

上七味，以水七升，煮麻黄，去上沫，内诸药，煮取二升，分温三服，当汗出，如虫行皮中，即愈。

【语译】患水气病，病在气分者，心下坚硬，有如盘子大小，周围像圆杯般地坚硬，这是由于水饮寒邪停积心下而成，用"桂枝去芍药加麻辛附子

汤"温散水寒。

【注解】尤在泾云："气分，即寒气乘阳之虚而结于气者，心下坚大如盘，边如旋杯，其势亦已甚矣，然不直攻其气，而用辛甘温药行阳以化气，视后人之袭用枳、朴、香砂者，工拙悬殊矣。"

"旋"作"圆"字解。

【方义】《医宗金鉴》中云："用桂枝去芍药加麻黄附子细辛汤者，温养荣卫阴阳，发散寒邪之气也。"尤在泾云："当汗出如虫行皮中者，盖欲使既结之阳，复行周身而愈也。"

255

【原文】心下坚大如盘，边如旋盘，水饮所作，枳术汤主之。

枳术汤方：

枳实七枚　白术二两

上二味，以水五升，煮取三升，分温三服，腹中奭即当散也。

【语译】心下坚硬，有如盘子大小，周围像圆盘样地坚硬，如果是湿邪盛的水饮证，可以用"枳术汤"攻坚除湿。

【注解】曹颖甫云："诊病之法，惟外证同而虚实异治者，为不易辨也，同一心下坚、大如盘、边如旋杯之证，何以一则宜上下表里通行温散，汗出如虫行皮中而愈，一则用攻坚燥湿，三服后腹中软而愈，盖气分之脉必兼迟涩，水饮之脉必见沉弦，此脉之易辨者也。气分则见窒塞，水饮必将内痛，此证情之易辨者也，气为寒约，则温以散之，寒因水实，则攻而和之，此仲师所以称医圣也。"

【方义】《医宗金鉴》中云："李彣曰，枳实消胀，苦以泄之也，白术去湿，苦以燥之也。后张元素治痞，用枳术丸，亦从此汤化出，但此乃水饮所作，则用汤以荡涤之，彼属食积所伤，则用丸以消磨之，一汤一丸，各有深意，非漫无主张也。"

水气病脉证并治附方

外台防己黄芪汤

治风水，脉浮为在表，其人或头汗出，表无他病，病者但下重，从腰以上为和，腰以下当肿及阴，难以伸屈。（方见风湿中）

出《外台·二十卷·风水门》，引《深师》。

【方义】沈明宗云："此乃湿从下受，湿多风少，故用黄芪实表，使水不得上溢，以防己驱除风湿，术草健脾，姜枣以俾营卫和而湿自除矣。"

水气病脉证并治小结

以上三十二条讨论水气病，讨论了水气病的病变、诊断、治疗等三大问题。水气病从证候分，可分作风水、皮水、里水、黄汗四种；从五脏分，可分作心性水气病、肝性水气病、肺性水气病、脾性水气病、肾性水气病等五种。第 231、232、236、243、244、253 等六条，侧重讨论水气病的病理变化。第 229、230、231、233、234、235、249 等七条，侧重讨论对水气病的诊断。第 227、229、235、242、244、249、254、255 等八条，侧重讨论水气病的治疗宜忌。第 224、225、226、297、245、246 等六条，均讨论风水病，第 224、227、247、250 等四条，均讨论皮水病，第 224、228、248 等三条，讨论里水病，正水、石水均属于里水。第 224、225、227、251、252 等五条，均讨论黄汗病。其余第 237 条为心水，第 238 条为肝水，第 239 条为肺水，第 240 条为脾水，第 241 条为肾水。具体内容的归纳分析，略如下表。

水气病脉证并治表解

表1　水气病总论

水气病总论
- 病变
  - 阳虚
    1. 热潜相搏，名曰沉，沉则络脉虚（231）
    2. 卫气不行，水不沾流，走于肠间（232）
    3. 下利后，腹满因肿（236）
    4. 寒水相搏，水谷不化，脾气衰则鹜溏，胃气衰则身肿（243）
    5. 沉紧相搏，结在关元，阳衰阴盛（244）
    6. 少阳脉卑，少阴脉细（284）
  - 阴阳两虚：营卫不利，腹满胁鸣相逐，气转膀胱，阴阳气不通（253）
  - 里热：热止相搏，名曰伏，伏则小便难（231）
  - 血分：经水不通（243）
  - 气分：实则失气，虚则遗尿（253）
- 诊断
  - 脉象
    - 本脉：沉（234）
      - 趺阳脉：伏（229、230）
      - 少阴脉：紧沉（233）
    - 表证：浮（249）
    - 里证：沉小（249）
    - 死证：脉出（234）
  - 症状，小便不利，小便难，身体肿重，目下有卧蚕，面目鲜泽（230、233、234、235）
- 治疗
  - 表证
    - 太阳病，汗出即愈（227）
    - 腰以上肿，当发汗（242）
    - 浮者为风，发其汗即愈（249）
  - 里证
    - 小便不利，脉沉绝者，可下之（235）
    - 腰以下肿，当利小便（242）
  - 里寒：脉沉者，宜麻黄附子汤（249）
  - 气分：桂枝去芍药加麻辛附子汤（254）
  - 水分：枳术汤（255）
  - 并发病：先治新病，病当在后（244）
  - 禁忌
    - 忌汗：渴而下利，小便数者（227）
    - 忌下：阳衰（244）

表2 水气病辨治

水气病

├ 五脏水
│ ├ 心水：身肿，少气，不得卧，烦而躁，阴肿（237）
│ ├ 肝水：腹大不能转侧，胁下腹痛，时时津液微生，小便续通（238）
│ ├ 肺
│ │ ├ 肺水：身肿，小便难，鸭溏（239）阴盛（244）
│ │ └ 肺胀：痛在骨节，咳而喘，不渴，状如肿（227）
│ ├ 脾水：腹大，四肢苦重，津液不生，苦少气，小便难（240）
│ └ 肾水：腹大脐肿，腰痛，不得溺，阴下湿，足逆冷，面反瘦（241）
│
├ 风水
│ ├ 症状：骨节疼痛，恶风，面目肿大，有热，目裹如蚕新卧起，颈脉动，时时咳，按其手足上陷而不起，身体重而酸，不渴，一身悉肿，续自汗出，无大热（224、226、227、246）
│ ├ 脉象：浮、浮洪，沉滑（224、225、226）
│ ├ 病机
│ │ ├ 风气相搏（225）
│ │ ├ 风强：隐疹，身痒，痂癞（225）
│ │ └ 气强：难以俯仰，身体洪肿（225）
│ └ 治疗：防己黄芪汤，越婢汤（245、246）
│
├ 皮水
│ ├ 症状：胕肿，按之没指，不恶风，其腹如鼓，四肢肿，水气在皮肤中，聂聂动，厥（224、227、247、251）
│ ├ 脉象：浮（224）
│ └ 治疗：防己茯苓汤、蒲灰散（247、250）
│
├ 里水
│ ├ 症状：一身面目黄肿，小便不利（228）
│ ├ 脉象：沉（228）
│ ├ 治疗
│ │ ├ 里热：越婢加术汤（228、248）
│ │ └ 无热：甘草麻黄汤（248）
│ └ 辨证
│ │ ├ 正水：喘，脉象沉迟（224）
│ │ └ 石水：腹满，不喘，脉象沉（224）
│
└ 黄汗
  ├ 症状：身发热，胸满，四肢头面肿，久不愈，痈脓，小便通利，其口多涎，身肿而冷，状如周痹，胸中窒，不能食，反聚痛，暮躁不得眠，汗出而渴，汗沾衣色正黄如柏汁，两胫自冷，久久身必甲错，身瞤，胸中痛，下无汗，腰髋弛痛如有物在皮中状（224、225、227、251、252）
  ├ 脉象：沉迟（224）
  ├ 病因：汗出入水中浴，水从汗孔入得之（251）
  ├ 病机：上焦有寒（252）
  └ 治疗：芪芍桂酒汤，桂枝加黄芪汤（251、252）

水气病脉证并治复习题

1. 水气病的病因是什么？

2. 治疗水气病，为什么说"渴而下利，小便数者，皆不可发汗"？

3. 宿疾并发新病，要先治新病后治宿疾（本病），这有什么意义？

4. 第235条"脉沉绝"而用下法，应如何理解？临床应如何处理？

黄疸病脉证并治第十五

《素问·玉机真藏论》中云："肝传之脾，病名曰脾风，发瘅，腹中热，烦心，出黄。""瘅"与"疸"通。《灵枢·经脉》云："脾足太阴之脉，是主脾所生病者，溏瘕泄，水闭，黄疸。"又云："肾足少阴之脉，是主肾所生病者，口热、舌干、烦心、黄疸。"可见"黄疸"病，病位与脾肾两经关系密切。

陆渊雷云："金匮分黄疸为谷疸、女劳疸、酒疸三种。谷疸盖指十二指肠之病变，凡胃肠之炎症，古人概以伤食为原因，故知谷疸为肠炎并发之黄疸也。酒精中毒能使肝脏硬变，使肝细胞显原发性变坏，是酒家之发生卡他性黄疸，亦属可能。惟女劳疸于今世病理未有明证，考其所举证候，乃阿狄森氏病之色素沉着，非黄疸也。"中西医的病症，很难一一对应，陆氏之说，存作参考。

黄疸病脉证并治内容

256

【原文】寸口脉浮而缓，浮则为风，缓则为痹，痹非中风，四肢苦烦，脾色必黄，瘀热以行。

【语译】黄疸病人的脉象，寸口脉呈浮象而迟缓，"脉浮"是风热之象，"脉迟缓"是风热痹着在体内不能排泄之象，这里所谓"痹"，不同于一般的外感风邪，而是湿热瘀蓄在里发生的病变，所以四肢现烦热，并呈现脾土之黄色。

【注解】程林云："脉得浮缓者，必发黄。故伤寒脉浮而缓者，系在太阴，太阴者，必发身黄（《伤寒论》278条）。今浮为风，缓为痹，非外证之中风，乃风热蓄于脾土，脾主四肢，故四肢苦烦，瘀热行于外，则发黄也。"

257

【原文】 趺阳脉紧而数，数则为热，热则消谷；紧则为寒，食即为满。尺脉浮为伤肾，趺阳脉紧为伤脾。风寒相搏，食谷即眩，谷气不消，胃中苦浊，浊气下流，小便不通，阴被其寒，热流膀胱，身体尽黄，名曰谷疸。额上黑，微汗出，手足中热，薄暮即发，膀胱急，小便自利，名曰女劳疸，腹如水状，不治。心中懊侬而热，不能食，时欲吐，名曰酒疸。

【语译】 黄疸病还有多种原因和不同类型。

谷疸。足部趺阳脉如现紧急而快速，这是寒热交病的现象。脉搏增快，固然显系有热；而脉象紧急，便还有寒。正因为有热而又有寒，所以胃腑虽能消磨饮食，脾脏却不能为之运输而出现胀满。再诊寸口尺脉却现浮象，说明肾脏亦伤了风热，结合趺阳脉紧的情况来看，为脾肾两伤寒热交错的结果，脾胃克化不了饮食，稍微吃点东西便发眩晕，胃中浊气停留，浊气下流侵犯肾脏，肾阴被浊邪侵犯，不惟小便不通利，同时腐浊之气流入膀胱瘀积起来，致使周身发现黄疸，这就是"谷疸"。

女劳疸。病人额部现黄黑色，些微有点出汗，手心足心有烧热感，傍晚时烧热感加重，小腹（膀胱部）拘急不舒，但小便却是通畅的，这就是"女劳疸"阴虚证候了。假使再发生水肿，说明肾阳亦亏败极了，会很难治疗。

酒疸。患黄疸病，心中烦躁，伴有发热，食欲大大减退，不能吃东西，只是想吐，这是里热盛的"酒疸"。

【注解】 程林云："趺阳，胃脉也，数为热，紧为寒，此胃中阴阳不分，清浊相干，寒热混杂，虽消谷不能传导，故食即满也。尺脉以候肾，浮为风，则伤肾，趺阳以候胃，紧则寒，不伤胃而伤于脾，风寒相搏，邪不清谷，得谷气则熏蒸头目，故作眩也，谷不消，则胃中之浊气下流，而小便又不通利，正以肾为胃关，脾寒被于少阴，则不能行宣泄之令；胃热流于膀胱，则热瘀蓄而不行，一身尽黄，因作谷疸也。"

尤在泾曰："肾劳而热，黑色上出，犹脾病而黄外见也。额于部为庭，《灵枢》云：庭者，颜也。又云，肾病者，颧与颜黑。微汗出者，肾热上行，而气通于心也。手足心热，暮薄即发者，病在里在阴也。膀胱急者，肾热所逼也。小便自利，病不在腑也。此得之房劳过度，热从肾出，故名曰女劳瘅，若腹如水状，则不特阴伤，阳亦伤矣，故曰不治。懊憹，郁闷不宁之意。热内蓄则不能食，热上冲则时欲吐，酒气熏心而味归脾胃也，此得之饮酒过多所致，故名酒瘅。"

本条综合分析来看，"谷疸"是寒热交错证，"女劳疸"是阴伤证，"酒疸"是里热证。

258

【原文】阳明病，脉迟者，食难用饱，饱则发烦头眩，小便必难，此欲作谷疸，虽下之，腹满如故，所以然者，脉迟故也。

【语译】阳明胃中有寒湿者，脉搏现迟慢，病人消化不好，稍吃饱一点，便发生烦闷、眩晕等症状，同时伴有小便不通畅，这往往是要发作"谷疸"的征象。但是，对脾胃寒湿证，虽有胸腹胀满，但不能轻率地用泻下剂，下法不能减轻胀满等症状，这是因为从脉象现迟慢和所有的症状来看都是寒证表现，而不是热实证表现。

【注解】《医宗金鉴》中云："谷疸属胃热，脉当数，今脉迟，脾脏寒也，寒不化谷，所以虽饥欲食，食难用饱，饱则烦闷，胃中填塞，健运失常也。清者阻于上升，故头眩。浊者阻于下降，故小便难也。此皆欲作谷疸之征，其证原从太阴寒湿郁黦而生，若误以为阳明热湿发黄下之，虽腹满暂减，顷复如故，所以然者，脉迟寒故也。此发明欲作谷疸，属脾阴寒化而不可下者也。"

陆渊雷于本条主张用理中汤、真武汤之类。

又本条与《伤寒论》第195条相同，只是"发烦"两字作"微烦"，可以参看。

这里的"阳明"是指"胃"，甚至整个消化道，不同于"六经"的"阳明经证"。

259

【原文】夫病酒黄疸，必小便不利，其候，心中热、足下热，是其证也。

【语译】患酒疸病，小便不通畅，心中有烧热感，两只脚亦有灼热感，这些症状是酒疸最常见的。

【注解】程林云：“夫小便利则湿热行，不利则热留于胃，胃脉贯膈，下足跗，上熏胃脘，则心中热，下注足跗，则足下热也。”程氏所云之“胃”，是在解释条文中的“心中”两字。

260

【原文】酒黄疸者，或无热，请言小腹满欲吐，鼻燥；其脉浮者，先吐之，沉弦者，先下之。

【语译】酒疸病病人，心中和脚下都无烧热感，只是小腹胀满，时时想吐，鼻腔非常干燥，这是里热证。假使脉象现浮，病变在上，可用涌吐剂泻热；假使脉象沉而弦急，病变在下，可用泻下剂排除湿热。

【注解】尤在泾云：“酒黄瘅者，心中必热，或亦有不热，静言了了者，则其热不聚于心中，而或从下积为腹满，或从上冲为欲吐、鼻燥也。腹满者，可下之，欲吐者，可因其势而越之，既腹满且欲吐，则可下，亦可吐，然必审其脉浮者，则邪近上，宜先吐，脉沉弦者，则邪近下，宜先下也。”

“请言”，许多坊本都改作“靖言”；“小”字，改作两个“了”字，解释为“神色安靖”。但既“腹满”且“欲吐”，就不会有如此安静的神态。酒疸病小便不利，当然“小腹”现“满”。“请言”，是病人“口述”的意思，不必改易。

261

【原文】酒疸，心中热，欲呕者。吐之愈。

【语译】患酒疸病，心中烦热，作呕吐者，这是胃中湿热之象，用涌吐剂把湿热涌吐出来就好了。

【注解】程林云：“前证（第257条）热深，则懊憹欲吐，今热微则心中热亦欲吐，病属上焦，故一吐之可愈。”

262

【原文】酒疸，下之，久久为黑疸，目青面黑，心中如噉蒜齑状，大便正黑，皮肤爪之不仁，其脉浮弱，虽黑微黄，故知之。

【语译】患酒疸病，误用泻下剂，损伤了血分，便演变成"黑疸"。表现为，眼青、面黑、心烦闷，像吃了生蒜似的很不舒服，大便为深黑色，皮肤麻痹，抓搔亦没有感觉，这些症状很像"女劳疸"。但有区别：女劳疸是阴虚，脉象必虚，黑疸浮中带弱；女劳疸的颜色相当黑，黑疸是黑中现有黄色。

【注解】尤在泾云："酒疸，虽有可下之例，然必审其腹满脉沉弦者而后下之，不然，湿热乘虚陷入血中，则变为黑疸，目青面黑，皮肤不仁，皆血变而瘀之征也。然虽曰黑疸，而其原则仍是酒家，故心中热气熏灼如噉蒜状，一如懊侬之无奈也。且其脉当浮弱，其色虽黑当微黄，必不和女劳疸之色纯黑而脉必沉也。"

曹颖甫主张用"黄连阿胶汤"或"百合地黄汤"滋阴清血。

【原文】师曰：病黄疸，发热烦喘，胸满口燥者，以病发时火劫其汗，两热所得。然黄家所得，从湿得之，一身尽发热而黄，肚热，热在里，当下之。

【语译】患黄疸病，症见发热、烦躁、气喘、胸部胀满、口腔干燥等症状者，这是因为病之初就是"阳热证"，医者误用火疗法，过分地劫持了病人的汗液，于是体内之阳热和火劫之热气胶合起来而演变成的。一般的黄疸病，多数都是由于湿热蕴积而成，像这样出现高热的黄疸，肚腹部特别的热，说明里热亢盛，可以用攻里的泻下法来治疗。

【注解】曹颖甫云："黄疸所由成，胃热与脾湿相参杂者为多，独有发热烦渴胸满口燥之证，为亢热而无湿。推原其故，则以方遘他病时，证属阳热，复以火劫发汗，两热相得，便与湿热参杂之证判若天渊，概云从湿得之可乎？一身尽发热面黄、肚热，仲师既明示人以瘀热在里，直可决为独阳无阴之大黄硝石汤证。伤寒阳明病之但恶热不恶寒，宜大承气汤者，即其例也。谓根据伤寒发黄证而推求之，太阳魄汗未尽，瘀湿生热，亦必发黄，此时湿尚未去，要不在当下之例。故有阳明病无汗，小便不利，心中懊憹者，身必发黄（《伤寒论》199条）。阳明病被火，额上微汗出，小便不利者，必发黄（《伤寒论》200条）。但头汗出，剂颈而还，小便不利，渴饮水浆者，此为瘀热在里，身必发黄，茵陈蒿汤主之（《伤寒论》236条）。何以同一阳明病，仲师于前二证不出方治？非以其从湿得之，湿未尽者，不当下乎？本条热在里，与伤寒之瘀热在里同，法在可下，况本条一身尽发热而黄，肚热，阳明腑实显然，予故曰宜大黄硝石汤也。"

本条，沈明宗用"栀子大黄汤"治疗。

264

【原文】脉沉，渴欲饮水，小便不利者，皆发黄。

【语译】脉搏在沉部出现，这是病在里之象，再加上口渴饮水，小便不通畅，说明湿热在里，无从消散，有极大的发黄可能性。

【注解】《医宗金鉴》中云："脉沉，主里也，渴欲饮水，热瘀也，小便不利，湿郁也，热瘀郁于里，故发黄也；首条谓脉浮缓紧数，皆今发黄（第256条），是得之于外因也，此条脉沉，亦令发黄，是得之于内因也，故治黄有汗下二法也。李彣曰：脉沉而渴，渴欲饮水，小便不利，则湿热内蓄，无从分消，故发黄也。"

265

【原文】腹满，舌痿黄，燥不得睡，属黄家。（舌痿，疑作身痿）

【语译】肚腹胀满，舌苔腻，苔色现枯痿腻黄，口干得不能睡，这也是黄疸病常见的症状。

【注解】曹颖甫云："夫腹为足太阴部分，舌苔黄腻属湿，则湿在脾脏可知。阳明病多不寐证，缘胃中燥实不和也，此云燥不得睡，其为胃热无疑。此证治湿则增燥，润燥则滋湿，如欲两全，但用白虎汤加苍术可矣，因其胃中有燥矢，用茵陈蒿汤亦足矣。"

"瘘"字同"萎"，舌苔瘘黄、腻垢不润的意思。

266

【原文】黄疸之病，当以十八日为期，治之十日以上瘘，反剧为难治。

【语译】黄疸病的疗程，一般以半个月多一点为率，所以往往在十多天便可以治好，如果十多天后反而更严重者，治疗起来便比较困难了。

【注解】《医宗金鉴》中云："高世栻曰：十八日，乃脾土寄旺于四季之期。十日，土之成数也。黄疸之病，在于脾土，故当以十八日为期，然治之宜先，故治之十日以上，即当瘘，至十日以上不瘘，而疸病反剧者，是谓难治，谓土气虚败，不可治也。"

"十八日"，等于半个月多一点；"十日"，等于一周左右。病在一周左右好转的，病势较轻，病超过十天以上不见好转者，病势要严重些。

267

【原文】疸而渴者，其疸难治，疸而不渴者，其疸可治；发于阴部，其人必呕，阳部，其人振寒而发热也。

【语译】患黄疸病，口干渴者为热盛津伤，较难治疗；假如口不渴者是热不太盛之象，治疗起来较容易。黄疸病变伤及太阴脾者，往往有呕吐的症状；如病变只是在太阳表部，会有寒战、发热等症状。

【注解】沈明宗云："此言表病易治，里病难治也。胃中湿热，蒸越皮肤，则一身尽黄，虽发于外，当以表里阴阳辨证，则知可治与难治，若疸而渴者，邪虽外越，胃中湿热，半居于内，耗竭津液则渴，阳火亢盛，表里皆邪，故曰难治；不渴者，热邪一发，尽越于表，里无余蕴，一解表而即散，故曰可治。然邪在胸膈胃腑之里为发阴部，内逆上冲，其人必呕，其邪尽发皮壳之表为阳部，乃太阳所主，故振寒而发热也。"

268

【原文】谷疸之为病，寒热不食，食即头眩，心胸不安，久久发黄，为谷疸，茵陈汤主之。

茵陈汤方：

茵陈蒿六两 栀子十四枚 大黄二两

上三味，以水一斗，先煮茵陈，减六升，内二味，煮取三升，去滓，分温三服，小便当利，尿如皂角汁状，色正赤，一宿腹减，黄从小便去也。

【语译】患谷疸病的初期，往往有发冷、发热的症状，食欲不好，吃点东西便头晕、目眩，心胸部胀满不舒服，久而久之出现黄疸，这是胃肠中有湿热瘀积的缘故，可以用"茵陈蒿汤"清利湿热。

【注解】陆渊雷云："此急性热病之遗后病发为黄疸者，故曰久久发黄，其寒热不食，食即头眩，心胸不安，皆未发黄时之状，寒热盖原发病未愈之症，不食，即前第三条（258 条）所谓食难用饱，食即头眩、心胸不安，即所谓饱则发烦头眩也，此因消化不良，胃有积水之故，与苓桂术甘证（《伤寒论》第 67 条）、真武证（《伤寒论》第 82 条）之头眩同理。消化不良而勉强纳谷，则胃内容物腐败发酵，即旧说所谓湿热瘀热，此等腐败发酵物，最易引起十二指肠之炎证，其发黄乃意中事也。"

【方义】曹颖甫云："用苦平之茵陈以去湿，苦寒清热之栀子以降肺胃之浊，制大黄走前阴，疏谷气之瘀，俾湿热从小溲下泄，则腹胀平而黄自去矣。按此节后仲师言分温三服，小便当利，尿如皂角汁状。鄙意大黄当走大肠，惟制大黄走小便，服制大黄者，小便多黄，而其色极深，以意会之，当是脱去'制'字。既成谷瘅，大便必少，或大便行后，继以黄浊之小便，亦未可知也。"

269

【原文】黄家，日晡所发热，而反恶寒，此为女劳得之；膀胱急，少腹满，身尽黄，额上黑，足下热，因作黑疸，其腹胀如水状，大便必黑，时溏，此女劳之病，非水也。腹满者，难治，用硝矾散主之。

硝石矾石散方：

硝石　矾石烧，等分

上二味，为散，以大麦粥汁和服方寸匕，日三服，病随大小便去，小便正黄，大便正黑，是候也。

【语译】一般患黄疸病的发热，在午后傍晚时要厉害些，但多没有怕冷的现象，如果恶寒作冷，这是阴虚发热的"女劳疸"，同时少腹膀胱部有拘急胀满的感觉，全身发黄，头额部现黄黑色，两只脚明显有灼热感，这些都是女劳、黑疸病的具体表现。有的病人肚腹胀满很厉害，像得了水肿病似的，但病人大便呈黑褐色，时而还是稀溏的，这是女劳疸的特征性表现，绝不同于一般水肿。这种女劳疸的腹胀，是很难治疗的，必要时可用"硝矾散"来急下存阴。

【注解】《医宗金鉴》中云："此详申女劳疸之为病。黄疸日晡所发热，乃阳明热证，当不恶寒也，而反恶寒者，非阳明热，此或为女劳得之也。女劳得之疸证，虽膀胱急，少腹满，而小便自利，身虽尽黄，而额上则黑，虽发热，惟足下甚，此少阴热，因作黑疸也，故腹胀如水状，而大便必黑时溏，知非水胀病，乃为女劳得之疸胀病也，时溏黑色者，亦脏病及血之征也，血病者，颜必变，岂有色黑而血不病者乎。女劳疸腹满者，为难治，以其脾肾两败也。以消石入血消坚，矾石入气胜湿，然此方治标固宜，非图本之治。"

【方义】曹颖甫云："硝石，即芒硝之成块者。矾石，即皂矾。方用消石以去垢，矾石以化燥屎，和以大麦粥汁以调胃而疏肝，使病从大小便去，此亦在下者引而竭之之例也。"

270

【原文】酒黄疸，心中懊憹，或热痛，栀子大黄汤主之。

栀子大黄汤方：

栀子十四枚　大黄二两　枳实五枚　豉一升

上四味，以水六升，煮取二升，分温三服。

【语译】患酒疸病，心中极度烦闷，现懊憹表现，甚而还有热痛感，这是里热实证，可用"栀子大黄汤"清泻热实。

【注解】曹颖甫云："酒气留于心下，上逆心脏则心气亢而不下，往往有虚烦失眠之证，于是心阳不敛，转为懊侬，酒之标气为热，从胃系上迫于心，故热痛。方用栀豉，与《伤寒·太阳篇》治心中懊侬（第76条）同，加枳实则与栀子厚朴汤（第79条）同，而必用大黄者，以酒疸胃热独甚也，但使胃热一去，则黄从大便去，心下诸病，将不治自愈矣。"

【方义】尤在泾云："栀子、淡豉，彻热于上，枳实、大黄，除实于中，亦上下分消之法也。"

271

【原文】诸病黄家，但利其小便；假令脉浮，当以汗解之，宜桂枝加黄芪汤主之。（方见水病中）

【语译】凡患黄疸病而湿邪重者，分利小便最要紧；若脉象现浮而有表证者，便应发汗解表，如果是表虚证，可用"桂枝加黄芪汤"解肌固表。

【注解】沈明宗云："诸病黄家，乃胃中湿热酿成，而湿性下流，当从下驱为顺，故但利小便，而为常法。假令脉浮，则湿少风多，而风性轻扬，邪机在表，当从汗解，不可拘利小便为常矣，故用桂枝汤和营卫而解肌表之邪，风为表虚，加黄芪而实腠理。"

272

【原文】诸黄，猪膏发煎主之。

猪膏发煎方：

猪膏半斤 乱发如鸡子大三枚

上二味，和膏中煎之，发消药成，分再服。病从小便出。

【语译】凡一切黄疸而有燥热的，可以用"猪膏发煎"之清润剂。

【注解】尤在泾云："此治黄疸不湿而燥者之法。按《伤寒类要》云：男子女人黄疸，饮食不消，胃胀，热生黄衣，在胃中有燥屎使然，猪膏煎服则愈。盖湿热经久，变为坚燥，譬如盦曲，热久则湿去而干也。《本草》猪脂利血脉，解风热；乱发消瘀，开关格，利水道。"

【方义】徐忠可云："猪膏润肾燥，发灰利阴血，合而服之，则胃燥和而郁解。"

273

【原文】黄疸病，茵陈五苓散主之。（一本云，茵陈汤及五苓散并主之）

茵陈五苓散方：

茵陈蒿末十分　五苓散五分（方见痰饮中）

上二物和，先食饮方寸匕，日三服。

【语译】一般属湿热盛的黄疸病，用"茵陈五苓散"除湿清热最妙。

【注解】曹颖甫去："黄疸从湿得之，此固尽人知之，治湿不利小便非其治，此亦尽人知之，五苓散可利寻常之湿，不能治湿热交阻之黄疸，倍茵陈，则湿热俱去矣。"

【方义】尤在泾云："此正治湿热成疸者之法。茵陈散结热，五苓利水祛湿也。"

274

【原文】黄疸腹满，小便不利而赤，自汗出，此为表和里实，当下之，宜大黄硝石汤。

大黄硝石汤方：

大黄　黄柏　硝石各四两　栀子十五枚

上四味，以水六升，煮取二升，去滓，内硝，更煮取一升，顿服。

【语译】患黄疸病，肚腹胀满，小便不通畅，尿色亦呈黄赤色，虽曾患表病，但由于出了汗，表证已随汗而解除了，现在只留下里热证，可用"大黄硝石汤"清泻里热。

【注解】曹颖甫云："腹满、小便不利而赤，虽证属黄疸，其为阳明里实，则固同于伤寒，自汗出则为表和，病气不涉太阳，故宜大黄消石汤以攻下为主，疸病多由胃热上熏，故用苦降之栀子，湿热阻塞肾膀，故加苦寒之黄柏。"

【方义】《医宗金鉴》中云："李彣曰：里病者，湿热内甚，用栀子清上焦湿热，大黄泻中焦湿热，黄柏清下焦湿热，消石则于苦寒泻热之中而有燥烈发散之意，使药力无所不至，而湿热悉消散矣。"

275

【原文】黄疸病，小便色不变，欲自利，腹满而喘，不可除热，热除必哕。哕者，小半夏汤主之。（方见痰饮中）

【语译】患黄疸病，小便正常，大便稍微有点泻利，肚腹胀满，气喘，此属寒湿证，不能用寒凉药来清热，否则脾胃阳气受损，势必引起呃逆，对这种胃寒呃逆症，要用"小半夏汤"温胃止哕。

【注解】尤在泾云："便清自利，内无热征，则腹满非里实，喘非气盛矣，虽有疸热，亦不可以寒药攻之，热气虽除，阳气则伤，必发为哕。哕，呃逆也。魏氏谓胃阳为寒药所坠，欲升而不能者是也。小半夏温胃止哕，哕止然后温理中脏，使气盛而行健，则喘满除，黄病去，非小半夏能治疸也。"

276

【原文】诸黄，腹痛而呕者，宜柴胡汤。（必小柴胡汤，方见呕吐中）

【语译】患黄疸，如腹痛、呕吐，这是少阳证，可用"小柴胡汤"两解表里。

【注解】《医宗金鉴》中云："呕而腹痛，胃实热也，然必有潮热便鞕，始宜大柴胡汤两解之，若无潮热，便软则当用小柴胡汤，去黄芩加芍药和之可也。"

277

【原文】男子黄，小便自利，当与虚劳小建中汤。（方见虚劳中）

【语译】男子脾气虚弱而患黄疸病者，小便很清畅，说明毫无里热，应采用疗虚痨病的"小建中汤"温补脾阳。

【注解】尤在泾云："小便利者，不能发黄，以热从小便去也，今小便利而黄不去，知非热病，乃土虚而色外见，宜补中，而不可除热者也。"

黄疸病脉证并治附方

1. 瓜蒂汤

治诸黄。（方见暍病中）

出《外台秘要·第四卷·诸黄》所载删繁第二方。

【方义】陆渊雷云："此治病毒结聚于胃脘，非直接治疸，当有烦喘懊憹，温温欲吐之证。"

2. 千金麻黄醇酒汤

治黄疸。

麻黄三两

上一味，以美清酒五升，煮取二升半，顿服尽。冬月用酒，春月用水煮之。

出《备急千金要方·第十卷·伤寒发黄》。

【方义】沈明宗云："外感风寒，湿热在表，郁盦成黄，或脉自浮，当以汗解者，用此一味，煮酒使其彻上彻下，行阳开腠，而驱营分之邪，则黄从表解矣。"

黄疸病脉证并治小结

以上讨论黄疸病二十二条，主要包括三方面内容。第一，第 256 条，提出黄疸病的病变是由于热瘀所致。第二，关于黄疸病的分类，基本可分作谷疸、酒疸、女劳疸（黑疸）三种类型，第 257、258、268 三条为谷疸，第 257、259、260、261、262、270 六条为酒疸，第 257、269 两条为女劳疸。第三，辨证施治是本篇的主要内容，除第 266 条论治疗黄疸的最佳时限、第 267 条提出治疗黄疸病要分寒热表里之外，第 263、274 两条为里热证治，第 264、265、273 三条为湿热证治，第 271 条为表虚证治，第 277 条为里虚证治，第 276 条为半表半里证治，第 272 条为燥邪证治，第 275 条为寒湿证治。

黄疸病脉证并治表解

表1　黄疸病概说

黄疸病概说

- 病机：风痹，瘀热以行（256）
- 脉象：寸口脉浮而缓（256）
- 治疗
  - 诸黄家，当利小便（271）
  - 寒湿证，不可除热（275）
- 分类
  - 谷疸
    - 热证
      - 脉象
        - 趺阳脉：紧而数（257）
        - 尺脉：浮（257）
      - 病机：风寒相搏，谷气不消，胃中苦浊，浊气下流，热流膀胱（257）
      - 症状：小便不通，身体尽黄，食谷即眩（257）
      - 治疗：茵陈蒿汤（268）
    - 寒证
      - 脉象：迟（258）
      - 本脉：沉（234）
      - 症状：食难用饱，饱则发烦头眩，小便必难，腹满（258）
      - 治疗：不可下（258）
  - 女劳疸
    - 症状：额上黑，微汗出，手足中热，薄暮即发，膀胱急，小便自利，腹如水状，恶寒，少腹满，身尽黄，大便必黑，时溏（257、269）
    - 治疗：硝石矾石散（269）
  - 酒疸
    - 脉象：浮，弦，浮弱（260、262）
    - 症状：心中懊侬而热，不能食，时欲吐，小便不利，心中热，足下热，小腹满，鼻燥，心中懊侬或热痛，肤色虽黑微黄（257、259、260）
    - 治疗
      - 脉浮欲吐：宜吐法（260）
      - 脉弦：宜下法，栀子大黄汤（260、270）
      - 误治：久久为黑疸（262）
- 预后
  - 当以十八日为期（266）
  - 疸而渴者难治（267）
  - 疸而不渴者可治（267）
  - 治之十日以上瘥，反剧者难治（266）

表2　黄疸病证治

黄疸病证治
- 里热
  - 症状：发热，一身尽黄，烦喘，胸满，口燥，小便不利而赤（263、274）
  - 原因：病发时，火劫其汗263）
  - 病机：两热所得，热在里，里实（263、274）
  - 治疗：当下之，大黄硝石汤（263、274）
- 湿热
  - 脉象：沉（264）
  - 症状：渴欲饮水，小便不利，发黄，腹满，舌痿黄，燥不得睡（264、265）
  - 治疗：茵陈五苓散（273）
- 表虚
  - 脉象：浮（271）
  - 治疗：桂枝加黄芪汤（271）
- 里虚
  - 症状：男子黄，小便自利（277）
  - 治疗：小建中汤（277）
- 半表里证
  - 症状：诸黄，腹痛而呕（276）
  - 治疗：小柴胡汤（276）
- 燥证
  - 症状：诸黄（272）
  - 治疗：猪膏发煎（272）
- 塞湿
  - 症状：小便色不变，欲自利，腹满而喘，哕（275）
  - 病因：误治，除热（275）
  - 治疗：小半夏汤（275）

黄疸病脉证并治复习题

1. 本篇对黄疸病的分类和辨证其有何异同？

2. 什么是茵陈蒿汤证？什么是茵陈五苓散证？

3. 里热证和湿热证有哪些不同？

4. 女劳疸病似是虚证，却又在用"硝矾散"攻下剂，为什么？

惊悸吐衄下血胸满瘀血病脉证治第十六

《素问·至真要大论》中云："少阳之胜，热客于胃……善惊。"又《素问·四时刺逆从论》云："阳明有余病脉……涩则病积，时善惊。"可见"惊"为阳病，多属热。"悸"为怔忡，即是心动，是"惊"之结果。《素问·举痛论》云："惊则心无所倚，神无所归，虑无所定，故气乱矣。"这些就是惊悸的具体描述。沈明宗云："惊从外入，悸是内发。悸者，心神恍惚，跳动不能自主之貌也。"

《素问》无"吐血"记载，只包括在呕血、唾血中。《灵枢》中只有一处有"吐血"一词。《素问·脉要精微论》云："肺脉搏坚而长，当病唾血。"《素问·邪气藏府病形》中云："肺脉微滑，为上下出血，涩甚为呕血。"《灵枢·经筋》中云："手太阴之筋……其病……胁急吐血。"是"吐血"主要和肺脏有关，符合临床实际，真正"胃出血"的并不多见。

《灵枢·百病始生》中云："阳络伤则血外益，血外益则衄血；阴络伤则血内溢，血内溢则后血。"所谓"后血"即是便血，是古人明确指出，一般的失血症主要还是络脉出血，络脉是细小血管，这点观察极与临床事实吻合。

许多注家，怀疑"惊悸"与"血症"是两不相属的，不应列在一起，这却不然。《素问·调经论》中云："血有余则怒，不足则恐。"又《素问·气厥论》中云："脾移热于肝，则为惊衄。"可见"惊"与"血"不仅相属，而且关系密切，因为肝既藏"血"，"惊"又为肝病，心既主"血"，"悸"又为心病，其关联作用可以推而知之。

惊悸吐衄下血胸满瘀血病脉证治内容

278

【原文】寸口脉动而弱，动即为惊，弱则为悸。

【语译】凡受惊恐之人，寸口脉搏一般呈现动摇不稳而又相当虚弱之象。脉象动摇，是由于惊恐的刺激；脉象虚弱，是阳虚心悸的反应。

【注解】曹颖甫云："寸口之脉，暴按则动，细按则弱，盖仓猝之间，暴受惊怖，则心为之跳荡不宁，而寸口之动应之，故动则为惊，既受惊怖，气馁而惕息，寸口之弱应之，故弱则为悸，此证不得卧寐，才合目则惊叫，又复多疑，用炙甘草汤加枣仁、辰砂。"

脉弱而动摇不定，便是"动脉"，形象现"短促"，所以徐忠可云："动者，有粒如豆也。"

279

【原文】师曰：夫脉浮，目睛晕黄，衄未止。晕黄去，目睛慧了，知衄今止。

【语译】患衄血，脉搏现浮，眼睛发黄而昏晕，这是肝、肾两经热气重所致，意味着衄血病变还在发展。假使眼睛黄色消退，很清爽，说明热已减轻，衄血将会终止。

【注解】尤在泾云："尺脉浮，知肾有游火，目睛晕黄，知肝有蓄热，衄病得此，则未欲止，盖血为阴类，为肾肝之火热所逼而不守也。若晕黄去，目睛且慧了，知不独肝热除，肾热亦除矣，故其衄今当止。"

"慧了"是"清爽"的意思。"衄"是指鼻出血。

280

【原文】又曰：从春至夏衄者，太阳；从秋至冬衄者，阳明。

【语译】衄血病多由于热重，如春夏季节较暖，即使是患太阳表热证亦可能见衄血；相反，尽管秋冬季节寒凉，若患阳明里热证，仍然会见衄血的表现。

【注解】陆渊雷云："鼻衄通常为各种急性热病之兼见证，急性热病发于春夏者，多为太阳证，发于秋冬者，多为阳明证，故曰春夏太阳，秋冬阳明也。所以然者，春夏气温，人体之调节机能本弛缓，秋冬气寒，调节机能本紧张，卒感病毒而起抵抗，则机能弛缓者，发为表寒之太阳证，机能紧张者，发为里热之阳明证也。然此亦言其大概耳，不然，春夏岂无阳明证，秋冬岂无太阳证哉。"

这条主要在阐明"衄血"是由于有"热"的缘故。

281

【原文】衄家不可汗，汗出必额上陷脉紧急，直视不能眴，不得眠。

【语译】衄血的病人，血已虚了，不要再轻易发汗，如汗出得太多，额颅内之经脉将会因失于濡养而拘急，以导致眼睛直视，动也不能动，闭也闭不上。

【注解】尤在泾云："血与汗皆阴也，衄家复汗，则阴重伤矣。脉者血之府，额上陷者，额上两旁之动脉，因血脱于上而陷下不起也。脉紧急者，寸口之脉，血不荣而失其柔，如木无液而枝乃劲也。直视不眴不眠者，阴气亡则阳独胜也。经云：夺血者无汗，此之谓也。"尤氏颇不解得陷脉的意义，应读成额上陷脉紧急为一句，不应分开读，深陷在里的经脉，便叫陷脉。《灵枢·九针十二原》云："故针陷脉，则邪气出。"

尤氏颇不解"陷脉"的意义，应读作"额上陷脉紧急"为一句，不应分开读，深陷在里的经脉便叫陷脉。《灵枢·九针十二原》中云："故针陷脉，则邪气出。"这里是指深在额骨内的经脉而言。"直视不眴"，就是由于"陷脉紧急"的缘故。"眴"音"炫"，目动也。"不得眠"，是指上下眼睑合不上。这些都是严重的脑病症状。本条与《伤寒论》第86条同。

282

【原文】病人面无色，无寒热。脉沉弦者，衄；浮弱，手按之绝者，下血；烦咳者，必吐血。

【语译】病人面无血色，没有发热、恶寒等症状。脉搏在沉部摸着现弦急，多伴有衄血，属于阴虚证。如脉搏轻浮而虚弱，稍重按便摸不到，这是便血后血虚的缘故。如果心中烦热，不停地咳嗽，要提防吐血。

【注解】程林云："《灵枢经》曰：血脱者夭然不泽。《上经》曰：男子面色薄者，主渴及亡血。今病人面无血色，脱血之象也。《上经》曰：男子脉虚沉弦，无寒热，时目瞑兼衄。今无寒热，而脉弦衄者，则与上证不殊，为劳证也。若脉浮弱，手按之绝者，有阳无阴也，故知下血。烦咳者，病属上焦也，故知吐血。"

尤在泾云："无寒热，病非外感也。衄因内伤者，其脉当沉弦，阴气厉也。若脉浮弱按之绝者，血下过多，而阴脉不充也。烦渴者，血从上溢而心肺焦燥也，此皆病成而后见之诊也。"

283

【原文】夫吐血，咳逆上气，其脉数而有热，不得卧者，死。

【语译】患吐血的病人，阴液已是极虚，如果还不断咳嗽、气喘，脉搏快，伴有发烧、烦躁得不能睡者，这是虚阳亢盛的现象，病情相当严重了。

【注解】尤在泾云："脉数身热，阳独胜也。吐血，咳逆上气不得卧，阴之烁也。以既烁之阴，而从独胜之阳，有不尽不已之势，故死。"

陆渊雷云："尤注阳胜，谓虚性兴奋也。阴烁，谓血液及其他体液亏耗也。阴阳互根，阳胜则阴液愈亏，故不可治。"

284

【原文】夫酒客咳者，必致吐血，此因极饮过度所致也。

【语译】有饮酒嗜好的人，患咳嗽病，如果不及时治疗，可能引起吐血，因为里热颇重的缘故。

【注解】徐忠可云："此言吐血，不必尽由于气不摄血，亦不必尽由于阴虚火盛，其有酒客而致咳，则肺伤已极，又为咳所击动，必致吐血，此非内因也，故曰极饮过度所致。则治之，当以清酒热为主可知。"

陈修园主张用"五苓散"去"桂"加知母、石膏、竹茹。

285

【原文】寸口脉弦而大，弦则为减，大则为芤，减则为寒，芤则为虚，寒虚相击，此名曰革，妇人则半产漏下，男子则亡血。

【语译】患下血的病人，诊察寸口脉搏可能出现两种形象，一种是血管收缩得弦脉，一种是血液减少的大脉。惟其弦者，是阳气衰弱之象；其大者，是血液虚少的反应。阳气衰弱了，就为阴寒证；血液虚少了，就为阴虚证。这阴阳两虚的脉搏，就是外强中干的"革"脉，妇女的流产、崩漏，或者是男子便血，都可能见到"革脉"。

【注解】徐忠可云："此段言下血之脉，非言吐衄之脉也。谓脉之弦者，卫气结也，故为减为寒；脉之大者，气不固也，故为芤为虚。至弦而大，是初按之而弦，弦可以候阳，稍重按之而大，大可以候阴，不问而知其上为邪实，下为正虚，故曰寒虚相搏，此名曰革，谓如皮革之上有下空也。下既虚则无阳以统之，血不循行经络而下漏，男女一体，故曰妇人则半产漏下，男子则亡血，血下遗如亡也。"

本条与前第 89 条同，可参看。

陆渊雷云："彼亡血下有失精二字，此无之者，彼为虚劳言，此专为亡血言也。旧注皆以谓亡血之由于虚寒者，余谓因亡血而虚寒耳。"

286

【原文】亡血不可发其表，汗出则寒栗而振。

【语译】凡是曾经大量出血而阴阳两虚的人，纵有表证，也不要轻率地用发汗解表的方法，发汗会使阳气越是虚弱，而现出寒战振栗的症状。

【注解】《医宗金鉴》中云："凡失血之后，血气未复，为亡血也，皆不可发汗，失血之初，固属阳热，亡血之后，热随血去，热虽消，而气逐血虚，阳亦微矣，若发其汗，则阳气衰微，力不能支，故身寒噤栗而振振耸动也。发阴虚之汗，汗出则亡阴，即发吐衄之汗也，故见不得眠不得眠（第 281条），亡阴之病也，发阳虚之汗，汗出则亡阳，即发亡血之汗也，故见寒栗而振，亡阳之病也。"

李彣曰："夺血者无汗，以汗与血俱为心液，血亡液竭，无复余液作汗也，今又发表，则阴虚且更亡阳，表间卫气虚极，故寒栗而振。"

本条与《伤寒论》第 87 条同。

287

【原文】病人胸满，唇痿舌青，口燥，但欲漱水不欲咽，无寒热；脉微大来迟，腹不满，其人言我满，为有瘀血。

【语译】瘀血证有在胸、在腹的不同。如病人胸部胀满、口唇枯萎、舌呈青紫色、口燥，水喝到口里只是漱一下却不愿吞下，没有发热、恶寒等表证表现，这是血瘀蓄在胸部的症状。如脉象稍为现大，而搏动却很慢，按摩腹部，并不现胀满，但病人自己有胀满感，这是血瘀积在腹部的症状。

【注解】陆渊雷云："唇痿，血不华而失色也，痿即萎黄字，舌青或舌有紫斑如皮下溢血者，皆瘀血之证，甚则舌静脉胀大显露焉，口燥欲漱水，因口腔内血液之供给不足，无以濡润故也。不欲咽，胃中之血循环不病也。无寒热，示以上诸证非外感卒病也。此瘀血在身半以上，故自觉胸满也。脉微大来迟，心脏大作张缩，欲冲去血管中之栓塞也。张缩大则力不继，故继之以迟。腹不满，其人言我满，有自觉证，无他觉证也。瘀血在腹部内藏，故自觉其满，而不见于外，此瘀血在腹部也。此条当分两截，无寒热以上，言身半以上之瘀血，脉微大以下，言腹部之瘀血。《小品》《千金》皆截脉微大以下为一证，可征也。"

288

【原文】病者如热状，烦满，口干燥而渴，其脉反无热，此为阴伏，是瘀血也，当下之。

【语译】病人有烦躁、胀满、口干、舌燥、发渴等里热症状，而脉搏沉状，反而不现热象，这是瘀血象征之一，应该尽先攻下瘀血。

【注解】曹颖甫云："病者如有热状，于何见之？一见于心烦胸满，一见于口干燥而渴，盖蓄血一证，原自有合阳明燥实者，《内经》二阳之病发心脾，女子不月是也。然按其脉，有时与证情不同，此又何说？盖阴血内伏，则脉不奋兴，是当以桃核承气合抵当汤下之，瘀血行则烦满、燥渴止矣。"

289

【原文】火邪者，桂枝去芍药加蜀漆牡蛎龙骨救逆汤主之。

桂枝去芍药加蜀漆牡蛎龙骨救逆汤方：

桂枝三两，去皮　甘草二两，炙　生姜三两　牡蛎五两，熬　龙骨四两　大枣十二枚　蜀漆三两，洗去腥上为末，以水一斗二升，先煮蜀漆，减二升，内诸药，煮取三升，去滓，温服一升。

【语译】如因火邪而引发惊证，可以用"桂枝去芍药加蜀漆牡蛎龙骨救逆汤"泻火镇惊。

【注解】尤在泾云："此但举火邪二字，而不详其证，按《伤寒论》云：伤寒脉浮，医以火迫劫之，亡阳，必惊狂，起卧不安（《伤寒论》第112条）。又曰：太阳病，以火熏之，不得汗，其人必躁，到经不解，必圊血，名为火邪（《伤寒论》第114条）。仲景此条，殆为惊悸下血备其证欤。"

《伤寒论》云："太阳伤寒者，加温针必惊也。"（《伤寒论》第120条）又云："火迫劫之，亡阳必惊狂。"（《伤寒论》第112条）

由于火邪病多发惊，所以本篇亦列此一条。

【方义】曹颖甫云："方用龙、牡以收上浮之阳，加蜀漆以去痰。按火邪之为病，因火熏灼毛孔，汗液外泄，卫气太强，肌肉之营气，不与卫和，故用桂枝、姜、枣，扶脾阳外达，使与在表之卫气融洽一片，外浮之阳气，乃与里气相接，所以去芍药者，不欲过泄其营气故也。"

290

【原文】心下悸者，半夏麻黄丸主之。

半夏麻黄丸方：

半夏　麻黄等分

上二味，末之，炼蜜和丸，小豆大，饮服三丸，日三服。

【语译】心下停有水饮而悸动者，可以用"半夏麻黄丸"利水止悸。

【注解】陆渊雷云："亡血家神经衰弱之悸，由于心脏之虚性兴奋，宜归脾汤、天王补心丹之类，本方所治，则胃有积水所致，与苓桂术甘汤稍近，惟彼有头眩冲逆，此当有喘若呕，所以异耳。"

【方义】曹颖甫云："用生半夏以去水，生麻黄以发汗，不治悸而悸当自定，所以用丸者，欲其缓以攻之，盖因水气日久，化为黏滞之湿痰，非如暴感之证，水气尚清，易于达毛孔而为汗也。"

291

【原文】吐血不止者，柏叶汤主之。

柏叶汤方：

柏叶　干姜各三两　艾三把

上三味，以水五升，取马通汁一升，合煮，取一升，分温再服。

【语译】吐血不止的，可用"柏叶汤"止血。

【注解】陆渊雷云："此即治血第一步止血之方耳，意在止血，无寒热之意存焉，惟吐血热证颇著者，本方有所不宜，则葛可久花蕊石散、十灰散之类，亦可用也。"

【方义】徐忠可云："吐血本由阳虚，不能导血归经，然血亡而阴亏，故以柏叶之最养阴者为君，艾叶走经为臣，而以干姜温胃为佐，马通导火使下为使。愚意无马通，童便亦得。"

"干姜"制成"黑姜"，"马通"改"童尿"，效果颇佳。

292

【原文】下血，先便后血，此远血也，黄土汤主之。

【语译】患下血病，先排便后下血者，这是脾气虚寒的"远血"，可用"黄土汤"温养脾土。

【注解】尤在泾云："下血先便后血者，由脾虚气寒，失其统御之权，而血为之不守也，脾去肛门远，故曰远血。"

黄土汤方：（亦主吐血衄血）

甘草　干地黄　白术　附子炮　阿胶　黄芩各三两　灶中黄土半斤

上七味，以水八升，煮取三升，分温二服。

【方义】尤在泾云："黄土温燥入脾，合白术附子以复健行之气，阿胶、生地黄、甘草以益脱竭之血，而又虑辛温之品，转为血病之厉，故又以黄芩之苦寒防其太过，所谓有制之师也。"

293

【原文】下血，先血后便，此近血也，赤小豆当归散主之。（方见狐惑中）

【语译】患下血病，先下血，后排便，这是大肠有湿热的"近血"，可用"赤小豆当归散"除湿热。

【注解】尤在泾云："下血，先血后便者，由大肠伤于湿热，而血渗于下也，大肠与肛门近，故曰近血，赤小豆能行水湿，解热毒，当归引血归经，且举血中陷下之气也。"

294

【原文】心气不足，吐血、衄血，泻心汤主之。

泻心汤方：（亦治霍乱）

大黄二两　黄连一两　黄芩一两

上三味，以水三升，煮取一升，顿服之。

【语译】吐血或衄血，而有心悸亢进等热证的，可用"泻心汤"泻热降血。

【注解】陆渊雷云："心气不足，而用大黄芩连，苦寒攻伐，旧注随文曲解，终不能怡然理顺。《千金》作不定，列于心实热项下，乃知足字本是定字，因形近而讹，心气不定，谓心下悸动，即今人所谓心悸亢进，而是芩连所主也。由是言之，此证因心张缩强盛，血压亢进，身半以上充血，故令吐衄，治以泻心汤者，平其心悸，移其血液于身半以下，则吐衄自止，此所谓原因疗法，非若柏叶黄土诸汤专以止血为事也，若上半身血压不亢进者，泻心汤慎不可用。"

【方义】程林云："心主血，心气不足，而邪热乘之，则迫血妄行，故有吐衄之患，夫炎上作苦，故《内经》曰苦先入心，三黄之苦，以泻心之邪热。"

陆渊雷云："黄连黄芩治心气不定，即抑制心脏之过度张缩，且平上半身之充血也，大黄亢进肠蠕动，引起下腹部之充血，以诱导方法，协芩连平上部充血也。"

惊悸吐衄下血胸满瘀血病脉证治小结

以上十七条，讨论惊悸和血证。第 278、289、290 三条为惊悸，其余都是讨论血症。血证共分做衄血、吐血、下血、瘀血四个内容。第 279、280、281、282 四条和第 294 条的一部分讨论了衄血。第 282 和第 294 两条的一部分，以及第 283、284、291 三条讨论了吐血；第 282 条的一部分和第 285、292、293 三条讨论了下血；第 287、288 两条讨论了瘀血；惟第 286 条提出"亡血"者均不可发表，是概括各种失血证而言。

惊悸吐衄下血胸满瘀血病脉证治表解

表 1　惊悸证治

惊悸
- 脉象：动而弱（278）
- 辨证
  - 火邪证：桂枝去芍药加蜀漆牡蛎龙骨救逆汤（280）
  - 水饮证
    - 症状：心下悸（290）
    - 治疗：半夏麻黄丸（290）

表 2　衄血证治

衄血
- 病因：春夏太阳，秋冬阳明（280）
- 脉象：沉弦（282）
- 症状
  - 一般情况：面无色，无寒热（282）
  - 坏证：陷脉紧急，直视不能眴，不得眠（281）
- 治疗
  - 心气不足：泻心汤（294）
  - 禁忌：不可发汗（281、286）
- 预后
  - 良：晕、黄去，目睛慧了（279）
  - 不良：脉浮，目睛晕黄（279）

表 3　吐血证治

吐血
- 病因：烦咳者、酒客咳者（282、284）
- 治疗
  - 心气不足：泻心汤（294）
  - 吐不止：柏叶汤（291）
  - 禁忌：不可发其表（286）
- 不良预后：咳逆上气，脉数而有热，不得卧者死（283）

表4　下血证治

下血 {
　脉象：浮弱，按之绝，弦而大（282、285）（282、284）
　病机：寒虚相搏（285）
　类别：妇人半产漏下，男子亡血（285）
　治疗 {
　　远血：黄土汤（292）
　　近血：赤小豆当归散（293）
　禁忌：不可发其表（286）
}

表5　瘀血证治

瘀血 {
　脉象：微大来迟，反无热，阴伏（287、288）
　症状：胸满，唇痿舌青，口燥，漱水不欲咽，无寒热，
　　　　腹不满言我满，如热状（287、288）
　治疗：攻下（288）
}

惊悸吐衄下血胸满瘀血病脉证治复习题

1. 第289、290两条是否为惊悸本病？

2. 失血证为什么都不可发汗？

3. 下血证分近血、远血的意义是什么？

呕吐哕下利病脉证治第十七

　　古人"呕""吐"不分，"呕"并作"欧"，《说文》《广雅》《汉书》等，"欧"都作"吐"字解。《素问·至真要大论》中云："诸呕吐酸，暴注下迫，皆属于热。"《素问·脉解》中云："所谓食则呕者，物盛满而上溢，故呕也。"《素问·六元正纪大论》中云："少阳所至为喉痹、耳鸣、呕涌。""溢"和"涌"都是"吐"的意思，可见《内经》里的"呕"与"吐"，还是不区分的。后来王太仆解释说："内格呕逆，食不得入，是有火也；病厥杀而吐，食久反出，是无火也。"这只分辨出呕、吐有两种不同的性质，而呕吐仍是一回事。在临床上，一般的"吐"都叫呕吐，如呕而不吐的，便是篇中所指的"干呕"。

　　"哕"即呃逆，凡喉胸间呃呃作声而无物的，都叫"哕"。《素问·至真要大论》中云："燠热内作……哕噫……"又云："厥气上行……唾出清水，及为哕噫。"《灵枢·九针》中云："胃为气逆，哕。"可见"哕"只是气逆

的病变表现,《说文》亦解释"哕"为"气牾"。李东垣以"吐"为有物无声,"呕"为有物有声,"哕"为无物有声,未免过于割裂,更以"哕"即"干呕",实与本篇的概念矛盾。朱肱《活人书》指"哕"为"咳逆",均不恰切。

"下利"古文献多包括滞下、飧泄两证,"滞下"即痢疾,"飧泄"即腹泻。刘熙释名云:"泄利,言其出漏泄而利也,下重而赤白曰䐈,言厉䐈而难也。""泄利"即腹泻,"䐈"多指痢疾。仲景书所言"下利",多为腹泻。《内经》言"痢疾",多称注泄、注下、肠澼、赤白等。

陆渊雷云:"此篇所论,皆胃肠之炎症。"

呕吐哕下利病脉证治内容

295

【原文】夫呕家有痈脓,不可治呕,脓尽自愈。

【语译】凡患呕吐者,如吐的东西里面混有脓液,可能是内有痈疡的病变,便不须止呕,只要把脓排干净,自然就不呕吐了。

【注解】《医宗金鉴》中云:"呕家呕吐或谷或水,或痰涎,或冷沫,今呕而有脓。此内有痈,脓溃而呕,非呕病也,故曰:不可治呕,脓尽自愈。赵良曰,此痈之在胃脘上口者也。"不可治呕,便当治痈排脓。

296

【原文】先呕却渴者,此为欲解;先渴却呕者,为水停心下,此属饮家。呕家本渴,今反不渴者,以心下有支饮故也,此属支饮。

【语译】呕吐后口渴,这是水饮消失,胃阳逐渐恢复的良好征兆。假使先有口渴,水喝多了便现呕吐,这是胃里停有水饮的缘故,应该照水饮病治疗。因为呕吐病病人,由于津液的损耗,往往都有口渴的情况,若反而不口渴者,这和患支饮病的人一样,胃中蓄积了不少饮邪,此种情况属于"支饮"病的范围。

【注解】尤在泾云："呕家必有停痰宿水，先呕却渴者，痰水已去，而胃阳将复也，故曰此为欲解；先渴却呕者，因热饮水过多，热虽解而饮旋积也，此呕因积饮所致，故曰此属饮家。呕家本渴，水从呕去故也，今反不渴者，以宿有支饮在心下，愈动而愈出也，故曰此属支饮。"

"先渴却呕者，为水停心下"句，与第210条"小半夏加茯苓汤证"同。"呕家本渴，今反不渴者，以心下有支饮故也"句，与第197条"小半夏汤证"同，可参看。

297

【原文】问曰：病人脉数，数为热，当消谷引食，而反吐者，何也？师曰：以发其汗，今阳微，膈气虚，脉乃数，数为客热，不能消谷，胃中虚冷故也。脉弦者，虚也。胃气无余，朝食暮吐，变为胃反。寒在于上，医反下之，今脉反弦，故名曰虚。

【语译】问：本来脉搏现数象的病人，多半是胃热，应该是食欲强而消化力好，但有的病人适得其反，消化既不好，还会反胃呕吐，这是什么道理呢？

答：发汗太过，以致阳气受损而微弱，膈间脾胃之气亦因之虚损，脉搏会现数象，这种数脉是假热反应，所以不能消化饮食，胃气非常虚弱。"弦脉"亦复如此，本来脉搏现弦，多为寒实证，但也有属于虚寒证的，例如胃气虚弱的人，早上吃的东西，到了晚上还能反胃呕吐出来，这是胃的虚寒证，如认为是实证，而反用泻下剂，这是绝大的错误，就是由于没有考虑到这种弦脉是属于虚寒证的缘故。

【注解】尤在泾云："脉数为热，乃不能消谷引饮而反吐者，以发汗过多，阳微膈虚所致，则其数为客热上浮之数，而非胃实气热之数矣。客热如客之寄，不久即散，故不能消谷也。脉弦为寒，乃不曰寒而曰虚者，以寒在于上，而医反下之所致，故其弦非阴寒外加之弦，而为胃虚生寒之弦矣。胃虚且寒，阳气无余，则朝食暮吐，而变为胃反也。读此知数脉弦脉，均有虚候，曰热曰寒，盖浅之乎言脉者耳。"

本条截至"虚冷故也"句止，与《伤寒论》第122条同，可参看。

"客热"犹言假热，实际是胃寒证。

298

【原文】寸口脉微而数，微则无气，无气则营虚，荣虚则血不足，血不足则胸中冷。

【语译】脾胃虚弱的人，寸口脉搏有的现微弱而数之象。脉搏微弱，说明是阳气不足，阳气不足实原于营血的虚损，正因为营血虚损，所以元阳大伤，而胸中只是呈现虚寒现象。

【注解】徐忠可云："此推原胃中虚冷之故，故于寸口脉证之，谓寸口主上焦，微则胸中少元阳之气，荣气随卫气者也，血即荣之成流者也，无气以引满其荣气而荣虚，虚则血少，不能如平人之充盛，而不足矣，虽阴火炎而见数象，胸中之荣卫实虚，元阳大亏，焉得不冷。"

299

【原文】趺阳脉浮而涩，浮则为虚，涩则伤脾，脾伤则不磨，朝食暮吐，暮食朝吐，宿谷不化，名曰胃反，脉紧而涩，其病难治。

【语译】患脾胃虚寒病的人，足上趺阳脉搏亦有现浮而涩象的。脉象浮弱，意味着胃阳虚损。脉象滞涩，象征着脾阴伤败，脾阴伤败了，便不能消磨饮食，以致早晨吃的东西晚上吐出来了，晚上吃的东西早晨吐出来了，像这样脾胃虚寒的反胃，如果脉搏出现《紧涩》，说明阳越伤而阴越涸，治疗起来颇为棘手。

【注解】尤在泾云："胃为阳，脾为阴，浮则为虚者，胃之阳虚也，涩则伤脾者，脾之阴伤也，谷入于胃而运于脾，脾伤则不能磨，脾不磨则谷不化，而朝食者暮当下，暮食者朝当下，若谷不化，则不得下，不得下，必反而上出也。"

魏荔彤云："紧者，寒盛也，涩者，津亡也，胃中因虚而寒，因寒而燥，因燥而津枯，正不足而邪有余，反胃之病，难治可决矣，欲补阳而津枯，有妨于补阳，欲生津而阳衰，有碍于补阴，棘手难下者，要在乎失治于早而已。"

300

【原文】病人欲吐者，不可下之。

【语译】病邪在上，病人想呕吐的，最好使其一吐为快，不要用泻下药去牵制它。

【注解】尤在泾云："病人欲吐者，邪在上而气方逆，若遽下之。病气必与药气相争，而正乃蒙其祸矣。否则里虚邪入，病气转深，或痞或利，未可知也，故曰不可下之。"

301

【原文】哕而腹满，视其前后，知何部不利，利之即愈。

【语译】呃哕而腹部胀满的，如系里实证，当仔细地辨识清楚究竟实邪在前后二窍的那个部位，治疗原则使其通利就行了。

【注解】本条与《伤寒论》第 381 条同。

沈明宗云："此明实哕之治也，哕者，俗谓呃也。"

魏荔彤云："胃气上逆，冲而为哕，治法当视其前后，审大小便调不调也。前部不利者，水邪上逆也，当利其小便而哕愈，后部不利者，热邪实也，当利其大便而哕愈。"

302

【原文】呕而胸满者，茱萸汤主之。

【语译】呕吐而胸部胀满者，如属阳衰阴盛证，可以用"茱萸汤"散寒降逆。

【注解】徐忠可云："胸乃阳位，呕为阴邪，使胸之阳气足以御之，则未必呕，呕亦胸中无恙也，乃呕而胸满，是中有邪，乘虚袭胸，不但胃不和矣，虚邪属阴，故以茱萸之苦温，善驱浊阴者为君，人参补虚为佐，而以姜枣宣发上焦之正气也。"

茱萸汤方：

吴茱萸一升　人参三两　生姜六两　大枣十二枚

上四味，以水五升，煮取三升，温服七合，日三服。

【方义】尤在泾云："胸中，阳也，呕而胸满，阳不治而阴乘之也，故以吴茱萸散阴降逆，人参、姜、枣补中益阳气。"

303

【原文】干呕，吐涎沫，头痛者，茱萸汤主之。

【语译】病人干呕，时而吐出些清痰涎沫，伴有头痛的，可以用"吴茱萸汤"温散寒湿。

【注解】徐忠可云："干呕者，有声无物也，物虽无而吐涎沫，仲景曰，上焦有寒，其口多涎，上焦既有寒，寒为阴邪。格阳在上，故头痛，此胸满而呕，似有在上在下不同，然邪必乘虚，故亦用茱萸汤，兼温补以驱浊阴，谓呕有不同，寒则一也。"

本条与《伤寒论》第378条同。

304

【原文】呕而肠鸣，心下痞者，半夏泻心汤主之。

半夏泻心汤方：

半夏半升，洗　黄芩三两　干姜三两　人参三两　黄连一两　大枣十二枚　甘草三两，炙

上七味，以水一斗，煮取六升，去滓，再煮取三升，温服一升，日三服。

【语译】呕吐，胃肠中有水鸣声，心下部痞满，这是中焦阻碍升降失常的病变，可以用"半夏泻心汤"交通上下。

【注解】尤在泾云："邪气乘虚，陷入心下，中气则痞，中气既痞，升降失常，于是阳独上逆而呕，阴独下走而肠鸣，是虽三焦俱病，而中气为上下之枢，故不必治其上下，而但治其中，黄连黄芩苦以降阳，半夏干姜辛以升

阴，阴升阳降，痞将自解，人参、甘草则补养中气，以为交阴阳通上下之用也。"

【方义】徐忠可云："参、甘、枣以补中，干姜以温胃泄满，半夏以开痰饮，而以芩连清热，且苦寒亦能泄满也。亲见一乳母吐呕五日，百药不能止，后服干姜黄连二味立止，即此方之意也。"

305

【原文】干呕而利者，黄芩加半夏生姜汤主之。

黄芩加半夏生姜汤方：

黄芩三两　甘草二两，炙　芍药二两　半夏半升　生姜三两　大枣二十枚

上六味，以水一斗煮，共三升，去滓、温服一升，日再，夜一服。

【语译】干呕、腹泻，如系热湿证，可用"黄芩加半夏生姜汤"清热除湿。

【注解】陆渊雷云："利，兼泄泻滞下而言。此与半夏泻心证近似而不同，以证候言，彼主痞坚肠鸣，此主腹痛下利。以病位言，彼主治胃而兼治肠，此则专治肠而兼和胃也。"本条与《伤寒论》第172条略同，可参看。

【方义】曹颖甫云："用黄芩以治协热利，其功用在清胆火而兼能扶脾，合小半夏汤以止呕，其功用不惟降胃逆，而并能去水，此二方合用之大旨也。"

306

【原文】诸呕吐，谷不得下者，小半夏汤主之。(方见痰饮中)

【语译】呕吐，如系中焦停饮所引起的，可用"小半夏汤"除饮降逆。

【注解】《医宗金鉴》中云："赵良曰，呕吐谷不得下者，有寒有热，不可概论也，食入即吐，热也，朝食暮吐，寒也，此则非寒非热，由中焦停饮气结而逆，故用小半夏汤。"

307

【原文】呕吐而病在膈上，后思水者解，急与之。思水者，猪苓散主之。

猪苓散方：

猪苓　茯苓　白术各等分

上三味，杵为散，饮服方寸匕，日三服。

【语译】呕吐病变如在胸膈以上者，一经呕吐后便口干而想喝水，这是水气已经消解的现象，应该及时补充水分。假如呕吐病变在心下，而且口渴想喝水者，这说明胃中还存有水饮，可用"猪苓散"来利水。

【注解】曹颖甫云："水气在心下则甚，在膈上则微。呕吐而病在膈上，则倾吐易尽，设渴而思饮，则水气已尽，其病当解，急与水以滋其燥，而此外更无余病，《伤寒论》所谓'少少与之愈'（《伤寒论》329 条）也。若水气在心下而呕吐思水者，则当通下焦，特于五苓散中去桂枝、泽泻以利小便，使下焦通，而在上之水气得以下行、上承之津液，乃不为所阻，而渴饮自止矣，此亦《伤寒·太阳篇》'渴者宜五苓散'之意也。"

【方义】徐忠可云："以猪苓去水为君，茯苓、白术以培其正气。"

308

【原文】呕而脉弱，小便复利，身有微热，见厥者，难治，四逆汤主之。

四逆汤方：

附子一枚, 生用　干姜一两半　甘草二两, 炙

上三味，以水三升，煮取一升二合，去滓，分温再服。强人可大附子一枚，干姜三两。

【语译】呕吐而脉搏微弱，热象并不显著，四肢厥冷，兼有小便清利，这是里虚证，不很好地掌握住病情，是难治疗的，最好用"四逆汤"来温里扶阳。

【注解】魏荔彤云："呕而脉弱者，胃气虚也，小便复利，气不足以统摄之，脱而下泄也。身有微热，见厥，内积阴寒，外越虚阳，阳衰阴盛，其呕

为阳浮欲越之机也，见此知为难治，非寻常火邪痰饮之呕也，主之以四逆汤，益阳安胃，温中止逆，亦大不同于寻常寒热错杂治呕之方也。”

本条与《伤寒论》第 377 条同。

【方义】魏荔彤云："附子辛热，干姜辛温，甘草甘平，强人倍用，以急回其阳，勿令飞越，则呕可止也。"

309

【原文】呕而发热者，小柴胡汤主之。

小柴胡汤方：

柴胡半斤　黄芩三两　人参三两　甘草三两　半夏半斤　生姜三两　大枣十二枚

上七味，以水一斗二升，煮取六升，去滓，再煎取三升，温服一升，日三服。

【语译】呕吐、发热，有少阳证者，可用"小柴胡汤"解表和里。

【注解】魏荔彤云："呕而皮肤发热者，伤寒病少阳经证也，合以口苦、咽干、目眩，而少阳病全，但见呕而热发，虽非伤寒正病，亦少阳经之属也，主以小柴胡汤，表解里和而病愈矣。"

本条与《伤寒论》第 379 条同。

【方义】徐忠可云："少阳证原有呕，竟从少阳治矣，故主小柴胡以和解之，内有半夏、生姜，亦治呕也。"

310

【原文】胃反呕吐者，大半夏汤主之。（《千金》云：治胃反不受食，食入即吐。《外台》云：治呕，心下痞硬者）

大半夏汤方：

半夏二升，洗完用　人参三两　白蜜一升

上三味，以水一斗二升，和蜜，扬之二百四十遍，煮取二升半，温服一升，余分再服。

【语译】患呕吐病，饮食后翻胃大吐，如果是脾胃虚弱的慢性病，可用"大半夏汤"壮胃止呕。

【注解】陆渊雷云："小半夏汤、小半夏加茯苓汤，其证呕吐不止，虽不饮食而亦吐者也。本方证食入则吐，不食即不吐，或稍有呕恶而不甚者也。半夏泻心汤证病在胃肠，故有肠鸣下利，本方证病在食管或幽门，胃中或有振水音，然绝对不下利。又小半夏汤及半夏泻心汤证比较地属于急性，本方证则属于慢性，经文简略，证不备具，故原注引千金外台以足之。"

【方义】《医宗金鉴》中云："用半夏助燥气以消谷，人参补元气以安胃，白蜜入水扬之，使甘味散于水中，水得蜜而和缓，蜜得水而淡渗，庶胃反平而呕吐愈。李升玺曰，呕家不宜甘味，此用白蜜，何也？不知此胃反，自属脾虚，经所谓甘味入脾，归其所喜是也。况君以半夏，味辛而止呕，佐以人参温气而补中，胃反自立止矣。"

311

【原文】食已即吐者，大黄甘草汤主之。（《外台》方，又治吐水）

大黄甘草汤方：

大黄四两　甘草一两

上二味，以水三升，煮取一升，分温再服。

【语译】刚进食便呕吐出来，这是热气上逆的缘故，可用"大黄甘草汤"泻热和胃。

【注解】曹颖甫云："食已即吐，所吐者为谷食，非饮水即吐之此，胃底胆汁不能合胰液而消谷，反逆行而冲激于上，故食已即吐。但吐之太暴，虽由胆火上逆，要亦因大肠之壅塞，故方用甘草以和胃，大黄以通肠，肠胃通而胆火降，谷食乃得以顺受焉。"

【方义】徐忠可云："大黄通营分已闭之谷气，而兼以甘草调其胃耳，《外台》治吐水，大黄亦能开脾气之闭，而使散精于肺，通调水道，下输膀胱也。"

【原文】胃反，吐而渴，欲饮水者，茯苓泽泻汤主之。

茯苓泽泻汤方：（《外台》：治消渴脉绝，胃反吐，食之，有小麦一升）

茯苓半斤　泽泻四两　甘草二两　桂枝二两　白术三两，生姜四两

上六味，以水一斗，煮取三升，内泽泻，再煮取二升半，温服八合，日三服。

【语译】翻胃呕吐，口渴想喝水者，是胃里停有水饮，可用"茯苓泽泻汤"消水。

【注解】尤在泾云："猪苓散治吐后饮水者（第307条），所以崇土气，胜水气也，茯苓泽泻汤治吐未已，而渴欲饮水者，以吐未已，知邪未去，则宜桂枝、甘、姜散邪气，苓、术、泽泻清水气也。"

【方义】程林云："此方乃五苓散去猪苓加甘草生姜，以猪苓过于利水，故去之，甘草生姜长于和胃止吐，故加之，茯苓白术泽泻桂枝，相须宣导，补脾而利水饮。"

313

【原文】吐后，渴欲得水而贪饮者，文蛤汤主之。兼主微风，脉紧，头痛。

文蛤汤方：

文蛤五两　麻黄三两　甘草三两　生姜三两　石膏五两　杏仁五十枚　大枣十二枚

上七味，以水六升，煮取二升，温服一升，汗出即愈。

【语译】呕吐后，口渴想喝水，便任性恣饮者，这是水饮夹热证，可用"文蛤汤"清热利水。或有点风邪头痛，脉搏现紧者，也可以服用。

【注解】曹颖甫云："吐后渴欲得水而贪饮，似与前证吐而渴欲饮水者无别，仅以前证用茯苓泽泻汤，此证独宜文蛤汤？此不可以不辨也。盖吐而渴欲饮水，为随吐随渴，随饮随吐，水气溜胃之上口而里无热之证。吐后渴欲得水而贪饮，为吐后之渴，水气出上膈而里有热之证。惟其无里热，故但疏阳气，通小便，使水热自下焦泄之。惟其有里热，故上发汗而下泄热，使水气从上下二焦分泄之，夫各有所当也。"

【方义】张石顽云："是方即大青龙无桂枝，有文蛤，大青龙主发散风寒两感，今是证初不言外邪，而用取汗，何哉？盖因阳明经中有实热，所以贪

饮，故用麻黄杏仁，开发腠理，甘草姜枣，调和营卫，石膏解利郁热，文蛤直入少阴，散水止渴，为太阳少阴二经散邪涤饮之圣药，故又主微风脉紧头痛之疾。”

314

【原文】干呕，吐逆，吐涎沫，半夏干姜散主之。

半夏干姜散方：

半夏　干姜等分

上二味，杵为散，取方寸匕，浆水一升半，煎取七合，顿服之。

【语译】气逆干呕，仅呕出些痰涎唾沫，并没有吐出旁的东西，这是胃中虚寒证，可用“半夏干姜散”温中散寒。

【注解】魏荔彤云：“干呕吐逆，吐涎沫者，亦胃中虚寒，津液变为涎沫，随逆气上冲作呕也，干呕无物，止有涎沫，虚邪非实邪可知矣，主之以半夏干姜散方，犹之小半夏汤，惟易生姜为干姜，以生姜性僭上而发越，不如干姜之辛温为度，专功理中也，用意亦甚微也。”

【方义】程林云：“脾寒则涎不摄，胃寒则气上逆，故干呕吐涎沫也。半夏之辛以散逆，干姜之热以温脾，煎以浆水者，借其酸温以通关利膈也。”

315

【原文】病人胸中似喘不喘，似呕不呕，似哕不哕，彻心中愦愦然无奈者，生姜半夏汤主之。

生姜半夏汤方：

半夏半升　生姜汁一升

上二味，以水三升，煮半夏，取二升，内生姜汁，煮取一升半，小冷，分四服，日三夜一服。止，停后服。

【语译】水饮病的病人，感觉要喘而不喘、要呕而不呕、要呃逆而不呃逆等，种种无可奈何的烦闷现象，而且整个心胸部都是这样，这时可用“生姜半夏汤”来通阳散饮。

【注解】尤在泾云："寒邪搏饮,结于胸中而不得出,则气之呼吸往来出入升降者阻矣。似喘不喘,似呕不呕,似哕不哕,皆寒饮与气相搏互击之证也。且饮,水邪也,心,阳脏也。以水邪而逼处心脏,欲却不能,欲受不可,则彻心中愦愦然无奈也。生姜半夏汤,即小半夏汤而生姜用汁,则降逆之力少,而散结之力多,乃正治饮气相搏,欲出不出者之良法也。"

"彻"作"通"字解。"愦愦然无奈"就是泛泛恶心的意思。

【方义】《医宗金鉴》中云："李彣曰,生姜半夏辛温之气,足以散水饮而舒阳气,然待小冷服者,恐寒饮固结于中,拒热药而不纳,反致呕逆,今热药冷饮,下嗌之后,冷体既消。热性便发,情且不违,而致大益,此《内经》之旨也。此方与前半夏干姜汤略同,但前温中气,故用干姜,此散停饮,故用生姜,前因呕吐上逆,顿服之则药力猛峻,足以止逆降气,呕吐立除;此心中无奈,寒饮内结,难以猝消,故分四服,使胸中邪气徐徐散也。"

316

【原文】干呕、哕,若手足厥者,橘皮汤主之。

橘皮汤方:

橘皮四两　生姜半斤

上二味,以水七升,煮取三升,温服一升,下咽即愈。

【语译】如因干呕或呃逆而引起手足厥逆的,这是胃气阻滞的缘故,只需用"橘皮汤"来通气降逆就行了。

【注解】程林云："干呕哕,则气逆于胸膈间,而不行于四末,故手足为之厥,橘皮能降逆气,生姜为呕家圣药,小剂以和之也,然干呕非反胃,厥非无阳,故下咽气行即愈。"

【方义】曹颖甫云："胃中阳气所以不达四肢者,要不过气机阻塞耳。故但用生姜以散上膈之郁,橘皮以发胃气之闭,温服一升,而下咽即愈矣。"

317

【原文】哕逆者,橘皮竹茹汤主之。

橘成竹茹汤方：

橘皮二斤　竹茹二升　大枣三十枚　人参一两　生姜半斤　甘草五两

上六味，以水一斗，煮取三升，温服一升，日三服。

【语译】如因胃有虚热而呃逆的，酌用"橘皮竹茹汤"补虚清热降逆。

【注解】魏荔彤云："哕逆者，胃气虚寒固矣，亦有少夹虚热作哕者，将何以为治，仲景主之橘皮竹茹汤，橘成竹茹行气清胃，而毫不犯攻伐寒凉之忌，佐以补中益气温胃之品，而胃气足，胃阳生，浮热不必留意也。"

【方义】《医宗金鉴》中云："李彣曰，此哕逆因胃中虚热，气逆所致，故用人参甘草大枣补虚，橘皮生姜散逆，竹茹甘寒疏逆气而清胃热，因以为君。"

318

【原文】夫六腑气绝于外者，手足寒，上气，脚缩；五脏气绝于内者，利不禁，下甚者，手足不仁。

【语译】人体六腑之气主向外、主表，若六腑的阳气微绝，便有手足寒冷、气喘、两脚挛缩等症状。五脏之气主向内、主里，若五脏的阳气微绝，便有泄泻失禁的症状，严重的还能引起手足拘急等脱水的现象。

【注解】程林云："手足寒者，阳不行于四末也，上气者，宗气衰微也。平人宗气积于胸中，出于喉咙，以贯心脉，而行呼吸，宗气衰则奔促上气也，脚缩者，寒主引收，无阳以伸也，此六腑气绝于外者如此。下利不禁者，下焦不阖也，脾衰则四脏俱衰，故经曰，脾气孤弱，五液注下，下焦不阖，清便下重，即不禁之谓也，下甚而至于手足下仁者，四体绝也，此五脏气绝于内者如此。"

陆渊雷云："此亦别派古医家言也，其意盖谓腑主表，主体温；脏主里，主体液。"

319

【原文】下利，脉沉弦者，下重；脉大者，为未止；脉微弱数者，为欲自止，虽发热，不死。

【语译】患泻利而里急后重的，脉搏往往于沉部见到弦急之象。假使脉搏现浮大，多为病势在不断发展之象。相反，脉搏如微弱而带数，是正气虽衰而邪气已退，病变不会再发展了，这时虽稍为有点发热，也是无甚关系的。

【注解】汪琥云："此辨热利之脉也。脉沉弦者，沉主里，弦主急，故为里急后重，如滞下之证也，脉大者，邪热甚也，经云，大则病进，故为利未止也，脉微弱数者，此阳邪之热已退，真阴之气将复，故为利自止也。下利一候，大忌发热，兹者，脉微弱而带数，所存邪气有限，故虽发热，不至死耳。"

本条与《伤寒论》第365条同。

320

【原文】下利，手足厥冷，无脉者，灸之不温。若脉不还，反微喘者，死。少阴负趺阳者，为顺也。

【语译】泻利而四肢厥冷，脉搏的搏动也诊察不到了，可用艾灸的方法来温经回阳。假如灸后手足还是厥冷，脉搏还是诊察不到，甚至出现气喘表现，这是虚阳上脱，多为死证。如果脉搏出现了，尤其是足少阴和足趺阳脉都很调匀，这是已经好转的现象。

【注解】尤在泾云："下利厥冷无脉，阴亡而阳亦绝矣。灸之，所以引既绝之阳。乃厥不回，脉不还，而反微喘，残阳上奔，大气下脱，故死。下利为土负水胜之病，少阴负趺阳者，水负而土胜也，故曰顺。"

"少阴"指足太溪脉，即后胫骨动脉；"趺阳"即胫前动脉。"负"字作"依"字、"荷"字解，后胫少阴动脉和前胫趺阳动脉都很调匀，好像相互依荷一样，所以为顺。

本条与《伤寒论》第362条同。

321

【原文】下利，有微热而渴，脉弱者，今自愈。

【语译】患泻利，仅有轻微的发热，时而口渴，这是胃阳已逐渐恢复的象征，尽管脉搏还虚弱，也会逐渐好转的。

【注解】尤在泾云："微热而渴者，胃阳复也；脉弱者，邪气衰也，正复邪衰，故今自愈。"

本条与《伤寒论》第360条同。

322

【原文】下利，脉数，有微热，汗出，今自愈；设脉紧，为未解。

【语译】泻利多为里寒证，如脉搏数增加，并有轻微发热、出汗等症状，这是表里已渐调和的好现象。假使脉搏还相当紧急，是里寒证尚未缓解，病变可能还要发展。

【注解】程林云："寒则下利，脉数有微热，则里寒去，汗出则表气和，表里俱和，故今自愈。设复紧者，知寒邪尚在，是为未解也。"

本条与《伤寒论》第361条同。

323

【原文】下利，脉数而渴者，今自愈；设不差，必圊脓血，以有热故也。

【语译】泻利、口渴而脉搏加快，本是一种热象，如热不重，可能逐渐好转；假使不仅没有好转，甚至还泻下脓血便，这是热邪增加的缘故。

【注解】程林云："脉数而渴，则寒邪去而利当止。经曰，若脉不解，而下不止，必夹热而便脓血，此有热陷于下焦，使血流腐而为脓也。"

本条与《伤寒论》第367条同。

324

【原文】下利，脉反弦，发热、身汗者，自愈。

【语译】患泻利，脉搏弦紧，发热、出汗，为阳气有余之象，能给以适当的治疗此病容易痊愈。

【注解】尤在泾云："弦脉阴阳两属，若与发热身汗并见，则弦亦阳也，与脉数有微热汗出正同，故愈。"

325

【原文】下利气者，当利其小便。

【语译】患泻利，而小腹气胀者，可能是由小便不通畅引起，当采取分利小便的方法来治疗。

【注解】"下利气者"，《脉经》作"下利热者"，可见是有热而小腹气胀的意思，诸家解为"失气"，均不可通。小便通利了，小腹自然就不气胀了。

326

【原文】下利，寸脉反浮数，尺中自涩者，必圊脓血。

【语译】泻利而脉搏在寸口浮部带数象者，这往往是里热重的表现，是将会引起"血便"之象。便血以后，尺部的脉搏又将转变而为滞涩之象。

【注解】成无己云："下利者，脉当沉而迟，反浮数者，里有热也，涩为无血，尺中自涩者，肠胃血散也，随利下，必便脓血。清与圊通，《脉经》曰，清者，厕也。"

"尺中自涩者，必圊脓血"，这是倒装句法。

本条与《伤寒论》第 363 条同。

327

【原文】下利清谷，不可攻其表，汗出必胀满。

【语译】腹泻，排泄消化不良的粪便，这说明病人的脾阳已弱，不能轻率地使用发表剂，如用发表剂而汗出多了，反会引起胸腹虚胀的症状来。

【注解】程林云："寒不杀谷，寒胜则下利清谷也。若发其表，汗出则胃之阳益虚，其寒益胜，故作胀满。"

本条与《伤寒论》第 364 条同。

328

【原文】下利，脉沉而迟，其人面少赤，身有微热，下利清谷者，必郁冒，汗出而解，病人必微热，所以然者，其面戴阳，下虚故也。

【语译】患腹泻，现沉迟脉搏，病人面部轻度发红，伴有低热，所排泄的都是些消化不良样粪便，如果这种热是真阳回复，可能会有郁冒瞑眩的情况发生，通身出点汗而逐渐好转；如果病人四肢还有轻微厥冷的情况出现，那么，他面部的发红是属于虚阳上脱的戴阳证，是由于下元虚损所造成的了。

【注解】汪琥云："下利脉沉而迟，里寒也。所下者清谷，里寒甚也。面少赤，身微热，下焦虚寒，无根失守之火浮于上，越于表也。以少赤微热之故，其人阳气虽虚，犹能与阴寒相争，必作郁冒汗出而解。郁冒者，头目之际，郁然昏冒，乃真阳之气，能胜寒邪，里阳回而表和顺，故能解也。病人必微厥（诸本均作微厥）者，此指未汗出郁冒之时而言。面戴阳，系下虚，此申言面少赤之故，下虚，即下焦元气虚。按仲景虽云汗出而解，然于未解之时，当用何药？郭白云云，不解，宜通脉四逆汤。"

"必"字作"审"字解，不作肯定词用。

本条与《伤寒论》第 366 条同。

329

【原文】下利后，脉绝，手足厥冷，晬时脉还；手足温者生，脉不还者死。

【语译】泻利后，脉搏停止、手足冰冷，如在一个对朝以内脉搏能渐次恢复，手足亦渐次温暖，此病还有一线生机，假如脉搏始终不恢复，那便是死证无疑。

【注解】尤在泾云："下利后，脉绝，手足厥冷者，阴先竭而阳后脱也，是必俟其晬时经气一周，其脉当还，其手足当温。设脉不还，其手足亦必不温，则死之事也。"

"晬时"犹言周时，就是一个对朝。

本条与《伤寒论》的第 368 条同。

330

【原文】下利腹胀满，身体疼痛者，先温其里，乃攻其表，温里宜四逆汤，攻表宜桂枝汤。

四逆汤方：(方见上)

桂枝汤方：

桂枝三两，去皮　　芍药三两　　甘草二两，炙　　生姜三两　　大枣十二枚

上五味，㕮咀，以水七升，微火煮取三升，去滓，适寒温，服一升。服已须臾，啜热稀粥一升以助药力，温覆令一时许，遍身漐漐微似有汗者益佳，不可令如水淋漓，若一服汗出病差，停后服。

【语译】泻利而腹胀满，如系里寒证，这时纵然有身痛等表证存在，仍当先行温散里寒，其次再解表。温散里寒，可以选用"四逆汤"一类方剂；发散表邪，可以选用"桂枝汤"一类方剂。

【注解】尤在泾云："下利腹胀满，里有寒也，身体疼痛，表有邪也，然必先温其里，而后攻其表，所以然者，里气不充，则外攻无力，阳气外泄，则里寒转增，自然之势也。而四逆用生附，则寓发于温补之中，桂枝有甘芍，则兼固里于散之内，仲景用法之精如此。"

本条与《伤寒论》第 372 条同。

【方义】曹颖甫云："方用桂枝以通肌理达四肢，芍药以泄孙络，生姜大枣甘草以助脾阳，又恐脾阳之不动也，更饮热粥以助之，而营阴之弱者振矣。营阴之弱者振，然后汗液由脾而泄于肌腠者，乃能直出皮毛，与卫气相接，卫始无独强之弊，所谓阳阳和而自愈者也。"

331

【原文】下利，三部脉皆平，按之心下坚者，急下之，宜大承气汤。

【语译】病泻利，三部脉都没有什么变化，但按摩心下部却很坚硬，这仍是里实证，可采用"大承气汤"等泻下剂。

【注解】《医宗金鉴》中云："李彣曰：下利按之心下坚者，实也，设或脉见微弱，犹未可下，今三部脉皆平，则里气不虚可知，自宜急下之，此凭脉又凭证之法也。"

本条并见《伤寒论》可下篇。

332

【原文】下利，脉迟而滑者，实也，利未欲止，急下之，宜大承气汤。

【语译】病泻利，脉搏至数虽较迟慢，但却有滑利之象，这常为饮食停滞的脉象，应属于里实证，不把里实证除去，泻利是难于终止的，最好用"大承气汤"，迅速地把里实证泻掉。

【注解】沈明宗云："此亦食滞之利也，食壅于胃，气道不利，故脉来迟，然脉虽迟，而非虚寒之比，但迟为气壅，滑为血实，血实气壅，水谷为病，故为实也。内滞中气不和，利未欲止，但恐成停搁之患，故宜大承气汤急夺其邪也。"

本条并见《伤寒论》可下篇中。

333

【原文】下利脉反滑者，当有所去，下不愈，宜大承气汤。

【语译】因食滞而泻利的，脉搏多现滑象，应当泻下停滞的宿食，可选用"大承气汤"一类的方剂。

【注解】成无己云："《脉经》曰，脉滑者为病食也，下利脉滑，则内有宿食，故云当有所去，与大承气汤以下宿食。"

本条并见《伤寒论》可下篇。

334

【原文】下利已差，至其年月日时复发者，以病不尽故也，当下之，宜大承气汤。

【语译】病泻利已经好了，但到了相当的时期又发作，这是没有拔除病根的缘故，如仍系里实证，还得用"大承气汤"之类的泻下剂。

【注解】沈明宗云："此旧积之邪复病也，下利差后，至期年月日时复发者，是前次下利之邪，隐僻肠间，今值脏腑司令之期，触动旧邪而复发，然隐僻之根本未除，终不能愈，故当大承气迅除之耳。"

本条并见《伤寒论》可下篇中。

大承气汤方：

（见痉病中）

335

【原文】下利谵语者，有燥屎也，小承气汤主之。

小承气汤方：

大黄四两　厚朴二两，炙　枳实大者三枚，炙

上三味，以水四升，煮取一升二合，去滓，分温二服，得利则止。

【语译】病泻利而神昏谵语，如果系内有燥屎的热实证，可以用"小承气汤"来涤除之。

【注解】《医宗金鉴》中云："下利，里虚证也，谵语，里实证也，何以决其有燥屎也？若脉滑数，知有宿食也，其利秽黏，知有积热也，然必脉证如此，始可知其有燥屎也，宜下之以小承气汤，于此推之，而燥屎又不在大便鞭与不鞭也。"

本条与《伤寒论》第374条同。

【方义】钱潢云："小承气者，即大承气而小其制也……以无大坚实，故于大承气中去芒硝，又以邪气未大结满，故减厚朴枳实也。"

336

【原文】下利便脓血者，桃花汤主之。

桃花汤方：

赤石脂一斤，一半剉，一半筛末　干姜二两　粳米一升

上三味，以水七升，煮米令熟，去滓，温七合，内赤石脂末方寸匕，日

三服，若一服愈，余勿服。

【语译】泻利，并排泻脓血性便，如系寒湿证者，可用"桃花汤"温涩剂。

【注解】曹颖甫云："下利便脓血，为少阴寒湿沉浸，血络腐败之证……若冻瘃然，冻瘃既溃，即有脓血……非温化其寒而填止其湿，不惟下利不止，脓血又将加剧，此固寒水凝瘀血络，积久溃败之证，非寒郁转为湿热，然后动血也。"

本条与《伤寒论》第306条同。

【方义】尤在泾云："赤石脂理血固脱，干姜温胃驱寒，粳米安中益气，崔氏去粳米加黄连当归，用治热利，乃桃花汤之变法也。"（见《外台·伤寒门》）

张志聪云："石脂色如桃花，故名桃花汤。"

337

【原文】热利重下者，白头翁汤主之。

白头翁汤方：

白头翁二两　黄连　黄柏　秦皮各三两

上四味，以水七升，煮取二升，去滓，温服一升。不愈，更服。

【语译】泻利有热而里急后重的，用"白头翁汤"清热脱毒。

【注解】魏荔彤云："滞下之病多热，不同于泻泄下利之证多寒也，故名之热利，而以下重别之。"

"重下"，别本都作"下重"，即里急后重之意。

本条与《伤寒论》第371条同。

【方义】钱潢云："白头翁，《神农本经》言其能逐血止腹痛，陶弘景谓其能止毒痢，故以治厥阴热利。黄连苦寒，能清湿热厚肠胃，黄柏泻下焦之火；秦皮亦属苦寒，治下痢崩带，取其收涩也。"

338

【原文】下利后，更烦，按之心下濡者，为虚烦也，栀子豉汤主之。

栀子豉汤方：

栀子十四枚　香豉四合，绢裹

上二味，以水四升，先煮栀子，得二升半，内豉，煮取一升半，去滓，分二服，温进一服，得吐则止。

【语译】泻利以后，越发烦躁不安，但按摩心下部却是濡软的，说明这是余热未尽的虚烦证，可用"栀子豉汤"清除烦热。

【注解】程林云："更烦，言本有烦，不为利除而转甚也。"

尤在泾云："热邪不从下减，而复上动也。按之心下濡，则中无阻滞可知，故曰虚烦。"

本条与《伤寒论》第 375 条同。

【方义】曹颖甫云："病后余邪，故但用豆豉以发表汗，生山栀以降里热，而虚烦可解，所谓在表者散而去之，在高者引而下之也。"

339

【原文】下利清谷，里寒外热，汗出而厥者，通脉四逆汤主之。

通脉四逆汤方：

附子大者一枚，生用　干姜三两，强人可四两　甘草二两，炙

上三味，以水三升，煮取一升二合，去滓，分温再服。

【语译】患泻利，排泄完谷不化的粪便，伴有汗出、四肢厥冷，这是里真寒而外假热的虚脱证，可用"通脉四逆汤"回阳温经。

【注解】尤在泾云："夹热下利者，久则必伤脾阴，中寒清谷者，甚则并伤肾阳，里寒外热，汗出而厥，有阴内盛而阳外亡之象，通脉四逆汤，即四逆加干姜一倍，所谓进而求阳，以收散亡之气也。"阴盛，即邪盛的意思，这是亡阳的必然现象。

本条与《伤寒论》第 370 条同。

【方义】程林云："厥甚者，脉必绝，附子辛热，用以复脉回阳，下利清谷者，胃必寒，干姜辛温，用以温胃止利，甘草甘平，用以佐姜附之热而回厥逆。"

340

【原文】下利肺痛，紫参汤主之。

紫参汤方：

紫参半斤　甘草三两

上二味，以水五升，先煮紫参，取二升，内甘草，煮取一升半，分温三服。（疑非仲景方）

【语译】病泻利而胸痛者，这是里热邪犯肺证，可用"紫参汤"清热通气。

【注解】曹颖甫云："《内经》云，'一阳为病，善咳善泄。'盖少阳之火，下注则为泄利，上注于肺则为咳，燥火上迫，肺有所壅，乃至咳而肺痛，则此证为热而非寒也。然则痛在何部分？曰，其痛当在胸中。予尝见病肺痈之人，胸中常隐隐作痛，此即痛在胸中之明证。"

【方义】徐忠可云："下利肺痛，此气滞也，紫参性苦寒，能通血气，《本草》主心腹积聚，寒热邪气，而好古谓治血痢，故以此散瘀止痛耳。然太苦寒，故以甘草调之，即补虚益气矣。"

本方方治，颇同"桔梗甘草汤"。

【原文】气利，诃梨勒散主之。

诃梨勒散方：

诃梨勒十枚，煨

上一味，为散，粥饮和，顿服。（疑非仲景方）

【语译】泻利而矢气频繁者，称作"气利"，可用"诃梨勒散"涩肠利气。

【注解】尤在泾云："气利，气与屎俱失也，诃梨勒涩肠而利气。"

【方义】程林云："寇宗奭曰，诃梨勒能涩便而又宽肠，涩能治利，宽肠能治气，故气利宜之，调以粥饮者，借谷气以助肠胃也。"

呕吐哕下利病脉证治附方

1. 千金翼小承气汤

治大便不通，哕数谵语。（方见上）

【方义】沈明宗云："此燥屎内结，大便不通，壅逆胃邪上行而哕数谵语，所以亦宜轻利和中而涤热开结也。"

（方出《千金翼方·第十八卷·霍乱门》）

2. 外台黄芩汤

治干呕下利。

黄芩三两　人参三两　干姜三两　桂枝一两　大枣十二枚　半夏半升

上六味，以水七升，煮取三升，温分三服。

【方义】尤在泾云："此与前黄芩加半夏生姜汤治同，而无芍药甘草生姜，有人参桂枝干姜，则温里益气之意居多，凡中寒气少者，可于此取法焉。"

（方出《外台秘要·第六卷·杂疗·呕吐哕门》，引仲景《伤寒论》云出"第十六卷中"）

呕吐哕下利病脉证治小结

以上讨论呕、吐、哕、下利病共四十七条。计呕病十一条（其中有一条兼及哕病），吐病十条，哕病三条，下利病二十四条。第 295、296、302、303、304、305、308、309、314、315、316 共十一条讨论呕病，除第 296 条外，其余十条，均系讨论呕病的治疗方法。第 297、298、299、300、306、307、310、311、312、313 共十条讨论吐病，除第 300 条系从总的方面谈及治疗原则外，其余九条均为辨证施治。第 301、316、317 三条讨论了哕证的辨证施治。从第 318 条起至第 341 条止，共二十四条讨论下利病，第 318 条侧重叙述下利的病理变化，第 319、320、321、322、323、324、326、328、329

九条，讨论了下利各种不同病变的诊断和观察，其余各条均系讨论下利的治疗。具体内容的分析，略如下表。

呕吐哕下利病脉证治表解

表1　呕证证治

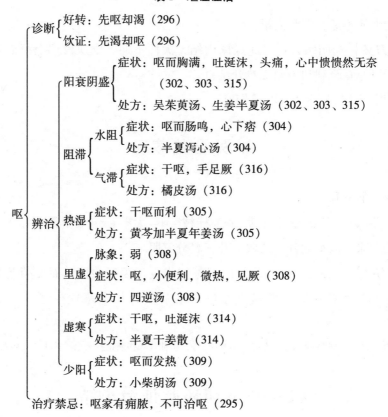

呕 { 诊断 { 好转：先呕却渴（296）
饮证：先渴却呕（296）

辨治 { 阳衰阴盛 { 症状：呕而胸满，吐涎沫，头痛，心中愦愦然无奈（302、303、315）
处方：吴茱萸汤、生姜半夏汤（302、303、315）

阻滞 { 水阻 { 症状：呕而肠鸣，心下痞（304）
处方：半夏泻心汤（304）
气滞 { 症状：干呕，手足厥（316）
处方：橘皮汤（316）

热湿 { 症状：干呕而利（305）
处方：黄芩加半夏年姜汤（305）

里虚 { 脉象：弱（308）
症状：呕，小便利，微热，见厥（308）
处方：四逆汤（308）

虚寒 { 症状：干呕，吐涎沫（314）
处方：半夏干姜散（314）

少阳 { 症状：呕而发热（309）
处方：小柴胡汤（309）

治疗禁忌：呕家有痈脓，不可治呕（295）

表2　吐证证治

吐
- 辨治
  - 虚寒
    - 脉象：弦（297），寸口脉微数（268），趺阳脉浮而涩（299）
    - 症状：朝食暮吐，胃反（297）
    - 病机：发汗令阳微膈气虚，胃中虚冷无气，营虚胸中冷，脾伤不磨，宿谷不化（297、298、299）
  - 停饮
    - 症状：谷不得下，思水，胃反，吐而渴，贪饮（306、307、312、313）
    - 病位：病在膈上（307）
    - 处方：小半夏汤、猪苓散、茯苓泽泻汤、文蛤汤（306、307、312、313）
  - 胃弱
    - 症状：胃反，呕吐（310）
    - 处方：大半夏汤（310）
  - 胃热
    - 症状：食已即吐（311）
    - 处方：大黄甘草汤（311）
- 治疗原则：病人欲吐者，不可下之（300）

表3　哕证证治

哕
- 里实
  - 症状：腹满（301）
  - 治疗：视其前后，知何部不利，利之即愈（301）
- 气滞
  - 症状：哕，手足厥（316）
  - 处方：橘皮汤（316）
- 虚热
  - 症状：哕逆（317）
  - 处方：橘皮竹茹汤（317）

表4　下利诊断

下利诊断
- 重证
  - 脉沉弦，下重（319）
  - 脉大为未止（319）
  - 微热，汗出，脉紧，为未解（322）
  - 脉数而渴，清脓血（323）
  - 寸脉浮数，尺中自涩，清脓血（326）
  - 微厥，面戴阳，下虚（328）
- 死证
  - 手足厥冷，无脉，灸之不温，脉不还微喘者死（320）
  - 下利后，脉绝，手足厥冷，脉不还死（329）
  - 利失禁，手足不仁，五脏气绝于内（318）
- 好转
  - 脉微弱数，欲自止（319）
  - 少阴负趺阳为顺（320）
  - 微热而渴，脉弱自愈（221）
  - 微热汗出，脉数自愈（322）
  - 脉数而渴，自愈（323）
  - 脉弦，发热身汗，自愈（324）
  - 脉还，手足温生（329）
  - 脉沉迟，面稍赤，身微热，郁冒汗出而解（328）

表5　下利证治

- 下利辨治
  - 气利
    - 治法：利小便（325）
    - 处方：诃犁勒散（341）
  - 阳虚
    - 症状：下利清谷（327）
    - 治疗：不可攻表，汗出必胀满（327）
  - 兼表证：先温里，后攻表（330）
  - 里实
    - 脉象：三部脉皆平（331），迟而滑（332、333）
    - 症状：心下坚，谵语，有燥屎，已差复发（331、335、334）
    - 处方：大承气汤，小承气汤（331、332、333、334、335）
  - 里热
    - 症状：下重，烦，心下悸，肺痛（337、338、340）
    - 处方：白头翁汤、栀子豉汤、紫参汤（337、338、340）
  - 寒湿
    - 症状：便脓血（336）
    - 处方：桃花汤（336）
  - 里寒
    - 症状：下利清谷，汗出而厥（339）
    - 处方：通脉四逆汤（339）

呕吐哕下利病脉证治复习题

1. 呕家有痈脓，不可治呕，在临床上具有什么意义？

2. 病人欲吐者，不可下之，在临床上具有什么意义？

3. 治哕证的橘皮汤和橘皮竹茹汤两个方剂如何掌握应用？

4. 第322条下利，微热、汗出，脉紧为来解；第328条下利，微热、汗出，脉沉迟为欲解，这是怎样的两种不同机转？

5. 试述小半夏汤、猪苓散、茯苓泽泻汤、文蛤汤四个方剂作用的异同。

疮痈肠痈浸淫病脉证并治第十八

“疮”古作“创”，即皮肤肌肉有所损伤的意思。《素问·气交变大论》中云：“炎暑流火，湿性燥……病寒热疮疡疿胗痈痤。”《素问·五常政大论》中云：“发生之纪……其病笑疟疮疡。”又云：“少阳司天，火气下临……鼽衄鼻窒，曰疡。”又云“地有高下，气有温凉……温热者疮。”可见“疮”多为火热之疾病，所以刘完素《六书》中说：“疮疡者火之属，须分内外以治其本。”

“痈”古作“癰”。刘熙释名云：“癰，壅也，气壅否而溃也。”《素问·

生气通天论》中云："营气不从，逆于肉理，乃生痈肿。"《灵枢·痈疽》中云："寒邪客于经络之中则血泣，血泣则不通，不通则卫气归之，不得复反，故痈肿。"《素问·脉要精微论》中云："帝曰：诸痈肿、筋挛、骨痛，此皆安生？岐伯曰：此寒气之肿，八风之变也。"《千金方》中云："脉数身无热，即内有痈。"可见"痈"多由寒气壅塞而成。《灵枢·痈疽》中云："寒气化为热，热胜则腐肉，肉腐则为脓。"是痈疽虽由寒始，而仍以热终。

《诸病源候论》中云："肠痈者，由寒温不适，喜怒无度，使邪气与荣卫相干，在于肠内，遇热加之，血气蕴积，结聚成痈，热积不散，血肉腐坏，化而为脓，其病之状，小腹重而微强，抑之即痛，小便数似淋，时时汗出，复恶寒，其身皮肤甲错，腹皮急如肿状，诊其脉，洪数者，已有脓也，其脉迟紧者，未有脓也，甚者腹胀大，转侧闻水声，或绕脐生疮，穿而脓出，或脓自脐中出，或大便去脓血，惟宜急治之。"

《灵枢·上膈》中云："食饮不节，寒温不时，则寒汁流于肠中……留则痈成，痈成则下管约。其痈在管内者，即痛而深，其痈在外者，则痈外而痛浮，痈上皮热。"《素问·气交变大论》中云："岁火太过……民病……身热骨痛，而为浸淫。"又《素问·气交变大论》中云："身热、骨痛而为浸淫。"《汉书·五王传》师古注："浸淫，犹渐染也。"《诸病源候论》中云："浸淫疮是心家有风热，发于肌肤，初生甚小，先痒后痛，而成疮，汁出浸溃肌肉，浸淫渐阔，乃遍体，其疮若从口出，流散四肢则轻，若从四肢生，然后入口者则重，以其渐渐增长，因名浸淫也。"

疮痈肠痈浸淫病脉证并治内容

342

【原文】诸浮数脉，应当发热，而反洒淅恶寒，若有痛处，当发其痈。

【语译】凡是脉象浮数得，多伴有发热，如并不发热，反而出现战栗恶寒现象，或者某个部位出现疼痛的，这是患疮痈的初期症状，应该留意痈疮的性质而尽早用和阳发散之剂。

【注解】曹颖甫云："凡外证初起，必先恶寒，此其大较也。盖痈之所由成，血络闭于寒湿而营气不通，营郁生热，脉乃浮数，血以凝涩而内停，则阳气不能独行于表，此所以当发热而反洒淅恶塞也，遇此脉证，虽形似伤寒，而实为痈疽。始则恶寒，继则发热，寒热日作，若疟发热。三数日后，瘀血郁蒸化热，始知痛处，此与将溃之冻疮，正复相似，无论在何部分，皆当以药发之。大约人体外证之属寒者，除流注外，发背、脑疽，最为重大，惟世传阳和汤（熟地黄一两，白芥子二钱，鹿角胶三钱，姜炭、麻黄各五分，肉桂、生甘草各一钱，水酒各一杯煎服）一方，与仲师当发其痈之旨，最合。"

343

【原文】师曰：诸痈肿，欲知有脓无脓，以手掩肿上，热者为有脓，不热者为无脓。

【语译】凡患痈肿者，要想观察是否已经化脓，把手掩按在痈肿上面，如是热烫而软的，便已经溃脓了，如并不热烫，内有硬核感，说明脓还没有成熟。

【注解】程林云："《灵枢经》曰，荣卫稽留于经脉之中，则血涩而不行，不行则卫气从之而不通，壅遏而不得行，故热。大热不止，热胜则肉腐，腐则为脓，故知热聚者则作脓，热未聚者但肿，而未作脓也，皆以手掩知之。"

《诸病源候论》中云："凡痈经久不复可消者，若按之都牢鞕者，未有脓也，按之半鞕半软者，有脓也，又以手掩肿上，不热者为无脓，若热甚者为有脓。"

344

【原文】肠痈之为病，其身甲错，腹皮急，按之濡，如肿状，腹无积聚，身无热，脉数，此为腹内有痈脓，薏苡附子败酱散主之。

薏苡附子败酱散方：

薏苡仁十分　附子二分　败酱五分

上三味，杵为末，取方寸匕，以水二升，煎减半，顿服，小便当下。

【语译】患肠痈病，由于营气干涩，周身皮肤极度粗糙，就像鳞甲一般，腹部皮表紧急，虽有点像发肿，但按摩着却是濡软的，里面并没有什么积聚的形迹，虽不发热，脉搏却跳得很快，这些都是肠痈溃脓的必然症状，可以用"薏苡附子败酱散"消痈败毒。

【注解】尤在泾云："甲错，肌皮干起，如鳞甲之交错，由荣滞于中，故血燥于外也。腹皮急，按之濡，气虽外鼓，而病不在皮间也。积聚为肿胀之根，脉数为身热之候，今腹如肿状，而中无积聚，身不发热，而脉反见数，非肠内有痈、荣郁成热而何。"

【方义】魏荔彤云："薏仁下气，则能泄脓；附子微用，意在直走肠中屈曲之处可达，加以败酱之咸寒以清积热，服后以小便下为度者，小便者，气化也，气通则痈脓结者可开，滞者可行，而大便必泄污秽脓血，肠痈可已矣。顿服者，取其快捷之力也。"

345

【原文】肠痈者，少腹肿痞，按之即痛如淋，小便自调，时时发热，自汗出，复恶寒。其脉迟紧者，脓未成，可下之，当有血。脉洪数者，脓已成，不可下也。大黄牡丹汤主之。

大黄牡丹汤方：

大黄四两　牡丹一两　桃仁五十枚　瓜子半升　芒硝三合

上五味，以水六升，煮取一升，去滓，内芒硝，再煎沸，顿服之。有脓当下，如无脓，当下血。

【语译】患肠痈病，小腹部肿胀痞硬，按摩时很痛，并且牵引到外阴部，就像害淋病似的，但小便却通畅无阻。至于全身症状，有发热、汗出、作恶寒。若脉搏迟滞，并带有一定紧张度，这是还没有化脓的时候，可急用"大黄牡丹汤"泻下热毒，服药后可能会泻下一点恶血。假如脉搏洪大，这是已经溃脓了，便不必用泻下剂，而酌用清热托毒之品。

【注解】程林云："肿则形于外，痞则著于内，少腹既已痞肿，则肠痈已成，故按之即痛也。如淋者，以小腹为厥阴经脉所过，厥阴脉循阴器，故按少腹而痛引阴茎，有如淋状，而小便则自调也。《灵枢经》曰，有所结气归之，内既有痈，则荣卫稽留于内，而不卫外，故今有发热汗出恶寒也。脉迟紧者，则热未聚，而肉未腐，故宜大黄牡丹汤下之以消其肿痈，若脉洪数，则脓已成，将成溃疡，不可下也。大黄牡丹汤在'当有血'句下，以古人为文法所拘，故缀于条末，《伤寒论》中多有之。按上证痈在小肠，以小肠在上，痈近于腹，则位深，但腹皮急而按之有如肿形，故用前汤，导其毒从小便而出。此证痈在大肠，以大肠在下，痈隐少腹，其位浅则有癥肿之形，其迹易见，其按即痛，故用大黄牡丹汤，排其脓血从大便而下也。"

这条是讲肠痈初起尚未溃脓的证候，前条是讲已经溃脓的证候，此条很像肠痈的急性期，前条很像肠痈的慢性期。

"迟紧"脉象，不一定是无热证，《伤寒论》里的阳明证多可见"迟脉"。

脓已溃而不用下剂，意在不用刺激的药来刺激肠道的疮疡，避免引起大出血，从上面"已下之，当出血"句可以体会出这个道理。所以尤在泾说："云不可下者，谓虽下之，而亦不能消之也。"曹颖甫主张用"赤小豆当归散"。

【方义】程林云："诸疮疡痛，皆属心火，大黄芒硝，用以下实热，血败肉腐则为脓，牡丹桃仁，用以下脓血，瓜子（当是甜瓜子）味甘寒，《神农本草经》不载主治，考之《雷公》曰，血泛经过，饮调瓜子，则瓜子亦肠中血分药也，故《别录》主溃脓血，为脾胃肠中内壅要药，想亦本诸此方。"

346

【原文】问曰：寸口脉浮微而涩，法当亡血，若汗出，设不汗者云何？答曰：若身有疮，被刀斧所伤，亡血故也。

【语译】问：寸口脉现浮弱而虚涩者，一般都见于失血、盗汗等阴虚的人，假如并不是盗汗等阴虚的人而有这样的脉搏，又应该怎样理解呢？

答：身患疮痈，或创伤出血过多的人，也可能见到这种脉搏。

【注解】曹颖甫云："人之一身，皮毛之内，尽含水分，水分所以能化气外泄者，全恃周身之血热，血热之盈亏不可知，以寸口脉为主验。脉微而涩，是为阴虚，阴虚之人，或吐血，或盗汗，是为虚劳本证。今见此极虚之脉，既不吐血，又无盗汗，病既不属虚劳，则其人必有夙疾，或身有疮疡，而脓血之块去者过多，或向受刀创，而鲜血之流溢者加剧，虽境过情迁，而荣气既衰，断不能复充脉道，盖脉之虚，正不系乎新病也。”

“若”字作“或”字解。

347

【原文】病金疮，王不留行散主之。

王不留行散方：

王不留行十分，八月八日采　蒴藋细叶十分，七月七日采　桑东南根白皮十分，三月三日采　甘草十八分　川椒三分，除目及闭口，去汗　黄芩二分　干姜二分　厚朴二分　芍药二分

上九味，桑根皮以上三味，烧灰存性，勿令灰过；各别杵，筛合治之为散，服方寸匕。小疮即粉之，大疮但服之，产后亦可服，如风寒，桑根勿取之，前三物，皆阴干百日。

排脓散方：

枳实十六枚　芍药六分　桔梗二分

上三味，杵为散，取鸡子黄一枚，以药散与鸡子黄相等，揉和令相得，饮和服之，日一服。

排脓汤方：

甘草二两　桔梗三两　生姜一两　大枣十枚

上四味，以水三升，煮取一升，温服五合，日再服。

【语译】受创伤而溃成疮者，可用“王不留行散”来调和气血。

【注解】尤在泾云：“金疮金刃所伤而成疮者，经脉斩绝，荣卫沮弛，治之者，必使经脉复行，营卫相贯而后已，王不留行散则行气血和阴阳之良剂也。”

【方义】关于“王不留行散方”，魏荔彤云：“王不留行为君，专走血分，止血收痛，而且除风散痹，是收而兼行之药，于血分最宜也。佐以蒴藋叶，与王不留行性共甘平，入血分清火毒、祛恶气。倍用甘草以益胃解毒，芍药、黄芩助清血热，川椒干姜助行血瘀，厚朴行中带破，惟恐血乃凝滞之物，故不惮周详也，桑根白皮性寒，同王不留行蒴藋细叶烧灰存性者，灰能入血分

止血也，为金疮血流不止者设也。小疮则合诸药为粉以敷之，大疮则服之，治内以安外也。产后亦可服者，行瘀血也。风寒之日，桑根勿取者，恐过于寒也。前三物皆阴干百日，存其阴性，不可日曝及火炙也。此金疮家之圣方，奏效如神者也。"

蒴藋，即接骨木。

关于"排脓散"，尤在泾云："枳实，苦寒除热破滞为君，得芍药则通血，得桔梗则利气，而尤赖鸡子黄之甘润，以为排脓化毒之本也。"曹颖甫云："以方治重用枳实，当为胃痈。"

关于"排脓汤"，尤在泾云："此亦行气血，和荣卫之剂。"曹颖甫云："此为肺痈方治，故与桔梗汤同。"

348

【原文】浸淫疮，从口流向四肢者可治；从四肢流来入口者，不可治。

【语译】患浸淫疮病，疮疡先从口腔生起，逐渐蔓延到四肢的，此为病势从内出外，比较好治疗；如疮疡先从四肢生起，逐渐蔓延到口腔来的，此为病势从外入内，治疗起来比较困难。

【注解】《医宗金鉴》中云："浸淫疮者，浸谓浸浸，淫谓不已，谓此疮浸淫，留连不已也。从口流向四肢者轻，以从内走外也，故曰可治，从四肢流走入口者重，以从外走内也，故曰不可治。"

魏荔彤云："不可治者，难治之义，非当委之不治也。"

349

【原文】浸淫疮，黄连粉主之。(方未见)

【语译】患浸淫疮，湿热重者，可以用"黄连粉"来涂敷。

【注解】曹颖甫云："黄连苦寒，能清大毒，许半龙治疗毒重用之，往往取效，而其性尤燥，能去湿热，湿热既去，疮中脂水，乃不至蔓延流溢也。然则黄连粉方虽阙，其意则大可知也。"

疮痈肠痈浸淫病脉证并治小结

以上八条，第342、343、346三条，概述一般疮痈病的诊断方法，第342条是对疮痈病初期诊断的论述，第346条是对疮痈病后期诊断的论述。至肠痈病两条，第344条为慢性期，第345条为急性期。浸淫疮两条，第348条讲述诊断，第349条论治疗。第347条则专论创伤。

疮痈肠痈浸淫病脉证并治表解

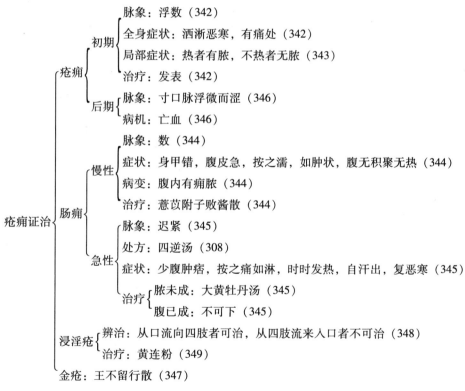

疮痈证治
- 疮痈
  - 初期
    - 脉象：浮数（342）
    - 全身症状：洒淅恶寒，有痛处（342）
    - 局部症状：热者有脓，不热者无脓（343）
    - 治疗：发表（342）
  - 后期
    - 脉象：寸口脉浮微而涩（346）
    - 病机：亡血（346）
- 肠痈
  - 慢性
    - 脉象：数（344）
    - 症状：身甲错，腹皮急，按之濡，如肿状，腹无积聚无热（344）
    - 病变：腹内有痈脓（344）
    - 治疗：薏苡附子败酱散（344）
  - 急性
    - 脉象：迟紧（345）
    - 处方：四逆汤（308）
    - 症状：少腹肿痞，按之痛如淋，时时发热，自汗出，复恶寒（345）
    - 治疗
      - 脓未成：大黄牡丹汤（345）
      - 腹已成：不可下（345）
- 浸淫疮
  - 辨治：从口流向四肢者可治，从四肢流来入口者不可治（348）
  - 治疗：黄连粉（349）
- 金疮：王不留行散（347）

疮痈肠痈浸淫病脉证并治复习题

1. 试述薏苡附子败酱散和大黄牡丹汤的不同作用。

2. 浸淫疮从口流向四肢可治，从四肢流入口不可治，作何理解？

跌蹶手指臂肿转筋狐疝蚘虫病脉证治第十九

程林曰："跌，足背也，跌蹶，即痹厥之意。""蹶"《说文》作"僵"字解。《诸病源候论》中云："冷入于足之三阴三阳，则脚筋转；入于手之三阴三阳，则手筋转；随冷所入之筋，筋则转。转者，皆由邪冷之气击动其筋而移转也。"

《灵枢·经脉》中云："肝所生病者……狐疝……"《灵枢·本藏》中云："肾下则腰尻痛，不可以俛仰，为狐疝。"葛氏《伤寒直格》中云："狐疝，言狐者，疝气之变化，隐见往来不可测，如狐也。"

《诸病源候论》中云："蚘虫者……长一尺，亦有长五六寸。……其发动则腹中痛，发作肿聚，去来上下，痛有休息，亦攻心痛。口喜吐涎及吐清水，贯伤心者则死。""蚘"即"蛔"字。

跌蹶手指臂肿转筋狐疝蚘虫病脉证治内容

350

【原文】师曰：病跌蹶，其人但能前，不能却，刺腨入二寸，此太阳经伤也。病人常以手指臂肿动，此人身体瞤瞤者，藜芦甘草汤主之。

藜芦甘草汤方：（未见）

【语译】病人的足背经脉僵直了，走起路来很不自然，只能前踢，不能后撑，这是由于太阳经脉被寒湿伤损的证候表现，可用针刺入腓肠穴二寸，以泻去太阳寒湿。还有另一种表现，病人从臂膀至手指都发肿，伴有周身、四肢不断地颤动。若系风湿痰证，可用"藜芦甘草汤"等涌吐剂来排除湿痰。

【注解】曹颖甫云："此湿从下受之证也。跌蹶为足背经脉转戾，其人能前不能却，要为寒湿伤筋之证。昔大禹因治水，久居湿地病湿，至于两足不相过，后世巫者效之，谓之禹步（按：事见《荀子》），可为明证。仲师所云刺腨二寸，断为太阳经伤者。盖太阳之经入腘中，贯腨内，出外踝之后，至小趾外侧，寒湿伤其经脉，血瘀不通，故强直而不能却，刺腨二寸，正所以泻其瘀也。惟近世内科，能用针者少，予尝患右臂痠痛，自肩至于尺泽，长女昭华用毛姜四两，川乌三两，草乌五两，红花二两，良姜一两，每夜浓煎熏洗，月余竟愈，则寒湿伤经，似亦不妨用之也。《内经》云，风胜则动，湿胜则肿，仲师言手指臂肿动，身体瞤瞤，此可知为风湿痰涎，走窜指臂，延及周身之证，与风痫证略同，特风痫无此表证耳。按子和《儒门事亲》云：一妇病风痫，其始一二年一发，后即日发，甚至一日数发，求死不得，值凶岁，采野草充粮，见草若葱状，采蒸饱食，胸膈间胀闷，顷之，涌吐胶痰，数日，约一二斗，甚昏困，后遂轻健如平人，以所食葱访人，即藜芦也。盖风痰内壅，积久旁窜，积者为本，窜者为标，用藜芦者，涌吐而抉其壅。所以用甘草者，恐藜芦苦寒败胃，甘味以调之也。近闻痫证有日服控涎丹一钱，久而自愈者，亦所以去痰涎也。"

"太阳经伤"句以上，是下肢寒湿证；"病人"句以下，是上肢风湿证。

"腨"即腓肠，俗呼脚肚子。这里的"腨"，应作"腨肠穴"解，又名"承筋"，为足太阳膀胱经穴，在腨肠中央陷中，胫后从脚跟上七寸，主治霍乱转筋、股痹不仁、脚急、跟痛等有效，惟一般多用灸，少用针，《铜人》还云"禁针"。

351

【原文】转筋之为病，其人臂脚直，脉上下行，微弦。转筋入腹者，鸡屎白散主之。

鸡屎白散方：

鸡屎白

上一味为散，取方寸匕，以水六合，和，温服。

【语译】患转筋病，不仅病人上臂或脚呈现僵直的形态，脉搏从上到下也有轻微的弦紧之象，如果腹部亦现转筋，而为里燥证者，可以用"鸡屎白散"润燥缓急。

【注解】曹颖甫云："原其病情，则与痉证之宜大承气汤者略同。痉证云，痉脉按之紧如弦，直上下行（26条），与此证脉上下行微弦何异。痉证云脚挛急（30条），与此证臂脚直又何异，痉证燥热，阴液垂绝，故急下以救之，所以除里热也，此证用下气破积通利大小便之鸡矢白散，亦所以除里热也，所以然者，里热不除，则筋脉受灼而不得柔和，故必通其大肠，使阳明燥气内息，而筋脉乃和。考葛仙方中风，头足往后扯动，弯曲不伸，其形如弓，用鸡矢白三钱，酒五杯，用行箸搅千遍，日服二次。予按此即痉病之卧不着席证（30条）。痉病自中风传来；易于化燥、内脏燥而筋脉受灼，以致全身强急，故借《内经》治鼓胀之鸡矢醴（见《素问·腹中论》）以下之，盖亦《金匮》用大承气（30条）之义也，然则转筋用鸡矢白散，亦何独不然乎。"

【方义】《名医别录》中云："鸡矢白，治转筋，利小便。"

陆渊雷云："鸡矢白主通利大小便，若肠病、肾脏病，因自家中毒而发痉挛者，此方必能取效。"

352

【原文】阴狐疝气者，偏有小大，时时上下，蜘蛛散主之。

蜘蛛散方：

蜘蛛十四枚，熬焦　桂枝半两

上二味，为散，取八分一匕，饮和服，日再服。蜜丸亦可。

【语译】患阴狐疝气病，病人的外肾，一侧胀得相当大，一侧便显现得细小；时而上入小腹，时而下坠肾囊中，这多属于阴寒证，可用"蜘蛛散"逐寒燥湿。

【注解】尤在泾云："阴狐疝气者，寒湿袭阴，而睾丸受病，或左或右，大小不同，或上或下，出没无时，故名狐疝。蜘蛛有毒，服之能令人利，合桂枝辛温，入阴而逐其寒湿之气也。"

张子和云："狐疝者，其状如瓦，卧则入小腹，行立则出小腹，入囊中，狐昼则出穴而溺，夜则入穴而不溺，此疝出入上下往来，正与狐相类也，宜以逐气流经之药下之。"

【方义】程林云："《别录》云，蜘蛛治大人小儿㿉。㿉，疝也，其性有毒，服之能使人利，得桂枝引入厥阴肝经，而治狐疝。"

353

【原文】问曰：病腹痛有虫，其脉何以别之？师曰：腹中痛，其脉当沉若弦，反洪大，故有蛔虫。

【语译】问：患蛔虫病者，多半都有腹痛，但腹痛的证候很多，应该怎样从脉搏上来分辨呢？

答：一般肚子痛的脉搏，不是沉象就是弦紧之象，而患蛔虫病者多现洪大脉，惟不能一概而论也。

【注解】尤在泾云："腹痛脉多伏，阳气内闭也，或弦者，邪气入中也，若反洪大，则非正气与外邪为病，乃蛔动而气厥也，然必兼有吐涎心痛等症，如下条所云，乃无疑耳。"

354

【原文】蛔虫之为病，令人吐涎，心痛，发作有时，毒药不止，甘草粉蜜汤主之。

甘草粉蜜汤方：

甘草二两　粉一两　蜜四两

上三味，以水三升，先煮甘草，取二升，去滓，内粉、蜜，搅令和，煎如薄粥，温服一升，差即止。

【语译】患蛔虫病者，清口水很多，伴有阵发性腹痛，如用过许多杀虫毒药都没有治好，可选服"甘草粉蜜汤"之诱杀剂。

【注解】尤在泾云："吐涎，吐出清水也，心痛，痛如咬啮，时时上下是也。……毒药，即锡粉雷丸等杀虫之药。毒药者，折之，以其所恶也，甘草粉蜜汤者诱之，以其所喜也。"

【方义】尤在泾云："白粉（坊本均作白粉）即铅白粉，能杀三虫，而杂于甘草白蜜之中，诱使虫食，甘味既尽，毒性旋发，而虫患乃除，乃医药之变诈也。"

曹颖甫云："先母侍婢曾患此，始病吐蚘，一二日后，暴厥若死，治以乌梅丸，入口即吐，予用甘草五钱，先煎去滓，以铅粉二钱，白蜜一两调饮之，半日许，下蚘虫拇指大者九条，其病乃愈。"

单称"粉"字，本应作"米粉"解，《释名》云："粉，分也，研米使分散也。"但"米粉"在方中不能起到杀虫作用，仍从诸家注作"铅粉"解。

355

【原文】蚘厥者，当吐蚘，令病者静而复时烦，此为脏寒，蚘上入膈，故烦，须臾复止，得食而呕，又烦者，蚘闻食臭出，其人常自吐蚘。

【语译】患蚘虫病，而有口吐清涎、腹痛、手足冷等症状，此为蚘厥症，尤其是以呕吐蚘虫为特征。蚘厥症的特点是阵发性，有些时候很安静，有些时候又极烦躁。当胃肠虚寒时，蚘虫便上窜入膈，而发生烦躁，一会儿又停息了。吃点东西下去，也烦躁而发呕，因为食物到了胃肠里，蚘虫便蠕动起来，"呕吐蚘虫"往往就在这个时候。

【注解】尤在泾云："蚘厥，蚘动而厥，心痛吐涎，手足冷也。蚘动而上逆，则当吐蚘，蚘暂安而复动，则病亦静而复时烦也。然蚘之所以时安而时上者，何也？虫性喜温，脏寒则虫不安而上膈；虫喜得食，脏虚则蚘复上而求食，故以人参、姜、附之属，益虚温胃为主，而以乌梅、椒、连之属，苦酸辛气味，以折其上入之势也。"

本条与《伤寒论》第 338 条后半段同。

356

【原文】蚘厥者，乌梅丸主之。

乌梅丸方：

乌梅三百枚　细辛六两　干姜十两　黄连一斤　当归四两　附子六两，炮　川椒四两，去汗　桂枝六两　人参六两　黄柏六两

上十味，异捣筛，合治之，以苦酒渍乌梅一宿，去核，蒸之五升米下，饭熟捣成泥，和药，令相得，内臼中，与蜜杵二千下，丸如梧子大，先食饮

服十丸，日三服，稍加至二十丸，禁生冷滑臭等食。

【语译】患蚘厥病者，可以用"乌梅丸"来温胃杀虫。

【方义】《医宗金鉴》中云："李彣曰，乌梅味酸，黄连黄柏味苦，桂枝蜀椒干姜细辛味辛，以蚘得酸则止，得苦则安，得甘则动于上，得辛则伏于下也。然胃气虚寒，人参附子以温补之，吐亡津液，当归以辛润之，则蚘厥可愈矣。"

趺蹶手指臂肿转筋狐疝蚘虫病脉证治小结

以上七条，第 350 条讨论趺蹶和手臂肿，"趺蹶"为寒湿在下，"手臂肿"为风湿在上，所以并列为一条。第 351 条为转筋，转筋是属于津燥的范围。第 352 条为狐疝，疝气为阴证，故曰"阴狐疝气"。第 353 条以下四条，均论蚘虫病，第 353 条讨论对蚘虫病的诊断，第 354、355、356 三条分述蚘虫病的症状和治疗。

趺蹶手指臂肿转筋狐疝蚘虫病脉证治表解

诸病辨治

趺蹶
- 症状：但能前，不能却（350）
- 病位：太阳经伤也（350）
- 治疗：刺腨入二寸（350）

手臂肿
- 症状：手指臂肿动，身体瞤瞤（350）
- 治疗：藜芦甘草汤（350）

转筋
- 症状：臂脚直，转筋入腹（351）
- 脉象：上下行，微弦（351）
- 治疗：鸡屎白散（351）

狐疝
- 症状：偏有大小，时时上下（352）
- 治疗：蜘蛛散（352）

蚘虫
- 脉象：洪大（353）
- 症状：腹中痛，吐涎，心痛，发作有时，吐蚘，静而时烦，蚘厥（353、354、355）
- 病机：脏寒，蚘上入膈（355）
- 治疗：
  - 毒药不止者：甘草粉蜜汤（354）
  - 蚘厥：乌梅丸（356）

1. 试述转筋的病机。

2. 试述甘草粉蜜汤与乌梅丸的不同作用。

妇人妊娠病脉证并治第二十

妊，《说文》云："身怀孕也。"娠，《说文》云："女妊身动也。"是妇人受孕开始便称"妊"，胎动以后才叫"娠"。

妇人妊娠病脉证并治内容

357

【原文】师曰：妇人得平脉，阴脉小弱，其人渴，不能食，无寒热，名妊娠，桂枝汤主之。(方见利中) 于法六十日当有此证，设有医治逆者，却一月加吐下者，则绝之。

【语译】妇人在妊娠初期，脉搏还是同平时一样，若阴部脉现弱小，稍微口渴，食欲虽不很好，却无作寒发热等病象，这足以说明是妊娠了，可以酌用"桂枝汤"来调和营卫。按照一般妊娠的，在两个月左右，便发生恶阻呕吐，如用许多治疗方法仍然呕逆不止，甚至在后一个月更加呕吐和腹泻的，这时最好是摒绝方药，不要再吃了。

【注解】尤在泾云："平脉，脉无病也，即《内经》身有病而无邪脉之意。阴脉小弱者，初时胎气未盛，而阴方受蚀，故阴脉比阳脉小弱。至三四月，经血久蓄，阴脉始强，《内经》所谓手少阴脉动者，妊子，《千金》所谓三月尺脉数是也。其人渴，妊子者内多热也。今妊娠二三月，往往恶阻不能食是已。无寒热者，无邪气也。夫脉无故而身有病，而又非寒热邪气，则无可施治，惟宜桂枝汤和调阴阳而已。徐氏云，桂枝汤，外证得之，为解肌和营卫；内证得之，为化气调阴阳也。六十日当有此证者，谓妊娠两月，正当恶阻之时，设不知而妄治，则病气反增，正气反损，而呕泻有加矣。绝之，谓禁绝其医药也。娄全善云，尝治一二妇恶阻病吐，前医愈治愈吐，因思仲景绝之之旨，以炒糯米汤代茶，止药月余渐安。"

"阴脉"指右手或尺脉而言。

358

【原文】妇人宿有癥病，经断未及三月，而得漏下不止，胎动在脐上者，为癥痼害。

【语译】若孕妇素有癥积的旧病，现在月经停止还不到三个月，忽然现崩漏下血不止，肚脐上隐约有胎动感觉，这是由于癥痼宿病引发崩漏而危及胎儿。

【注解】曹颖甫云："欲安良民，必除盗贼；欲养良苗，必除莨稗，此尽人之所知也，然则欲孕妇之安胎，不去其宿疾可乎！设宿癥不去，或经断未及三月，即有漏下之变，所以然者，养胎之血，不能凝聚子宫，反为宿癥所阻，从旁溢出，胎失所养，则动在脐上，其实胎元无损，癥痼害之也。"

359

【原文】妊娠六月动者，前三月经水利时，胎。下血者，后断三月不血也。所以血不止者，其癥不去故也，当下其癥，桂枝茯苓丸主之。

桂枝茯苓丸方：

桂枝　茯苓　牡丹去心　桃仁去皮尖，熬　芍药各等分

上五味，末之，炼蜜和丸，如兔屎大，每日食前服一丸。不知，加至三丸。

【语译】妊娠六个月后而胎动的，仍然有癥积痼病存在的可能性。如在前三个月，通调的经水忽然终止时，可以判断为是受胎；假如下血是在月经停止了的三个月以后，这便是癥痼病的衃血在作怪，而不是胎。癥痼若不去掉，出血难以停止，应当用"桂枝茯苓丸"缓缓地泻下其癥痼之疾。

【注解】坊本"胎"下有"也"字，读成一句。"不血"二字，作"衃"字，较好理解，宜从坊本。

曹颖甫云："亦有三月后而胎动下血者，其证亦为癥。仲师言六月动者，

卷三　仲景学说研究

金匮要略语译

1791

赅四月至六月言之耳，前三月经水通调，忽然中止，当可决其为胎。若经断三月之后，忽然下血，其为衃血横梗，不能融洽何疑，新血与衃血不和，因有渗漏之隙，不下其癥，胎必因失养而不安，仲师设立桂枝茯苓丸，以缓而下之。"

"衃"同"胚"字音，《说文》云："凝血也"。

【方义】程林曰："牡丹桃仁，以攻癥痼，桂枝以和卫，芍药以和营，茯苓以和中，五物相需，为治妊娠有癥痼之小剂。"

360

【原文】妇人怀娠六七月，脉弦发热，其胎愈胀，腹痛恶寒者，少腹如扇，所以然者，子脏开故也，当以附子汤温其脏。(方未见)

【语译】妇人妊娠已经有六七个月了，胎位不断的膨胀，脉搏弦紧，发热、恶寒，腹部冷痛，好像是有扇子在扇动风凉似的，这是子宫虚寒的表现，是胎气外泄的缘故，应当急以"附子汤"温暖子宫。

【注解】尤在泾云："脉弦发热，有似表邪，而乃身不痛，而腹乃痛；背不恶寒，而腹反恶寒，甚至少腹阵阵作冷，若或扇之者然，所以然者，子脏开不能合，而风冷之气乘之也。夫脏开风入，其阴内胜，则其脉弦为阴气，而发热，且为格阳矣，胎胀者，胎热则消，寒则胀也。附子汤方未见，然温里散寒之意，概可推矣。"

361

【原文】师曰：妇人有漏下者，有半产后因续下血都不绝者，有妊娠下血者，假令妊娠腹中痛，为胞阻，胶艾汤主之。

芎归胶艾汤方：(一方加干姜一两。胡氏治妇人胞动，无干姜)

芎䓖二两　阿胶二两　甘草二两　艾叶　当归各三两　芍药四两　干地黄六两

上七味，以水五升，清酒三升，合煮取三升，去滓，内胶令消尽，温服一升，日三服，不差更作。

【语译】孕妇下血，有多种类型的不同：有慢慢漏下的，有流产气虚继续不断出血的，有因妊娠胎动而出血的。假使妊娠下血而肚腹疼痛的，是由于胎胞里的冲任脉气阻塞所致，可以用"胶艾汤"和血养胎。

【注解】曹颖甫云："妇人妊娠，有宿症不去，致经血妄行者，前既出桂枝茯苓丸方治矣。但经血妄行，不能一致，有下少数之血，相续不绝者，有因半产气虚，不能摄血，续下不止者，有冲激大下者，设妊娠见此证，但腹中痛，脐上不见跳动者，即为内无宿癥，宿癥利用攻，无癥则利用补，胞中之血，不得上行冲任二脉，阻塞下陷，故名胞阻。胶艾汤方，地黄、阿胶以养血，川芎、艾叶以升陷而温寒，炙草以扶统血之脾，归、芍以行瘀而止痛，而下血腹痛愈矣。"

【方义】程林去："胶艾主乎安胎，四物主乎养血，和以甘草，行以酒势，血能循经养胎，则无漏下之患。"

"干地黄"分两原缺，《千金方》用四两，《外台》引《集验》同。

362

【原文】妇人怀妊，腹中㽲痛，当归芍药散主之。

当归芍药散方：

当归三两　　芍药一斤　　芎䓖半斤，一作三两　　茯苓四两　　白术四两　　泽泻半斤

上六味，杵为散，取方寸匕，酒和，日三服。

【语译】孕妇肚腹绞痛，湿停血滞者，可用"当归芍药散"和血利湿定痛。

【注解】尤在泾云："按《说文》，㽲，音绞，腹中急也，乃血不足，而水反侵之也。血不足而水侵，则胎失所养，而反得其所害矣，腹中能无㽲痛乎。芎、归、芍药，益血之虚，苓、术、泽泻，除水之气，赵氏曰：'此因脾土为木邪所客，谷气不举，湿气下流，搏于阴血而痛，故用芍药多他药数倍，以泻肝木。'亦通。"

【方义】曹颖甫云："方用芎、归、芍以和血，并用茯苓、泽泻、白术以泻水而去湿，但令水湿去而血分调，㽲痛自止。"

363

【原文】妊娠呕吐不止，干姜人参半夏丸主之。

干姜人参半夏丸方：

干姜　人参各一两　半夏二两

上三味，末之，生姜汁糊为丸，如梧子大，饮服十丸，日三服。

【语译】妊娠恶阻而呕吐不止者，如系虚寒证，可用"干姜人参半夏丸"温散寒邪止呕。

【注解】张石顽云："此即所谓恶阻病也，先因脾胃虚弱，津液留停，畜为痰饮，至妊二月之后，浊阴上冲，中焦不胜其逆，痰饮遂涌，中寒乃起，故用干姜止寒，人参补虚，半夏生姜治痰散逆也。"

【方义】程林云："寒在胃脘，则令呕吐不止，故用干姜散寒，半夏生姜止呕，人参和胃，干姜半夏能下胎。娄全善曰，余治妊娠恶阻病，累用半夏，未尝动胎，亦有故无殒之义，临病之工，何必拘泥。"

364

【原文】妊娠，小便难，饮食如故，当归贝母苦参丸主之。

当归贝母苦参丸方：（男子加滑石半两）

当归　贝母　苦参各四两

上三味，末之，炼蜜丸如小豆大，饮服三丸，加至十丸。

【语译】妊娠，伴有小便困难，但饮食正常，这是血虚热郁、津液涩少的证候，可用"当归贝母苦参丸"养阴利窍。

【注解】尤在泾云："小便难而饮食如故，则病不由中焦出，而又无腹满身重等证，则更非水气不行，知其血虚热郁，而津液涩少也。《本草》，当归补女子诸不足，苦参入阴利窍除伏热，贝母能疗郁结兼清水液之源也。"

【方义】张石顽云："此小便难者，膀胱热郁，气结成燥，病在下焦，所以饮食如故，用当归以和血润燥，贝母以清肺开郁，苦参以利窍逐水，并入膀胱以除热结也。"

365

【原文】妊娠有水气，身重，小便不利，洒淅恶寒，起即头眩，葵子茯苓散主之。

葵子茯苓散方：

葵子一斤　茯苓三两

上二味，杵为散，饮服方寸匕，日三服，小便利则愈。

【语译】妊娠水肿，周身有沉重感，小便不通畅，还有时发寒战，起立时头即眩晕，这是卫气阻滞而遭致的水气病，可用"葵子茯苓散"通窍利水。

【注解】《医宗金鉴》中云："妊娠外有水气，则浮肿，洒淅恶寒，水盛贮于肌肤，故身重；内有水气，则小便不利，水盛阻遏阳气上升，故起即头眩也。用葵子茯苓者，是专以通窍利水为主也。"

沈明宗云："此胎压卫气不利致水也。"

【方义】曹颖甫云："葵子茯苓散，专以滑窍利水为主，其病当愈。葵子滑胎而不忌者，所谓有故无殒，亦无殒也。"

366

【原文】妇人妊娠，宜常服当归散主之。

当归散方：

当归　黄芩　芍药　芎䓖各一斤　白术半斤

上五味，杵为散，酒饮服方寸匕，日再服。妊娠常服即易产，胎无疾苦，产后百病悉除之。

【语译】孕妇湿热重者，宜常时服"当归散"养血清热。

【注解】尤在泾云："妊娠之后，最虑湿热伤动胎气，故于芎、归、芍药养血之中，用白术除湿，黄芩清热，丹溪称黄芩、白术为安胎之圣药，夫芩术非能安胎者，去其湿热，而胎自安耳。"

【方义】曹颖甫云："归、芍、川芎以和血，黄芩以清热，白术以燥湿，但令湿热清而血脉和，其胎即安，后世医家有胎前宜凉之说，由此方用黄芩始也。"

367

【原文】妊娠养胎，白术散主之。

白术散方：（见《外台》）

白术　芎䓖　蜀椒三分，去汗　牡蛎四分

上四味，杵为散，酒服一钱匕，日三服，夜一服。但苦痛，加芍药；心下毒痛，倍加芎䓖；心烦吐痛，不能饮食，加细辛一两、半夏大者二十枚。服之后，更以醋浆水服之。若呕，以醋浆水服之，复不解者，小麦汁服之。已后渴者，大麦粥服之。病虽愈，服之勿置。

【语译】妊娠养胎法，如寒湿重的，可用"白术散"温血除湿。

【注解】尤在泾云："妊振伤胎，有因湿热者，亦有因湿寒者，随人脏气之阴阳而各异也。当归散正治湿热之剂；白术散，白术、牡蛎燥湿，川芎温血，蜀椒去寒，则正治湿寒之剂也，仲景并列于此，其所以昭示后人者深矣。"

【方义】程林云："白术主安胎为君，芎䓖主养胎为臣，蜀椒主温胎为佐，牡蛎主固胎为使。按瘦而多火者，宜用当归散，肥而有寒者，宜用白术散，不可混施也。芍药能缓中，故苦痛者加之，芎䓖能温中，故毒痛者倍之，痰饮在心膈，故令心烦吐痛，不能食饮，加细辛破痰下水，半夏消痰去水，更服浆水以调中。若呕者复用浆水服药以止呕，呕不止，再易小麦汁以和胃，呕止而胃无津液作渴者，食大麦粥以生津液。病愈服之勿置者，以大麦粥能调中补脾，故可常服，非指上药可常服也。"

368

【原文】妇人伤胎，怀身腹满，不得小便，从腰以下重，如有水气状，怀身七月，太阴当养不养，此心气实，当刺泻劳宫及关元，小便微利则愈。（见《玉函》）

【语译】妊娠到了第七个月，如太阴肺气强，便能养胎，太阴肺气弱，便不能养胎，甚至心经火气旺了，还能伤胎，于是孕妇便现肚腹胀满、小便不利、腰以下有沉重感，就像害水气病似的一些症状，这时可以针刺"劳宫"泻心经火，再刺"关元"通利小肠，使其小便通畅无阻，其他症状就会随之消失。

【注解】程林云："七月手太阴肺经养胎，金为火乘，则肺金受伤，而胎失所养，又不能通调水道，故有腹满不得小便，从腰以下有如水气状也。劳宫穴在手心，厥阴心主穴也，泻之则火不乘金矣。关元穴在脐下，为小肠之募，泻之则小便通利矣。此穴不可妄用，刺之能落胎。"

妇人妊娠病脉证并治小结

以上十二条讨论妇人妊娠病。第 357 条的前半段，谈的是对妊娠脉的诊断；第 357 的后半条和第 363 条讨论的是妊娠恶阻；第 358、359、361 三条，讨论妊娠漏下的判断和治疗；第 360 条为子脏虚寒证；第 362 条为妊娠腹痛；第 364、365、368 三条，为尿秘；第 366、367 两条，提供了的两种不同的安胎方药。

妇人妊娠病脉证并治表解

妊娠病辨治
- 诊断
  - 脉象：阴脉小弱（357）
  - 症状：渴而不能食，无寒热（357）
- 恶阻
  - 症状：呕吐不止（363）
  - 发病：六十日当有此症（357）
  - 治疗：虚寒：干姜人参半夏丸（363）；医治逆者：绝之（357）
- 漏下
  - 癥痼
    - 症状：未及三月，漏下不止，胎动在脐上，衃血（358、359）
    - 治疗：当下其癥（359）
    - 处方：桂枝茯苓丸（359）
  - 胞阻
    - 症状：妊娠腹中痛，下血（361）
    - 处方：胶艾汤（361）
  - 半产：续下血，不绝（361）
- 胎寒
  - 脉象：弦（360）
  - 症状：怀妊六七月，发热，胎愈胀，腹痛，恶寒，少腹如扇（360）
  - 病机：子脏开（360）
  - 疗法：温暖子脏（360）
  - 处方：附子汤（360）
- 腹痛
  - 症状：疗痛（362）
  - 治疗：当归芍药散（362）
- 尿秘
  - 血虚津涩
    - 症状：小便难，饮食如故（364）
    - 治疗：归母苦参丸（364）
  - 气滞水停
    - 症状：水气身重，小便不利，洒淅恶寒，起即头眩（365）
    - 治疗：葵子茯苓散（365）
  - 气伤火盛
    - 症状：伤胎，怀身腹满，不得小便，从腰以下重，如有水气状（368）
    - 病机：太阴不养，心气实（368）
    - 治疗：刺泻劳宫及关元（368）
- 养胎方
  - 湿热：当归散（366）
  - 湿寒：白术散（367）

1. 试述本篇三个小便不利的不同证候。

2. 试述本篇三种不同性质的漏下证候。

妇人产后病脉证治第二十一

妇人产后病脉证治内容

369

【原文】问曰：新产妇人有三病，一者病痉，二者病郁冒，三者大便难，何谓也？师曰：新产血虚，多汗出，喜中风，故令病痉；亡血复汗，寒多，故令郁冒；亡津液，胃燥，故大便难。产妇郁冒，其脉微弱，呕不能食，大便反坚，但头汗出，所以然者，血虚而厥，厥而必冒。冒家欲解，必大汗出。以血虚下厥，孤阳上出，故头汗出。所以产妇喜汗出者，亡阴血虚，阳气独盛，故当汗出，阴阳乃复。大便坚，呕不能食，小柴胡汤主之。（方见呕吐中）

【语译】问：产妇刚分娩后，最易罹患的有三种疾病：一为痉病，二为郁冒病，三为大便困难。这是什么道理呢？

答：刚生产后，血液虚少，汗出过多，表里俱虚，最容易伤风，风燥伤筋，因而便患痉病。血既流多了，汗亦出得不少，阳虚于外而寒郁于里，因而便患头晕、目眩的郁冒病。流血出汗，津液消失，胃肠干燥，因而排便亦困难了。产妇患郁冒病者，往往有脉象微弱、呕吐不能吃东西、大便结燥、头汗出等症状。为什么会出现这些症状呢？因为阴血虚少了，阳气便会厥逆，阳气厥逆上冲，因而昏冒眩晕，这种昏冒症状要消失的时候，势必还要出一通汗水才行。为什么发病时只是头上出汗呢？因为血既虚于下，阳必逆于上，孤阳逆冲头部，所以只是头汗出。产妇血既虚少，为什么还容易出汗呢？正是因阴血虚少，阳气独旺。这种阴虚阳亢的病证，一定要抑阳补阴，恢复阴阳平秘才能好转。当其郁冒而大便结燥、呕吐不能吃东西的时候，最好服用

"小柴胡汤"来扶正祛邪，和利阴阳。

【注解】尤在泾云："痉（痉），筋病也，血虚汗出，筋脉失养，风入而益其劲也。郁冒，神病也，亡阴血虚，阳气遂厥，而寒复郁之，则头眩而目瞀也。大便难者，液病也。胃脏津液而渗灌诸阳，亡津液胃燥，则大肠失其润而便难也。三者不同，其为亡血伤津则一，故皆为产后所有之病。郁冒虽有客邪，而其本则为里虚，故其脉微弱也。呕不能食，大便反坚，但头汗出，津气上行而不下逮之象，所以然者，亡阴血虚，孤阳上厥，而津气从之也。厥者必冒，冒家欲解，必大汗出者，阴阳乍离，故厥而冒，及胡阳复通，汗乃大出而解也。产妇新虚，不宜多汗，而此反喜汗者，血去阴虚，阳受邪气而独盛，汗出则邪去，阳弱而后与阴相和，所谓损阳而就阴是也。小柴胡主之者，以邪气不可不散，而正虚不可不顾，惟此法为能解散客邪，而和利阴阳耳。"

370

【原文】病解能食，七八日更发热者，此为胃实，大承气汤主之。(方见痉中)

【语译】服用"小柴胡汤"后，郁冒已解除，并已稍能进点饮食，但是，过了七八天又发高热，大便仍然没有排泄，这说明病情已转变为阳明胃实证，可用"大承气汤"荡涤里热。

【注解】沈明宗云："此即大便坚，呕不能食，用小柴胡汤，而病解能食也。病解者，谓郁冒已解，能食者，乃余邪隐伏胃中，风热炽盛而消谷，但食入于胃，助起余邪复盛，所以七八日而更发热，故为胃实，是当荡涤胃邪为主，故用大承气，峻攻胃中坚垒，俾无形之邪相随有形之滞，一扫尽出，则病如失。仲景本意，发明产后气血虽虚，然有实证，即当治实，不可顾虑其虚，反致病剧也。"

371

【原文】产后腹中疞痛，当归生姜羊肉汤主之，并治腹中寒疝，虚劳不足。

当归生姜羊肉汤方：(见寒疝中)

【语译】产后腹部隐隐作痛，这是虚寒证，可用"当归生姜羊肉汤"补虚散寒，同时这个方子亦有治疗虚劳疝痛的作用。

【注解】程林云："产后血虚有寒，则腹中急痛，《内经》曰，味厚者为阴，当归羊肉味厚者也，用以补产后之阴，佐生姜以散腹中之寒，则疗痛自止。夫辛能散寒，补能去弱，三味辛温补剂也，故并主虚劳寒疝。"

疗，即疝字，应读成"惆"字的音，《集韵》云："小痛也。"因为这里是虚证，所以痛而不剧。第362条的疗痛，应读作"绞"字的音，《广韵》云："腹中急痛也。"因为那里是实证，所以痛而剧，因之，两条处方不同，一个分利，一个补虚。

【原文】产后腹痛，烦满不得卧，枳实芍药散主之。

枳实芍药散方：

枳实烧令黑勿太过　芍药等分

上二味，杵为散，服方寸匕，日三服，并主痈脓，以麦粥下之。

【语译】产后腹痛，也有里实证，不仅疼痛，甚而烦躁、胀满，不能平卧，如果是由于血凝气滞的，可以用"枳实芍药散"破气和血。

【注解】《医宗金鉴》中云："产后腹痛，不烦不满，里虚也，今腹痛烦满，不得卧，里实也，气结血凝而痛，故用枳实破气结，芍药调腹痛。"

【方义】尤在泾云："枳实烧令黑，能入血行滞，同芍药为和血止痛之剂也。"

魏荔彤云："大麦粥，取其滑润宜血，且有益胃气也。"

《医宗金鉴》云："并主痈脓，亦因血为气凝，久而腐化者也。"

【原文】师曰：产妇腹痛，法当以枳实芍药散，假令不愈者，此为腹中有干血着脐下，宜下瘀血汤主之，亦主经水不利。

下瘀血汤方：

大黄二两　桃仁二十枚　䗪虫二十枚，熬，去足上三味，末之，炼蜜和为四丸，以酒一升煎一丸，取八合，顿服之，新血下如豚肝。

【语译】产妇腹痛，初诊为血凝气滞证，但服用"枳实芍药散"并不见效，再行诊察，才发现脐下小腹有瘀血干着的现象，可以要用"下瘀血汤"来治疗。如果是由于瘀血停滞而发生月经不调的，亦可以用这个方剂。

【注解】《医宗金鉴》中云："产妇腹痛，属气结血凝者，枳实芍药散以调之，假令服后不愈，此为热灼血干，着于脐下而痛，非枳实芍药之所能治也，宜下瘀血汤，攻热下瘀血也，并主经水不通，亦因热灼血干故也。"

【方义】曹颖甫云："下瘀血汤方治，大黄、桃仁，与抵当同，惟用䗪虫而不用虻虫、水蛭，则与抵当异，此二方所以不同者，要不可以不辨也。产后血去既多，不同经闭之证，故不用吮血之虫类，恐兼伤及新血也。䗪虫生于尘秽之中，善于攻窜，而又不伤新血，故于产后为宜，虽亦主经水不利，气体虚羸者或宜之，要未可去坚癖之干血也。"

"新"字作"初"字解。"新血下如豚肝"，犹言初下之血好像豚肝一般污黑，这是是瘀血的颜色。

374

【原文】产后七八日，无太阳证，少腹坚痛，此恶露不尽；不大便，烦躁发热，切脉微实，再倍发热，日晡时烦躁者，不食，食则谵语，至夜即愈，宜大承气汤主之。热在里，结在膀胱也。（方见痉病中）

【语译】产妇分娩后七八天了，没有太阳表证，只是少腹坚硬疼痛，这是由于恶血没有流干净，瘀热蓄积在膀胱的里热证，可以用"下瘀血汤"来治疗。假如大便不解，烦躁、发热，脉搏虽微却很实在，而且发热还相当严重，到了傍晚时，越发心烦，亦不思饮食，食后便神昏、谵妄，要到了夜半才会轻松一点，这是阳明腑实证，可以用"大承气汤"荡涤实热。

【注解】《医宗金鉴》中云："李彣曰，此一节具两证在内，一是太阳蓄血证，一是阳明里实证，因古人文法错综，故难辨也。无太阳证，谓无表证也，少腹坚痛者，以肝脏血，少腹为肝经部分，故血必结于此，则坚痛亦在此，此恶露不尽，是为热在里，结在膀胱，此太阳蓄血证也，宜下去瘀血。

若不大便烦躁，脉实谵语者，阳明里实也，再倍发热者，热在里，蒸蒸发于外也。阳明旺于申酉戌，日晡是阳明向旺时，故烦躁不能食，病在阳而不在阴，故至夜则愈，此阳明腑病也，宜大承气汤以下胃实。"

蓄血证，程林主张用"下瘀血汤"。

375

【原文】产后风续之，数十日不解，头微痛，恶寒，时时有热，心下闷，干呕，汗出，虽久，阳旦证续在耳，可与阳旦汤。（即桂枝汤，方见下利中）

【语译】生产后不久，便患太阳中风病，持续几十天都没有好，头部微微现痛，怕冷，时而有些发热，汗出，一阵阵地胃里烦闷，伴有干呕，时间虽然拖得很久了，而桂枝汤证候一直存在着的，仍然可以用"桂枝汤"解表。

【注解】徐忠可云："此段言产后中风，淹延不愈，而表里杂见者，仍当去其风也。谓中风之轻者，数十日不解，似乎不可责表，然头疼恶寒汗出，时有热，皆表证也。心下闷干呕，太阳之邪欲内入而内不受也，今阳旦证仍在，阳旦汤何不可与而因循以致误也。"

成无己注《伤寒论》第30条云"阳旦，桂枝汤别名也"，与本条原注相同。今本《千金方·伤寒发汗汤门》阳旦汤条下，即云"桂枝汤主之"，并没有另出方，可为"阳旦汤"即"桂枝汤"的另一根据。沈明宗、尤在泾等认为是"桂枝汤"加"黄芩"，魏荔彤等认以为是"桂枝汤"加"附子"，但都没有根据。《千金方》中另有一"阴旦汤"，即"桂枝汤"加干姜、黄芩。

376

【原文】产后中风，发热，面正赤，喘而头痛，竹叶汤主之。

【语译】产后气血大虚，又患太阳中风表证，所以出现发热、头痛，同时因虚阳上脱，而现戴阳气喘等症，可以用"竹叶汤"固阳解表。

【注解】徐忠可云："中风发热头痛，表邪也，然面正赤，此非小可淡红，所谓面若妆朱，乃真阳上浮也，加之以喘，气高不下也，明是产后大虚，元阳不能自固，而又杂以表邪，自宜攻补兼施。"

竹叶汤方:

竹叶一把　葛根三两　防风　桔梗　桂枝　人参　甘草各一两　附子一枚，炮
大枣十五枚　生姜五两

上十味，以水一斗，煮取二升半，分温三服，温复使汗出。颈项强，用
大附子一枚，破之如豆大，煎药扬去沫。呕者，加半夏半升洗。

【方义】尤在泾云："用竹叶、葛根、桂枝、防风、桔梗解外之风热，人
参、附子，固里之脱，甘草、姜、枣以调阴阳之气而使其平，乃表里兼济之
法，凡风热外淫而里气不固者，于此取则焉。"

377

【原文】妇人乳中虚，烦乱呕逆，安中益气，竹皮大丸主之。

竹皮大丸:

生竹茹二分　石膏二分　桂枝一分　甘草七分　白薇一分

上五味，末之，枣肉和丸弹子大，以饮服一丸，日三夜二服。有热者，
倍白薇，烦喘者，加柏实一分。

【语译】妇人分娩后在产褥期中，由于气虚火胜，心中烦躁闷乱，呕吐
气逆，这时最好用"竹皮大丸"来安中益气。

【注解】徐忠可云："乳者，乳子之妇也，肝气原不足，中虚者，中气大
虚也，脾土复困弱，于是火上壅则烦，气上越则呕，烦而乱，则烦之甚也，
呕而逆，则呕之甚也。"

尤在泾云："气虚火胜，内乱而上逆也。"

《说文》云："人及鸟生子曰乳，兽曰产。"《广雅释诂》亦云："乳，生
也。"是"乳中"与"产后"的意思相同。

【方义】程林云："竹茹甘寒以除呕哕，石膏辛寒以除烦逆，白薇咸寒以
治狂惑邪气，夫寒则泥膈，佐桂枝以宣导，寒则伤胃，佐甘草以和中，有热
倍白薇，白薇咸寒能除热也。烦喘加柏实，柏实辛平能治喘也，用枣肉为丸
者，统和诸药，以安中益气也。"

【原文】产后下利虚极，白头翁加甘草阿胶汤主之。

【语译】产后感染痢疾，属热证而阴又极虚，可用"白头翁加甘草阿胶汤"养阴清热。

【注解】尤在泾云："伤寒热利下重，白头翁汤主之（第371条），寒以胜热，苦以燥湿也。此亦热利下重，而当产后虚极，则加阿胶救阴，甘草补中生阳，且以缓连柏之苦也。"

白头翁加甘草阿胶汤方：

白头翁　甘草　阿胶各二两　秦皮　黄连　柏皮各三两

上六味，以水七升，煮取二升半，内胶，令消尽，分温三服。

【方义】张石顽云："伤寒厥阴证，热利下重者，用白头翁汤，苦寒治热，以坚肠胃，此产后气血两虚，故加阿胶甘草，然下利血滞也，古人云：血行则利自止，此方岂独治产后哉。"

妇人产后病脉证治附方

1. 千金三物黄芩汤

治妇人在草蓐，自发露得风，四肢苦烦热，头痛者与小柴胡汤，头不痛但烦者，此汤主之。

黄芩一两　苦参二两　干地黄四两

上三味，以水八升，煮取二升，温服一升，多吐下虫。

【方义】徐忠可云："在草蓐，是未离产所也。自发露得风，是揭盖衣被，稍有不慎而暂感也。产后阴虚，四肢在亡血之后，阳气独盛，又得微风，则苦烦热。然表多则上入而头痛，当以上焦为重，故主小柴胡和解。若从下受之，而湿热结于下，则必生虫。而头不痛，故以黄芩清热为君，苦参祛风杀虫为臣，而以地黄补其元阴为佐，曰多吐下虫，谓虫得苦参，必不安，其上出下出，故未可知也。"

"虫"是或然症，而不是必然症，因此正文里并不言"虫"。"苦参"能除伏热，不必专于治虫。

（方出《备急千金要方·第三卷·妇人产后中风门》）

2. 千金内补当归建中汤

治妇人产后虚羸不足，腹中刺痛不止，吸吸少气，或苦少腹中急，摩痛引腰背，不能食饮，产后一月，日得服四五剂为善，令人强壮宜。

当归四两　桂枝三两　芍药六两　生姜三两　甘草二两　大枣十二枚

上六味，以水一斗，煮取三升，分温三服，一日令尽。若大虚，加饴糖六两，汤成内之，于火上暖令饴消。若去血过多，崩伤内衄不止，加地黄六两，阿胶二两，合八味，汤成内阿胶。若无当归，以芎䓖代之；若无生姜，以干姜代之。

【方义】沈明宗云："产后体虽无病，血海必虚，若中气充实，气血虽虚，易能恢复。或后天不能生血，充于血海，则见虚羸不足，但血海虚，而经络之虚，是不待言。因气血不利而瘀，则腹中刺痛不止，冲任督带内虚，则少腹中急，摩痛引腰背，脾胃气虚，则吸吸少气，不能食饮，故用桂枝汤调和营卫，加当归欲补血之功居多。若大虚加胶饴，峻补脾胃，而生气血。若去血过多，崩伤内衄，乃血海真阴大亏，故加地黄阿胶以培之。方后云无生姜以干姜代之，乃温补之中，兼引血药入血分生血，其义更妙。"

"内衄"，《诸病源候论》云："吐血有三种，一曰内衄，出血如鼻衄，但不从鼻孔出，或去数升乃至斛。"是仍为吐血证之一。

（方出《备急千金要方·第三卷·产后心腹痛门》）

妇人产后病脉证治小结

以上十条，第369、370两条，叙述产后痉、郁冒、大便难三种疾病，尤其着重叙述了郁冒、大便难的病理变化和治疗方法。第371、372、373、374等四条，辨识产后腹痛的虚实证治。第375、376两条，为产后两种不同类型的感冒。第377、378两条均为虚热证，第377条是气虚火盛的吐逆，第378条是血虚火盛的下利，所以用两种不同的方法来治疗。

卷三　仲景学说研究

金匮要略语译

妇人产后病脉证治表解

表1 产后三症辨治

产后三症辨治
- 痉病：血虚多汗出，喜中风，故令病痉（369）
- 郁冒
  - 病因：亡血复汗受寒（369）
  - 脉象：微弱（369）
  - 病机：血虚而厥（366）
  - 症状：呕不能食，大便坚，头汗出，郁冒（369）
  - 机转：欲解，必大汗出（369）
  - 治疗：小柴胡汤（369）
- 大便难
  - 病因：亡津液（369）
  - 病机：胃燥（369）
  - 症状：能食，七八日更发热，大便难（369）
  - 病性：胃实（370）
  - 治疗：大承气汤（370）

表2 产后腹痛辨治

产后腹痛辨治
- 虚寒
  - 症状：腹中疠痛（371）
  - 治疗：当归生姜羊肉汤（371）
- 血凝气滞
  - 症状：烦满不得卧（372）
  - 治疗：枳实芍药散（372）
- 瘀血
  - 症状：以枳实芍药散不愈（373）
  - 病机：腹中有干血着脐下（373）
  - 治疗：下瘀血汤（373）
- 腑实
  - 脉象：微实（374）
  - 症状：少腹坚痛，不大便，发热，不食，食则谵语，日晡时烦躁，至夜即愈（374）
  - 病机：恶露不尽，热在里，结在膀胱（374）
  - 治疗：大承气汤（374）

表3 产后病辨治

产后病辨治
- 中风
  - 表虚
    - 症状：数十日不解，头微痛，恶寒，时时有热，心下闷，干呕，汗出（375）
    - 治疗：阳旦汤（375）
  - 里虚
    - 症状：发热，面正赤，喘而头痛（376）
    - 治疗：竹叶汤（376）
- 呕逆
  - 症状：烦乱，呕逆（377）
  - 病因：乳中虚（377）
  - 疗法：安中益气（377）
  - 处方：竹皮大丸（377）
- 下利
  - 病因：虚极（378）
  - 治疗：白头翁加甘草阿胶汤（378）

妇人产后病脉证治复习题

1. 试仔细地分析本篇几种不同性质的腹痛证候。

2. 从本篇看出产后病的几个关键点在什么地方？

妇人杂病脉证并治第二十二

妇人杂病脉证并治内容

379

【原文】妇人中风七八日，续来寒热，发作有时，经水适断，此为热入血室，其血必结，故使如疟状，发作有时，小柴胡汤主之。(方见呕吐中)

【语译】妇人患太阳中风病，曾一度轻快，七八天后又继续恶寒、发热，而且是有时间性的发作，这是因为病人月经才止，表热乘虚侵入子宫，血与热纠结不解，因而便像害疟疾似的，时而恶寒，时而发热，可以用"小柴胡汤"来和解表里。

【注解】曹颖甫云："妇人中风，延至七八日，适当经水初断，热除身凉，既而续发寒热，发作有时，不似病中风时昼夜无间，虽在中工，亦当知其非桂枝汤证。究其所以然，则以经水初断，标阳乘虚而陷血室，因是血结胞中，乘营气夜行于阳，发为寒热，且即明了，一如疟之休作有时，但热邪甫陷，胞中定无干血，故但需小柴胡汤，使标阳之陷而入者，升发而出之，其病当愈，更不须桃核承气也，此虚实之辨也。"

本条与《伤寒论》第144条同，可参看。

380

【原文】妇人伤寒发热，经水适来，昼日明了，暮则谵语，如见鬼状者，此为热入血室，治之无犯胃气及上二焦，必自愈。

【语译】妇人患太阳伤寒病，发热，又适逢月经刚来，白天都还清爽，一到晚上便神错谵语、谈神说鬼，这是热邪侵入子宫的血热证，治疗时既不能用"承气汤"来损伤胃肠，也不要用发汗剂来损伤上中二焦的津液，只需清泻血热，这病还是好治的。

【注解】曹颖甫云："伤寒始病，有已发热未发热之别，妇人当伤寒发热之期，经水适来，则胞中之血未虚，发热则周身血分热度已高，以至高之血热，合始行之经血，热乃并入血室，卫气昼行于阳，水分无热，故明了，营气夜行于阳，血分有热，故暮即谵语，如见鬼状。此证血热在下，但需攻瘀，其病当已，所谓血自结下之愈也。断不可因谵语而妄用承气汤伤及胃气，亦不可发太阳之汗，损上中二焦水液，致血热益无控制，桃核承气汤、抵当汤丸、下瘀血汤，皆足以治之。"

本条与《伤寒论》第 145 条同。

381

【原文】妇人中风，发热恶寒，经水适来，得七八日，热除，脉迟，身凉和，胸胁满，如结胸状，谵语者，此为热入血室也。当刺期门，随其实而取之。

【语译】妇人患太阳中风病，发热、恶寒，适逢月经来潮，七八天后热度曾一度退却，脉搏也变慢了，周身亦很轻快，但突然发生胸胁肋部胀满，就像害结胸病似的，晚上还出现神昏、谵语，这也是表热侵入子宫的血热证，最好选乳旁一寸半的"期门"穴，进行针刺，用泻法，泻去血热。

【注解】曹颖甫云："中风当翕翕发热之候，仍不免啬啬恶寒，此时病气全在肌表，在妇人虽经水适来，决无里证，乃得病七八日，脉迟身凉，则肌表邪热已解，似可无余病矣，乃一变为胸胁下满，如结胸状，设为太阳标热并水气结于胸胁，要惟有硬满而痛，不当谵语，谵语为阳明实证所常有，但此谵语，当如上节之发于暮夜，不在旦昼，以七八日经水适来推之，便可知标阳内陷血室，所以然者，经后血室空虚，邪热易为入也，热陷在经后，必无干血为患，故但刺乳旁一寸半期门，以泻肝胆之热，诸恙自平。盖胸胁主上中二焦，随少阳之热结于上中二焦者，先刺期门以泻之，不使下陷胞中，久成干血，所谓曲突徙薪也。"

本条与《伤寒论》第143条同。

结胸证，见《伤寒论》第128、131、134、135、136等条。

"期门"在"不容"旁一寸五分，乳下第二肋端。席弘赋云："期门穴主伤寒患，六日过经犹未汗；但向乳根二肋间，又治妇人生产难。"《通玄赋》云："期门退胸满，血膨而可止。"可见"期门"确是治血热证的主穴，是足厥阴肝经的第十四个终穴。

382

【原文】阳明病，下血谵语者，此为热入血室，但头汗出，当刺期门，随其实而泻之，濈然汗出者愈。

【语译】妇人患阳明里热证，便血而神昏谵妄者，亦常常是由于热邪侵入胞宫的结果，尽管高热，但只是头上出点汗，身上没有汗，应该用针刺肝经"期门"穴，并用泻法，使周身出汗，自然血热就平息了。

【注解】尤在泾云："阳明之热，从气而之血，袭入胞宫，即下血而谵语，盖冲任之脉，并阳明之经，不必乘经水之来，而后热得入之，故彼为血去而热入，此为热入而血下也。但头汗出者，阳通而闭在阴也。此虽阳明之热，而传入血室，则仍属肝家，故亦当刺期门以泻其实，刺已，周身濈然汗出，则阴之闭者亦通，故愈。"

"泻"是指针刺的手法。《素问·离合真邪论》中云："吸则内针，无令气忤，静以久留，无令邪布，吸则转针，以得气为故，候呼引针，呼尽乃去，大气皆出，故命曰泻。"

本条与《伤寒论》第216条同。

383

【原文】妇人咽中如有炙脔，半夏厚朴汤主之。

半夏厚朴汤方：（《千金》作：胸满，心下坚，咽中帖帖如有炙肉，吐之不出，吞之不下）

半夏一升　厚朴三两　茯苓四两　生姜五两　干苏叶二两

上五味，以水七升，煮取四升，分温四服，日三夜一服。

【语译】妇人咽喉里有稠痰凝结，好像一块干肉堵塞着似的，可以用"半夏厚朴汤"来散结祛痰。

【注解】尤在泾云："此凝痰结气，阻塞咽嗌之间，《千金》所谓咽中帖帖，如有炙肉，吞不下，吐不出者是。"

【方义】半夏、厚朴、生姜，辛以散结，苦以降逆；茯苓佐半夏，以利饮引涎；紫苏芳香，以宣通郁气。俾气舒涎去，病自愈矣。

【原文】妇人脏躁，喜悲伤欲哭，像如神灵所作，数欠伸，甘麦大枣汤主之。

【语译】妇人患脏躁，无端地悲伤哭泣，好像遇了邪祟似的，同时哈欠亦多，这是心神不能自主的情志病，可以用"甘麦大枣汤"养心宁躁。

【注解】《医宗金鉴》云："脏，心脏也，心静则神藏，若为七情所伤，则心不得静而神躁扰不宁也。故喜悲伤欲哭，是神不能主情也。像如神灵所凭，是心不能神明也，即今之失志癫狂病也。数欠伸，喝欠也，喝欠烦闷，肝之病也，母能令子实，故证及也。"

甘草小麦大枣汤方：

甘草三两　小麦一升　大枣十枚

上三味，以水六升，煮取三升，温分三服。亦补脾气。

【方义】徐忠可云："小麦能和肝阴之客热，而养心液，且有消烦利溲止汗之功，故以为君，甘草泻心火而和胃，故以为臣，大枣调胃而利其上壅之躁，故以为佐。盖病本于血，心为血主，肝之子也，心火泻而土气和，则胃气下达，肺脏润，肝气调，躁止而病自除也。"

385

【原文】妇人吐涎沫，医反下之，心下即痞，当先治其吐涎沫，小青龙汤主之。涎沫止，乃治痞，泻心汤主之。

小青龙汤方：（见肺痈中）

泻心汤方：（见惊悸中）

【语译】妇人病吐许多痰涎，说明上焦停有寒饮，医生不给以温散寒饮，反而用泻下剂，于是胃阳受伤，出现心下痞满。这时还需先行温散痰涎寒饮，可用"小青龙汤"方。不再吐痰沫后，再根据痞证的性质，而给以相应的泻心汤类方剂。

【注解】尤在泾云："吐涎沫，上焦有寒也，不与温散，而反下之，则寒内入而成痞，如伤寒下早例也；然虽痞而犹吐涎沫，则上寒未已，不可治痞，当先治其上寒，而后治其中痞，亦如伤寒例，表解乃可攻痞也。"

魏荔彤云："泻心汤在《伤寒论》中，为方不一，亦当合《伤寒论》中痞证诸条，参观之而求其治法。"

386

【原文】妇人之病，因虚、积冷、结气，为诸经水断绝，至有历年，血寒积结胞门。寒伤经络，凝坚在上，呕吐涎唾，久成肺痈，形体损分。在中盘结，绕脐寒疝，或两胁疼痛，与脏相连；或结热中，痛在关元，脉数无疮，肌若鱼鳞。时着男子，非止女身。在下未多，经候不匀，冷阴掣痛，少腹恶寒；或引腰脊，下根气街，气冲急痛，膝胫疼烦；奄忽眩冒，状如厥癫，或有忧惨，悲伤多嗔，此皆带下，非有鬼神，久则羸瘦，脉虚多寒。三十六病，千变万端，审脉阴阳，虚实紧弦，行其针药，治危得安，其虽同病，脉各异源，子当辨记，勿谓不然。

【语译】妇人的病尽管复杂，总不外乎由于虚损、冷积、气结等等原因，引发各种不同的月经障碍症。也有由于血分虚寒，滞涩子宫，经年累月而造成的。假如寒湿损伤经脉和络脉，邪气坚固地凝结在上焦，会出现呕吐清涎痰唾等症状，亏损了津液，久而久之，演变成为"肺痿"，可表现为逐渐消瘦。有的寒湿邪气盘结在中焦，肚脐周围呈寒疝性疼痛，甚至牵引两侧胁肋发生疼痛，疼痛时的感觉，好像是和脏腑相连而不可分割似的。如果是燥热盘结在中焦，关元部位可发生疼痛，脉搏至数增多，这是热甚伤津的结果，虽没有发生疮疡，而肌肤失掉濡养，就像鱼鳞般的粗糙。这些结滞在上焦、中焦的寒热病变，在男子亦复如此，并不限于妇人。至于妇女在经血方面的病变，那真是复杂极了，有的月经一下子来很多，有的经期不调匀，有的伴有下阴冷湿并发掣痛，小腹部也是凉的。有的疼痛会牵引到腰部、脊椎部，或牵引到下部的气街，甚至两膝、两胫都会发生冲击性的疼痛。血分极度虚损的，还随时突发眩晕，像害癫厥一般。有的病人经常现忧郁，时而悲哭，时而嗔怒等。这种种病证，都属于妇人"带脉"以下的疾病，并不是什么鬼神作怪。病久不愈的病人，越来越消瘦，脉搏亦出现虚寒现象，情况日益严重起来。总之，妇女的三十六种病都是千变万化的，临床时总要仔细地审察脉搏的阴、阳、虚、实、紧、弦之不同，或用针、或用药等不同的治疗方法才能够转危为安。如同样的病证，还可能出现不同的脉搏，这些地方应当仔细地审辨清楚，总不要稍有一点的疏忽。

【注解】本条可分作五段来理解。从首句到"积结胞门"句止为一段，概述妇人病的成因，多是虚损引发寒积；"寒伤经络"到"形体损分"为第二段，叙述虚冷结于上部的病症；"在中盘结"到"肌若鱼鳞"为第三段，叙述虚冷结气在中部的病症；"时着男子，非止女身"两句，意在总结上两段的病变，所以把它作成第四段；从"在下来多"句起，一直到本条末尾，专论妇人病，是本条最后的一大段。

曹颖甫云："人之一身，水分与血分平均，乃无有余不足之弊。若血分不足，水分不受血热蒸化，则寒凝气结而月事不行，血凝气结则痛，不及此时用附子汤以温之，至有历年，寒伤胞门，癥瘕凝瘤而坚癖，虽用抵当汤合桂枝茯苓丸下之，犹恐其无济也。大抵水寒血郁之证，久必生热，若冻瘃然，始则寒凝而痛，久乃热郁而溃，故有寒在上焦者，始则呕吐涎唾，久郁则成肺痿（'痿'字是曹氏改的）。肺痿肺痈篇云，肺痿，或从呕吐，亡其津液（第96条），与此呕吐涎唾，久成肺痿正同，盖液伤而燥，病在外，不比血热壅阻，病在肺脏之里，外燥为痿，里实为痈，故肺痈但有辟辟燥咳，必无呕吐，此云痈者，误也。《内经》云，肺热叶焦，乃生痿躄，上痿下躄，故曰形体损分。或寒湿据于中部，由胃入肠，绕脐而痛，是名寒疝。此证脉必弦紧，寒在外则恶寒，在里则不欲食，发即白津出，手足厥冷。此大乌头煎证也（第140条）。其痛连两胁，牵掣肾脏，甚则痛及少腹，此血虚水寒之当归羊肉汤证也（第371条）。所谓热结于中者，亦缘水寒血凝，积久生热所致，始则痛，痛久则腐烂，瘀血生热，则脉数，外无疮疡，而血瘀在里，血不行于肌表，故肌若鱼鳞，此虚劳大黄䗪虫丸证也（第95条）。此证下后血必纯黑，下之不早，必至虚极而死。……'在下未多'，于义未通，当系'来'字之误，温经汤方后月水来过多，当即此证，否则上既有血结胞门一证，此更别出经候不匀一证，岂得谓之未多耶？盖在下来多，即下经候不匀之说，或一月之中，经来二次，或月信过多，间月再来，或经行多日，以致前后参差不一，皆得以来多名之。厥阴之络，入于阴中，血亏而络燥，故令阴掣痛。血海在少腹左右，血海不温，故少腹恶塞，腰为水脏，后通督脉，水湿壅滞，阳气不通，则本脏及背脊酸疼。气街为足阳明动脉，在腿腹之交，亦名气冲，此脉由髀关抵伏兔，下膝膑，循胫外廉，下至足跗，寒湿上阻，阳气被压，故气冲急痛，膝胫疼烦，此脉水脏不足，则燥而掣痛，为阳明之大承气证。水湿太过，阳气内陷，乃见此证。肾脏之寒水一日不泄，阳气一日不通，桂枝芍药知母汤、麻黄附子细辛汤，俱可参酌用之。血虚之人，往往猝然眩晕，颠仆道左，状如厥颠（'颠'字，为曹氏改易）者，谓如暴厥而颠仆也，此证西医谓之脑贫血，治此者，宜大补气血，近代所传防眩汤，大有成效。此证气血两虚，气虚则多悲，血虚则喜怒，忽然颠仆，忽然悲哭，忽然嗔怒，状若神灵所作，其实非有鬼神，昔人谓之带下病（凡血虚阴亏，癥瘕蓄血之类皆是，不专指淋沥）。始病不觉，久乃羸瘦，此证多由血虚生寒，故但曰脉虚多寒，而无脉实多热之证。妇人有十二癥、九痛、七害、五伤、三因，共三十六病，变端百出，皆当决之于脉，脉左为阴，属精与血，右为阳，属气与水，或水盛而血寒，或液枯而血燥，而论脉终以紧弦者，紧则以始病气结于外，在内之血热，犹足与之相抗。至于沉弦，则水寒而血热消沮矣。治此者，或针泻期门，或针引阳气，血结者气实，药以泻之，水寒者阳虚，药以温之，所以针药异用者，谓验其脉而知病源不同也。此节或仲师自述师承，或门人述仲师之训，与全书文体不类，或亦因论列妇人杂病而附存之欤。"

其中"三因"，应为"三痼"，见《诸病源候论》。

"带下"，犹言腰带以下经血诸病，《史记》中云"扁鹊为带下医"，正同。

本条文气与《伤寒论·平脉法》第一条颇相似，是否仲景文字值得研究。

【原文】问曰：妇人年五十所，病下利，数十日不止，暮即发热，少腹里急，腹满，手掌烦热，唇口干燥，何也？师曰：此病属带下。何以故？曾经半产，瘀血在少腹不去。何以知之？其证唇口干燥，故知之，当以温经汤主之。

【语译】妇人的年龄已经在五十岁上下了，患血崩症，几十天都没有止住，一到傍晚时便发热，小肚子拘急胀满，手掌心灼热，口唇干燥，这是怎样的病理变化呢？

答：这属于带脉性的下血症。为什么可以作这样的判断呢？由于病人曾经流产，小腹里还残留瘀血的缘故。又何以知道有瘀血呢？因其有口唇干燥等血枯津涸的症状，可以选用"温经汤"来活血润燥。

【注解】《医宗金鉴》中云："所病下利之利字，当是血字，文义相属，必是传写之误。李彣曰，妇人年五十，则已过七七之期，任脉虚，太冲脉衰，天癸竭，地道不通时也。所病下利，据本文带下观之，当是崩淋下血之病，盖血属阴，阴虚故发热，暮亦属阴也。任主胞胎，冲为血海，二脉皆起于胞宫，而出于会阴，正当少腹部分，冲脉夹脐上行，故冲任脉虚，则少腹里急。有干血，亦令腹满，内经云，任脉为病，女子带下瘕聚是也。手背为阳，掌心为阴，乃手三阴过脉之处，阴虚故掌中烦热也。阳明脉夹口环唇，与冲脉会于气街，皆属于带脉。难经云，血主濡之，以冲脉血阻不行，则阳明津液衰少，不能濡润，故唇口干燥，断以病属带下，以曾经半产，少腹瘀血不去，则津液不布，新血不生，此则唇口干燥之所由生也。"

"所"字读在上句，便当"许"字讲。

温经汤方：

吴茱萸三两　当归二两　芎䓖二两　芍药二两　人参二两　桂枝二两　阿胶二两　生姜二两　牡丹皮二两，去心　甘草二两　半夏半升　麦门冬一升，去心

上十二味，以水一斗，煮取三升，分温三服。亦主妇人少腹寒，久不受胎；兼取崩中去血，或月水来过多，及至期不来。

【方义】程林云："经寒者温以茱萸、姜、桂，血虚者益以芍药、归芎，气虚者补以人参、甘草，血枯者润以阿胶、麦冬，半夏用以止带下，牡丹用以逐坚癥，十二味为养血温经之剂，则瘀血自行，而新血自生矣。故亦主不孕崩中，而调月水。"

388

【原文】带下，经水不利，少腹满痛，经一月再见者，土瓜根散主之。

土瓜根散方：（阴癩肿亦主之）

土瓜根　芍药　桂枝　䗪虫各三两

上四味，杵为散，酒服方寸匕，日三服。

【语译】妇人患带下病，月经不正常，小肚子胀满疼痛，在一个月当中便出现了两次月经，如果是有瘀血，可以用"土瓜根散"行瘀调经。

【注解】尤在泾云："妇人经脉流畅，应期而至，血满则下，血尽复生，如月盈则亏，月晦复月出也。惟其不利，则蓄泄失常，似通非通，欲止不止，经一月而再见矣。少腹满痛，不利之验也。土瓜根主内痹瘀血月闭，䗪虫蠕动逐血，桂枝芍药，行荣气而正经脉也。"

【方义】程林云："土瓜根破瘀血而兼治带下，故以为君，䗪虫下血闭以为臣，芍药通顺血脉以为佐，桂枝通行瘀血以为使，癩疝亦凝血所成，故此方亦治癩肿。"癩，阴肿也，又称癩疝。《本草纲目》鲮鲤条引摘玄云："妇人阴癩，硬如卵状。"

389

【原文】寸口脉弦而大，弦则为减，大则为芤，减则为寒，芤则为虚，寒虚相搏，此名曰革，妇人则半产漏下，旋覆花汤主之。

旋覆花汤方：

旋覆花三两　葱十四茎　新绛少许

上三味，以水三升，煮取一升，顿服之。

【语译】妇人患流产崩漏病，诊察寸口的脉搏，可能出现两种脉象，一种是血管收缩的弦脉，一种是血液减少的大脉。惟其"弦"是阳气衰弱之象，惟其"大"是血液虚少（芤）的反应。阳气虚弱了为阴寒证，血液虚少了为阴虚证。这阴阳两虚的脉搏，也就是外强中干的"革"脉。这时纵然有积冷结气的情况，亦只能用"旋覆花汤"的轻宣解郁剂。

【注解】尤在泾云："本文已见虚劳篇中（第89条），此去男子亡血失精句，而益之曰旋覆花汤主之，盖专为妇人立法也。"

本条还见于惊悸吐衄篇的第285条，可参看。本方只合用于虚人的气结证，否则便不适合。

【方义】尤在泾云："详《本草》，旋覆花治结气，去五脏间寒热，通血脉。葱，主寒热，除肝邪。绛帛，入肝理血，殊与虚寒之旨不合。然而肝以阴脏，而含少阳之气，以生化为事，以流行为用，是以虚不可补，解其郁积，即所以补寒，不可温行其血气，即所以温固，不可专补其血，以伤其气，亦非必先散结聚，而后温补也。"

390

【原文】妇人陷经，漏下，黑不解，胶姜汤主之。（臣亿等校诸本无胶姜汤方，想是前妊娠中胶艾汤）

【语译】妇人经气下陷，以致漏血不止，血呈瘀黑色，可以用"胶姜汤"温化血瘀。

【注解】《医宗金鉴》中云："李彣曰，陷经漏下，谓经脉下陷，而血漏下不止，乃气不摄血也，黑不解者，瘀血不去，则新血不生，荣气腐败也。然气血喜温恶寒，用胶姜汤养气血，则气盛血充推陈致新而经自调矣。"

391

【原文】妇人少腹满，如敦状，小便微难而不渴，生后者，此为水与血俱结在血室也，大黄甘遂汤主之。

大黄甘遂汤方：

大黄四两　甘遂二两　阿胶二两

上三味，以水三升，煮取一升，顿服之，其血当下。

【语译】妇人少腹胀满，像圆敦一般，小便略有不畅，也不发渴，如果是从生产后得的病，可能是水和血停瘀在子宫的缘故，可以用"大黄甘遂汤"祛瘀排水。

【注解】尤在泾云："敦，音对。按周礼注，盘以盛血，敦以盛食，盖古器也。少腹满如敦状者，言少腹有形高起如敦之状，与《内经》胁下大如复杯之文略同。小便难，病不独在血矣，不渴，知非上焦气热不化，生后，即产后，产后得此，乃是水血并结，而病属下焦也。"

【方义】尤在泾云："大黄下血，甘遂逐水，加阿胶者，所以去瘀浊，而兼安养也。"

392

【原文】妇人经水不利下，抵当汤主之。(亦治男子膀胱满急，有瘀血者)

抵当汤方：

水蛭三十个，熬　虻虫三十枚，熬，去翅足　桃仁二十个，去皮尖　大黄三两，酒浸

上四味，为末，以水五升，煮取三升，去滓，温服一升。

【语译】妇人经血停闭不通，如系里实证，可以用"抵当汤"攻瘀通经。

【注解】尤在泾云："经水不利下者，经脉闭塞而不下，此前条下而不利者，有别矣。故彼兼和利，而此专攻逐也。然必审其脉证并实，而后用之，不然，妇人经闭，多有血枯脉绝者矣，虽养冲任，犹恐不至，而可强责之哉。"

【方义】柯韵伯云："水蛭，昆虫之巧于饮血者也，虻，飞虫之猛于咆血者也，兹取水陆之善取血者攻之，同气相求耳，更佐桃仁之推陈致新，大黄之苦寒，以荡涤邪热。"

393

【原文】妇人经水闭，不利，脏坚癖不止，中有干血，下白物，矾石丸主之。

矾石丸方：

矾石三分，烧　杏仁一分

上二味，末之，炼蜜和丸枣核大，内藏中，剧者，再内之。

【语译】妇人月经闭塞不通，子宫部有坚硬的痃癖不消散，这是子宫有干血瘀积之象，所以尽管月经不通，反而时时有白带泻下，可以用"矾石丸"来先治疗白带症。

【注解】沈明宗云："脏，即子宫也，坚癖不止，止当作散字，坚癖不散，子宫有干血也。白物者，世谓之白带也。"

尤在泾云："脏坚癖不止者，子脏干血，坚凝成癖而不去也，干血不去则新血不荣，而经闭不利矣，由是蓄泄不时，胞宫生湿，湿复生热，所积之血转为湿热所腐，而成白物，时时自下，是宜先去其脏之湿热。矾石却水除热，合杏仁破结润干血也。"

【方义】程林云："矾石酸涩，烧则质枯，枯涩之品，故《神农本草经》以能止白沃，亦涩以固脱之意也。杏仁者，非以止带，以矾石质枯，佐杏仁一分以润之，使其同蜜，易以为丸，滑润易以内阴中也。此方专治下白物而设，未能攻坚癖，下干血也。"

394

【原文】妇人六十二种风，及腹中血气刺痛，红蓝花酒主之。

红蓝花酒方：（疑非仲景方）

红蓝花一两

上一味，以酒一大升，煎减半，顿服一半，未止，再服。

【语译】妇人患各种风邪内侵的疾患，而引起腹痛，痛得像针刺似的，可以用"红蓝花酒"行血祛风。

【注解】尤在泾云："妇人经尽产后，风邪最易袭入腹中，与血气相搏而作刺痛。刺痛，痛如刺也。六十二种未详。红蓝花苦辛温，活血止痛，得酒尤良，不更用风药者，血行而风自去耳。"

【方义】张隐庵云：红花色赤多汁，生血行血之品也。陶隐居云：主治胎产血晕，恶血不尽，绞痛，胎死腹中。此可知"红花"的作用，专主调适血分矣。

临川先生云：治风先治血，血行风自灭。此又可知"红花"虽行血之品，其作用实能治风矣。红蓝花酒，究治何风，然观于方治用酒，可知其专主外风矣。

《灵枢》云，饮酒者，卫气先行于皮肤，冲任之络，散于皮肤腠理之间，肌表血虚，易受外风。故以生血行血之"红花"主治，而以酒助其药力，使得行于肌表，以拒外风之侵入。妇人月事时下，冲任之血不足，故治风以此方为宜。

395

【原文】妇人腹中诸疾痛，当归芍药散主之。

【语译】妇人腹痛，如果属湿滞血郁者，可用"当归芍药散"泻湿行血。

【注解】徐忠可云："此言妇人之病，大概由血，故言诸疾痛，皆以术苓泽归芍芎主之，谓即有不因寒者，亦不过稍为加减，非真以此方概腹中诸痛也。"

当归芍药散方：（见前妊娠中）

396

【原文】妇人腹中痛，小建中汤主之。

【语译】妇人腹痛，如果属脾阳虚弱者，可以用"小建中汤"扶阳镇痛。

【注解】徐忠可云："此言妇人之病，既概由血，则虚者多，从何补起，唯有建中之法为妙。谓后天以脾胃为本，胃和而饮食如常，则自能生血而痛止也。小建中，即桂枝汤加饴糖也，言外见当扶脾之统血，不当全恃四物之类耳。"

小建中汤方：（见前虚劳中）

397

【原文】问曰：妇人病，饮食如故，烦热不得卧，而反倚息者，何也？师曰：此名转胞，不得溺也，以胞系了戾，故致此病，但利小便则愈，宜肾气丸主之。

肾气丸方：

干地黄八两　薯蓣四两　山茱萸四两　泽泻三两　茯苓三两　牡丹皮三两　桂枝一两　附子一两，炮

上八味，末之，炼蜜和丸梧子大，酒下十五丸，加至二十五丸，日再服。

【语译】问：妇女病人，饮食虽较正常，但中总是烦热不宁，平睡不下只能凭倚着，还伴有些喘息，这是怎样的病变呢？

答：这是"转胞"，小便闭塞不通，是尿胞发生纽结的病变，治疗时还要照顾到病人阴阳两虚的情况，所以要用"肾气丸"来利尿。

【注解】"胞"即"脬"的假借字，指膀胱而言。《医宗金鉴》中云："胞者，乃谓尿胞。"

《诸病源候论》中云："胞转之病，由胞为热所迫，或忍小便，俱令水气还迫于胞，屈辟不得充张，外水应入不得入，溲应出不得出，内外壅胀不通，故为胞转，其状小腹急痛，不得小便，甚者致死。"《诸病源候论·小便病候》中，亦有"胞转"候，症状为："脐下急痛，小便不通"，可见"转胞"为膀胱疾病无疑。

"了"音与"缭"通，是"缠绕"的意思。《千金方》有"四肢痿躄缭戾"的记载，可以作证。舒驰远《女科要诀》中云："了戾者，绞纽也。"也就是扭转的意思，因为"戾"字，本可作"纽结"解。

曹颖甫云："饮食如故，则脾胃无病可知，烦热不得卧，又似阳明热证，若果阳明生燥？上膈决无水气湿痰，岂有反倚息如病痰饮咳逆之理，此甚可疑也。然究其所以倚息之故，则以小便不通之故，盖下流不通，则上源壅塞，其所以不通者，则以转胞了戾之故。通其小便，则上膈水气下行而倚息自平，所以烦热不得卧者，则以下焦闭结，而少阳之热上熏也，泄其水，则邪热之上熏者息矣。然则何以不用泄水之五苓散？曰，此阴阳两虚之证；恐其愈泄而愈不通也。尝见有气闭而小便不通者，以木通、车前、猪苓等药治之，百无一效，或用白归身一两，川芎五钱，佐以柴胡、升麻，一服即通。可见地黄、山萸、山药之补阴，桂、附之扶阳，为至不可少，必非专用茯苓、泽泻同等之药所能奏功也，用丹皮者，所以通壅塞也。肠痈篇有大黄牡丹汤，可为明证。"

【方义】《医宗金鉴》中云：“李彣曰，方名肾气丸者，气属阳，补肾中真阳之气也。内具六味丸，壮肾水以滋小便之源，附桂益命门火，以化膀胱之气，则熏蒸津液，水道以通，而小便自利。”

398

【原文】蛇床子散方，温阴中坐药。

蛇床子散方：

蛇床子仁

上一味，末之，以白粉少许，和令相得，如枣大，绵裹内之，自然温。

【语译】蛇床子散方，做成外治药，纳入阴道里，可以疗治妇人阴寒证。

【注解】徐忠可云：“坐，谓内入阴中，如生产谓坐草之坐也。”《脉经》云：“妇人阴寒，温阴中坐药，蛇床子散主之。”可见本条原系妇人的阴中寒证。

陆渊雷云：“此是阴道及子宫之慢性炎症，不但感觉寒冷，亦必多白带下，以其局部之病，故用局部外治法，蛇床子为强壮药，治阴痿及妇人阴肿，有特效。”

【方义】尤在泾云：“阴寒，阴中寒也。寒则生湿，蛇床子温以去寒，合白粉燥以去湿也。此病在阴中，而不关脏腑，故但内药阴中自愈。”程林云：“白粉，即米粉，借之以和合也。”

399

【原文】少阴脉滑而数者，阴中即生疮，阴中蚀疮烂者，狼牙汤洗之。

狼牙汤方：

狼牙三两

上一味，以水四升，煮取半升，以绵缠筯如茧，浸汤，沥阴中，日四遍。

【语译】尺部少阴脉搏现滑数象，同时伴有阴道生疮，且逐渐腐蚀溃烂，这是下焦湿热证，可以用除热杀虫的“狼牙汤”来洗涤患处。

【注解】曹颖甫云：“少阴脉，手太阴动脉之尺部也，属下焦，脉滑而数，属下焦湿热，湿热注于下焦，或为淋带，或为太阳蓄血，犹未可定为阴蚀也。惟阴中痒痛腐烂，乃可决为阴中生疮。"

【方义】尤在泾云："狼牙味酸苦，除邪热气，疗痣恶疮，去白虫，故取治是病。"

曹颖甫云："狼牙草，近今所无，陈修园以为可用狼毒代之，未知验否，但此证有虫与毒，即世俗所谓杨梅疮，似不如虾蟆散为宜。方用硫黄三钱，胡椒二钱，研末，纳虾蟆口中，用线扎住，外用黄泥和水厚涂，入炭火烧之，俟泥团红透取出，候冷去泥细研，忌用铁器。用时以小磨麻油调涂患处，以鸡毛蘸涂患处，去其毒水，数日毒尽，虽肉烂尽亦愈，此葛仙《肘后方》也。"

400

【原文】胃气下泄，阴吹而正喧，此谷气之实也，膏发煎导之。

膏发煎方：(见黄疸中)

【语译】胃肠积气，不断地向外排泄，下阴部不断地放出气来，甚至还有声响，这是因为胃肠排泄水谷的功能不好，而演变成大便燥结的里实证的现象，可用"猪膏发煎"润滑剂把大便导引下来就行了。

【注解】尤在泾云："阴吹，阴中出声，如大便失气之状，连续不绝，故曰正喧。谷气实者，大便结而不通，是以阳明下行之气，不得从其故道，而乃别走旁窍也。猪膏发煎，润导大便，便通气自归矣。"

【原文】小儿疳虫蚀齿方：(疑非仲景方)

雄黄　葶苈

上二味，末之，取腊日猪脂镕，以槐枝绵裹头四五枚，点药烙之。

【方义】程林云："小儿胃中有疳热则虫生，而牙断蚀烂。雄黄味辛，葶苈味苦，辛苦能杀虫故也。"

《正字通》中云："小儿食甘物，多生疳病。"因此，小儿疳病，一般包括消化不良及寄生虫病而言。

妇人杂病脉证并治小结

以上二十二条叙述妇人杂病，计列述十一种病证：第379、380、381、

382 四条为热入血室证；第 383、385 两条为痰饮证；第 384 条为脏躁病；第 386 条前半段为虚冷证；第 386 条后半段，以及第 387、388 两条为带下病；第 389、390、391、392、393 五条为瘀血证；第 394、395、396 三条为腹痛；第 397 条为转胞；第 398 条为阴寒证；第 399 条为阴蚀；第 400 条为阴吹。

妇人杂病脉证并治表解

表1 热入血室证治

热入血室证治 {
　病因：伤寒中风，经水适来适断（379、380、381）
　症状：寒热如疟状，谵语，如见鬼状，胸满如结胸，下血，头汗出（379、380. 381、382）
　脉象：迟（381）
　治疗 {
　　处方：小柴胡汤（379）
　　针法：刺期门（381、382）
　　禁忌：无犯胃气及上二焦（380）
　}
}

表2 痰饮证治

痰饮证治 {
　稠痰 {
　　症状：咽中如有炙脔（383）
　　治疗：半夏厚朴汤（383）
　}
　寒饮 {
　　症状：吐涎沫（385）
　　治疗 {
　　　处方：小青龙汤（385）
　　　禁忌：下法（385）
　　}
　}
}

表3 脏躁证治

脏躁证治 {
　症状：喜悲伤欲哭，像如神灵所作，数欠伸（385）
　治疗：甘麦大枣汤（384）
}

表4 虚冷证治

虚冷证治 {
　上焦 {
　　症状：呕吐涎唾，久成肺痈，体形损分（386）
　　病机：寒伤经络，凝坚在上（386）
　}
　中焦 {
　　症状：绕脐寒疝，或两膝疼痛，或痛在关元，肤若鱼鳞（386）
　　脉象：数（386）
　　病机：在中盘结（386）
　}
}

表 5　带下证治

带下证治
- 症状
  - 月经：在下未多，经候不匀，经水不利，一月再见（386、388）
  - 疼痛：冷阴掣痛，或引腰脊，下根气街，气冲急痛，膝胫疼烦，小腹满痛（386、388）
  - 精神：奄忽眩冒，状如厥癫，或有忧惨，悲伤多嗔（386）
  - 运化：少腹恶寒，少腹里急，腹满，唇口干燥（386、387）
  - 全身：羸瘦多寒，暮即发热，手掌烦热（386、387）
- 治疗
  - 原则：审脉阴阳虚实紧弦，行其针药（386）
  - 辨证
    - 血滞阴燥：温经汤（387）
    - 血瘀：土瓜根散（388）
    - 阴阳两虚之崩漏：旋覆花汤（389）

表 6　带下证治

瘀血证治
- 陷经
  - 症状：漏下，黑不解（390）
  - 治疗：胶艾汤（390）
- 水瘀
  - 症状：少腹满如敦状，小便微难而不渴（391）
  - 病机：生后者，水与血俱结血室（391）
  - 治疗：大黄甘遂汤（391）
- 里实
  - 症状：经水不利（392）
  - 治疗：抵当汤（393）
- 干血
  - 症状：经闭不利，脏癖不止，下白物（393）
  - 治疗：矾石丸（393）

表 7　腹痛证治

腹痛证治
- 血气
  - 症状：刺痛（394）
  - 治疗：红蓝花酒（394）
- 湿滞：当归芍药散（395）
- 阳虚：小建中汤（396）

表 8　转胞证治

转胞证治
- 症状：饮食如故，烦热，不得卧，倚息，不得溺（397）
- 病机：胞系了戾（397）
- 治疗：肾气丸（397）

表 9　阴中寒证治

阴中寒：蛇床子散（398）

表 10　阴蚀证治

阴蚀证治 { 症状：阴中疮腐蚀烂（399）
脉象：滑数（399）
治疗：狼牙汤洗之（399）

表 11　阴吹证治

阴吹证治 { 症状：阴吹而正喧（400）
病机：胃气下泄，谷气之实也（400）
治疗：膏发煎（400）

妇人杂病脉证并治复习题

1. 带下病具有什么样的病变意义？

2. 治疗热入血室证的关键在什么地方？

3. 试述治腹痛证的几个方剂有哪些不同？

杂疗方第二十三

杂疗方内容

401

【原文】退五脏虚热，四时加减柴胡饮子方。

冬三月：加柴胡八分　白术八分　陈皮五分　大腹槟榔四枚，并皮子用　生姜五分　桔梗七分

春三月：加枳实　减白术（共六味）

夏三月：加生姜三分　枳实五分　甘草三分（共八味）

秋三月：加陈皮三分（共六味）

上各咬咀，分为三帖，一帖以水三升，煮取二升，分温三服，如人行四五里进一服。如四体壅，添甘草少许，每帖分作三小帖，每小帖以水一升，煮取七合，温服，再合滓为一服，重煮，都成四服。（疑非仲景方）

【方义】徐忠可云："此当与《内经》所谓凡伤于寒，皆为热病者对看。

盖伤寒邪自外来，外来之邪，为经络间病，为实邪，故此言五脏以别于表也。曰虚热，以别于实邪也。谓五脏之间，为虚邪所袭，因而气滞不畅，则表里之间，虚邪作热，唯虚邪，故四时皆有之，唯虚邪，不若表邪传经之互异，故但随四时之气补泻所宜，相为加减，柴胡为表里阴阳和解之剂，且性能升少阳生生之气，故以为君，白术补中以养正气，故以为臣。人身之中，宣发则正气流通，壅滞则气涌为热。故以桔梗开提上焦之气，陈皮利中焦之气，槟榔快腹中之气为使，生姜佐柴胡宣之于外，佐槟榔散之于内，名为退虚热，不全任补，亦不用寒剂，谓此热乃气分壅热，非阴虚发热，亦非外感表邪也。然冬月多加柴胡，此时少阳之气，欲出于地，故多加柴胡以助之，则阳长，阳长则三阳自泰也。至春勾萌渐发，甲坼求申，故加枳实以转动其机，减白术，恐土燥则木不荣也。夏月热伤元气，甘草功同人参，故独增此以佐白术壮中气，但长夏湿热盛则气滞，药亦如春而加甘草，不减白术，但加枳实生姜，取宣补并行，以助其发荣也。若秋之药，与冬同，气至此时渐收，稍加陈皮以温中快脾，谓秋冬收藏之令，自不同于春夏耳。"陆渊雷云："五脏虚热，谓发热之非因外感实邪者，即东垣所谓内伤之类，方意在于行气，颇似四逆散及局方逍遥散，桔梗陈皮槟榔，开宣上中下三部，今人多喜此法，其方称饮子，加减随四时，橘皮称陈皮，药量以分计，药剂以帖计，以及合滓再煎等法，皆是宋以后法，决非仲景方。"

402

【原文】长服诃梨勒丸方：(疑非仲景方)

诃梨勒煨　陈皮　厚朴各三两

上三味，末之，炼蜜丸，如梧子大，酒饮服二十丸，加至三十丸。

【方义】程林云："三味破气行气，不可长服，宜审之。"本草云"诃梨勒破胸膈结气。"本方治气痢下重，效果优良。

403

【原文】三物备急丸方：(见《千金》司空裴秀，为散用亦可，先和成汁，乃倾口中，令从齿间得入，至良验)

大黄一两　干姜一两　巴豆一两，去皮心，熬，外研如脂

上药，各须精新，先捣大黄、干姜为末，研巴豆内中，合治一千杵，用为散，蜜和丸亦佳，密器中贮之，莫令歇。主心腹诸卒暴百病。若中恶客忤，心腹胀满，卒痛如锥刺，气急口禁，停尸卒死者，以缓水若酒服大豆许三四丸，或不下，捧头起灌，令下咽，须臾当差。如未差，更与三丸，当腹中鸣，即吐下便差。若口噤，亦须折齿灌之。

【方义】《医宗金鉴》中云："方名备急者，以备暴然诸腹满腹急痛，及中恶客忤噤闭卒死者也。若口噤亦须折齿灌之，是恐人不急救则死之义。然不如后人管吹入鼻之法为良。李彣云，人卒得病欲死者，皆感毒厉邪阴不正之气而然，三物相须，能荡邪安正，或吐或下，使秽气上下分消，诚足备一时急需也。"

"停尸"即"遁尸"，《诸病源候论》云："遁尸者，言其停遁在人肌肉血脉之间，瘥后复发，停遁不消，故谓之遁尸也。"又云："卒忤者，亦名客忤，谓邪客之气，卒犯忤人精神也。"

"歇"程本《金鉴》作"泄"，甚是。

404

【原文】治伤寒，令愈不复，紫石寒食散方：(见《千金翼》)

紫石英　白石英　赤石脂　钟乳碓炼　栝蒌根　防风　桔梗　文蛤　鬼臼各十分　太一余粮十分，烧　干姜　附子炮，去皮　桂枝去皮，各四分

上十三味，杵为散，酒服方寸匕。

【方义】徐忠可云："熟玩此方，可悟病后收摄余邪，调和阴阳之法。曰伤寒，是病邪从外来，有未尽清楚者也，欲使愈而不复发，既无邪之可驱，补之徒足动其气，故以诸石药之入阴，而固本清热者，以和其阴，以姜、附、桂枝之入阳，而运其本气者，以复其阳，以防风搜伏风，桔梗开提肺气，以文蛤散结热，鬼臼除毒恶气，其间钟乳补肺，余粮益脾，赤白石脂、紫石英补心而养肺，镇浮补养，虽有不同，其为和阴则一也。干姜壮中宫之阳，桂枝行上焦之阳，附子复下焦之阳，亦有不同，其为复阳则一也。合栝蒌有调剂之力，合桔梗有开发之妙，于是阴阳平而气血调，病何从复哉。然方名尚

有寒食二字，方下无之，恐是将寒食调服，后或脱误耳，未详候参。"

405

【原文】救卒死方：

蓶捣汁，灌鼻中。

又方：

雄鸡冠割取血，管吹内鼻中。

猪脂如鸡子大，苦酒一升，煮沸，灌喉中。

鸡肝及血涂面上，以灰围四旁，立起。

大豆二七粒，以鸡子白并酒和，尽以吞之。

【方义】《肘后方》中云："凡卒死中恶及尸蹶，皆天地及人身自然阴阳之气，忽有乖离否膈，上下不通，偏竭所致，故虽涉死境，犹可治而生，缘气未都竭也。"

徐忠可云："救卒死，唯以复其阳气为主，若鼻气通于天，天阳之所通也；口气通于地，地阳之所通也，面为诸阳之聚，属阳明中土，人阳之所通也，故或以蓶，或以鸡冠血二物，皆能通天分之阳，故以灌鼻中，猪脂能通肤中之阳，苦酒为引，鸡子白能通肾中之阳，大豆为引，故以之灌喉，鸣属巽，肝为魂之主，涂面则内通于胃，以灰围四旁，则气更束而内入相引，入肝，故肝气通而愈。"

406

【原文】救卒死而壮热者方：

矾石半斤，以水一斗半，煮消，以渍脚，令没踝。

【方义】陆渊雷云："卒死，概因呼吸中枢之停息，身壮热，则司造温中枢亦受扰乱矣。矾汤渍脚者，矾性收涩，汤则温暖，俗谓引火归原，其实亦是诱导法，温涩其下，即所以平上部之兴奋，历节篇载本方治脚气冲心，可见也。程氏云，厥阳独行，故卒死而壮热，岐伯曰，血之与气，并走于上，则为大厥，厥则暴死，矾石收涩药也，以之浸足而收敛其厥逆之气。"

407

【原文】救卒死而目闭者方：

骑牛临面，捣薤汁灌耳中，吹皂荚末鼻中，立效。

【方义】陆渊雷云："《千金方》云，卒死无脉，无他形候，阴阳俱竭故也，治之方，牵牛临鼻上二百息，牛舐必差，牛不肯舐，着盐汁涂面上，牛即肯舐。按千金似以牛息引人息，犹今世人工呼吸之意。又诸兽之臊，惟牛臊最适于鼻，久嗅不觉其恶，则骑牛临面，与牵牛临鼻，于卒死魇死人之呼吸作用，殆有化学之效欤。薤汁灌耳，皂荚末吹鼻，与牛舐面，皆刺激以恢复其知觉也。"

408

【原文】救卒死而张口反折者方：

灸手足两爪后十四壮了，饮以五毒诸膏散（有巴豆者）。

【方义】程林云："灸手足两爪后，当是灸两手足爪后，则文为顺，以十爪甲为十二经之终始，灸之接引阳气，而回卒死，此恶气中于太阳，令卒死而开口反张也。"

"五毒"，《周礼》郑注云："石胆、丹砂、雄黄、矾石、磁石。"《千金方》载有裴公八毒膏，药为雄黄、朱砂、当归、椒、乌头、猪脂、巴豆、莽草、薤白，是否待考。

409

【原文】救卒死而四肢不收、失便者方：

马屎一升，水三斗，煮取二斗以洗之；又取牛洞（稀粪也）一升，温酒灌口中，灸心下一寸，脐上三寸，脐下四寸，各一百壮，差。

【方义】程林云："卒死而四肢不收者，无阳以行四末也，失便者，正气衰微，不能约束便溺也。物之臭者，皆能解毒杀邪，故以牛马粪及后条狗粪治之。心下一寸，当是上脘穴，脐上三寸，当是中脘穴，脐下四寸，当是关元穴，灸之以复三焦之阳，而回其垂绝之气。"

410

【原文】救小儿卒死而吐利，不知是何病方：

狗屎一丸，绞取汁以灌之。无湿者，水煮干者取汁。

【方义】陆渊雷云："肘后用马矢，《本草纲目》时珍曰：'狗屎所以治诸病，皆取其解毒之功，小儿无知识，手攫得物，辄以入口，故卒死吐利，不知何病者，即有中毒之疑。'"

411

【原文】尸蹙，脉动而无气，气闭不通，故静而死也，治方：（脉证见上卷）

菖蒲屑，内鼻两孔中，吹之，今人以桂屑着舌下。

又方：

剔取左角发方寸，烧末，酒和，灌令入喉，立起。

【方义】程林云："《甲乙经》曰，尸蹙者，死不知人，脉动如故，《伤寒论》曰，尸蹙者，令人不仁，即气闭不通，静而死之谓也。菖蒲内鼻中以通其肺气，桂内舌下以开其心窍，心肺开，则上焦之阳自能开发，尸蹙之疾可愈。"脉证见上篇的注文，即指十一条而言。程林云："《内经》曰，邪客于手足少阴太阴足阳明之络，此五络皆会于耳中，上络左角，五络皆竭，令人身脉皆动而形无知也，其状若尸，或曰尸厥。以竹管吹其两耳，剔其左角之发方一寸，燔治，饮以美酒一杯，不能饮者，灌之立已（见缪刺论）。今仲景亦剔左角之发治者，以左角为阳气之所在，五络之所绕，五络皆竭，故剔其五络之血余以治之，和以酒灌者，助药力而行气血也。"

412

【原文】救卒死，客忤死，还魂汤主之方：（《千金方》云：主卒忤鬼击飞尸，诸奄忽气绝，无复觉，或已无脉，口噤拗不开，去齿下汤，汤下口，不下者，分病人发左右，捉擒肩引

之，药下，复增取一升，须臾立苏）

麻黄_{三两}，去节，一方四两　杏仁_{七十个}，去皮尖　甘草_{一两}，炙（千金用桂心二两）

上三味，以水八升，煮取三升，去滓，分令咽之，通治诸感忤。

【方义】徐忠可云："凡卒死及客忤死，总是正不胜邪，故阳气骤闭而死。肺朝百脉，为一身之宗，麻黄、杏仁利肺通阳之君药，合炙草以调中，故为救卒死主方，名曰还魂汤，著其功也。"

【原文】又方：

韭根_{一把}　乌梅_{二十枚}　吴茱萸_{半升}，炒

上三味，以水一斗煮之，以病人栉内中，三沸，栉浮者生，沉者死。煮取三升，去滓，分饮之。

【方义】徐忠可云："韭根有薤白之功，乌梅有开关之力，吴茱萸能降浊阴，阴降而关开，则魂自还，故亦取之。"

413

【原文】救自缢死，旦至暮，虽已冷，必可治，暮至旦，小难也，恐此当言阴气盛故也。然夏时夜短于昼，又热，犹应可治。又云，心下若微温者，一日以上，犹可治之方。

徐徐抱解，不得截绳，上下安被卧之；一人以脚踏其两肩，手少挽其发，常弦弦，勿纵之；一人以手按据胸上，数动之；一人摩捋臂胫，屈伸之；若已僵，但渐渐强屈之，并按其腹。如此，一炊顷，气从口出，呼吸眼开，而犹引按莫置，亦勿苦劳之，须臾，可少桂汤及粥清，含与之，令濡喉，渐渐能咽，及稍止。若向令两人以管吹其两耳，罙好，此法最善，无不活也。

【方义】陆渊雷云："旦至暮，则自缢必当卧起时，体力休养较充，故易救，暮至旦，则自缢必在将卧之前，体力较疲，故难救，不但阴气之盛也。心下微温，则呼吸循环皆停止未久，故犹可活。徐徐抱解，不得截绳，恐截绳则死者颠仆撞击，伤其垂绝之气也。踏肩挽发，弦弦勿纵，引伸其气管，勿令瘪缩也。弦弦者，微急之意，犹俗言紧绷绷。按据胸上，屈伸臂胫，皆是人工呼吸，又以恢复其四肢之血循环也，按据屈伸之迟数，当以平人呼吸为度，每分钟约十六次，今之人工呼吸法，仰卧病人于空气流通之处，枕其背，使胸廓高起，一人跪其顶前，持其肘，伸之向顶，屈之向胸，一人跨跪

病人腰际，两掌轻按其胸，视屈肘时，以两拇指重按其心窝，伸肘则急去掌，如是反复行之，则窒息者自苏。亦可闭塞病人鼻孔，救者接其口而极吹之，此以管吹两耳，盖亦通气之意。丹波氏云：'桂汤，诸书无考，盖单味桂枝煎汤耳'。"

414

【原文】凡中暍死，不可使得冷，得冷便死，疗之方：

屈草带，绕暍人脐，使三两人溺其中，令温。亦可用热泥和屈草。亦可扣瓦碗底，按及车缸以着暍人，取令溺，须得流去，此谓道路穷。卒无汤，当令溺其中，欲使多人溺，取令温。若汤便，可与之，不可泥及车缸，恐此物冷，暍既在夏月，得热泥土，暖车缸，亦可用也。

【方义】陆渊雷云："此亦中热而衰竭之证，与第二篇太阳中暍首条之证（42 条）同理，彼不遽死，而此卒死者，或因体禀本弱，或因劳伤嗜酒，故不胜暴热灼烁而卒死也，病属虚寒，故得冷便死。屈草溺脐，盖即温熨之意，气海关元诸穴，皆近在脐下，阴证宜灸者，往往取之，可以互证。程氏云，本草，车辖，一名车缸，即车轴铁辖头。"

415

【原文】救溺死方：

取灶中灰两石余，以埋人，从头至足，水出七孔，即活。

【方义】陆渊雷云："溺水死者，非死于水乃死于窒息也。……今但用灶灰埋人，既非恢复呼吸，亦非祛除胃水，但取其温暖干燥，似非救溺切要之法。惟温暖所以保持体温，干燥所以恢复肌表之血循环。溺死者，浸压既久，肌表之血循环不利可知，用灶灰以吸收水分，使皮肤干燥，则浅层动脉之血循环易于恢复，是亦救溺时之一功用也，既知用灶灰之理，则灰宜取草木植物之新烧者，为其温暖细软，富有吸水力也。"

【原文】右疗自缢、溺、暍之法，并出自张仲景为之，其意殊绝，殆非常情所及本草所能关，实救人之大术矣。伤寒家，数有暍病，非此遇热之暍。

（见《外台》《肘后》目）

（按：此五十一字见《外台秘要·第二十八卷·热暍方门》）

【方义】陆渊雷云："此篇之暍，与第二篇之暍，本是一病，但有缓急重轻之异，彼但发热恶寒，此则卒然闷倒，故彼可从容服药，此须当时急救耳，葛氏谓伤寒家别复有暍，误矣。"

416

【原文】治马坠及一切筋骨损方：（见《肘后方》）

大黄一两，切浸，汤成下　绯帛如手大，烧灰　乱发如鸡子大，烧灰用　久用炊单布一尺，烧灰　败蒲一握三寸　桃仁四十九枚，去皮尖，熬　甘草如中指节，炙剉

上七味，以童子小便，量多少，煎汤成，内酒一大盏，次下大黄，去滓，分温三服。先剉败蒲席半领，煎汤浴，衣被盖复，斯须通利数行，痛楚立差。利及浴水赤，勿怪，即瘀血也。

【方义】徐忠可云："从高坠下，虽当救损伤筋骨为主，然顿跌之势，内外之血，必无不瘀，瘀不去则气不行，气不行则伤不愈，故以桃仁、大黄逐瘀为主，绯帛，红花之余，乱发，血之余，合童便以消瘀血，败蒲亦能破血行气，故入煎能疗腹中损伤瘀血，汤浴能活周身血气，然筋骨瘀血，必有热气滞郁，故以炊单布受气最多而易消者，以散滞通气，从其类也，加少炙甘草，补中以和诸药也。"

禽兽鱼虫禁忌并治第二十四

禽兽鱼虫禁忌并治内容

417

【原文】凡饮食滋味，以养于生，食之有妨，反能为害，自非服药炼液，焉能不饮食乎？切见时人，不闲调摄，疾疢竞起，若不因食而生，苟全其生，

须知切忌者矣。所食之味，有与病相宜，有与身为害，若得宜则益体，害则成疾，以此致危，例皆难疗。凡煮药饮汁以解毒者，虽云救急，不可热饮，诸毒病得热更甚，宜冷饮之。

【语译】无论吃什么东西，总是要选择有补养于人体的，假如不善选择饮食，吃了反而有妨碍。人类又不是烧丹炼汞的神仙，那能不吃东西呢？但有些人由于乱吃东西，不懂得调养的道理，便不断地发生了各种疾病。如果每个人要保重自己的生命，必须了解关于饮食禁忌的知识。各种饮食物品，有的吃了是适合某些疾病的，有的却会危害人体。所以饮食选择得当便有益，选择不当便会引发疾病，甚而危及性命，难于治疗。至于用药煎水来解毒，纵然是在急救，也不能吃热的，无论中什么毒，热汤吃下去，中毒的情况更会严重，所以还是吃冷的最好。

【注解】陆渊雷云："服药炼液，谓道家辟谷，能不饮食也。闲，习也，疢，丑忍切，热病也。若不因食之若字，徐云恐是无字，沈云恐是莫字。案无论为无字、莫字，其上当有人字，下句苟全之间，当有欲字，词意乃达。程氏云，凡物之毒者必热，热饮则助其毒势也。王充《论衡》言毒篇云：'夫毒，太阳之热气也，中人人毒，人食凑懑者，其不堪任也，不堪任则谓之毒矣。'又云：'天下万物，含太阳气而生者，皆有毒螫，在虫则为蝮蛇蜂虿，在草则为巴豆冶葛，在鱼则为鲑与鲦鲥。乃知毒物皆热也。'有毒物质，决非太阳之热气所生，王说在今日，已显然谬误。然毒药多热，解毒之药宜冷饮，则是事实。"

418

【原文】肝病禁辛，心病禁咸，脾病禁酸，肺病禁苦，肾病禁甘。春不食肝，夏不食心，秋不食肺，冬不食肾，四季不食脾。辨曰：春不食肝者，为肝气王，脾气败，若食肝，则又补肝，脾气败尤甚，不可救；又肝王之时，不可以死气入肝，恐伤魂也；若非王时，即虚，以肝补之佳，余脏准此。

【语译】肝木有病，不宜吃属金的辛味；心火有病，不宜吃属水的咸味；脾土有病，不宜吃属木的酸味；肺金有病，不宜吃属火的苦味；肾水有病，不宜吃属土的甘味。这是避免五行相互克伐的关系。春天属肝木，便不宜吃肝脏；夏天属心火，便不宜吃心脏；秋天属肺金，便不宜吃肺脏；冬天属肾水，便不宜吃肾脏；寄旺于四季的长夏时期属脾土，便不宜吃脾脏。为什么要这样禁忌呢？辨曰：春天之所以不宜吃肝脏，因为春天属肝木，肝气很旺盛，脾土气相对较弱，已经形成了木克土之势，若再吃肝脏，又补助了正旺盛的肝气，脾土越是显得衰败而不能救治了；同时，吃的是死肝脏，死气入到体内，趁着肝的旺气，还可以损伤肝脏所藏之精魂；如果不是春旺的时候，肝气较虚，吃肝脏来补益之，这是合适的。至于其他几脏的禁忌，也应该照此类推。

【注解】徐忠可云："肝病禁辛五句，恐助仇也；春不食肝五句，恐衰脏偏绝也。若死气入肝之说，甚有妙理，盖一脏当一脏之旺时，生气之所起也，以死肝合之，则死气借旺而复，是死气乘肝伐生生之气，若非旺时，纵有死气，不乘旺，无生气相引，则死气不复也，适足以补之而已，故曰：以肝补之佳。"

陆渊雷云："肝旺不可以死气入肝云者，谓春时己身之肝，本自当旺，而所食之肝却是死肝，己肝与食肝同气相应，则是引死气以入己肝也。《内经》以肝藏魂、心藏神、脾藏意、肺藏魄、肾藏志，故死气入肝则伤魂云。"

419

【原文】凡肝脏自不可轻噉，自死者弥甚。

【语译】肝脏是身体内的消毒器官，自然不要轻易吃食，如果是牲畜害病死的肝脏，尤其有毒，要慎重。

【注解】陆渊雷云："说者多谓畜兽临死之际，惊恐忿怒之气，归于肝脏，故不可食，其说于科学无证，以今日所知，则肝脏为生活体中的消毒器，食物之有毒者，经肝脏之化学作用，化为无毒。由是言之，肝脏摘出之际，容有未经化尽之毒质，存在于肝细胞中，非洗涤所能消除，故不可轻噉。其自死者，或因疾疫，则复有毒素存在，故弥不可噉，弥，愈也，益也。"

420

【原文】凡心，皆为神识所舍，勿食之，使人来生复其报对矣。

【原文】凡肉及肝，落地不着尘土者，不可食之。

【语译】无论是"肉"还是"肝"，若掉在地上都不粘染尘土者，说明已经不新鲜了，这种食物不要吃。

【注解】如果肝和肉是新鲜的，都会着尘土，不着土者，多为已经干燥的陈肉，所以不可食。于理很顺，奈何古今注家都不解。

【原文】猪肉落水浮者，不可食。

【语译】凡是肉类腐败了，掉在水里是浮起的，这种肉不要吃。

【注解】陆渊雷云："猪字作'诸'为是。诸肉落水本自沉，为其比重大于水也，若日久腐败，发酵而含有气体，则落水反浮，此与溺水死者久则自浮同理，肉即腐败，故不可食。若猪肉，则脂肪白色者入水本浮，不足异也。"

【原文】诸肉及鱼，若狗不食鸟不啄者，不可食。

【语译】凡是肉类或鱼类，假如狗不吃，鸟也不啄的，这是已经腐败了的肉，不要吃。

【注解】陆渊雷云："生活上自卫之本能，鸟兽贤于人类，为其嗅味视听之灵敏也。故辨别食物之可食与否，人类以其智力，鸟兽以其本能，此条借鸟兽之本能，以济智力之或有不及也。"

【原文】诸肉不干，火炙不动，见水自动者，不可食之。

【语译】凡是肉类已经腐败而不能干燥者，经火烤、水煮也改变不了其气味的，不要吃。

【注解】肉腐败了，自然不会干燥。"火炙不动"是说经火炙仍然改变不了其腐败的气味。"自动"应作"不动"，即是说经过水煮也改变不了腐败气味。这样的肉，当然不能吃了。

425

【原文】肉中有如朱点者，不可食之。

【语译】肉类凡有星点恶血存在者，不要吃。

【注解】《医宗金鉴》中云："朱点，恶血所聚，此色恶，不食也。"

426

【原文】六畜肉，热血不断者，不可食之。

【语译】宰杀牲畜，血热气还没有消散的，不忍心吃。

【注解】程应旄云："仁人孝子，当自识之。"意思是说，牲畜才被杀死，血热之气还没有消散，便不忍心吃。

427

【原文】父母及身本命肉，食之令人神魄不安。

428

【原文】食肥肉及热羹，不得饮冷水。

【语译】吃肥肉或吃热油汤，都不要在同一时间喝冷水，以免患胃肠病。

【注解】《医宗金鉴》中云："食肥肉热羹后，继饮冷水，冷热相搏，腻膈不行，不腹痛吐利，必成癖变，慎之慎之。"

陆渊雷云："羹，肉汁也，与肥肉皆为脂肪，脂肪得冷，则凝固而不易消化，久则酿成胃肠病，腹痛吐利，急性胃肠炎也。痞，慢性胃炎及胃扩张也。"

429

【原文】诸五脏及鱼，投地尘土不污者，不可食之。

【语译】凡是牲畜脏器或鱼类，过于陈久而干燥的，掉在地上都不粘灰尘的，不要吃了。

【注解】与第461条注同一理由。

430

【原文】秽饭、馁肉、臭鱼，食之皆伤人。

【语译】凡是已经污秽的饭，馁烂的肉，发臭的鱼，吃了都会伤害人体。

【注解】"秽"，污也，恶也。《尚书·盘庚》云："无起秽以自臭。"

"馁"，烂也。《尔雅·释器》云："肉谓之败，鱼谓之馁。"《疏》云："内烂也。"鱼烂自内出外，所以称"馁"。

431

【原文】自死肉，口闭者，不可食之。

【语译】凡是害病死亡，口紧闭着的牲畜，毒气无从排泄，不要吃。

【注解】程林云："自死既已有毒，口闭则其毒不得泄，不可食之。"

432

【原文】六畜自死，皆疫死，则有毒，不可食之。

【语译】凡牛马猪羊鸡狗等六种牲畜，若为自死者，多半是害了疫病，肉里有毒，不要吃。

【注解】《诸病源候论》中云："六畜者，谓牛马猪羊鸡狗也。凡此等肉本无毒，不害人，其自死及着疫死者，皆有毒，中此毒者，亦令人心烦闷而吐利无度。"

433

【原文】兽自死，北首及伏地者，食之杀人。

434

【原文】食生肉，饱饮乳，变成白虫。（一作血蛊）

【语译】吃生肉，或者吃了生乳，往往会患寄生虫病。

【注解】程林云："生肉非人所食，食生肉而饮乳汁，西北人则有之，脾胃弱者，未有不为虫为蛊。"

陆渊雷云："白虫血蛊，字形相近而讹，白虫者，九虫之一，虫之孳生，必由卵子，生肉中或有虫若子，食之病虫，事诚有之，猪肉中之绦虫，是其例类。然不必为白虫，亦与饮乳无关，血蛊，盖即《巢源》蛊吐血，蛊下血之类，此则非关生肉乳汁矣。"

435

【原文】疫死牛肉，食之令病洞下，亦致坚积，宜利药下之。

【语译】凡是吃了疫病死的牛肉，往往会使人呕吐、腹泻，或者出现积聚坚痞等不消化的症状，统宜用泻下药来排除疫毒。

【注解】陆渊雷云："凡误食有毒诸物，而胃肠尚有自救之力者，多病呕吐洞下，此乃自然疗能之祛毒方法，不特食疫死牛肉为然，凡食肉过多，每易致坚积，不特牛肉，更无关疫死与否，此洞下与坚积，皆宜利药下之，一则助其祛毒，一则径行消积也。"

436

【原文】脯藏米瓮中，有毒，及经夏食之，发肾病。

【语译】干肉贮藏在米缸里，或者在夏季发霉腐坏了，这都有毒，吃了可能发生肾中毒。

【注解】陆渊雷云："干肉受米黍郁蒸，往往腐败，故与经夏同论，食腐脯当发胃肠病，今云发肾病，殆不然矣。《金鉴》释之云，'食之腐气入肾，故发肾病'，此因《内经》五行之说，以肾为北方水脏，其臭腐故也。"

437

【原文】治自死六畜肉中毒方：

黄柏屑，捣服方寸匕。

【方义】"黄柏"，《本草》载治伤寒遗毒，为清热解毒药，利下焦，泻膀胱，能导热毒外出。

438

【原文】治食郁肉漏脯中毒方：(郁肉，密器盖之隔宿者是也；漏脯，茅屋漏下沾着者是也)

烧犬屎，酒服方寸匕，每服人乳汁亦良。饮生韭汁三升，亦得。

【方义】陆渊雷云："肉类盖之密器中仅一宿，依理不致发生毒质，惟猪牛肉中，多带有病原菌，菌之生活，多畏日光，盖之密器，则较易孳殖，菌体及肉腐化所发生之有毒气体，因密器之压力，复吸收于肉体中，此外似无他种毒质，若今之罐头肉类，经消毒防腐，则非郁肉之此矣，漏脯相传为剧毒之物，余谓其毒出于屋上之旧茅苦，漏水沾任何食物，皆不可食，不特脯也。"

"犬屎"，苏恭《唐本草注》云："白狗屎，主疔疮，水绞汁服，主诸毒不可入口者。"

"人乳"，《本草别录》云："解独肝牛肉毒，合浓豉汁，服之神效。"

"生韭汁"，《本草》引孟诜云："胸痹，心中急痛如锥刺，取生韭或根五斤（洗），捣汁，灌少许，即吐胸中恶血。"可能是取其涌吐的作用。

439

【原文】治黍米中藏干脯食之中毒方：

大豆，浓煮汁，饮数升即解。亦治狸肉漏脯等毒。

【方义】程林云："大豆能解诸毒，故用以治。"

"狸肉"，《外台秘要》作"诸肉"，这里可能有错误。

"黍米中藏干脯"，也就是前方所称的"郁肉"。

440

【原文】治食生肉中毒方：

掘地深三尺，取其下土三升，以水五升，煮数沸，澄清汁，饮一升，即愈。

【方义】程林云："三尺以上曰粪，三尺以下曰土，土能解一切毒，非止解肉毒也。"

《医宗金鉴》中云："地浆能解诸毒。"

关于"地浆"的做法，《证类本草》弘景注云："此掘地作坎，深三尺，以新汲水沃入，搅浊少顷，取清用之，故曰地浆，亦曰土浆。"

441

【原文】治六畜鸟兽肝中毒方：

水浸豆豉，绞取汁，服数升，愈。

【方义】程林云："豆豉为黑大豆所造，能解六畜胎子诸毒。"程氏的解释，是根据《名医别录》来的。

442

【原文】马脚无夜眼者，不可食之。

【语译】凡马不能夜行的，说明它的身体有疾病，这种马的肉不要吃。

【注解】程林云："夜眼，在马前两足膝上，马有此，能夜行，一名附蝉尸。"

《医宗金鉴》中云："凡马皆有夜眼，若无者，其形异，故勿食之。"

马能夜行，故说它有"夜眼"，必不是前脚上真有夜眼。不能夜行的马，说明这马是不健康的，故不能食。

443

【原文】食酸马肉，不饮酒，则杀人。

【语译】马肉性酸冷，食马肉而不饮酒的，对人的健康有妨害。

【注解】程林云："马肉苦冷有毒，故饮酒以解之。孟诜曰，食马肉，毒发心闷者，饮清酒则解，饮浊酒则加。韩非子曰，秦缪公亡骏马，见人食之，缪公曰，食骏马肉不饮酒者，杀人，即饮之酒，居三年，食骏马肉者出死力，解缪公之围。"事见《吕氏春秋》。

444

【原文】马肉不可热食，伤人心。

【语译】马肉不可热吃，吃了对心脏有损伤。

【注解】《医宗金鉴》中云："马属火，肉热火甚，恐伤心，当冷食之。"

445

【原文】马鞍下肉，食之杀人。

【语译】马背鞍下面的肉，往往臭烂者居多，吃了对人的健康有妨害。

【注解】程林云："马鞍下肉，多臭烂有毒，食之必杀人。"

446

【原文】白马黑头者，不可食之。

【语译】凡马遍身白色而头是黑的，这种马的肉不要吃。

【注解】《千金方》引黄帝云："白马玄头，食其脑，令人癫。""玄"即黑色。

447

【原文】白马青蹄者，不可食之。

【语译】凡马周身白，独四个蹄是青黑的，这种马肉不要吃。

【注解】程林云："《虎钤经》曰：白马青蹄，皆马毛之利害者，骑之不利人，若食之，必能取害也。"

448

【原文】马肉狍肉共食，饱醉卧，大忌。

【语译】马肉和猪肉一块吃，吃得大饱大醉的便去睡觉，容易损伤脾气，应该禁忌。

【注解】《医宗金鉴》中云："马肉属火，狍肉属水，共食已属不和，若醉饱即卧，则伤脾气，故曰大忌。"

"狍"与"豚"通，即是猪肉。

449

【原文】驴马肉合猪肉食之，成霍乱。

【语译】驴肉、马肉、猪肉等混合在一起吃，吃得太多了，可能引起呕吐、腹泻等胃肠病。

【注解】程林云："诸肉杂食，伤损肠胃，撩乱脏腑，故成霍乱。"

陆渊雷云："肉类杂啖，可致急性胃肠病，成吐利，古人辄称急性吐利为霍乱，不必虎列拉也。"

【原文】马肝及毛，不可妄食，中毒害人。

【语译】马的肝脏有毒，不要随便吃。如马肉处理得不清洁，肉中混有马毛的，也不要随便吃，吃了谨防中毒，对人体有害。

【注解】程林云："马肝及毛，皆有大毒，不可安食，马肝一名悬烽。"

王充《论衡》云："马肝气勃而毒盛，故食走马肝，杀人。"

陆渊雷云："马肝大毒，古书屡见，马毛本不可食，与肝并举，殊不伦。"

食物中有马毛，表示食物不清洁的意思，并不是真正的有毛。

451

【原文】治马肝毒中人未死方：

雄鼠屎二七枚，末之，水和服，日再服。（屎尖者是）

又方：

人垢，取方寸匕，服之佳。

【方义】程林云："马食鼠屎，则腹胀，故用鼠屎而治马肝毒，以物性相制也。人垢，汗所结也，味咸有毒，亦以毒解毒之意。"

《大明本草》《本草附方》《儒门事亲》等，都说"人垢"吃了会吐，可能有催吐的作用。

452

【原文】治食马肉中毒欲死方：

香豉二两　杏仁三两

上二味，蒸一食顷，熟杵之服，日再服。

又方：

煮芦根汁，饮之良。

【方义】程林云："香豉解毒，杏仁利气，则毒可除。"医宗金鉴云："芦根味甘性寒，解诸肉毒。"

453

【原文】疫死牛，或目赤，或黄，食之大忌。

【语译】害病疫死的牛，无论两目发黄或发赤，均不要吃。

【注解】程林云："牛疫死而目赤黄者，疫疠之毒不去也，食之大忌。"

陆渊雷云："疫死诸肉，皆不可食，不必牛，且不必视其目色矣。"

454

【原文】牛肉共猪肉食之，必作寸白虫。

【语译】牛肉和猪肉一块吃，如没有煮得太熟，可能感染寄生虫。

【注解】程林云："牛肉性滞，猪肉动风，入胃不消，酿成湿热，则虫生也，亦有共食而不生虫者，视人之胃气何如耳。"

并参考第 474 条陆渊雷的注解。

"必"，审也。

455

【原文】青牛肠，不可合犬肉食之。

【语译】水牛肠性温，若与热性的狗肉一起食用，易动热。

【注解】程林云："青牛，水牛也，其肠性温，犬肉性热，温热之物，不可合食。"

456

【原文】牛肺从三月至五月，其中有虫如马尾，割去勿食，食则损人。

【语译】从三月到五月，即春夏相交的季节，湿热很重，牛吃了这个时候的水草，可能会生虫，并影响肺脏，此时宰牛，最好割掉肺脏不要，免得吃了对人体有害。

【注解】程林云："春夏之交，湿热蒸郁，牛感草之湿热，则虫生于胃，而缘入肺窍，故勿食之。"

457

【原文】牛、羊、猪肉，皆不得以楮木、桑木蒸炙，食之令人腹内生虫。

【语译】牛肉、羊肉、猪肉，都不要用楮实子树料或者桑树柴来蒸、烧、烤，若犯之，可能会腹中生虫。

【注解】《医宗金鉴》中云："古人炼药多用桑柴火，楮实子能健脾消水，楮木亦可烧用，何以蒸炙诸肉食之，即生虫乎，其或物性相反也。"

458

【原文】啖蛇牛肉杀人，何以知之，啖蛇者，毛发向后顺者是也。

【语译】因误吃蛇被毒死的牛肉，人吃了也会中毒，怎么知道牛是吃了蛇被毒死的呢？看它全身的毛是向后倒着的便知。

【注解】陆渊雷云："牛为草食之畜，无啖蛇之理，殆食草误啖，如巢源所云欤。"《巢氏诸病源候总论》中云："凡食牛肉有毒者，由毒蛇在草，牛食，因误啖蛇则死，亦有蛇吐毒着草，牛食其草，亦死，此牛肉则大有毒。"

459

【原文】治啖蛇牛肉，食之欲死方：
饮人乳汁一升，立愈。
又方：
以泔洗头，饮一升，愈。
牛肚细切，以水一斗，煮取一升，暖饮之，大汗出者愈。

【方义】程林云："藏器曰，北人牛瘦，多以蛇从鼻灌之，其肝则独，乳汁能解独肝牛肉毒。啖蛇牛，当是独肝牛也，以泔洗头饮者，取头垢能吐其毒也，以牛肚煮服者，取其同类相亲，同气相求，大发其汗，以出其毒也。"

陆渊雷云："泔，淅米汁也，善去垢，古人用以盥沐。《内则》其间面垢，燂潘请靧，'潘'即泔也。"

460

【原文】治食牛肉中毒方：

甘草煮汁饮之，即解。

【方义】程林云："甘草能解百毒。"

461

【原文】羊肉，其有宿热者，不可食之。

【语译】羊肉性大热，如果是有伏热体质的人，不要吃羊肉。

【注解】程林云："羊之五脏皆平温，唯肉属火而大热，人宿有热者，不可食之。"《本草纲目》云："羊肉大热，热病及天行病，疟疾病后，食之必发热致危。"

462

【原文】羊肉不可共生鱼、酪食之，害人。

【语译】羊肉和鲊鱼、乳酪等混合在一起食用，对人体有害。

【注解】程林云："生鱼，鲊之属。酪，乳之属。生鱼与酪食，尚成内瘕（指550条），加以羊申食之，必不益也。"

陆渊雷云："此以下合食诸禁，今人多犯之，其害不甚着，惟羊肉与西瓜同食，则十人而病九，目验甚多。"

463

【原文】羊蹄甲中有珠子白者，名羊悬筋，食之令人癫。

【语译】羊蹄甲里如生有白色斑点的，这叫"羊悬筋症"，吃了这种羊肉，可能使人患癫病。

【注解】程林、《医宗金鉴》等均云："此义未解。"

"珠子白"，即白癜风一类的白色斑点，所谓"令人癫"，可能是指"羊痫风"，这只是一种附会的说法。

464

【原文】白羊黑头，食其脑，作肠痈。

【语译】白身黑头的病羊，食用其脑，可能会使胃肠发疮痈。

【注解】程林云："羊脑有毒，食之发风疾，损精气，不唯作肠痈也，方书只用为外敷药。"

465

【原文】羊肝共生椒食之，破人五脏。

【语译】羊肝和生椒都是辛温性的，混做一起食用，可能对五脏有害。

【注解】《医宗金鉴》中云："羊肝生椒，皆属于火，共食恐伤人五脏。"

466

【原文】猪肉共羊肝和食之，令人心闷。

【语译】猪肉和羊肝混合起来食用，可能使人气滞而觉胸闷。

【注解】程林云："猪肉能闭血脉，与羊肝合食，则滞气，故令人心闷。"

467

【原文】猪肉以生胡荽同食，烂人脐。

【语译】猪肉和着生胡荽吃多了，热重的人，偶有发现肚脐溃烂的事。

【注解】程林云："胡荽，损精神，发痼疾，猪肉令人乏气少精，发痼疾宜其不可共食，若烂脐则不可解。"

"胡荽"即"蘽荽"。

"烂人脐"，当系热重，但毕竟是偶然的而不是必然发生的。

468

【原文】猪脂，不可合梅子食之。

【语译】"猪脂"性滑利，"梅子"性收涩，两性相反，不要混合食用。

【注解】《医宗金鉴》中云："猪脂滑利，梅子酸溜，性相反也，故不可合食。"

469

【原文】猪肉和葵食之，少气。

【语译】"猪肉"滞气，"葵子"利气，两样混合起来食用，使人有乏气的感觉。

【注解】程林云："葵性冷利，生痰动风，猪肉令人乏气，合食之，非止于少气也。"

470

【原文】鹿人不可和蒲白作羹，食之发恶疮。

【语译】鹿肉不要和香蒲一块作羹食用，因辛热性太大，吃了易发恶疮。

【注解】"鹿人"，《千金方》作"鹿肉"。

程林云："鹿肉，九月已后至正月以前堪食，他月食之，则发冷痛。蒲白，想系蒲笋之类。"

"鹿肉"性温，"香蒲"性辛，辛热四窜，可能会引发恶疮。

471

【原文】麋脂及梅李子，若妊妇食之，令子青盲，男子伤精。

【语译】"麋脂"性滑利，梅子、李子性清凉。如果孕妇吃多了，可能会损伤胎儿眼睛，得色盲病；如果男子吃多了，可能损伤精气。

【注解】程林云："麋脂忌梅子，故不可合食。按麋蹄下有二窍，为夜目，《淮南子》曰，孕妇见麋而子四目，今麋脂而令子青盲，物类相感，了不可知，其于胎教，不可不慎也。又麋脂能痿阳伤精，麋角能兴阳益髓，何一体中而性治顿异耶。"

《本草纲目》中云："麋似鹿而色青黑，大如小牛，肉蹄，目下有二窍为夜目。"这与程说颇有不同。

陆渊雷云："青盲者，眼目形色不变，但视物不见也，妊妇忌食异味，忌见奇形怪物，忌闻淫声，忌不正当之思想，乃胎教中所有事，中外古今无异辞，若谓食某物必致某种变故，则不可凭。"

梅、李都是清凉之性，麋脂有滑利的作用，虽未必令子青盲，却不利于孕妇。

472

【原文】麏肉不可合虾及生菜、梅、李果食之，皆病人。

【语译】麏肉和虾、生菜、梅子、李子等一起食用，可能会令人患风痰热气病。

【注解】程林云："麏肉十二月至七月食之动气，虾能动风热，生菜梅李动痰，合食之，皆令人病。"

"麏"与"麋"同为鹿属。

473

【原文】痼疾人不可食熊肉，令终身不愈。

【语译】患顽固性疾病的人，不要吃熊肉，熊肉滋腻，吃了可能使病根子久久不能拔除。

【注解】熊肉的滋腻，所以不利于有痼疾的病人。积久不愈的病称作"痼疾"。

474

【原文】白犬自死，不出舌者，食之害人。

【语译】白狗无故自死，死后舌头并没有吐露在外者，多是中毒的现象，这种狗肉吃了是有害的。

【注解】《医宗金鉴》中云："凡犬死，必吐舌，惟中毒而死，其舌不吐，毒在内也，故食之害人。"

475

【原文】食狗鼠余，令人发瘘疮。

【语译】食了狗或老鼠咬过的东西，往往会使人生瘰疬，甚而溃疡。

【注解】程林云："余，狗鼠之剩食也，其涎毒在食中，人食之则散于筋络，令发瘘疮。"

陆渊雷云："瘘疮，即淋巴腺肿疡之久溃不愈者，亦即《血痹虚劳篇》之马刀侠瘿，今人所谓历串也。"

476

【原文】治食犬肉不消，心下坚，或腹胀，口干大渴，心急发热，妄语如狂，或洞下方：

杏仁一升，合皮熟研用

上一味，以沸汤三升和取汁，分三服，利下肉片，大验。

【方义】程林云："犬肉畏杏仁，故能治犬肉不消，近人以之治狂犬咬，皆此意。"

477

【原文】妇人妊娠，不可食兔肉、山羊肉，及鳖、鸡、鸭，令子无声音。

【原文】兔肉不可合白鸡肉食之，令人面发黄。

【语译】兔肉不要和白鸡肉一起食用，吃了易动湿热，容易使人面发黄。

【注解】《医宗金鉴》中云："二物合食，动脾气而发黄，故不可合食。"意思是说"兔"为卯畜，"鸡"为酉畜，"卯"为大肠，"酉"为肾，大肠与脾土相合，肾为水，水土之湿热动，势必发黄。

【原文】兔肉着干姜食之，成霍乱。

【语译】兔肉和干姜一块吃，酸辛味太厚了，易引起霍乱吐泻病。

【注解】程林云："兔肉味酸，干姜味辛，辛能胜酸，故合食之成霍乱。"

【原文】凡鸟自死，口不闭，翅不合者，不可食之。

【语译】凡鸟类无故自死，嘴大张着，翅膀亦不收，可能是中毒，这种禽类不要吃。

【注解】程林云："鸟自死，必敛翅闭口，若张翅开口，其死也异，其肉也必毒，不可食之。"

【原文】诸禽肉，肝青者，食之杀人。

【语译】凡是各种禽兽肉类，如肝脏现青黑色，多有中毒的可能，人吃了也会中毒。

【注解】陆渊雷云："凡射猎所获，无论鸟兽，皆谓之禽，禽者，获也，俗加手傍作'擒'。《白虎通》：'禽者何？鸟兽之总名是也。'《尔雅·释鸟》

'二足而羽谓之禽，四足而毛谓之兽'，乃称谓之转移。"《医心方》引《养生要集》云："凡禽兽肝脏有光者不可食，杀人。本条之'禽'，即《养生要集》之禽兽矣。肝脏本是动物体中消毒器，色青若有光，皆中毒而消之不尽，因致死者，故不可食。"

482

【原文】鸡有六翮四距者，不可食之。

【语译】鸡生六个翅膀、四只脚者，这种怪禽，不要吃。

【注解】《尔雅》云："羽谓翮。"《说文》云："羽，茎也。"《医宗金鉴》云："距，鸡脚爪也，形有怪异者有毒，做不可食。"

483

【原文】乌鸡白首者，不可食之。

【语译】乌鸡而头是白色的，这种怪异之禽，最好也不要吃。

【注解】《医宗金鉴》中云："色有不相合者，有毒，不可食。"

484

【原文】鸡不可共葫蒜食之，滞气。（一云鸡子）

【语译】鸡肉不要和着大蒜吃，吃了风痰发动，往往会现气滞的症状。

【注解】程林云："鸡能动风，蒜能动痰，风痰发动，则气壅滞。""葫蒜"即是大蒜。

485

【原文】山鸡不可合鸟兽肉食之。

【语译】山鸡肉有毒，不要和在其他好的鸟兽肉一齐食用。

【注解】程林云："山鸡，鷩鸡也。小于雉而尾长，人多畜之樊中，性食虫蚁，而有毒，非唯不可共鸟兽肉同食，即单食亦在所忌也。"

486

【原文】雉肉久食之，令人瘦。

【语译】雉鸡肉多吃了，会使人消瘦。

【注解】程林云："雉肉有小毒，发疮疥，生诸虫，以此则令人瘦。"
"雉"俗呼野鸡。

487

【原文】鸭卵不可合鳖肉食之。

【语译】鸭蛋是凉性的，不要再和凉性的鳖鱼肉一起食用。

【注解】程林云："鸭卵性寒，发冷气，鳖鱼性冷，亦发冷气，不可合食。"

488

【原文】妇人妊娠，食雀肉，令子淫乱无耻。

489

【原文】雀肉不可合李子食之。

【语译】雀肉性温热，不要和着酸涩性的李子吃。

【注解】程林云："雀肉壮阳益气，得李子酸涩，则热性不行，故下可共食。"

490

【原文】燕肉勿食，入水为蛟龙所啖。

1854

491

【原文】鸟兽有中毒箭死者，其肉有毒，解之方：

大豆煮汁，及盐汁服之，解。

【方义】程林云："箭药多为射罔毒，射罔乃乌头所熬，大豆汁，能解乌头毒故也，咸能胜热，故盐亦解其毒。"

492

【原文】鱼头正白，如连珠至脊上，食之杀人。

【语译】鱼头上有白色斑点，像珠子般一连串到背脊上，这种怪鱼吃了对人有害。

【注解】《医宗金鉴》中云："以下皆怪异之形色，必有毒也。"（包括第532 至第 536 五条）

493

【原文】鱼头中无腮者，不可食之，杀人。

【语译】头上没有鳃的怪鱼，不要吃，吃了怕有妨害。

494

【原文】鱼无肠胆者，不可食之，三年阴不起，女子绝生。

【语译】没有肠管和胆囊的怪鱼，不要吃，吃了可能会引起阴痿，或者无生育。

495

【原文】鱼头似有角者，不可食之。

【语译】头上好像长有角似的怪鱼，不要吃。

496

【原文】鱼目合者，不可食之。

【语译】不睁眼睛的怪鱼，不要吃。

497

【原文】六甲日，勿食鳞甲之物。

498

【原文】鱼不可合鸡肉食之。

【语译】鱼不要和鸡肉一块吃多了，免动风热。

【注解】程林云："今人常合食之，亦不见为害，或飞潜之物，合食当所忌耶，或过之不消，则鱼能动火，鸡能动风，能令作病耶。"

499

【原文】鱼不得合鸬鹚肉食之。

【语译】鸬鹚是吃鱼的野禽，不要和鱼混合在一起食用。

【注解】程林云："鸬鹚食鱼物，相制而相犯也，不可合食。"

500

【原文】鲤鱼鲊，不可合小豆藿食之；其子不可合猪肝食之，害人。

【语译】鲤鱼鲊味咸，不要和着咸味的小豆叶一齐吃；豆子也不要和着猪肝吃，吃了对人体有害。

【注解】《医宗金鉴》中云："小豆藿，即小豆叶也。程林云：鲤鱼鲊，小豆藿，味皆咸，咸能胜血。故陶弘景云，合食成消渴，其子合猪肝食，伤人神。"

501

【原文】鲤鱼不可合犬肉食之。

【语译】鲤鱼性热，不要和热性的狗肉一块吃。

【注解】程林云："鲤鱼犬肉，俱令热中，不可合食。"

502

【原文】鲫鱼不可合猴雉肉食之，一云不可合猪肝食。

【语译】鲫鱼不要同猴肉、野鸡肉一起食用，吃了易发疮；又有一说，鲫鱼不能同猪肝一起食用。

【注解】程林云："鲫鱼同猴雉猪肝食，生痈疽。"

503

【原文】鳀鱼合鹿肉生食，令人筋甲缩。

【语译】鳀鱼和鹿肉一块生吃，易患风湿病，使人筋脉、爪甲都挛缩。

【注解】程林云："鳀鱼，鲇鱼也。鳀鱼鹿肉，皆能治风，生食反伤其筋脉，致令筋甲缩。"

504

【原文】青鱼鲊不可合生葫荽及生葵并麦中食之。

【语译】青鱼鲊不要多和生芫荽、生葵菜、麦酱等一齐食用，免动风热。

【注解】程林云："青鱼鲊不益人，胡荽生葵能动风，发痼疾，必与青鱼鲊不相宜，鲊味咸，麦酱亦咸，合食必作消渴。"

【原文】 鳛鳝不可合白犬血食之。

【语译】 鳛鱼、鳝鱼不要和白狗的血一起食用，吃了易动风热。

【注解】 程林云："鳛鳝为无鳞鱼，白犬血为地厌，非唯不可合食，抑卫生家所当忌也。又鳛鳝善窜能动风，白犬血性热能动火，是不可合食。"

陆渊雷云："鳛即俗所谓泥鳅，今人不食。白犬血亦鲜有食者。鳝则饕餮家以为美味，程说动风火，则不可凭。地厌者，术家语，谓能禳辟一切邪魅妖术云。"

506

【原文】 龟肉不可合酒果子食之。

【语译】 龟肉不要和酒以及其他水果一起食用。

【注解】 程林云："仲景以龟肉忌酒、果子，而苏恭以龟肉酿酒，治大风，陶弘景曰，龟多神灵，人不可轻杀，更不可轻噉也，果子亦不知何果。"

507

【原文】 鳖目凹陷者，及厌下有王字形者，不可食之。其肉不得合鸡、鸭子食之。

【语译】 鳖鱼两眼凹陷，和腹厣上的纹呈王字形者，不要吃。又有一说，鳖鱼肉不能和鸡蛋、鸭蛋一起食用。

【注解】 程林云："《淮南子》曰，鳖无耳，以目为听，目凹陷则历年多，而神内守，故名曰神守，若有王字，则物已灵异矣，食之有害。"

"厌"与"厣"字同，称为"腹厣"，也就是现在药用的"鳖甲"。

508

【原文】 龟、鳖肉不可合苋菜食之。

【语译】龟肉、鳖肉，都与苋菜相反，不要一起食用。

【注解】程林云："龟鳖肉皆反苋菜，食之成鳖瘕。"

陶弘景云："昔有人剉鳖，以赤苋同包，置湿地，经旬皆生鳖。"

509

【原文】虾无须及腹下通黑，煮之反白者，不可食之。

【语译】虾子没有须，腹下面通是黑色的，经过煮后，又变成白色，这不是一般的菜虾，不要随便食用。

【注解】程林云："无须，失虾之形，腹黑，必虾之毒，色白，反虾之色，物既反常，必不可食。"

510

【原文】食脍，饮乳酪，令人腹中生虫，为瘕。

【语译】吃生脍、乳酪等，容易使人感染寄生虫，严重的还可能引发瘕聚。

【注解】程林云："鲙，乃生鱼所作，非胃弱所宜，乳酪之性黏滞合而食之，则停留于胃，为瘕为虫也。"

陆渊雷云："脍者，正字，鲙者或体字（出《论语·乡党篇》释文）。脍，本是细切肉，畜兽及鱼皆可作，后世多用鱼鲙，故《外台》食鲙与食鱼同门，《本草纲目》亦但于鳞部出鱼鲙，兽部无之，而脍字遂专从鱼矣。时珍云：'剁切而成，故谓之鲙。凡诸鱼之鲜活者，薄切、洗净血腥，沃以蒜齑姜醋五味食之，是也。'本经本条从肉作鲙，后二条（指第 210、211 两方）从鱼作鲙，诸本并同，又前第十八条（本书第 474 条）云：'食生肉，饱饮乳，变成白虫。'合而观之，明本条指畜兽肉之鲙，后二条乃指鱼鲙，撰次者误列于虾鱼类中，程氏乃以为鱼鲙矣。"

511

【原文】鲙食之，在心胸间不化，吐复不出，速下除之，久成癥病，治之方：

橘皮一两　大黄二两　朴硝二两

上三味，以水一大升，煮至小升；顿服即消。

【方义】程林云："橘皮能解鱼毒，硝黄能下癥瘕。"

512

【原文】食鲙多，不消，结为癥病，治之方：

马鞭草一味，捣汁饮之。或以姜叶汁，饮之一升，亦消。又可服吐药吐之。

【方义】程林云："马鞭草，味苦寒，下癥瘕破血，姜叶亦能解鱼毒。"

513

【原文】食鱼后食毒，两种烦乱，治之方：

橘皮煎浓汁，服之即解。

【方义】程林云："《神农经》曰，橘皮主胸中瘕热逆气，通神明，鱼毒食毒俱可解。"

514

【原文】食鯸鲐鱼中毒方：

芦根煮汁，服之即解。

【方义】《医宗金鉴》中云："鯸鲐，即河豚鱼，味美，其腹腴，呼为西施乳，头无腮，身无鳞，其肝毒血杀人，脂令舌麻，子令腹胀，眼令目花，惟芦根汁能解之。"

程林云："河豚畏芦根，故其汁可解其毒。"

515

【原文】蟹目相向，足斑目赤者，不可食之。

【语译】螃蟹的两眼相对，足上有斑纹，眼睛是红的，这都不是一般的蟹，提防有毒，不要吃。

【注解】程林云："蟹骨眼而相背，相向者，其蟹异，足斑目赤者，其蟹毒，故不可食。"

516

【原文】食蟹中毒治之方：

紫苏，煮汁，饮之三升。紫苏子捣汁饮之，亦良。

又方：

冬瓜汁，饮二升，食冬瓜亦可。

【方义】程林云："紫苏冬瓜，并解鱼蟹毒。"

517

【原文】凡蟹未遇霜，多毒，其熟者，乃可食之。

【语译】凡是螃蟹没有经过霜打的，多有毒气，不要生吃，如果煮熟了，亦可以吃。

【注解】程林云："未遇霜者，霜降节前也。节前食水莨菪，故有毒，霜降节后，食稻将蛰，则熟而味美，乃可食也。莨菪，生水滨，有大毒。"

陆渊雷云："推此条之意，盖谓未遇霜之蟹，决不可生食，须煮熟乃勉强可食也，生食如醉蟹之类，今验食蟹者，霜前霜后，毒无重轻，霜后则充实而肥美耳。"

518

【原文】蜘蛛落食中，有毒，勿食之。

【语译】蜘蛛是毒虫，如果掉在食物中，谨防食物粘上了毒气，不要吃。

【注解】程林云："蜘蛛有毒，落食中，或有尿有丝粘食上，故不可食。"

519

【原文】凡蜂、蝇、虫、蚁等，多集食上，食之致瘘。

【语译】凡是经过蜂子、苍蝇、蚂蚁，以及其他虫类停住过的食物，误吃了，轻者也要发疮毒。

【注解】程林云："蜂蝇虫蚁，禀湿热而有毒，集食上而人食之，湿热之毒，传于肌肉，致生瘘疮。"

果实菜谷禁忌并治第二十五

果实菜谷禁忌并治内容

520

【原文】果子生食，生疮。

【语译】果子生吃，如果没有洗干净，会感染病毒，可发疮疖。

【注解】程林云："诸果之实，禀湿热之性，食之生疮。"

最关紧要的，生食感染病毒的机会较多，故食时须注意消毒。

521

【原文】果子落地经宿，虫蚁食之者，人大忌食之。

【语译】果子已经掉在地下，经过一晚上，又被虫蚁等咬过的，就不能吃了。

【注解】程林云："落地经宿，则果坏；虫蚁食之，则果毒，在人大食之，令人患九漏。"

522

【原文】生米停留多日，有损处，食之伤人。

【语译】生米停放了多天，如发现有虫鼠咬过的痕迹，这米吃了对人体是有损害的。

【注解】程林云："有损处，谓为虫鼠所食，皆有毒，故伤人。"

523

【原文】桃子多食，令人热，仍不得入水浴，令人病淋沥寒热病。

【语译】桃子吃多了，会消化不良，心里纵然烦热，但不要去洗冷水澡，如再遭感冒，便会发寒热，甚至缠绵不愈。

【注解】程林云："桃实酸甘辛，生子春则味酸，成于夏则酸甘，成于秋则酸辛，其性热，故多食令人热也。若多食而入水浴，则酸味不得内泄，多令人癃，水寒之气，因而外客，故令人寒热也。"

"淋沥"，是双声形容词，即是寒热连绵不已的意思。《肘后方》云："尸注，大略人寒热淋沥。"与这条同一解释。吃多了桃子，消化不良，再浴水感冒，易发寒热。程解释为"癃"，"癃"属淋病，这与临床不合。

524

【原文】杏酪不熟，伤人。

【语译】杏酪没有酿造成熟的，吃了对人体有损害。

【注解】程林云："古人杏酪以酒蜜酿成，亦有甘草生姜汁熬成者，以杏仁有毒，半生半熟，皆能害人也。"

"杏酪"又叫"杏酥"。《本草》制杏酪法，苏颂云："捣烂杏仁一石，以好酒二石，研滤取汁一石五斗，入白蜜一斗五升，搅匀封于新瓮中，勿泄气，三十日，看酒上酥出，即掠取纳瓷器中贮之，取其酒滓，团如梨大，置空屋中，作格安之，候成饴脯状，旦服一枚，以前酒下。"

又法，寇宗奭云："用杏仁去皮研细，每一升入水一升半，捣稠汁，入生姜四两，甘草一寸，银石器中慢火熬成稀膏，入酥二两同收，每夜沸汤点服一匙。"

【原文】梅多食，坏人齿。

【语译】梅子多吃了，最容易损坏人牙齿。

【注解】陆渊雷云："《千金方》同，今验之，良信，盖其酸能损坏齿面珐瑯质故也。"

本草《大明》云："食梅齿齼者，嚼胡桃肉解之。"

526

【原文】李不可多食，令人胪胀。

【语译】李子味酸涩，不要多吃，多吃了会使肚腹膨胀。

【注解】《医宗金鉴》中云："李味酸涩，若多食，则中气不舒，故令人腹胀。"

"胪"，《说文》云："皮也。"《广韵》云："腹前曰胪。""胪胀"，《通雅》云："腹膨胀也。"

527

【原文】林檎不可多食，令人百脉弱。

【语译】花红味酸涩，不要多吃，多吃了会使人百脉不通畅。

【注解】程林云："林檎酸涩而闭百脉，故多食，令人百脉弱。"

"林檎"，一般叫"花红"。

528

【原文】橘柚多食，令人口爽，不知五味。

【语译】橘子或柚子多吃了，会使人味觉差失，不能辨别其他的滋味了。

【注解】李时珍云："橘皮下气消痰，其肉生痰聚饮，表里之异如此。"

《尔雅·释言》云："爽，差也，忒也。"《老子》云："五味令人口爽。"也就是味觉差失的意思。

《尚书》注云："小曰橘，大曰柚。"

529

【原文】梨不可多食，令人寒中，金疮、产妇，亦不宜食。

【语译】梨子性凉，不宜多吃，多吃了会令人患寒饮证，有创伤的人和产妇，也不宜吃这类寒凉性的东西。

【注解】程林云："梨性大寒，故令人寒中，寒能凝血脉，故金疮产妇不宜食。"

530

【原文】樱桃杏，多食伤筋骨。

【语译】樱桃、杏子，都是寒酸性的水果，多吃了对筋骨是有损伤的。

【注解】《医宗金鉴》中云："樱桃、杏，味酸性寒，若过食则伤筋骨。内经云，酸则伤筋，寒则伤骨，故伤筋骨。"

531

【原文】安石榴不可多食，损人肺。

【语译】安石榴性酸涩，不宜多吃，吃多了伤肺气。

【注解】《医宗金鉴》中云："安石榴，味酸涩，酸涩则气滞；肺主气，宜利而不宜滞，滞则伤损矣，故不可过食也。"

532

【原文】胡桃不可多食，令人动痰饮。

【语译】胡桃性热，不要多吃，多吃了可能动热，引发痰饮。

【注解】程林云："胡桃能润肺消痰，今令人动痰饮何也？以胡桃性热，多食则煎熬津液而为痰饮矣。"

533

【原文】生枣多食，令人热渴气胀。寒热羸瘦者，弥不可食。伤人。

【语译】生大枣味甘，气辛热，吃多了会生热、口渴，甚至发生气胀。至于有寒热或肌肉消瘦的病人，往往虚热很重，更不要吃，吃了是有妨害的。

【注解】程林云："生枣，味甘辛气热，以辛热则令人渴，甘则令人气胀也。羸瘦者，内热必盛，而脾胃必虚，故弥不可食。"

534

【原文】食诸果中毒治之方：

猪骨烧灰

上一味，末之，水服方寸匕。亦治马肝漏脯等毒。

【方义】《医宗金鉴》中云："以猪骨治果子毒，物性相制使然，治马肝毒者，以猪畜属水，马畜属火，此水克火之义也，治漏脯毒者，亦骨肉相感之义耳。"

535

【原文】木耳赤色，及仰生者，勿食。

【语译】木耳如为红色，或者是仰生的，谨防有毒，不要吃。

【注解】程林云："木耳诸菌皆复卷，仰卷则变异，色赤有毒，故不可食。"

536

【原文】菌仰卷及赤色者，不可食。

【语译】菌子如果是仰生或者呈红色的，谨防有毒，不要吃。

同前第 535 条注。

537

【原文】食诸菌中毒，闷乱欲死，治之方：

人粪汁饮一升、土浆饮一二升、大豆浓煮汁饮之，服诸吐利药，并解。

【方义】《医宗金鉴》中云："李彣曰，闷乱欲死，毒在胃也。服吐利药并解，使毒气上下分消也。"

"人粪"有解热毒作用，亦可以引起恶心而催吐。"土浆"即地浆，是清暑解毒良品。"大豆汁"能消肿毒。

538

【原文】食枫树菌而哭不止，治之以前方。

【方义】程林云："弘景曰，枫木上生者，令人笑不止，以地浆解之。"

是"哭"字可能是"笑"字之讹。《医宗金鉴》云："李彣曰，心主笑，笑不止，是毒气入心也。"

539

【原文】误食野芋，烦毒欲死，治之以前方。(其野芋根，山东人名魁芋，人种芋三年不收，亦成野芋，并杀人)

【方义】程林云："野芋三年不收，又名梠芋，味辛冷有毒，只有敷摩疮肿。人若食之，中其毒，土浆、豆汁、粪汁，俱可解也。"

540

【原文】蜀椒闭口者有毒，误食之，戟人咽喉，气病欲绝，或吐下白沫，身体痹冷，急治之方：

肉桂煎汁饮之，饮冷水一二升，或食蒜，或饮地浆，或浓煮豉汁饮之，并解。

【方义】程林云：“蜀椒，气大热有毒，味辛麻，闭口者毒更甚，辛则戟人喉咽，麻则令人吐下白沫，身体痹冷也。冷水、地浆、豉汁，寒凉能解热毒，其桂蒜大热，而肘后诸方亦云解椒毒，不知其义，岂因其气欲绝，身体冷痹而用耶。”

《医宗金鉴》云：“如桂与蒜，皆大辛大热之物，通血脉，辟邪秽，以热治热，是从治之法也。”

541

【原文】正月勿食生葱，令人面生游风。

【语译】正月间风气发动，不要多吃生葱，会使面上生粉刺等游风病。

【注解】程林云：“正月甲木始生，人气始发，葱能走头面而通阳气，反引风邪，而病头面，故令生游风。”

凡是鼻皰、面皯、粉刺等，都属于游风病。

542

【原文】二月勿食蓼，伤人肾。

【语译】二月间是肝木正旺的时候，不要多吃水蓼，易伤肾气，肾气受伤，便影响肝木的繁荣。

【注解】程林云：“扁鹊云，食蓼，损髓少气减精。二月木正旺，若食蓼以伤肾水，则木不生，故二月勿食。”

“蓼”有水蓼、马蓼、毛蓼等多种，一般多用其蓼茎。

543

【原文】三月勿食小蒜，伤人志性。

【语译】三月间，正是人体脏气长养的时候，不要多吃辛热性的小蒜，损伤人的情志。

【注解】程林云："小蒜辛热有毒，三月为阳气长养之时，不可食此夺气伤神之物。"

544

【原文】四月、八月勿食胡荽，伤人神。

【语译】四月和八月是心气和肺气主旺的时候，不要多吃辛芳气味的胡荽，以免耗散人的神志。

【注解】程林云："胡荽，荤菜也，辛芳之气。损人精神。四月心火正旺，八月肺将敛。以心藏神，而肺藏魄，食此走散之物，必能伤神也。"

545

【原文】五月，勿食韭，令人乏气力。

【语译】五月间韭菜的臭味很大，最好不要吃，免得臭气伤脾，使气力颓乏。

【注解】程林云："韭菜，春食则香，夏食则臭，脾恶臭而主四肢，是以令人乏气力。"

546

【原文】五月五日，勿食一切生菜，发百病。

【语译】五月五日端午节，是阳盛的节令，最好不要吃生菜，损伤阳和，发生百病。

【注解】程林云："五月五日为天中节，为纯阳日，人当养阳以顺令节，若食生菜，则伐天和，故生百病。"

547

【原文】六月、七月，勿食茱萸，伤神气。

【语译】六七月间，正是亢阳天气，不要吃辛热性的吴茱萸，以免损伤神气。

【注解】程林云："六月七月，阳气尽发，吴茱萸辛热，辛能走气，故伤神气。"

548

【原文】八月、九月，勿食姜，伤人神。

【语译】八九月是秋季，为清肃的节令，不要吃辛热性的姜，以免损害人的神气。

【注解】程林云："八九月人气收敛，姜味辛发，食之则伤神也。云笈七签曰，九月食生姜，成痼疾。孙真人曰，八九月食姜，至春多患眼，损筋力，减寿。朱晦庵有秋姜夭人天年之语，谓其辛走气泻肺也。"

549

【原文】十月勿食椒，损人心，伤心脉。

【语译】十月间，正是心阳主持卫气的时候，不要吃辛热性的蜀椒，易损心阳和卫气。

【注解】程林云："《内经》曰，九月十月，人气在心，椒能走气伤心，故伤心脉。""人气"即是指"卫气"，《素问·生气通天论》中说："平旦人气生。"

550

【原文】十一月、十二月，勿食薤，令人多涕唾。

【语译】十一、十二两个月的天气寒冷，不要吃冷滑性的薤白，使人鼻涕口唾增多。

【注解】程林云："薤白气味冷滑，能引涕睡，非独十一月十二月也。"

551

【原文】四季勿食生葵，令人饮食不化，发百病，非但食中，药中皆不可用，深宜慎之。

【语译】一年四季都不要吃生葵子，吃了大伤脾阳，不仅影响消化，还会发生其他的疾病；不仅在饮食里不宜吃，就是作为药用，也要审慎。

【注解】程林云："脾旺四季，生葵冷滑，非脾所宜，发病之物，药饵中皆不宜也。"

552

【原文】时病差未健，食生菜，手足必肿。

【语译】患时行热病才愈，体力还没有康复，便食用许多生菜，生冷会损伤脾阳，脾阳不运，势必手足会发生浮肿。

【注解】程林云："时病，热病也，热病新差，而脾胃尚弱，食生菜则伤脾，故令手足浮肿。"

553

【原文】夜食生菜，不利人。

【语译】晚上多吃了生菜，难于消化，不利于健康。

【注解】程林云："夜食生菜，则易停留而难化转，不利于人也。"

554

【原文】十月勿食被霜生菜，令人面无光，目涩，心痛，腰疼，或发心疟，疟发时，手足十指爪皆青，困委。

【语译】十月间是初冬气候，是心阳主持卫气的时候，不要吃被寒霜打过的生菜，以免心阳受损，而使颜面血色不荣，没有光彩，两目干涩，心胸和腰部疼痛。甚至还会发生"心疟"，表现为手指、足趾和爪甲都呈郁血性的青紫色，精神极为困顿。

【注解】 程林云："道藏云：六阴之月，万物至此归根复命，以待来复，不可食寒冷以伐天和，生菜性冷，经霜则寒，寒冷之物，能伤阳气，食之能发上证。"

《素问·刺疟论》中云："心疟者，令人烦心甚，欲得清水，反寒多，不甚热，刺手少阴。"又《三因方》云："病者心烦，欲饮清水，反寒多，不甚热，乍来乍去，以喜伤心，心气耗散所致，名曰心疟。"

是"心疟"为寒多热少的疟疾，又叫"牝疟"。

555

【原文】 葱韭初生芽者，食之伤人心气。

【语译】 葱和韭菜在发芽的时候，还没有长成熟，吃了易损伤人的心气。

【注解】 程林云："萌芽含抑郁之气未伸，食之能伤心气。"

556

【原文】 饮白酒，食生韭，令人病增。

【语译】 白酒生湿，韭菜动热，白酒和生韭同食，容易使人增加湿热病。

【注解】《医宗金鉴》中云："酒多湿，韭性热，湿热相合，令人病增。"

557

【原文】 生葱不可共蜜食之，杀人。独颗蒜，弥忌。

【语译】 生葱不要和蜂蜜不要一起食用，可能会有妨害。独头蒜应该忌与蜂蜜一起食用。

【注解】 程林云："孙真人曰，葱同蜜食，令人利下。独蒜气味辛臭，与蜜更不宜也。"

558

【原文】枣合生葱食之，令人病。

【语译】大枣和着生葱一起食用，大有妨碍。

【注解】程林云："枣与葱食，令人五脏不和。"

559

【原文】生葱和雄鸡、雉、白犬肉食之，令人七窍经年流血。

【语译】生葱和雄鸡、雉鸟、白狗等肉，都是大温大热性的，混合起来食用，易动风热，可能使人七窍经常出血。

【注解】《医宗金鉴》中云："李彣曰，此皆生风发火之物，若合食则血气更淖溢不和，故七窍流血。"

560

【原文】食糖、蜜后，四日内食生葱、蒜，令人心痛。

【语译】糖、蜜和葱、蒜是相反的，所以吃了糖或蜂蜜以后的四天内，如果吃了生葱、蒜，可能使人心腹疼痛。

【注解】程林云："蜜与葱韭蒜，皆相反，虽食蜜后四日内，尤忌之，相犯乃令人心痛。"

561

【原文】夜食诸姜、蒜、葱等，伤人心。

【语译】晚上多吃了生姜、大蒜、生葱等辛热性的东西，最容易损伤心阳，使人不寐。

【注解】程林云："人之气昼行于阳而夜行于阴，夜食辛物以扰乎阳，则伤上焦心膈之阳气也。"

陆渊雷云："《医心方》引《七卷食经》云：'夜食不用噉蒜及熏辛菜，辛气归目，不利人。'案诸辛皆刺激兴奋，夜食之，盖不能安寐耳。"

562

【原文】芜菁根，多食令人气胀。

【语译】芜菁根最易动气，吃多了往往使人气胀。

【注解】程林云："芜菁，即蔓青也，多食动气。"

563

【原文】薤不可共牛肉作羹，食之成瘕病，韭亦然。

【语译】薤白不要和牛肉一块做肉羹吃，吃了难于消化，往往会引起瘕积之症，韭菜也是同样。

【注解】程林云："薤韭牛肉皆难克化之物，积而不消，则为癥瘕。"

564

【原文】蓴多病，动痔疾。

【语译】"蓴菜"性滞腻，吃多了容易发生痔疮。

【注解】"病"，《千金》作"食"。

程林云："李廷飞曰，蓴性滑，故发痔疾。"《医宗金鉴》云："滑而易下，故发痔疾。"

蓴菜性极滞腻，多吃了使人气壅，甚至败胃动气，生"痔疾"可能是壅滞的关系，不在其滑。

565

【原文】野苣不可同蜜食之，作内痔。

【语译】野苣不要同蜂蜜一块吃，吃了容易发生内痔。

【注解】 程林云："野苣，苦荬也，性苦寒，能治痔，与蜜同食，复生内痔，物性相忌，则易其性也。"

566

【原文】 白苣不可共酪同食，作蟹虫。

【语译】 白苣不要和着乳酪吃，吃了容易生虫。

【注解】 程林云："白苣苦寒，乳酪甘寒，合食停于胃中，则生蚀蟹。"

李时珍云："白苣，处处有之，似莴苣而叶色白，折之有白汁，四月开黄花，如苦荬结子。"

567

【原文】 黄瓜食之，发热病。

【语译】 黄瓜吃多了，使人热病复发。

【注解】 程林云："黄瓜动寒热，虚热，天行热病后，皆不可食。"

568

【原文】 葵心不可食，伤人，叶尤冷，黄背赤茎者，勿食之。

【语译】 冬葵叶的嫩心有毒，不要吃，吃了对人体有损伤；生葵叶更冷，叶背黄而茎呈赤色的，有毒，不宜吃。

【注解】 程林云："葵心有毒；其叶黄背赤者，亦有毒，不可食。"

"葵"即"冬葵"。"葵心"，指葵叶的嫩心而言。《千金方》云："冬葵其心伤人，百药忌食心，心有毒。"

569

【原文】 胡荽久食之，令人多忘。

【语译】 胡荽辛窜散气，吃多了使人的记忆力减退。

【注解】程林云："胡荽开心窍，伤神，久食之，令人多忘。"

570

【原文】病人不可食胡荽及黄花菜。

【语译】病人气血虚弱，不要吃胡荽、黄瓜菜等破气耗血的食品。

【注解】《医宗金鉴》中云："胡荽耗气，黄花菜破气耗血，皆病人忌食，"《本草纲目》云："黄瓜菜，一名黄花菜。"

571

【原文】芋不可多食，动病。

【语译】芋头滞气，不要多吃，多吃了，容易害胃肠病。

【注解】程林云："芋难克化，滞气困脾。"

572

【原文】妊妇食姜，令子余指。

573

【原文】蓼多食，发心痛。

【语译】蓼子辛温，吃多了，使人发心气痛。

【注解】程林云："孙真人曰，黄帝云，食蓼过多，有毒，发心痛，以气味辛温故也。"

574

【原文】蓼和生鱼食之，令人夺气，阴咳疼痛。

【语译】蓼子和生鱼鲊一块多吃了，使人肺气夺失，发生阴咳疼痛。

【注解】程林云："生鱼鲊之属，合食则相犯，令人脱气阴咳痛。"

气壅逆为"阳咳"，气夺失为"阴咳"。"蓼子"降气，"生鱼"寒冷，故发阴咳疼痛。

575

【原文】芥菜不可共兔肉食之，成恶邪病。

【语译】"芥菜"辛温，"兔肉"性亦辛温，一起食用易引发疾病。

【注解】程林云："芥菜昏人眼目，兔肉伤人神气，合食必为恶邪之病。"

576

【原文】小蒜多食，伤人心力。

【语译】"小蒜"辛温散气，多吃了，损害人的心气。

【注解】程林云："小蒜，辛温有小毒，发痼疾，多食气散，则伤心力。"

577

【原文】食躁式躁方：

豉，浓煮汁饮之。

【方义】"式"字，徐镕俞桥诸本都作"或"字。"式"字亦可作"制"字解，"式躁"即是"止烦躁"的意思。

《医宗金鉴》中云："食躁或躁者，即令之食后时作恶心，欲吐不吐之病，故以豉汤吐之。"饮豉汤一般不会引起呕吐，程林以豉汁能解毒，所说较近。

578

【原文】钩吻与芹菜相似，误食之杀人，解之方：（《肘后》云：与茱萸食芥相似）

荠苨八两

上一味，水六升，煮取二升，分温二服。（钩吻生地傍无他草，其茎有毛者，以此别之）

【方义】第一个括弧里的注文，即《肘后方》"钩吻叶与芥叶相似，误食之杀人"的改写。第二个括弧里的注文，即《外台秘要》"钩吻与食芹相似，而其所生之地，傍无他草，茎有毛"的改写。

"钩吻"一名"野葛"，又叫作"胡蔓草"，又叫作"断肠草"，乃蔓生植物，多产在岭南，有毒。

"荠苨"为山野多年生草，《本草》称其疗疮毒、疗肿、蛇蛊咬伤，解蛊毒、箭毒、钩吻毒、百药毒、五石毒，可见"荠苨"是解毒药。

579

【原文】菜中有水莨菪，叶圆而光，有毒，误食之，令人狂乱，状如中风，或吐血，治之方：

甘草煎汁，服之即解。

【方义】苏敬《唐本草》云："毛莨，是有毛石龙芮也。"《百一方》云："菜中有水莨，叶圆而光，生水旁，有毒，蟹多食之。"

此草是生在水边的，它的毒性很像莨菪，所以叫作"水莨菪"。苏氏既以为是"毛莨"，又引《百一方》的"水莨"，可能脱了一个"菪"字。《外台秘要》引《肘后方》云："食蟹中毒，或云是水莨所为。"与苏氏有同样的脱失。李时珍《本草纲目》，把"莨""茛"两字混为一谈，写成"水茛"，附录在"释名"中，殊不知"莨"与"浪"同音，"茛"与"艮"同音。既云"叶圆而光"，则为"水莨菪"，便是"石龙芮"，"毛莨"叶有毛而无光。现在植物学里的"毛茛科"，字从"良"，也读"浪"，这是个错误，应该是"毛茛科"，读成"艮"音。

程林云："甘草解百药毒。"所以这里用"甘草"来解毒。

580

【原文】春秋二时，龙带精入芹菜中，人偶食之为病，发肘手足青、腹满、痛不可忍，名蛟龙病，治之方：

硬糖二三升

上一味，日两度服之，吐出如蜥蜴三五枚，差。

【方义】程林云："芹菜生江湖陂泽之涯，蛟龙虽云变化莫测，其精那能入此！大抵是蜥蜴虺蛇之类，春夏之交，遗精于此故耳，且蛇嗜芹，尤可为证。"

刘熙《释名》云："糖之清者曰饴，形怡怡然也。稠者曰饧，强硬如糖也。"李时珍云："古人寒食多食糖，故《医方》亦收用之。"可见"硬糖"即是"糖"，糖味纯甘，甘能解毒，所以用以解毒。

581

【原文】食苦瓠中毒治之方：

黎穰煮汁，数服之，解。

【方义】"黎穰"应作"黍穰"。苏敬云"服苦瓠过分，吐利不止者，以黍穰灰汁解之"便是明证。"穰"，《广韵》云："禾茎也"，"黎"便没有穰了。

程林云："苦瓠，匏也。《诗》云，匏有苦叶。《国语》云，苦匏不材，于人共济而已，此苦匏也。黍穰能解苦匏毒者，《风俗通》云，烧穰可以杀匏。或云，种匏之家不烧穰，种瓜之家不烧漆，物性相畏也。人食苦匏．过分吐利不止者，以黍穰汁解之，本诸此。"

582

【原文】扁豆，寒热者不可食之。

【语译】扁豆性滞，有发热、恶寒表证的人不宜吃。

【注解】《医宗金鉴》中云："扁豆性滞而补，故患寒热者忌之。"

583

【原文】久食小豆，令人枯燥。

【语译】多吃了赤小豆，过分利水，损伤津液，可能使人皮肤枯燥。

【注解】《千金方》云："赤小豆不可久服，令人枯燥。"可见"小豆"即是"赤小豆"。

程林云："小豆逐津液利小便，津液消减，故令肌肤枯燥。"

584

【原文】食大豆等，忌噉猪肉。

【语译】大豆吃了壅气，切忌同时食用滞膈的猪肉。

【注解】孟诜云："小儿以炒豆猪肉同食，必壅气致死。"

程林云："大豆壅气，猪肉滞膈，故忌之，小儿十岁以下尤忌。"

585

【原文】大麦久食，令人作癣。

【语译】长久吃大麦，易引起疥疮复发。

【注解】《医宗金鉴》中云："李彣曰，癣疥同。盖麦久心，久食则心气盛而内热，《内经》曰，诸疮疡皆属心火，故作癣。"

但是一般食大麦并不生疥疮，所以程林云："大麦下气，久食令手足痿弱而懈惰。"可是"懈"不通"癣"，可能是先有疥疮，吃大麦又复发，中医认为麦面属发物之一。

586

【原文】白黍米不可同饴蜜食，亦不可合葵食之。

【语译】体内有热之人，不宜把白米和饴糖、蜂蜜一起食用，免动热邪；有痼疾者，更不要把白米和葵一块吃，以免这痼疾更难治疗。

【注解】程林云："黍米令人烦热，饴蜜令人中满，不可同食。黍米合葵食成痼疾，亦不可合食。"就是说，必须是先有烦热和痼疾，才能作如此谈，否则仍非事实。

587

【原文】荍麦面多食之令人发落。

【语译】荞麦面多吃了易动风热，有风热病者食之可能会掉头发。

【注解】"荍"，音"乔"。"荍麦"即是"荞麦"。

《千金方》中云："荞麦作面，和猪羊肉热食之，不过八九顿，作热风，令人眉发落，又还生，仍稀少，泾邠已北，多患此疾。"可见"荞麦"和"猪羊肉"同食才会落发，落发的原因为患热风病，这里文字可能有丢失。

588

【原文】盐多食，伤人肺。

【语译】盐吃多了易伤肺气，使人哮喘肿满。

【注解】程林云："盐味咸，能伤肾，又伤肺，多食发哮喘，为终身痼疾也。"

陆渊雷云："食盐能改血，能催吐利，《本经》主喘逆，然不利于哮喘证，此所以谓为伤肺欤，水肿消渴亦忌之。"

589

【原文】食冷物，冰人齿。

【语译】吃过分冷的东西如冰之类，最容易损坏人的牙齿。

【注解】陆渊雷云："食冰结涟者，齿面骤冷而收缩，最易损坏珐琅质。"

590

【原文】食热物，勿饮冷水。

【语译】才吃了热烫的食物，不要紧接着又喝冷水。

【注解】《医宗金鉴》中云："寒热相搏，脾胃乃伤。"

《养生要集》中云："食热腻物，勿饮冷酢浆，喜失声嘶咽。"

591

【原文】饮酒，食生苍耳，令人心痛。

【语译】喝了酒，又吃生苍耳，酒能引苍耳毒性危害心脏，使人发心痛。

【注解】"苍耳"即是胡菓。

《养生要集》中云："颍川韩元长曰，饮酒不用食生胡菓，令人心疾。"

《医宗金鉴》中云："酒性纯阳真，苍耳味苦有毒，苦先入心，饮酒以行其毒，故心痛。"

592

【原文】夏月大醉汗流，不得冷水洗着身，及使扇，即成病。

【语译】夏季天热，喝了酒，一身大汗，不要用冷水来洗澡，或者扇风取凉，谨防患"黄汗"和"漏风"病。

【注解】程林云："夏月大醉，汗流，浴冷水，即成黄汗，扇取凉，即成漏风。"

本书第251条云："黄汗之为病，身体肿，发热汗出而渴，状如风水，汗沾衣，色正黄如柏汁……以汗出入水中浴，水从汗孔入得之。"《素问·风论》中云："饮酒中风，则为漏风。……漏风之状，或多汗，常不可单衣，食则汗出，甚则身汗，息恶风，衣常濡，口干善渴，不能劳事。"

以上就是程氏的根据，前者宜"芪芍桂酒汤"，后者宜"白术散"，或"葛花解酲汤"（葛花、白豆蔻、缩砂仁各五钱，青皮、莲花各三钱，木香五分，橘红、人参、猪苓、白茯苓各一钱五分，干姜、神曲、泽泻、白术各二钱）。

593

【原文】饮酒，大忌灸腹背，令人肠结。

【语译】吃酒后血热气盛，不要用艾灸腹部和背部的经穴，以免热邪结塞在肠胃之中。

【注解】《资生经》中云："灸时不得伤饱、大饥、饮酒。"

程林云："毋灸大醉人，此灸家所必避忌也。"

"艾"味苦辛气温，能通十二经，利气血。惟血热之人，万不能灸。饮酒后，体内血热，所以忌灸。腹部多募穴，背部多俞穴，募穴是经气多结聚的地方，俞穴是经气转俞的地方，尤其是脏病多在俞，所以醉后热盛出时候，总不宜妄灸腹、背的经穴。

《灵枢·刺节真邪》中云："有所结，气归之，卫气留之，不得反，津液久留，合而为肠溜。""肠溜"即热湿邪气留结在肠里的意思。

594

【原文】醉后勿饱食，发寒热。

【语译】醉后，已大伤肝气，再不要吃得太饱又伤脾胃之气，以致发热、恶寒等症发作。

【注解】《医宗金鉴》中云："醉则肝胆之气肆行，木来侮土，故曰勿饱食，发寒热。"

595

【原文】饮酒食猪肉，卧秫稻穰中，则发黄。

【语译】饮酒食肉，吃得一饱二醉的，倒在稻草里面就睡了，最容易感受湿热，以致引发黄疸。

【注解】"秫"，《尔雅·释草疏》云："黏粟也，北人用之酿酒，其茎秆似禾而粗大者是也。"《周礼·冬官考工记》云："染羽以朱湛丹秫。注，丹秫，赤粟也。"一般便以"膏粱"来代"秫米"。

程林云："饮酒而食肉，则腠理开，卧稻穰中，则湿热入，是以发黄也。""稻穰"，一般叫作"谷草"。

【原文】食饴，多饮酒，大忌。

【语译】吃饴糖，多饮酒，这是吃酒人之大忌。

【注解】《医宗金鉴》云："谚云，酒家忌甘，此义未详。"

【原文】凡水及酒，照见人影动者，不可饮之。

【语译】无论是"水"还是"酒"，如能照见人影，人没有动而影自摇动的，是这人已经有病而发生错觉，不要再给他喝了。

【注解】《千金方》中云："湿食及酒浆，临上看之，不见人物影者，勿食之。"《养生要集》中云："酒水浆不见影者，不可饮，饮之煞人。"所云均与此条少有出入。

程林云："此涉怪异，宜不可饮。"这和"杯弓蛇影"的故事同性质，可能是人的错觉。

【原文】醋合酪食之，令之血瘕。

【语译】醋和乳酪一块吃，既黏滞又伤肝，可能引发血瘕。

【注解】《千金方》中云："食甜酪竟，即食大酢者，变作血瘕及尿血。"

程林云："醋酸敛而酪黏滞，令作血瘕。"

《素问·阴阳类论》中云："阴阳并绝，浮为血瘕，沉为脓胕。"

"瘕"的特点是或聚或散，没有常准的症状，属于积聚的气分病，甚至属虚证。以《千金方》还有"尿血"句来参看，主要还是血分的气分病，是由于过酸伤肝而血溢所致，未可认为是"酸敛"。

醋，是酬醋的本字；酢，才是酒酢的本字。这里颠倒用了，一般习惯亦颠倒用。

599

【原文】食白米粥，勿食生苍耳，成走疰。

【语译】吃了白米稀粥，尿多失液，同时又吃搜风的苍耳子，造成经络虚损，可使周身疼痛。

【注解】程林云："白米粥能利小便，苍耳子能搜风，小便利而食搜风之物，虚其经络，反致走注疼痛。"

《医宗金鉴》中云："同食成走注病，然必性味不合也。"

《诸病源候论·走注候》中云："注者，住也，言其病连滞停住，死又注易旁人也。人体虚，受邪气，邪气随血而行，或淫奕皮肤，去来击痛，遊走无有常所，故名为走注。"

600

【原文】食甜粥已，食盐即吐。

【语译】才吃了甜稀粥，随即又吃许多盐，可能会引发呕吐。

【注解】程林云："甘者令人中满，食甜物，必泥于膈上，随食以盐，得咸则涌泄也。"

601

【原文】犀角筯搅饮食，沫出，及浇地坟起者，食之杀人。

【语译】如用犀角筷子捣绞饮食物，便发生白色泡沫，或者把饮食物倒在土地上，便像煮沸似地喷起很高，说明这饮食里有毒质，吃了会中毒。

【注解】《抱朴子》中云："犀食百草及众木之棘，故知饮食之毒。"

《医宗金鉴》中云："若搅饮食沫出者，必有毒也。"

《抱朴子》又云："蛊之乡有饮食，以此角搅之，有毒则生白沫，无毒则否。"

《国语》云："置鸩于酒，置堇于肉，公祭之地，地坟，与犬，犬毙。"

韦昭注云：“坟，起也。”又范宁注《谷梁》云：“地贲，贲，沸起也。”陆渊雷云：“地贲，是毒质与土化合生气之故。”

602

【原文】饮食中毒，烦满，治之方：

苦参三两　苦酒一升半

上二味，煮三沸，三上三下，服之，吐食出，即差，或以水煮亦得。

又方：

犀角汤亦佳。

【方义】程林云：“酸苦涌泄为阴，苦参之苦，苦酒之酸，所以涌泄烦满，而除食毒。”

《医宗金鉴》中云：“中毒烦满，毒在胃中，犀角解胃中毒。”

“满”即“懑”字，并与“闷”字同义。

603

【原文】贪食，食多不消，心腹坚满痛，治之方：

盐一升　水三升

上二味，煮令盐消，分三服，当吐出食，便差。

【方义】程林云：“咸味涌泄，盐水以越心腹坚满。”

604

【原文】矾石，生入腹，破人心肝，亦禁水。

【语译】生明矾多吃了，大伤心肝脏气，同时还不能多饮水下去，矾溶化了，中毒会更严重。

【注解】《本草》吴普云：“矾石久服伤人骨。”

寇宗奭云：“矾石不可多服，损心肺，却水故也。水化书纸上，干则水不能濡，故知其性却水也。”

程林云："矾石伤骨蚀肉，内用必伤心肝也，矾石得水则化，故亦禁水。"

"破人心肝"，即损伤心气、肝气的意思。"禁水"，即吃矾后不能喝水。

605

【原文】商陆，以水服，杀人。

【语译】商陆煎水服用，对人体有害。

【注解】程林云："商陆有大毒，能行水而忌水服，物性相恶而然也。"

606

【原文】葶苈子，傅头疮，药成入脑，杀人。

【语译】"葶苈子"固然可以敷疮，但其性下走，如头上生疮敷葶苈子，待药性达到时，疮毒亦会随之进入脑里，危及生命。

【注解】《医宗金鉴》中云："葶苈大寒，虽能敷疮杀虫，然药气善能下行，则疮毒亦攻入脑矣，故杀人。"

607

【原文】水银入人耳，及六畜等，皆死。以金银着耳边，水银则吐。

【语译】水银进入耳中，或者被六畜吃了，都可能致其死亡，如及时把金银首饰放在耳边，可以把水银吸引出来。

【注解】《医宗金鉴》中云："水银大毒，入耳则沉经坠络，皆能死人，以金银着耳门，引之则吐出，此物性感召之理，犹磁石之引针也。"

608

【原文】苦练无子者，杀人。

【语译】苦楝不结子实的，毒性大，危害性亦很大。

【注解】程林云："苦练有雌雄两种，雄者无子，根赤有毒，服之使人吐不能止，时有至死者，雌者有子，根白微毒，可入药用。"

"苦练"即"苦楝"，其子名"金铃子"。程说系据《苏恭本草》。

609

【原文】凡诸毒，多是假毒以投，无知时宜煮甘草、荠苨汁饮之，通除诸毒药。

【语译】一般饮食，都不会中毒，如果中毒，都是人为的多。假使发现中毒，尚不了解究竟中的是何毒时，便用甘草、荠苨煮水来吃，这样可以消解一切中毒。

【注解】《外台》引《肘后》云："诸馔食，直尔何容有毒，皆是以毒投之耳。既不知是何处毒，便应煎甘草荠苨汤疗之。汉质帝食饼，魏任城王啖枣，皆致死，即其事也。"（今本《肘后方》中无此条文）

《证类本草》中云："《金匮玉函》，治误饮馔中毒者，未审中何毒，卒急无药可解，只煎甘草荠苨汤服之，入口便活。"

陆渊雷云："金匮原文，义不了。今以《肘后》及《证类》所引考之，此条乃通治饮食中毒，以总结两篇食治也。其意若曰：寻常饮食，无由中毒，其中毒者，皆是怨家乘食者不知，投毒于食物中耳。食者才觉受毒，又不知所受何毒，即宜服甘草荠苨汤解之，以二物能解百药毒也。"

总复习提要

《金匮要略》全书共25篇，609条，226方，附方28首。第一篇属绪论性质内容，第二十三篇全系列方，第二十四、二十五两篇叙述各种饮食禁忌以及中毒解毒，其余的二十一篇，分别列述了四十四种病证，计为痉病、湿病、中暍、百合病、狐惑、疟疾、中风、历节、血痹、虚劳、肺痿、肺痈、咳嗽上气、奔豚、胸痹心痛短气、腹满、寒疝、宿食、五脏风寒证、积聚、痰饮、消渴、小便不利、淋病、水气病、黄疸、惊悸、衄血、吐血、下血、瘀血、呕证、吐证、哕证、疮痈、肠痈、浸淫疮、跌蹶、手指臂肿、转筋、蚘虫病、妇人妊娠伴有症、妇人产后病、妇人杂病等。全书内容的要点如下。

第一篇的主要精神，应该是在"诊断"。如第3、4、5、6、7、9、12各条，都是具体的论述如何在临床上掌握望诊、闻诊、切脉等方法，以此来认识疾病、理解疾病，抓住疾病的发展规律，从而在分析的基础上确定治疗方案。在具体条文中，虽多是列举式的，但确是很好的示例，很有临床意义，所以我认为这部分在篇中是最有价值的内容之一。

第二篇论述痉、湿、暍三大病。首先，要理解"痉病"的关键在"伤津"，如"太阳病发汗太多因致痉（第21条）"，"风病下之则痉（第22条）"，"痉病若发其汗，其表益虚（第24条）"。其次，辨认湿病，总在抓住其性质是属寒、属热，才能确定治疗方案。湿证虽属外邪，病人却多属表虚，所以第37条说："慎不可以火攻"，第35条说："但微微似欲出汗者，风湿俱去也。"如从麻黄杏仁薏苡甘草汤（第38条）、防己黄芪汤（第39条）、桂枝附子汤（第40条）、去桂加白术汤（第40条）、甘草附子汤（第41条）各证来看，一方面要除湿，一方面要温里或者固表，由此都可以体会出这个道理。第三，暍病往往是阴虚而有热邪，如第42条的"脉弦细芤迟"，第43条的"脉微弱"等，都反映了这个病机，这是治中暍病的关键。

第三篇讨论了百合病，此病为阴阳两虚证。第45条虽提出判断和治疗百合病的大原则，但从百合地黄汤证（第49条）、百合鸡子汤证（第48条）、百合知母汤证（第46条）来看，总是偏于阴虚的多。"狐惑"和"阴阳毒"病，重点在"脱毒"。

第四篇讨论了疟疾，应该了解疟母（第61条）、瘅疟（第62条）、温疟（第63条）、牝疟（第64条）等的基本性质，其重点是要审察到偏寒、偏热的问题。

第五篇讨论了中风病，基本上属于虚证。第66条指出中风病的原因、病机，最是要紧之处。掌握了辨认中风的方法，再了解侯氏黑散（第67条）、引风汤（第69条）、防己地黄汤（第70条）几个方剂的不同功用。中风病是先虚而后中风，历节病是先虚而后伤风湿，第71、73、75三条，都是谈历节病病变的关键。

第六篇讨论了血痹和虚劳病。血痹多为阳虚证，虚劳病则阴阳偏盛变化极大了，如第85条的潜阳、第90条的培中、第91条的补脾、第92条的扶肾、第 94 条的养阴、第 93 条的扶正祛邪、第 95 条的缓中补虚等法，都是临床上最切实用的，值得进一步的研究。

第七篇讨论了肺痿、肺痈、咳嗽上气病。肺痿是由于津液先伤，主要叙述在第 96 条，肺痈是由于热结，主要叙述在第 97 条。至于咳嗽上气病，第 98 条是虚证，第 99 条是实证，第 101、102 条是痰证，第 103 条是气逆证，第 104 条是水饮证，第 108、109 两条都有饮有热，前条饮轻热重，后条饮重热轻。

第八篇讨论了奔豚气病。略分作肝气、肾气、寒郁三种不同性质的证候，第 111 条是肝气证，第 113 条是肾气证，第 112 条是寒郁证。

第九篇讨论了胸痹心痛短气病，简称为"胸痹"。胸痹主要在于阳虚，如第 114 条说："阳微阴弦，胸痹而痛。"全篇把本病分作八种类型：第 116 条阳虚气滞；第 117 条气滞痰盛；第 118 条痰兼水气；第 119 条饮盛痰轻；第 120 条为寒湿证；第 121 条湿邪盛；第 122 条为阳衰；第 123 条为寒盛气结。在这八个证候当中，"阳虚"是根本问题，认识到这一点，治疗便有着眼点了。

第十篇讨论了腹满、寒疝、宿食三种疾病。第 125、126、127、131 四条，都是分析腹满病的条文，何种为虚证，何种为实证，何种为虚寒，何种为寒实，何种为兼有表证，都朗若列眉。寒疝病主要是阴寒证，如第 140 条说："弦则卫气不行，即恶寒，紧则不欲食，邪正相搏，即为寒疝。"阳虚阴寒病机虽一致，而证候还各有所区别，"大建中汤"主治的是虚寒证（第 171 条），"大黄附子汤"主治的是郁积证（第 138 条），"赤丸"主治的是寒饮证（第 139 条），"当归生姜羊肉汤"主治的是血虚证（第 141 条），"乌头桂枝汤"主治的是表里俱寒证（第 142 条）。宿食病多是里实证，病在下焦者用"大承气汤"（第 144、145、146 各条），病在上焦者用"瓜蒂散"（第 147 条）。

第十一篇讨论了五脏风寒和积聚病。"五脏风寒"意思在说明五脏都有中风、中寒之证，所谓"中风"属阳证，所谓"中寒"属阴证，强调的是从原则上去体会，这些不一定是独立的病证。所谓"积聚"，"积"为阴病、脏病，"聚"为阳病、腑病，参见第 169 条，可从中多加玩索。

第十二篇讨论了痰饮病。对痰饮病应从纵横两方面来体会。纵的方面：

着重理解痰饮病的几个不同病变的性质，如第180条为痰饮的阳虚证，第181条是痰饮的里寒证，第189条是痰饮的寒热夹杂证，总之饮证多见阳虚，这是要注意的。横的方面：要了解四种痰饮病的不同特点，除第171条已经作了基本的分析外，第184条提出治疗痰饮的原则，第190、191两条提出辨识悬饮证治，第179、199两条提出辨识溢饮证治，第178、183、203三条提出辨识支饮证治。全篇重点，略止乎此，其他方治，仅足供临床时参考。

第十三篇讨论了消渴、小便不利、淋病等。第211、212、213三条，涵盖了消渴病的病因、症状、病机、治疗等内容。小便不利分作胃热、停水两证，第218条为胃热证，第220条为停水证。淋病太略，仅有第217、219两条。

第十四篇讨论了水气病。首先要认识到水气病主要是由于阳虚，如第232、243、244、253四条，着重阐明了这个道理。其次是辨证：第224、226、227、246等四条，是风水病；第224、227、247、251等四条，是皮水病；第228、248、224等三条，是里水病；第224、225、227、251、252等五条，是黄汗病；其他五脏水可作参考。

第十五篇讨论了黄疸病。本病基本病因是由于湿热为患，如第256条说："脾色必黄，瘀热以行。"第275、271两条提出治疗黄疸病的两大原则，最应留意。至于黄疸病，分作谷疸、女劳疸、酒疸三种。第257、268两条是谷疸热证，第258条是谷疸寒证，第257、269两条为女劳疸，第257、259、260、270四条为酒疸。他如第263、274两条的里热证，第264、273两条湿热证，都是疗黄疸的正治法，值得留意。

第十六篇讨论了惊悸、吐衄、下血、胸满瘀血病。本篇着重讨论了三大出血症，如第281、282、294三条的衄血，第282、284、291、294四条的吐血，第285、292、293三条的下血，在临床上都有很大的价值。

第十七篇讨论了呕、吐、哕、下利等病。对"呕吐"应该抓住六个方治：如吴茱萸汤、半夏泻心汤，治阳衰阴盛证（第302、303、315三条）；半夏泻心汤、橘皮竹茹汤，治水阻气滞证（第304、316两条）；黄芩加半夏生姜汤，治热湿证（第305条）；四逆汤，治里虚证（第308条）；半夏干姜散，治虚寒证（第314条）；小柴胡汤，治少阳证（第309条）。这些都是最切合适用的。"吐"分四证：第297、298、299三条为虚寒证；第306、307、

312、313 四条为停饮证；第 310 条为胃弱证；第 311 条为胃热证。"哕"分三种：第 301 条为里实证；第 316 条为气滞证；第 317 条为虚热证。"下利"分七种：第 325、341 两条为气利证；第 327 条为阳虚证；第 330 条为兼有表证；第 331、332、333、334、335 等五条为里实证；第 337、338、340 三条为里热证；第 336 条为寒湿证；第 339 条为里寒证。

第十八篇讨论了疮痈、肠痈、浸淫病。本篇有两个重点：第一，掌握薏苡附子败酱散（第 344 条）、大黄牡丹汤（第 343 条）对肠痈的使用；第二，第 348 条对浸淫疮顺逆的观察，在临床是具有普遍意义的。

第十九篇讨论了趺蹶、手指臂肿、转筋、阴狐疝、蚘虫病等。本篇的乌梅丸（第 356 条）、甘草粉蜜汤（第 354 条），对蚘虫病的治疗都有一定的疗效。

第二十篇讨论了妇人妊娠病。妊娠病分作五个证候：第 363、357 两条为妊娠恶阻；第 358、359、361 三条为妊娠漏下；第 360 条为妊娠胎寒；第 362 条为妊娠腹痛；第 364、365、368 三条为妊娠尿秘。本篇提供了两个养胎方，当归散（第 366 条）、白术散（第 367 条），这确是两个有良效的养胎方。

第二十一篇讨论了妇人产后病。如产后痉病（第 369 条），产后郁冒（第 369 条），产后大便难（第 369、370 两条），产后腹痛（第 371、372、373、374 四条），产后中风（第 375、376 两条），产后呕逆（第 377 条），产后下利（第 378 条）等，此七个病证的证治，均切合临床实用。

第二十二篇讨论了妇人杂病。全篇计分热入血室等十一证，最切合应用的为：甘麦大枣汤，治脏躁（第 394 条）；温经汤，调经（第 387 条）；矾石丸，治干血（第 393 条）；红蓝花酒，治血气刺痛（第 394 条）；当归芍药散，治湿滞腹痛（第 395 条）；小建中汤，治阴虚腹痛（第 396 条）；蛇床子散，治阴中寒（第 798 条）。这些方子的疗效都非常好。

第二十三、二十四、二十五各篇，多作道家语，不一定都有实用价值，但其中的一部分，亦确有实践意义，把古代的这些经验方药继承下来，供我们研究，总是一件好事，不能因其有个别不可理解的，便一概加以否定了。